Orthopädie compact

Alles für Station und Facharztprüfung

Fritz U. Niethard
Michael Weber
Karl-Dieter Heller

Unter Mitarbeit von
K. Birnbaum
A. Brandenburg
O. Miltner
R. Müller-Rath
T. Mumme
C. H. Niedhart
U. Radecker
H. Röhrig
H. Schwer
C. H. Siebert
M. Weißkopf
H. Welkerling
D. Wirtz
K. W. Zilkens
B. Zwick

100 Abbildungen
in 228 Einzeldarstellungen
41 Tabellen

Georg Thieme Verlag
Stuttgart · New York

Anschriften

Prof. Dr. med. Fritz U. Niethard
Direktor der Orthopädischen
Universitätsklinik der RWTH Aachen
Pauwelsstraße 30, 52974 Aachen

Prof. Dr. med. Michael Weber
Orthopädische Universitätsklinik der
RWTH Aachen
Pauwelsstraße 30, 52974 Aachen

Prof. Dr. med. Karl-Dieter Heller
Chefarzt der Orthopädischen Klinik
Braunschweig
Kliniken Herzogin-Elisabeth-Heim
Leipziger Str. 24, 38124 Braunschweig

*Bibliographische Information
der Deutschen Bibliothek:*
Die Deutsche Bibliothek verzeichnet
diese Publikation in der Deutschen
Nationalbibliographie; detaillierte
bibliographische Daten sind im Internet
über
http://dnb.ddb.de abrufbar

Rüdigerstraße 14
70469 Stuttgart
Telefon: + 49/ 0711/ 8931-0
Unsere Homepage:
http://www.thieme.de
Aktuelle Informationen finden Sie unter
http://www.thieme.de/
detailseiten/3131251611.html

Printed in Germany
Zeichnungen: Barbara Gay, Stuttgart,
Malgorzata und Piotr Gusta, Paris,
Wolfgang Hanns, Schriesheim
Umschlaggestaltung:
Thieme Verlagsgruppe
Umschlaggrafik: Martina Berge, Erbach
Druck: Druckhaus Beltz,
69502 Hemsbach

ISBN 3-13-125161-1 1 2 3 4 5 6

Wichtiger Hinweis: Wie jede Wissenschaft ist die Medizin ständigen Entwicklungen unterworfen. Forschung und klinische Erfahrung erweitern unsere Erkenntnisse, insbesondere was Behandlung und medikamentöse Therapie anbelangt. Soweit in diesem Werk eine Dosierung oder eine Applikation erwähnt wird, darf der Leser zwar darauf vertrauen, dass Autoren, Herausgeber und Verlag große Sorgfalt darauf verwandt haben, dass diese Angabe **dem Wissensstand bei Fertigstellung des Werkes** entspricht.
Für Angaben über Dosierungsanweisungen und Applikationsformen kann vom Verlag jedoch keine Gewähr übernommen werden. **Jeder Benutzer ist angehalten**, durch sorgfältige Prüfung der Beipackzettel der verwendeten Präparate und gegebenenfalls nach Konsultation eines Spezialisten festzustellen, ob die dort gegebene Empfehlung für Dosierungen oder die Beachtung von Kontraindikationen gegenüber der Angabe in diesem Buch abweicht. Eine solche Prüfung ist besonders wichtig bei selten verwendeten Präparaten oder solchen, die neu auf den Markt gebracht worden sind. **Jede Dosierung oder Applikation erfolgt auf eigene Gefahr des Benutzers.** Autoren und Verlag appellieren an jeden Benutzer, ihm etwa auffallende Ungenauigkeiten dem Verlag mitzuteilen.

Vorwort

Die Zunahme medizinischen Wissens ist immens. Dies gilt ganz besonders für die Orthopädie und orthopädische Chirurgie. Die Orthopädie von heute ist kaum noch mit derjenigen vergleichbar, die sich 1901 von der Chirurgischen Fachgesellschaft abgespalten hat. Die Orthopädie der Deformitäten im Kindesalter, der Infektionen und Lähmungen ist einer Orthopädie der verbesserten Lebensqualität des Älteren und damit einem Gesamtkonzept konservativer, chirurgischer und rehabilitativer Maßnahmen gewichen. Die Anzahl der orthopädisch Behandlungsbedürftigen steigt stetig. Die demographische Entwicklung erfordert eine Zunahme und Verbreitung orthopädischen Wissens.

Hinzu kommt, dass Orthopädie und Unfallchirurgie ein gemeinsames Fach bilden werden. Die europäischen Vorgaben machen es erforderlich, dass sich der orthopädische Chirurg auch mit den Verletzungen und der Unfallchirurg mit der elektiven Orthopädie und orthopädischen Chirurgie beschäftigt.

Im Studium stehen dafür allerdings nur wenige Semesterwochenstunden zur Verfügung. Dies erfordert eine Verdichtung der Inhalte, ein kompaktes Angebot: eine „Orthopädie compact". Dieses Buch komprimiert nicht nur die orthopädischen Inhalte, sondern nimmt auch wesentliche unfallchirurgische Inhalte mit auf. Es richtet sich daher nicht nur an den Studierenden, sondern auch an den Weiterzubildenden, der sich im „Gegenfach" orientieren möchte. Kompakt heißt, Verzicht auf ausgreifende Texte, Verzicht auch auf zahlreiche Abbildungen, Konzentration auf das Wesentliche: Kompakt wird zum „Impakt".

Aachen, im Februar 2005 — F. U. Niethard

Inhaltsverzeichnis

1 Wirbelsäule

Wirbelsäulenerkrankungen sind

- im Wachstumsalter überwiegend Deformitäten (Skoliose, Kyphose) und Haltungsschwächen: „Insufficientia vertebralis“,
- im Erwachsenenalter überwiegend lokalisierte degenerative Veränderungen des Bewegungssegmentes: „Insufficientia intervertebralis“.

Epidemiologie

- Jeder 12. Patient in der Allgemeinpraxis und jeder 3. in der orthopädischen Praxis sucht den Arzt wegen Rückenschmerzen auf.
- Die Beschwerden stellen sich meistens zwischen dem 25.–30. Lebensjahr ein und erreichen um das 40. Lebensjahr ihre größte Häufigkeit.
- Nach dem 50. Lebensjahr gibt es keinen Menschen, der nicht gelegentlich über Kreuzschmerzen zu klagen hätte.
- Rückenschmerzen stellen daher ein bedeutendes volkswirtschaftliches Problem dar. Sie sind verantwortlich für:
  - 20 % der Krankheitstage
  - 40 % der Frühberentungen
- Deformitäten der wachsenden Wirbelsäule sind selten: z. B. Skoliose = 0,2 %.

1.1 Praktische Anatomie

1.1.1 Entwicklung der Wirbelsäule

Embryonalentwicklung

- Embryonal füllt das Rückenmark den Wirbelkanal in ganzer Länge aus. Schnelleres Wachstum der Wirbelsäule führt zur Aszension des Rückenmarkes, sodass bei Geburt das Rückenmark etwa in Höhe des 2. Lendenwirbels endet. Bei behinderter Aszension kommt es zum Tethered-Cord-Syndrom.
- *Segmentationsstadium:* Kranialer und kaudaler Teil des Sklerotoms verschmelzen zur Wirbelkörperanlage → Segmentationsstörungen: z. B. Blockwirbel.
- *Formationsstadium:* Bildung der Wirbelkörperanlage. Das dazwischen liegende Gewebe bildet die Anlage der Zwischenwirbelscheiben → Formationsstörungen: z. B. Schmetterlingswirbel.
- *Fusionsstadium:* Vereinigung der bilateralen Anlagen der Wirbel- und Zwischenwirbelscheiben → Fusionsstörungen: z. B. Spina bifida.

Entwicklung des sagittalen Wirbelsäulenprofiles

- Embryonal- und Fetalentwicklung: großbogige Kyphose.
- Krabbelalter: Kopfanheben, Halslordose.

- Vertikalisierung: Physiologische Hüftbeugekontraktur führt zur Hyperlordose der Lendenwirbelsäule im Kleinkindesalter. Im Kindesalter Aufrichtung des Beckens und Streckung (Abflachung) der Wirbelsäule (von der neuromotorischen Reifung abhängig).

1.1.2 Funktionelle Anatomie

- Sagittale Krümmungen der Wirbelsäule mit großer individueller Streubreite.
- Frontale Krümmungen allenfalls bis 5°.
- Bewegungssegment nach Junghanns: 2 benachbarte Wirbelkörper mit der dazwischen liegenden Bandscheibe, den Nervenwurzeln, den ligamentären und muskulären Elementen. Dieser Aufbau ist prinzipiell in fast allen Wirbeletagen gleich.
- Größte Mobilität der Wirbelsäule: kraniale Halswirbelsäule und kaudale Lendenwirbelsäule. Die Summation der Bewegungsausmaße der einzelnen Segmente ergibt die gute Rumpfmobilität. Anordnung der ligamentären Strukturen des Anulus fibrosus und der dorsalen Wirbelsäulenstrukturen begrenzen die Mobilität.
- Affektionen im Bereich der Foramina: radikuläre Symptomatik mit segmentalen Sensibilitätsausfällen, Paresen und Reflexausfällen der Muskelgruppen.
- Zentrale Kompression der Cauda equina: Kauda-Symptomatik.
- Kompression im Bereich des Rückenmarks: Ausfall der langen Leitungsbahnen.

1.1.3 Bildgebende Verfahren

Röntgenuntersuchung

- Routinediagnostik: Wirbelsäulenregion in 2 Ebenen.
- Veränderungen der Wirbelsäulenstatik: Standaufnahmen (evtl. Beinlängenunterschiede durch Brettchenunterlage ausgleichen).
- Deformitäten: Abbildung der gesamten Wirbelsäule (imWachtumsalter unter Einschluss der Beckenkämme; Möglichkeit der Beurteilung des Risser-Zeichens).
- Bending-Aufnahmen (Umkrümmungsaufnahmen) der Wirbelsäule: Beurteilung der Rigidität einer Skoliose.
- Schrägaufnahmen mit einem um 45° gekippten Zentralstrahl: Darstellung der Foramina intervertebralia (im HWS-Bereich auch der „Unkovertebralgelenke").
- Funktionsaufnahmen: Überprüfung der Mobilität der Wirbelsäule. – Indikation: Traumen, degenerative Instabilitäten und Begutachtung.

Computertomographie

- Beurteilung knöcherner Läsionen, Bandscheibenvorfall.
- 3-dimensionale Rekonstruktionen, Operationsplanung.
- Beurteilung der Knochenbinnenstruktur.

Myelographie

- Dynamische Untersuchung zur Beurteilung von Einengungen des Duralsackes und der abgehenden Nervenwurzeln.

Kernspintomographie (MRT, NMR)

- Darstellung aller Weichteilstrukturen, insbesondere von intraspinalen Veränderungen.

Basis-Untersuchungsprogramm

- Tl-gewichtete Spinecho-Sequenzen:
  - Detaillierte Darstellung der Morphologie.ßpoo
  - Verminderung des Signals bei pathologischen Veränderungen von Knochenmark und Fettgewebe.
- T2-gewichtete Spinecho-Sequenzen:
  - Geringere Auflösung/Detailgenauigkeit.
  - Darstellung der Liquorsäule.
- Tl-gewichtete Spinecho-Sequenz mit Kontrastmittel (Gadolinium-DTPA):
  - Beurteilung der Vaskularisation: Differenzierung frisches Narbengewebe/Rezidivprolaps.
  - Ausdehnung und Lokalisation von Entzündungen werden exakt beurteilbar.

Szintigraphie

- Lokalisation und Differenzialdiagnostik von destruierenden Prozessen: z. B. Entzündungen, Tumorlokalisation, Metastasensuche. Große Sensitivität, geringe Spezifität.

1.2 Untersuchung der Wirbelsäule

Inspektion

- Beurteilung der Symmetrie der Rumpfkonturen und der Harmonie bei Bewegungen.
- Kutane Anomalien: Hinweis auf evtl. zugrunde liegende Allgemeinerkrankung.
- Hypertrichose im Thorakal- oder Lumbalbereich: dysrhaphische Entwicklungsstörung.
- Lendenwulst/Rippenbuckel: Ausdruck der Wirbelsäulentorsion bei der Skoliose. Vorbeugetest zeigt die beginnende Deformität. Durch Vorneigung lässt sich die fixierte Torsion der Wirbelsäule von dorsal erkennen.
- Sekundäre Geschlechtsmerkmale: Reifungszustand der Wirbelsäule bei Skoliose und Kyphose.

Becken-Bein-Statik

- Beckenstand in der Frontalebene: Beinverkürzungen; durch Brettchenunterlage ausgleichen.
- Beckenstand in der Sagittalebene: Hyperlordose; häufig Hüftbeugekontraktur; Nachweis durch Thomas-Handgriff.
- Beckenasymmetrien und Beckenverwringungen.

Palpation

- Interspinaler Druckschmerz: Ligamentosen (Morbus Baastrup).
- Druckschmerz Dornfortsatz: Osteoporose, entzündliche und tumoröse Läsisonen der WS.
- Klopfschmerz, Rüttelschmerz: Entzündungen, Tumoren.
- Paravertebraler Druckschmerz mit Ausstrahlung in Bein oder Arm: radikuläres Syndrom.

Funktionsuntersuchung

- Zwangshaltung der Wirbelsäule: Blockierung des Bewegungssegmentes (Bandscheibenveränderungen oder Wirbelbogengelenke) oder Hinweis auf Durairritation durch entzündliche oder raumfordernde Veränderungen.

- Hüft-Lenden-Strecksteife: pathologisch erhöhter Tonus der ischiokruralen Muskulatur bei Durairritation (Entzündung, Druck, Zug). Klinisch bei extendiertem Kniegelenk keine Hüftbeugung möglich, sodass beim Anheben des gestreckten Beines der gesamte Rumpf von der Unterlage abgehoben wird (z. B. Spondylolisthese).
- Haltungstest nach Matthiass: Überprüfung der Leistungsfähigkeit der Wirbelsäulenmuskulatur (ab dem 6.–8. Lebensjahr als Screeningmethode). Arme im Stand vorheben und Halten der Position über 30 Sekunden. Bei Insuffizienz kompensatorische Hyperlordose der LWS.
- Vorschiebetest: Überprüfung der Ausgleichbarkeit einer fixierten Kyphose der BWS.
- Schmerz bei Inklination: Bandscheibendegeneration, Ligamentosen.
- Schmerz bei Reklination: Wirbelgelenkveränderungen.
- Schmerz bei Reklination mit Ausstrahlung in Arm oder Bein entsprechend dem Nervenwurzelversorgungsgebiet: foraminale Stenose oder Spinalkanalstenose.
- Schmerz beim Aufrichten aus der Inklination, evtl. gegen Widerstand: segmentale Instabiltät.
- Objektive Untersuchungsparameter für Verlaufsbeobachtung sowie gutachterliche Fragestellungen: Finger-Boden-Abstand bei Vorneigung, Schober-Zeichen der LWS, Ott-Zeichen der BWS.

1.2.1 Neurologische Untersuchung

Tabelle 1.**1**

Nervenwurzel	**Reflexabschwächung**	**Parese**
C5	Bizepssehnenreflex (BSR)	Ellenbogenbeuger
C6	Radiusperiostreflex (RPR) + BSR	Bizeps/Handstrecker
C7	Trizepssehnenreflex (TSR)	Trizeps/Handbeuger
C8	Trömner-Zeichen = Fingerbeugerreflex + TSR	Fingerbeuger/Fingerstrecker
L4	Patellarsehnenreflex (PSR)	Quadrizeps/Tibialis anterior
L5	Tibialis-posterior-Sehnenreflex	Fußheber/Großzehenstrecker
S1	Achillessehnenreflex (ASR)	Fußsenker/Glutaeus maximus

Lasègue-Zeichen: Irritation der lumbalen Nervenwurzeln. Liegender Patient – das im Knie gestreckte Bein passiv in der Hüfte gebeugt – dermatombezogene ausstrahlende Schmerzen im Bein. Schmerzverstärkung durch Dorsalextension des Fußes (Bragard-Zeichen).

Umgekehrte Lasèguesche Prüfung: Überstrecken des Hüftgelenkes in Bauchlage. – Bei Schmerzangabe: Verdacht auf Irritation(en) der kranialen Lumbalwurzel(n).

1.3 Angeborene Wirbelsäulenfehlbildungen

Die kongenitalen Wirbelsäulenveränderungen werden differenziert in

- Segmentationsstörungen (komplett oder inkomplett; ventral oder dorsal),
- Formationsstörungen,
- Fusionsstörungen: Dysrhaphien (fehlender Schluss der Wirbelanlage dorsal, seltener auch ventral).

Klinik

- *Segmentationsstörung:*
- beidseitig: Blockwirbel bei ausbleibender oder unvollständiger horizontaler Teilung der Wirbelblasteme oder der Kaudasegmente; häufig HWS und LWS; klinisch meist radiologischer Zufallsbefund, da ohne auffällige Funktionsstörung,
- ventrale Störung: ventrale Wirbelverschmelzung mit nachfolgender Kyphose,
- einseitig: halbseitige Wirbelverschmelzung,
- laterale Störung: seitliche Wirbelverschmelzung mit Ausbildung einer meist stark progredienten Skoliose (unilateral oder unsegmented bar).
- *Formationsstörungen:* partielle (z. B. Keilwirbel) oder komplette (z. B. Wirbelkörperaplasie) Störungen.
- In seltenen Fällen Aplasie mehrerer Segmente (sog. kaudales Agenesiesyndrom).
- Sonderform: hemimetamere Segmentverschiebung infolge fehlerhafter Verschmelzung von Ursegmenten (Skleromiten).
- *Fusionsstörungen:*
- Dysraphien:
  - Spina bifida aperta (AMC)
  - Spina bifida occulta
  - Diastematomyelie: gestörte Fusion der ursprünglich paarigen Anlage des Wirbelkörpers; Behinderung des physiologischen Ascensus medullae durch eine Diastematomyelie; mögliche progrediente neurologische Ausfallserscheinungen
  - Schmetterlingswirbel (Wirbelkörperfusionsstörung)

Therapie

- *Konservativ:* Krankengymnastik ohne wesentlichen Einfluss auf die Wirbelsäulenfehlbildung. Gegebenenfalls frühzeitige orthetische Versorgung durch Skoliosekorsett und evtl. umkrümmende Rumpforthese für die Nacht.
- *Operativ:* Bei rascher Progredienz und ungünstiger Krümmungslokalisation (z. B. lumbosakral), insbesondere bei Halb- oder Keilwirbelbildungen sowie unilateral bar operative Korrektur; unter Umständen bereits vor Einschulung:
- Operative Versorgung meist dorsal-ventral (360°, sonst Gefahr der postoperativen Krümmungszunahme wegen einseitigen Wachtstums: Kurbelwellenphänomen, „Crankshaft-Phänomen").

1.3.1 Basiläre Impression

Störung des kraniozervikalen Überganges: Densspitze in Höhe des Foramen magnum oder kranial davon.

Ätiologie

- Zervikookzipitale Fehlbildung: angeborene Anomalie des Chondrokraniums; Klippel-Feil-Syndrom oder Arnold-Chiari-Fehlbildung.
- Folge von Störungen des Knochenstoffwechsels (z. B. Osteogenesis imperfecta oder Rachitis).
- Sekundäre basiläre Impression: neoplastische und entzündlich destruktiven Prozessen (z. B. PCP), Zerstörung der Hinterhauptsgelenke mit Kranialisation der Halswirbelsäule.

Klinik

- Schwindel- und Nackenkopfschmerzen.
- Störungen des Hirnstammes (z. B. Apnoe und Dysphagie).
- Störungen der Hirnnerven (z. B. Hör- und Schluckstörungen).
- Mobilität der Halswirbelsäule ist meist eingeschränkt, wenn nicht eine kompensatorische Überbeweglichkeit der mittleren und unteren Halswirbelsäulensegmente besteht.

Diagnostik

- Nativaufnahmen in 2 Ebenen; Tomographien, insbesondere im seitlichen Strahlengang.
- Seitliche Röntgenaufnahme des kraniozervikalen Überganges unter Orientierung an der McRae- und der Chamberlain-Linie.
- Kernspintomographie (z. B. Beurteilung der Myeloneinengung).

Differenzialdiagnose

- Arnold-Chiari-Fehlbildung.

Therapie

- *Konservativ:* Stabilisierung und Traktion mittels Halsorthese.
- *Operativ:* Stabilisierung des kraniozervikalen Überganges mit Erweiterung des Foramen magnum und evtl. Abtragung der Densspitze vom vorderen Zugang aus. Trauma: von dorsal.

1.3.2 Klippel-Feil-Syndrom

Dysostose mit klinisch auffälligem Kurzhals, bedingt durch Blockbildung mehrerer Halswirbel.

Ätiologie

Durch unvollständige Segmentation der zervikalen Somiten entstehen Blockwirbel. Das Klippel-Feil-Syndrom ist oft assoziiert mit folgenden Begleitanomalien (nach Heusinger) (Tab. 1.**2**).

Klinik

- Bewegungseinschränkung des verkürzten Halses.
- Überbeanspruchung der angrenzenden Bewegungssegmente.
- Instabilitätsprobleme mit synkopalen Anfällen bei Hyperextension oder -flexion der HWS.
- Begleitanomalien häufig viel bedeutsamer als die eigentliche Wirbelfehlbildung.

Tabelle 1.2

Häufige Begleitanomalien	**Seltene Begleitanomalien**
Skoliose 60 % Nierenfehlbildungen 35 % Sprengel-Deformität (Schulterblatthochstand) 30 % Taubheit 30 % Synkinesie 20 % angeborene Herzerkrankungen 14 %	Ptosis Duane-Kontraktur Duane-Retraktionssyndrom laterale Rektuslähmung Abduzenslähmung Lähmung des N. facialis Syndaktylie Hypoplasie der oberen Extremität

Diagnostik

- Nativröntgen HWS in 2 Ebenen:
  - Blockwirbel, Keilwirbel
  - Offene Wirbelbögen sowie eingeengte Foramina intervertebralia
- Aufgrund möglicher Organdefekte grundsätzlich weiterführende Diagnostik.

Differenzialdiagnose

- *Muskulärer Schiefhals:* Röntgenuntersuchung der Halswirbelsäule.

Therapie

- *Konservativ:* krankengymnastische Übungsbehandlung bei flexiblen Sekundärkrümmungen; HWS-Orthesen zur Wachstumslenkung.
- *Operativ:* bei progredienter Skoliose und Instabilitätsproblemen.

1.3.3 Os odontoideum

Fehlanlage und Fehlbildung des Os odontoideum (Dens axis), die als Aplasie, Hypoplasie und isolierter Knochenkern proximal des Axiskörpers auftreten kann.

Ätiologie und Pathogenese

Körper des Os odontoideum entsteht aus dem Mesenchym des 1. zervikalen Sklerotoms, sein Apex aus dem okzipitalen Bereich. Entwicklungsgeschichtlich sind unterschiedliche Fusionsfehler beider Knochenkerne möglich.

Die Aplasie des Processus odontoideum ist selten. Eine Hypoplasie hingegen wird häufiger beobachtet, und zwar in Kombination mit ligamentären Instabilitäten bei

- Morbus Down
- Morbus Morquio
- Klippel-Feil-Syndrom
- Skelettdysplasien

Klinik

Bandbreite der Beschwerdesymptomatik: einfache Nackenschmerzen, Schiefhals bis zu Symptomen der Myelopathie und Hirnstammischamie.

Gefahr einer atloantoaxialen Instabilität (Gefahr von neurologischen Komplikationen).

Diagnostik

Diagnosesicherung durch Röntgenbilder mit Funktionsaufnahmen der Halswirbelsäule in Vor- und Rückneigung und NMR.

Differenzialdiagnose

- Dens-Fraktur
- Dens-Pseudarthrose

Therapie

- C1/C2-Fusion nach Gallie bei ausgeprägter Hypoplasie und bei Aplasie.
- *Operationsstrategie:* Lagerung des Kopfes in Inklination auf Kopfschale, Längsschnitt zerviko-okzipital, Ablösen der Muskulatur von Dornfortsätzen und Wirbelbögen. Darstellung Wirbelbogen C1 und sorgfältige subperiostale Präparation, Unterfahren des Bogens C1 mit gedoppelter Drahtcerclage (Luque). Das zwischen C0/C1 austretende Cerclagenende wird um den Dornfortsatz C2 geschlungen, Einlegen eines kortikospongiösen Spanes zwischen die Laminae, über dem die Drähte verdrillt werden. Zervikalorthese für 4 Wochen.

1.3.4 Segmentationsstörungen

Fehlende Trennung der Wirbelanlage im ventralen oder dorsalen Bereich der Wirbelsäule.

Klinik

- Unbeweglicher Wirbelsäulenabschnitt.
- Angrenzende WS-Segmente entwickeln eine kompensatorische Hypermobilität.
- Isolierte ventrale Segmentationsstörungen: Kyphose.
- Isolierte dorsale Segmentationsstörungen: Lordose.
- Unilaterale Segmentationsstörungen: progrediente Skoliose.

1.3.5 Formationsstörungen

Unterentwicklung oder Fehlen einzelner Strukturen der Wirbelsäule. Die Deformität wird nach der Lokalisation und dem Ausmaß der minderentwickelten oder fehlenden Strukturen benannt.

Klinik

- Am häufigsten Halbwirbel mit sekundärer Skoliose.
- In Einzelfällen kaudales Regressionssyndrom mit angeborener Querschnittslähmung und begleitenden hochgradigen Knie- und Hüftbeugekontrakturen.

Diagnostik

- Bei auffallender Wirbelfehlbildung Untersuchung auf weitere Fehlbildungen der WS.
- Untersuchung auf Anomalien des Rückenmarks und der inneren Organe (bei 60 % Nierenfehlbildungen).

Therapie

- Erforderlich bei Wirbelsäulenkrümmungen und/oder neurologischen Defiziten.
- *Konservativ*: Krankengymnastik ohne wesentlichen Einfluss; orthetische Versorgung mit positiver Beeinflussung der Entwicklung von Sekundärkrümmungen.
- *Operativ*: bei Progredienz von Skoliosen; insbesondere bei einseitiger Segmentationsstörung mit Rippensynostosen.
- Die Prävention einer Deformität (z. B. durch Exzision eines Keilwirbels) ist meist weniger aufwendig als die Korrektur der sekundären Deformität.

1.3.6 Fusionsstörungen und Spina bifida aperta

Breiter hinterer Wirbelbogendefekt mit Verschlussstörungen des Rückenmarkes und/oder der Rückenmarkhäute.

Synonym

Spinale Dysraphie, Myelomeningozele, MMC.

Epidemiologie

Die Prävalenz von Neuralrohrdefekten liegt zwischen 0,1 und ≥ 3 (Großbritannien) pro 1000 Geburten.

Ätiologie

Entstehung des Neuralrohres: zwischen dem 21. und 28. Entwicklungstag durch Einfaltung der ektodermalen Neuralrinne. Aus dem Neuralrohr differenzieren sich das zentrale Nervensystem und die Rückenmarkshäute. Zu allen Zeitpunkten mögliche Entwicklungsstörungen. Folsäuremangel während der Schwangerschaft begünstigt die Entstehung, Vitamin-B_{12}-Prophylaxe senkt die Inzidenz.

Klassifikation

Meningozele: Sackartige Ausstülpung der Rückenmarkhäute durch den Wirbelbogendefekt. Adhärenzen von Nervenfasern sowie Druck- und Zugwirkung können zu neurologischen Funktionsstörungen führen. Das Rückenmark selbst ist nicht beeinträchtigt mit gering- bis mäßiggradigem neurologischem Defizit.

Geschlossene Myelomeningozele: Verschlossenes Neuralrohr; jedoch unvollständig ausdifferenziert mit gering- bis mäßiggradigem neurologischem Defizit.

Offene Myelomeningozele: Rudimentäre Rückenmarkanlage liegt frei in der Wirbelbogenspalte. Schwere neurologische Ausfälle (Querschnittslähmung) sind die Folge.

Klinik

- Abhängig vom Lähmungsausmaß und -höhe.
- Häufig mit anderen Fehlbildungen assoziiert:
  - Arnold-Chiari-Fehlbildung
  - Hydrozephalus
  - Hydrosyringomyelie
  - Tethered-Cord-Syndrom
- Thorakale, lumbale und sakrale Myelodysplasien: motorische und sensible Lähmungen kombiniert mit Blasen-Mastdarm-Lähmungen.
- Lumbale Myelodysplasien: Wachstumsstörungen, die Hüfte, Knie und Fuß betreffen.
- Sakrale Zelen: Lähmungsklump-, -hacken- oder -knickfüße.

Tabelle 1.**3**

Lähmungsniveau	**Symptome**
Thorakale Lähmung	„Froschhaltung" des Kindes (Hüftgelenke in Flexion, Außenrotation, Abduktion, Kniegelenke in Flexion, obere Sprunggelenke in Flexion)
Lähmungen oberhalb des Lumbalsegmentes L2	Keine Gehfähigkeit und während des Wachstums deutliche Größenabnahme
Lähmungen zwischen L2 und L4	Eingeschränkte Gehfähigkeit, zusätzliche Beeinflussung durch Faktoren wie Adipositas, Kontrakturen und Auswirkungen des Hydrozephalus
Komplette Lähmung distal L3/L4	Mögliche Luxation der Hüftgelenke
L4	Hackenfußhaltung, Überwiegen des M. tibialis anterior (L4) gegenüber dem M. triceps surae (S1)
L5	Langfristig kann mit Gehfähigkeit gerechnet werden, eingeschränkte Hüftstreckung und –abduktion, Dorsalextensionsdefizit, z. T. Abschwächung der Kniebeugung
S1	Langfristig kann mit Gehfähigkeit gerechnet werden, Plantarflexionsdefizite, Hackenfüßigkeit

Prognose

- Entscheidender Faktor zur Beurteilung der Entwicklung des Kindes ist die Verifizierung der Lähmungshöhe.
- Komplikationen:
  - Skoliose/Kyphose/Lordose
  - Epiphysenlösungen/Frakturen
  - Hydrozephalus mit Hirndruckzeichen (periodische Apnoe, Stridor, Nystagmus)
  - Liquorüberdruck
  - Hydro-/Syringomyelie
  - Adhäsion des Filum terminale (Tethered-Cord-Syndrom)
- Aufsteigende Entzündungen der Rückenmarkshäute: häufiger Tod der Kinder.

Diagnostik

- *Pränatale Diagnostik:* Ultraschalluntersuchung und Alpha-Fetoprotein im maternalen Serum; ermöglicht eine rechtzeitige Diagnose des Neuralrohrdefektes mit der Möglichkeit des Schwangerschaftsabbruches.
- Bei unklaren neurologischen Defiziten eingehende neurologische Untersuchung, evtl. Röntgen und Kernspintomographie.

Therapie

Abhängig von Lähmungshöhe und -ausmaß als interdisziplinäre Aufgabe (Orthopäde, Neurochirurg, Pädiater, Urologe, Physiotherapeut, Orthopädietechniker, Ergotherapeut).

Therapieziel: Selbstständigkeit; wenn möglich auch der Fortbewegung mit altersangepasstem Vertikalisierungsprogramm durch Kombination von konservativen und operativen Maßnahmen.

Konservativ

- Behandlung der Kontrakturen und der Gelenkfehlstellungen.
- Ruhigstellung der Fraktur so kurz wie möglich. Durch überschießende Kallusbildung beschleunigte Frakturheilung.
- *Fuß*
  - Konservativ: Manuelle Redression der Deformität; Schalenversorgung (Gefahr der Druckstellenbildung)
  - Operative Korrektur zur plantigraden Einstellung ab dem 6. Lebensmonat
- *Knie:* Orthesenversorgung, welche zu Beginn andauernd und später nachts getragen werden sollten; ggf. operative Versorgung einer persistierenden Kniegelenkskontraktur.
- *Hüfte:* Lähmungsluxation der Hüftgelenke: Reposition und Korrektur aller Einzeldeformitäten zu Hüftstabilisierung mit Transposition des M. iliopsoas auf die Außenseite des Trochanter major.
- *Wirbelsäule:* Lumbalkyphose: ggf. Kolumnotomie und Spondylodese; operative Korrektur der Skoliose: in stark progredienten Fällen sollte eine Stabilisierung bereits vor Wachstumsabschluss erfolgen.
- Operationsstrategie Kolumnotomie**:** Präoperative Planung und Zeichnung zur Bestimmung der Resektionsebenen, evtl. zusätzlich Angiographie zur Darstellung des Gefäßverlaufes. Hautschnitt querverlaufend unter Berücksichtigung vorbestehender Narbenbildungen. Darstellung des Duralsackes, der bei kompletter Lähmung druchtrennt werden kann. Seitliche Präparation um die Wirbelsäule herum unter Abschieben der Weichteile. Resektion des Kyphosescheitels. Reklination des Rumpfes auf dem Operationstisch. Annährerung der WS-Enden und Fixation mit Drahtcerclagen. Mobilisation der Muskulatur zur Vereinigung in der Mitte (wichtig für Zuggurtungseffekt!). Lagerung für 6 Wochen in Liegeschale.

1.3.7 Spina bifida occulta

Ausbleibender knöcherner Bogenschluss, meist lumbosakral. Keine Beteiligung nervaler Strukturen.

Epidemiologie

Im Erwachsenenalter besteht im Bereich des Bogens von L5 bei 7 % und von S1 in 18 % eine Spina bifida occulta.

Klinik

- Meist röntgenologischer Zufallsbefund und ohne klinische Bedeutung.
- Wenn mit Spondylolyse kombiniert: Zeichen einer ausgeprägten segmentalen Instabilität.

1.3.8 Diastematomyelie

Längsspaltung des Myelons in sagittaler Richtung durch ein bindegewebiges Septum oder einen knöchernen Sporn.

Ätiologie

Selten isoliert beobachtet. Meist bestehen begleitende Wirbelsäulendeformitäten, Rippenanomalien, Schulterblatthochstand.

Klinik

- Progrediente neurologische Ausfallserscheinungen im Bereich der unteren Extremitäten während des Wachstumsalters.
- Während der ersten 5 Lebensjahre entstehende Beinverkürzungen sowie Rumpfdeformitäten und Klumpfüße sind verdächtig auf das Vorliegen einer Diastematomyelie.
- Am Rücken meist umschrieben vermehrte Behaarung (Hypertrichosis).

Diagnostik

- Röntgenologisch nur schwer erkennbar; in seltenen Fällen spindelförmige Erweiterung des Spinalkanales mit vergrößertem Bogenwurzelabstand.
- Kernspintomographie zeigt die Aufteilung des Rückenmarks.
- Computertomographie: Darstellung der Wirbelsäulenfehlbildung.

Differenzialdiagnose

Myelomeningozele (MMC).

Therapie

Bei zunehmender Lähmung: frühzeitige Septumresektion.

1.4 Spondylolyse und Spondylolisthesis

- *Spondylolyse:* Ein- oder beidseitige Unterbrechung der Interartikularportion, fast ausschließlich im lumbosakralen Übergang.
- *Spondylolisthese (Olisthese):* Wirbelgleiten. Unterschiedliche Ursachen:
  - Spondylolytische Olisthese: Voraussetzung: Unterbrechung oder Elongation der Interartikularportion und gleichzeitige Schädigung der diskoligamentären Strukturen.
  - Pseudospondylolisthese (Synonym: degenerative Spondylolisthese): Gleiten des Wirbelkörpers in seiner Gesamtheit in Zusammenhang mit einer Abflachung des Wirbelbogenwinkels, einer Degeneration der Zwischenwirbelscheibe und einer Arthrose der Wirbelbogengelenke.
- Spondylolyse L4 (Seitaufnahme), (Abb. 1.**1**).
- Pseudospondylolisthese L4/5 (Seitaufnahme).

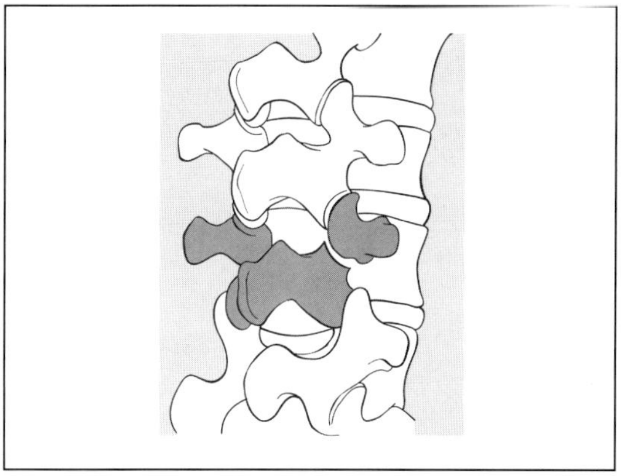

Abb. 1.**1** Spondylolyse L4 (Schrägaufnahme), („Hundehalsband").

Epidemiologie

- Die Spondylolyserate beträgt nach Frederickson (1984) bei 6-Jährigen 4,4 %, bei 12-Jährigen 5,2 % und bei 14-Jährigen 5,6 %.
- Dementsprechend haben etwa 5 % der weißen Erwachsenen eine Spondylolyse; davon entwickeln 20 % eine Spondylolisthese und davon besteht bei ca. 10–20 % spätere Operationsbedürftigkeit.
- Degenerative Spondylolisthese betrifft zu mehr als 90 % L4/L5 (Adkins 1955), gefolgt von den Segmenten L5/S1 mit 5 % und L3/L4 mit 4 % (Newman et al. 1976).

Ätiologie und Pathogenese

Zur Ätiologie der Spondylolyse gibt es 3 Theorien:

- *Kongenitale Dysplasie:* Hypoplasie der unteren Gelenkfortsätze von L5 und atypische Konfigurationen der oberen Sakralgelenke in Form von Verdickungen und Fehlstellungen.
- *Trophostatische Theorie:* Mechanisch-dynamische Überlastung des lumbosakralen Abschnitts entweder im Kleinkindesalter oder im fortgeschrittenen Jugendalter durch stetige Überstreckungs- und Torsionsbelastungen.

- *Traumatische Genese;* Faktor Sport: außergewöhnliche biomechanische Beanspruchung des lumbosakralen Überganges. Besondere Gefährdung durch Sportarten, bei denen die Lendenwirbelsäule hyperextendiert und zugleich rotiert wird.

Pathogenese der spondylolytischen Spondylolisthese

Zusammenwirken von

- verminderter dorsaler Stabilität (Spondylolyse)
- Wachstumsstörungen am Os sacrum (Kuppelform) und/oder LWK (Trapezform)
- Degeneration des Bandscheibengewebes

führt zum Kippen und Gleiten des spondylolytischen Wirbelkörpers; unter Umständen bis zum Abrutsch ins kleine Becken (sog. Spondyloptose).

Klinik

- Spondylolyse ist meist symptomlos. Gelegentlich leichte uncharakteristische Lumbalgien im Zustand der Spondylolyse-Entwicklung
- Bei beginnendem Gleitprozess klinisch meist erst während der Pubertät auffällig, dann
  - segmentale Instabilität: Bewegungsschmerz,
  - evtl. radikuläre Schmerzen und Defizite bei höhergradigen Spondylolisthesen,
  - evtl. spondylolytische Skoliose, wenn der Gleitvorgang asymmetrisch abläuft,
  - Hüftlendenstrecksteife: bedingt durch erhöhten Tonus der Ischiokruralmuskulatur durch Irritation der Dura bei progredientem Gleitprozess.
- Bei degenerativer Spondylolisthese Zeichen der
  - segmentalen Instabilität mit lokalen Schmerzen,
  - radikulären Beteiligung mit Schmerzausstrahlung.

Diagnostik

- LWS-Röntgenaufnahmen in 2 Ebenen im Stand: Ausmaß der Dislokation. Bei spondylolytischer Spondylolisthese:
  - Ventralverschiebung nach Meyerding: Das Ausmaß der Ventralverschiebung wird auf der LWS-Seitaufnahme in 4 Stufen (Grad) unterteilt. Hierzu wird die Deckplatte kaudal des verlagerten Wirbelkörpers geviertelt und als Maßstab für die Gradeinteilung verwendet. Steht z. B. die Hinterkante des ventral verschobenen Wirbelkörpers im dorsalen Viertel der kaudal gelegenen Deckplatte, so handelt es sich definitionsgemäß um eine erstgradige Olisthesis nach Meyerding (Abb. 1.**2**).
  - Bestimmung der Verkippung im Segment: Messmethode nach Boxall (Abb. 1.**3**).
  - Spondyloptose: 5. Lendenwirbel vor dem Sakrum lokalisiert (umgekehrter Napoleonshut).
- Schrägaufnahmen der LWS (45°-Schrägbild): „Halsband der Hundefigur“ bei Spondylolyse (Abb. 1.**1**).
- Funktionsaufnahmen der Lendenwirbelsäule mit Flexion und Extension im Sitzen zum Nachweis der Instabilität bei spondylolytischer und degenerativer Spondylolisthese.

Myelographie

Beurteilung der Stenosierung des Spinalkanals unter Funktion; intraoperativ nach Reposition zur Beurteilung der Spinalkanalweite einsetzbar.

Computertomographie

- Unterscheidung zwischen dysplastischer und isthmischer Spondylolisthese.
- Präoperative Planung (Platzierung einer Pedikelschraube).

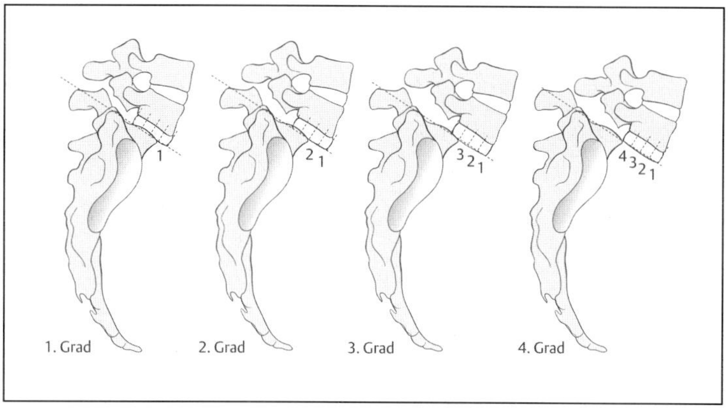

Abb. 1.**2** Meyerding-Klassifikation der Spondylolisthese.

Differenzialdiagnose

- Im Wachstumsalter: Bandscheibenvorfall.
- Im Erwachsenenalter: Spondylarthrose, entzündliche Erkrankungen, Tumoren der Wirbelsäule.

Therapie

Therapieziel

- Schmerzbefreiung.
- Stabilisierung des Gleitwirbels:
  - bei Progredienz im Wachstumsalter
  - bei Störung der Wirbelsäulenstatik im Wachstumsalter
  - bei ausgeprägten Instabilitäten im Erwachsenenalter
- Evtl. Wiederherstellung der WS-Statik bei ausgeprägter Dislokation des Gleitwirbels.

Konservative Therapie

- Symptomatische Schmerztherapie: Physikalische Therapie, medikamentös, Injektionen.
- Externe Stabilisierung durch
  - Krankengymnastik zur Kräftigung der rumpfstabilisierenden Muskulatur, insbesondere der Bauchmuskulatur zur Entlordosierung,
  - Miederversorgung (bei Kindern mit Spondylolyse kann eine Ruhigstellung im *Mieder* oder *Korsett* zur Ausheilung der Ermüdungsfrakturen führen).
- Ein generelles Sportverbot ist bei Spondylolyse nicht indiziert, bei Spondylolisthese in Abhängigkeit von der Progredienz des Gleitprozesses.

Operative Therapie

Operationsindikation

- Schmerzen, die konservativ nicht zu beherrschen sind.
- Progredienz des Gleitprozesses im Wachstumsalter: Ventralgleiten von 25 % (Meyerding II–III) bei Kindern und Jugendlichen bzw. über 50 % (Meyerding III und IV) bei Erwachsenen.
- Radikuläre Läsionen.
- Störungen der Wirbelsäulenstatik.

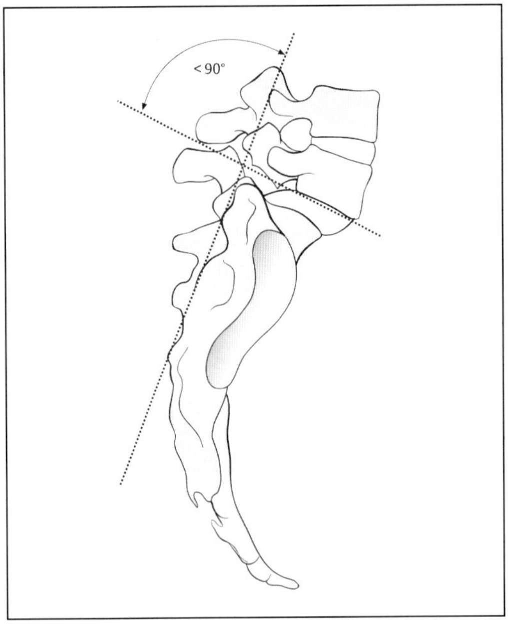

Abb. 1.**3** Messmethode der Spondylolisthese nach Boxall.

Operationsmethoden

- *Fusion der Spondylolysezone* bei Jugendlichen:
  - bei konservativ nicht zu beherrschenden Schmerzen
  - bei geringer Wirbelverschiebung (Meyerding 1)
  - Voraussetzung: intakte Bandscheibe im Olisthesesegment
  - Vorteil: Bewegungssegment wird nicht versteift
  - Nachteil: Fusion unsicher
- *Stabilisierung des hypermobilen Segmentes (Spondylodese):*
  - posterolaterale Fusion (Wiltse) im Wachstumsalter ohne interne Fixation
  - posterolaterale oder posterolaterale-invertebrale Fusion (PLIF) mit interner Fixation im Erwachsenenalter
  - bei radikulärer Symptomatik: zusätzliche Laminotomie/Foraminotomie
  - postoperativ: Mieder für 3 Monate
- Reposition des Gleitwirbels:
  - Mit gleichzeitiger Stabilisierung bei Kindern mit höhergradiger Spondylolisthese (Spondyloptose).
  - Komplikation: neurologische Verschlechterung.
  - *Operationsstrategie:* präoperativ Traktionsaufnahme zur Beurteilung der Repositionsfähigkeit des Gleitwirbels. Bei guter Reposition dorsales Vorgehen im Sinne einer posterioren lumbalen interkorporellen Fusion (PLIF), sonst zusätzlich ventraler Eingriff notwendig (ALIF): Rückenlage, transperitoneale Darstellung des Segmentes L5/S1 (Pfannenstilschnitt), retroperitoneale L4/5. Ausräumung der Bandscheibe und Einbringung von 2 trikortikalen Beckenkammspänen. Umdrehen in Bauchlage, Längsschnitt lumbosakral, Darstellung der Wirbelbögen und Querfortsätze. Einbringen von Pedikelschrauben, Reposition und Fixation (cave Verschiebung der ventralen Späne, evtl. Nachjustierung erforderlich). Sofortige Mobilisation, leichtes Mieder für 6 Wochen.

1.5 Skoliose

- Wachstumsdeformität der Wirbelsäule mit
  - Seitausbiegung,
  - Torsion
  - und Fixation des betreffenden Wirbelsäulenabschnittes.
- Torsion: größtes Ausmaß am Scheitel der jeweiligen skoliotischen Krümmung (konvexseitig „Rippenbuckel"; lumbal sog. „Lendenwulst").
- Wirbelkörper drehen sich zur konvexen Seite der Krümmung.

Epidemiologie

- Inzidenz zwischen 0,2 und 13 % (große Streubreite durch Definitionsunterschiede der Skoliose: je nach Untersuchung 5° bis 10°).
- Idiopathische Skoliose: 85 % aller Skoliosen.

Ätiologie

Alle am Wachstum der Wirbelsäule beteiligten knöchernen und Weichteilstrukturen können eine Skoliose verursachen. Die Skoliosen mit bekannter Ursache (symptomatische Skoliosen) machen jedoch nur 15 % aus.

Pathogenese

Die Entwicklung einer Skoliose wird von deren Ursache und den Gesetzmäßigkeiten des Wachstums bestimmt.

Abhängig von Ätiologie:

- *Idiopathische Skoliose:* Wirbelsäulenwachstum ventral gegenüber dorsal stärker ausgeprägt („umgekehrter Morbus Scheuermann"); dies führt zur Lordoskoliose.
- *Neuro-/myopathische Skoliose:* fehlende neuromuskuläre Stabilisierung der Wirbelsäule („neuromuskuläre Skoliosen"); Hypomobilität („Collapsing Spine"); dies führt im Thorakalbereich zur Kyphoskoliose und im Lumbalbereich zur Lordoskoliose. Es kommt zur Reduzierung des Thorax-/Abdomenvolumen und konsekutiv zur Reduzierung der Vitalkapazität.

Das *Wirbelsäulenwachstum* (Abb. 1.**4**) ist

- in den ersten 5 Lebensjahren besonders groß,
- zwischen dem 5. und dem 10. Lebensjahr gleichbleibend niedrig,
- erreicht mit dem pubertären Wachstumsschub fast die Rate des Kleinkindesalters,
- ist immer vom biologischen Reifungszustand (Skelettalter) und nicht vom chronologischen Alter abhängig;
- eine einmal eingetretene Deformität ist in der Regel aufgrund des eingeschränkten Restwachstums nicht mehr auszugleichen (Grenze der Korsettbehandlung).

Tabelle 1.4 Skolioseformen

Skolioseform (Einteilung nach Cobb)	Ätiologie-Beispiel	Pathogenese
Idiopathische Skoliose	Unbekannt	
Neuropathische Skoliose	Poliomyelitis	Schlaffe Lähmung durch Zerstörung der Vorderhorn-Motoneurone
Neuropathische Skoliose	Zerebralparese	Spastik durch Unterbrechung der Pyramidenbahn
Myopathische Skoliose	Muskeldystrophien	Keine oder unzureichende Bildung von Muskeleiweiß
Osteopathische Skoliose	Pathologische Wirbelkörperfraktur	Sekundäre Skoliose durch Änderung der Formgebung des Wirbelkörpers
Mesenchymale Skoliose	Narbenzug	Verhindert normales Wachstum
Kongenitale Skoliose	Spina bifida	Fehlwachstum durch knöcherne Anomalien
Systemerkrankungen	Achondroplasie	Knorpelwachstumsstörung
Sekundäre Skoliosen	Degenerative Erkrankungen, Entzündungen, Traumata, Tumoren, nach Strahlentherapie	Skoliotische Deformität durch Zerstörung von stützenden Anteilen des Bewegungssegmentes
Statische Skoliose, posturale Skoliose	Beinlängendifferenz, Schräglagesyndrom	Dauerhafte Fehlbeanspruchung der Wachstumsregionen durch Fehlstatik bzw. durch asymmetrische Motorik

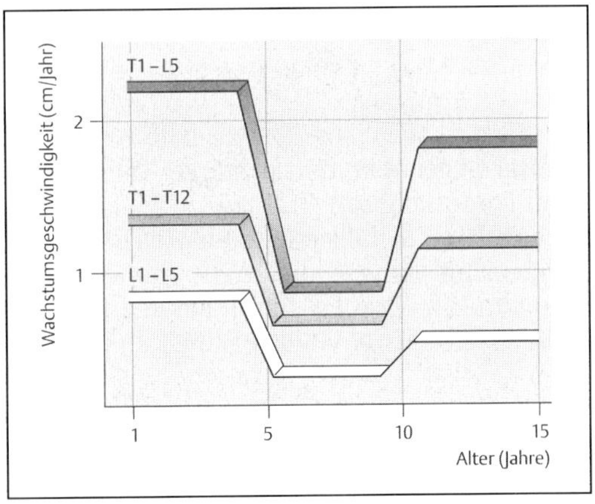

Abb. 1.4 Dimeglio-Kurve. Wachstumsgeschwindigkeit einzelner Abschnitte der Wirbelsäule in Abhängigkeit vom Alter (nach Dimeglio u. Bonnel).

1.5.1 Idiopathische Skoliose

Klassifikation

Für die Klassifikation steht die Behandlung im Mittelpunkt. Sie orientiert sich daher an der Ätiologie und der Prognose der Wirbelsäulenkrümmungen. Diese wird vor allem vom Zeitpunkt der Skolioseentstehung und der Lokalisation der Krümmung bestimmt.

- Klassifikation nach Skolioseentstehung: je früher die Skoliose auftritt, umso größer ist die Wachstumsreserve und umso schlechter die Prognose:
  - infantil (< 4 J.)

- juvenil (4–10 J.)
- adoleszent (>10 J.)
- Klassifikation nach Lokalisation des Krümmungsscheitels: je mobiler der Wirbelsäulenabschnitt, umso schlechter die Prognose wie bei thorakolumbalen oder S-förmigen Skoliosen:
- thorakal (oberhalb Th12)
- thorakolumbal (Th12–L2)
- lumbal (unterhalb L2)
- S-förmig („double major curve")

Klinik

- Säuglingsskoliosen als Folge einer prä- oder postnatatalen Zwangslage zeigen in mehr als 90 % eine Spontanheilung nach Vertikalisierung („resolving scoliosis"). Prävention durch Bauchlagerung.
- Infantile Skoliosen zeigen bereits während der ersten 5 Lebensjahre deutliche Verschlechterungen. Operation dann bereits vor Einschulung erforderlich.
- Diagnose der typischen idiopathischen Skoliose bei Mädchen nach Einschulung wegen schlechter Haltung.
- Skoliosen im Wachstumsalter: selten schmerzhaft.

Diagnostik

- *Säuglingsskoliose:*
- Abflachung des Hinterkopfes
- Körperasymmetrie (Siebenersyndrom nach Mau)
- Rippenbuckel und Thoraxabflachung
- *Juvenile/adoleszente Skoliose:*
- Vorbeugetest: Untersuchung am entkleideten Kind: Rippenbuckel und/oder Lendenwulst: Vorwölbung durch Rotation und Torsion der Wirbel (Messung mittels Reziprok-Skoliometrie: Messung des Abstandes Rippenbuckel – Processus spinosus).
- Hauptkrümmung der idiopathischen Skoliose in Höhe des 8. und 9. Thorakalwirbels (75 %)
- Rechtskonvexe Hauptkrümmung (75 % Mädchen)
- Unterschiedlich geformte Taillendreiecke
- Fixationsprüfung: Rechts-/Linksseitneigung der Wirbelsäule und Traktion am Kopf
- Lotmessung: Lot an C7 auf die Rima ani.
- Schulterniveau: z. B. rechtskonvexe Thorakalskoliose mit Schulterhochstand rechts
- *Zusatzuntersuchungen:*
- Lungenfunktionsprüfung
- Untersuchung der harnableitenden Wege und des Herz-Kreislauf-Systems
- Neurologische Untersuchung bei atypischen Skolioseformen (z. B. linkskonvexe Skoliose): Verdacht auf intraspinale Pathologie
- *Röntgendiagnostik:*
- Wirbelsäulenstandaufnahme im posterior-anterioren Strahlengang (Brustdrüsen von der Strahlenquelle entfernt)
- Winkelmessung nach Cobb (Abb. 1.**5**) — oberer und unterer Neutralwirbel sowie Scheitelwirbel im Zentrum der Krümmung: die Parallelen zu den Wirbelkörperabschlussplatten der Neutralwirbel bilden in ihrem Schnittpunkt den Winkel der Wirbelsäulenseitausbiegung
- Torsion: Zusammenhang mit der Abweichung der Wirbelsäule in der a.–p. Ebene. Die Cobb-Winkel korrespondieren mit der Torsion (Tab. 1.**5**).
- Rotation: Messverfahren nach Nash und Moe: Messung der Stellung der Bogenwurzelovale in Bezug auf den Wirbelkörperrand.
- Risser-Zeichen: Beurteilung der Skelettreife, Entwicklung der Darmbeinkammapophyse. Es werden 5 Stadien unterschieden; Stadium 0 (Beginn der Skelettreife), Stadium V (Ende des Wachstums).

Tabelle 1.**5**

Torsion des Winkels	Voraussichtlicher Cobb-Winkel
Bis 5°	Bis 40°
5–10°	40–70°
10–15°	70–90°

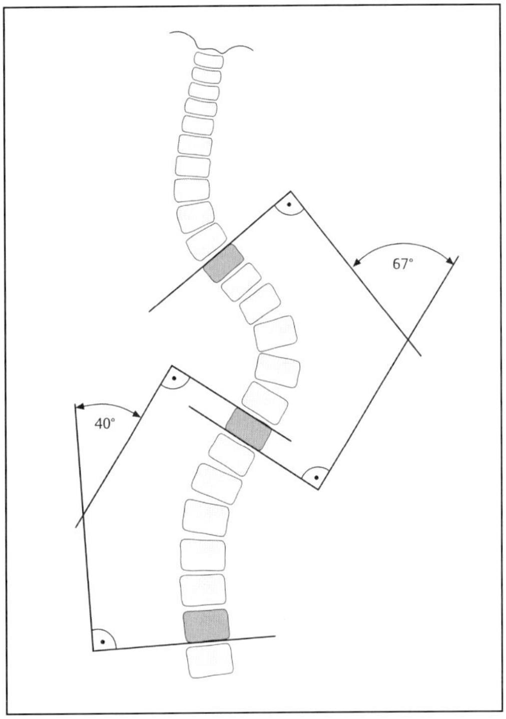

Abb. 1.**5** Winkelmessung nach Cobb. Für die Bestimmung des Skoliosegrades nach Cobb wird der Winkel zwischen der Deckplatte des obersten Neutralwirbels und der Grundplatte des untersten Neutralwirbels der Krümmung gemessen. Neutralwirbel weisen die stärkste Neigung gegenüber der Horizontalen auf.

- Traktionsaufnahmen: Überprüfung der Ausgleichbarkeit im Hängen.
- Bending-Aufnahmen in Rechts-/Linksseitneigung vor ventraler Derotationsspondylodese; in Einzelfällen ebenfalls vor einer konservativen Therapie mit umkrümmendem Mieder.
- Kernspintomographie bei atypischen Formen (bei linkskonvexer Skoliose; hierbei werden gehäuft intraspinale Fehlbildungen, z. B. Syringomyelie, beobachtet).

Differenzialdiagnose

Siehe Ätiologie, ferner:

- *Skoliose bei Morbus Scheuermann:* Typischerweise knickartige, nur ein Segment umfassende, einseitige Bandscheibenverschmälerung mit geringer Rotation (gute Prognose).
- *Statische Skoliose:* Beinlängendifferenzen, Beckenschiefstand und daraus resultierende Schrägstellung des Sakralplateaus führen zur kompensatorischen Seitenverkrümmung der LWS:
  - Echte Kriterien der Skoliose (Fixation/Torsion) fehlen.

Beckenschiefstand beim Kind > 1,5 cm hat ein asymmetrisches Wirbelwachstum zur Folge.

Therapie

Therapieziele

- Verhinderung der Progression.
- Erhaltung größtmöglicher Beweglichkeit im lumbosakralen Übergang.
- Kosmetik.

Konservative Therapie

- Die therapeutischen Maßnahmen richten sich nach der Ätiologie der Skoliose, dem Ausmaß der Deformität (Cobb-Winkel) und dem Alter des Patienten.
- Das Therapieschema unterteilt sich in 3 Stufen: Orientierend ist bei Skoliosen bis 20° nach Cobb Physiotherapie, zwischen 20 und 40° (lumbal) bzw. 50° (thorakal) Korsetttherapie und darüber hinaus operative Therapie indiziert.

Infantile Skoliose

Schräglageskoliose: Ausheilung durch Bauchlage und Krankengymnastik zur Vermeidung unerwünschter Reflexaktivitäten und Kontrakturen (günstige Prognose).

Juvenile/adoleszente Skoliose

- Krankengymnastik auf neurophysiologischer Basis (bis ca. 20°).
- Korsettbehandlung bei Krümmungen über 20°:
  - Konsequent für mindestens 18 Stunden/Tag bis zum Wachstumsabschluss (Risser 5).
  - Begleitende Physiotherapie.
  - Korsett in Abhängigkeit vom Krümmungsscheitel als TLO (Thorakal-lumbal-Orthese) oder auch als CTLO bei hochsitzenden Thorakalkrümmungen (Cervical-Thorakal-Lumbal-Orthese).
  - Ergebnis nach Wachstumsabschluss entspricht in der Regel dem Ausgangsbefund, d. h. es kann die Progression aufgehalten werden.
- Klinische Verlaufskontrolle alle 3–6 Monate.

Operative Therapie

Operation rechtzeitig, da mit Zunahme der Krümmung die Komplikationen überproportional ansteigen.

- Operationsindikation ab einem Cobb-Winkel von 50° thorakal und 40° lumbal; da in diesem Fall auch im Erwachsenenalter mit weiterer Progression zu rechnen ist (ca. 0,25°/Jahr).
- Eventuell präoperative Lockerung der Weichteile mittels Halo-Schwerkraft-Traktion mit Reduzierung des Risikos neurologischer und abdomineller Komplikationen (Cast-Syndrom durch plötzliche Überdehnung der Weichteile).
- Ventrale Osteodiskektomie bei fortgeschrittenen Skoliosen vor Wachstumsabschluss. Der ausschließlich dorsale Eingriff führt zum Kurbelwellenphänomen („crankshaft-phenomenon"): Die ventrale Wirbelsäule wächst trotz dorsaler Versteifung weiter und verbiegt sich erneut.
- Komplikationen: Lähmungen (1 %), Materialversagen und Pseudarthrosebildung.
- Metallentfernung in der Regel nicht vorgesehen.

Operationstechnik

- Distrahierend (Harrington): Heute kaum mehr angewandte Methode: Darstellung der Krümmung von dorsal, Distraktion der Krümmung über einen langen Stab und Versteifung (Sponylodese) der Wirbelgelenke. Gipsretention für 12 Monate.

- Segmental korrigierend (CD, Luque):
  - Cotrel-Dubousset-Operationstechnik: Segmental korrigierende Methode, die mit 2 Stäben und Querverbindern eine Rahmenstruktur erstellt; primäre Übungsstabilität.
  - Operationsstrategie: Präoperativ Funktionsaufnahmen (Bending-Aufnahmen) in Rechts- und Linksneigung zur Bestimmung der Fusionsstrecke. Lagerung auf Traktionstisch, medianer Längsschitt, Präparation der Wirbelbögen und -gelenke für die einzubringenden Pedikel- bzw. Laminahaken oder Pedikelschrauben für Distraktion oder Kompression der Bewegungssegmente. Anfrischen der restlichen Wirbelgelenke in der Risser-Technik. Einlegen des vorgekröpften Stabes auf der Konkavseite, Distraktion bzw. Kompression der Segmente, dann Derotation des Stabes und Festsetzen. Intraoperativer Aufwachtest zur Überprüfung neurologischer Defizite. Einbringen des gegenseitigen Stabes und Querverbindung beider Stäbe. Anlagerung von Spongiosa aus dem Beckenkamm nach Anfrischen auch der Wirbelbögen. Wundverschluss. Sofortige Mobilisation möglich.
- Segmental verkürzend (ventrale Instrumentation: Ziehlke, Dwyer etc.):
  - Bessere Korrektur der Rotationskomponente, daher vor allem lumbal segmentsparend.
  - Bessere Versteifung des einzelnen Bewegungssegmentes.
  - Zugangsweg: lumbal/retroperitoneal; thorakal/Thorakotomie; thorakolumbal/Zweihöhleneingriff unter temporärer Ablösung des Zwerchfelles von der Konvexität der Skoliose.
  - Exzision der Bandscheiben, Anfrischen der Wirbelkörperabschlussplatten und Spondylodese mittels autologer oder homologer Spongiosaplastik.
  - Kombinierte Verfahren: zweizeitige Operation: Bandscheibenexzision und Spondylodese mit nachfolgender dorsal segmental korrigierender Instrumentation.

1.5.2 Kongenitale Skoliose

Skoliosen, die durch angeborene Fehlbildungen der Wirbelkörper hervorgerufen werden.

Epidemiologie

Häufigkeit von Fehlbildungen im Bereich der Brust- und Lendenwirbelsäule etwa 1 pro 1000 Einwohner. Die Inzidenz der Fehlbildungsskoliosen ist als deutlich geringer einzustufen.

Ätiologie

Segmentations-, Fusions- und Formationsstörungen (Abb. 1.**6**).

Klinik

- Diagnose meist erst nach Vertikalisierung wegen Asymmetrie.
- Hinweisend auf Wirbelfehlbildungen ist eine thorakale oder lumbale Hypertrichose.
- Besonders ungünstige Prognose bei einseitigen Segmentationsstörungen mit begleitenden Rippensynostosen.
- Häufig begleitende Anomalien:
  - in ca. 20 % intraspinale Fehlbildungen
  - bis zu 60 % urogenitale Fehlbildungen
  - Fußdeformitäten und Hautveränderungen: Hinweischarakter für intraspinale Anomalien.

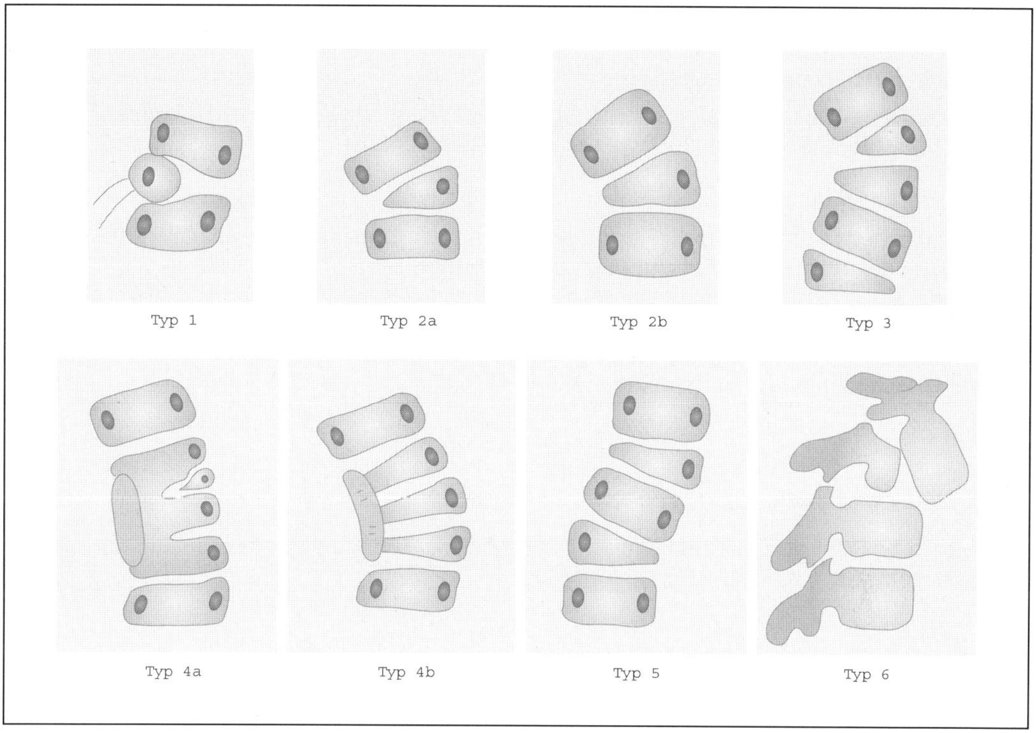

Abb. 1.**6** Klassifikation nach Nasca.

Klinik

- Diagnose meist erst nach Vertikalisierung wegen Asymmetrie.
- Hinweisend auf Wirbelfehlbildungen ist eine thorakale oder lumbale Hypertrichose.
- Besonders ungünstige Prognose bei einseitigen Segmentationsstörungen mit begleitenden Rippensynostosen.
- Häufig begleitende Anomalien:
  - in ca. 20 % intraspinale Fehlbildungen
  - bis zu 60 % urogenitale Fehlbildungen
  - Fußdeformitäten und Hautveränderungen: Hinweischarakter für intraspinale Anomalien.

Diagnostik

- Röntgen-Wirbelsäulenganz- bzw. -standaufnahmen p.–a.: Lokalisation und Art der Wirbel- und evtl. Rippenfehlbildungen.
- Klassifikation der Wirbelfehlbildungen nach Nasca et al. (1975):
  - Typ 1: Einzelner überzähliger Halbwirbel
  - Typ 2: Keilförmiger Halbwirbel und Keilwirbel
  - Typ 3: Multiple Halbwirbel
  - Typ 4: Multiple Halbwirbel mit einseitiger Blockwirbelbildung
  - Typ 5: Balancierte Halbwirbel
  - Typ 6: Posteriorer Halbwirbel
- Kernspintomographie bei Verdacht auf intraspinale Fehlbildungen.

Therapie

Konservative Therapie

- Eine krankengymnastische Übungsbehandlung beeinflusst den Verlauf der Deformitäten nicht.
- Korsettbehandlung zur Beeinflussung der Sekundärkrümmung.

Operative Therapie

- Bei Progredienz sollte eine frühzeitige Operation im Vorschulalter erfolgen (Operationstechnik: ventro-dorsal zur Vermeidung eines Crankshaft-Phänomens).
- Vorteile der anterioren Spondylodese: Ausschaltung des ventralen Wachstumszentrum und bessere Korrigierbarkeit der Krümmung.
- Nachgewiesene Progredienz der kongenitalen Skoliose: kurzstreckige Spondylodese.
- Halbwirbelbildung: evtl. Vertebrektomie.

1.5.3 Neuropathische und myopathische Skoliosen

Neurologische Erkrankungen und muskuläre Dysbalancen führen fast regelmäßig zur Skoliose (z.B. Syringomyelie: 80 % Skoliose).

Klinik

- Bei ungewöhnlicher Konstellation einer Skoliose immer an eine neuropathische Form denken:
  - Linkskonvexe Skoliose.
  - Duchenne-Muskeldystrophie: starke Progredienz der Krümmung bei hypermobiler Wirbelsäule
- Poliomyelitis: strukturelle Skoliosen aufgrund einer Lähmung der Mm. intercostales.
- Besonders ausgeprägte Progression: meist Entwicklung einer hochgradigen Deformität in kurzer Zeit („collapsing spine"), daher frühzeitige operative Behandlung:
  - Bei der Muskeldystrophie besteht zur Erhaltung der Vitalkapazität, unabhängig vom kardiopulmonalen Befund, bereits bei einer Verkrümmung von 20° eine Indikation zur frühzeitigen Stabilisierung.
- Häufig begleitende Kontrakturen im Hüftbereich mit Beckenschräge und Verlust der Geh- und Stehfähigkeit (z. B. Spina bifida).

1.5.4 Skoliosen bei Systemerkrankungen

bieten besondere Probleme durch die Grunderkrankung.

- Neurofibromatose: bei neurofibromatotischem Befall der Wirbelkörper hohe Rate an Querschnittslähmungen, daher frühzeitige operative Stabilisierung angezeigt.
- Osteogenesis imperfecta: besonders fragiler Knochen, der den Halt von Implantaten erschwert.
- Marfan-Syndrom: Aortenvitien müssen bei Korrektur berücksichtigt werden.
- Achondroplasie: begleitende Spinalkanalstenose.

1.6 Haltungsfehler

Definition

- *Haltung* ist nach neuzeitlicher Definition eine Leistung, die eine Anpassung der Wirbelsäule an wechselnde mechanische Beanspruchungen erlaubt (Matthiass).
- Historisch ist Haltung ein Ausdruck der seelisch-körperlichen Ganzheit, der Persönlichkeit und ein Maßstab ihrer Kraft (Schede).
- Beide Definitionen berücksichtigen, dass Haltung von neuromotorischen und psychischen Faktoren beeinflusst wird.
- Die Beurteilung eines Haltungsfehlers (auch Fehlhaltung, Haltungsschaden) ist daher stets eine Momentaufnahme der neuromotorischen Entwicklung und derzeitigen Leistungsfähigkeit.
- Ein Haltungsfehler (eine Fehlhaltung) ist stets passiv ausgradbar.
- Umstritten ist, ob sich eine Fehlhaltung zur strukturell fixierten Fehlform entwickeln kann.

Klinik

- Leitsymptom ist der „krumme Rücken", der von den Eltern beanstandet wird.
- Beurteilung der Becken-Bein-Statik: ein persistierendes Antetorsionssyndrom ist mit Hohlrundrücken vergesellschaftet.
- Beurteilung der neuromotorischen Leistungsfähigkeit beim Laufen, Hüpfen, Einbeinstand: Bei motorischer Retardierung ist auch die Leistungsfähigkeit der Wirbelsäulenmuskulatur retardiert. Ausschluss neurologischer Grunderkrankungen.
- Beurteilung der muskulären Leistungsfähigkeit der Wirbelsäule durch Haltungstest nach Matthiass (nach dem 8. Lebensjahr): Kind soll Arme waagerecht für 30 s nach vorn halten. Wenn Arme nach unten sinken oder Becken nach vorn verschoben wird: Haltungstest positiv.
- Beurteilung der Wirbelsäulenbeweglichkeit und evtl. struktureller Veränderungen durch Vorschiebetest: In Kniehocke sollen die Arme auf der Unterlage soweit wie möglich nach vorn geschoben werden, bis thorakale Kyphose ausgegradet. Wenn Restkyphose verbleibt: Test positiv.

Bildgebende Diagnostik

Nur zum Ausschluss struktureller Veränderungen (z. B. Morbus Scheuermann) erforderlich.

1.7 Kyphose und Hyperkyphose

Definition

- *Kyphose:* physiologische dorsal konvexe Verbiegung der Brustwirbelsäule (bis 40° nach Cobb physiologisch).
- *Hyperkyphose:* über 40° nach Cobb.

Klassifikation

- *Arkuäre* (langstreckig verstärkte) *Hyperkyphose:* Entsteht durch gestörtes Wirbelsäulenwachstum (Morbus Scheuermann), durch systemische Erkrankungen (Altersosteoporose, Osteomalazie) oder einen Morbus Bechterew.
- *Anguläre* (auf 1–2 Wirbelsegmente beschränkt; spitzwinklig) *Kyphose* (sog. Gibbus): Entsteht durch Fehlbildungen, Tumoren oder Entzündungen.

Ätiologie und Pathogenese

Pathogenese

- Progression der Kyphose hängt von Größe und Zeitdauer der einwirkenden Kraft ab.
- Im Kindesalter: Überlastungen der Wachstumszonen im vorderen WK-Abschnitt mit wachstumsbedingten WK-Deformierungen mit verstärkter Kyphosierung.

Tabelle 1.**6** Arkuäre Hyperkyphose

Gruppe	Beispiel	Bemerkungen
Fehlerhaftes Wachstum	Morbus Scheuermann	Aseptische Epiphyseonekrosen
Metabolische, systemische Erkrankungen	Morbus Bechterew	Vollständige Kyphosierung der WS mit Sichtbehinderung
Metabolische, systemische Erkrankungen	Altersosteoporose	Schwund der horizontalen Trabekelstrukturen mit nachfolgender Überlastung und Sinterung durch inadäquates Trauma
Metabolische, systemische Erkrankungen	Osteomalazie	Verlust der Festigkeit des Knochens mit nachfolgender Deformierung durch verminderte Mineralisierung
Metabolische, systemische Erkrankungen	Idiopathische juvenile Osteoporose	Inadäquater Aufbau der Trabekel

Tabelle 1.**7** Anguläre Hyperkyphose

Gruppe	Beispiel	Bemerkungen
Fehlbildungen	Kongenital	Aplasie oder Hypoplasie des Wirbelkörpers
Entzündungen	Spondylitis tuberculosa	Destruktion mehrerer Wirbelkörper, Abszessbildung
Frakturen, Luxationen	Wirbelkörper-kompressionsfraktur	Neurologische Symptomatik bei Instabilität der Wirbelkörperhinterkante
Tumoren	Primäre Tumoren bzw. Metastasen	Destruktion der Wirbelkörper mit häufiger neurologischer Begleitsymptomatik

Klinik

- Verändertes sagittales Rückenprofil („Rundrücken, Buckel, krummer Rücken"), im Extremfall einer zervikothorakalen Kyphose ist es unmöglich, geradeaus zu schauen.
- Im Wachstumsalter selten schmerzhaft; im Erwachsenenalter Schmerzen im benachbarten hypermobilen Segment oder in der kompensatorischen Krümmung.
- Veränderung der knöchernen Form des Rippenthorax.
- Einschränkung der Wirbelsäulenbeweglichkeit.
- In Extremfällen Beeinträchtigung der kardiopulmonalen Funktion.

Diagnostik

- Erkennbare Hyperkyphose: Hinterhaupt- oder C7-Abstandsmessung beim Anlehnen an eine Wand („Flèche").
- Eingeschränkte Beweglichkeit der Wirbelsäule.
- Verringerte Atembreite.

Röntgen

Röntgenstandaufnahmen der Wirbelsäule seitlich: Kyphosewinkel nach Cobb: Tangenten werden durch die Schlussplatten der am stärksten zueinander geneigten Wirbelkörper gezogen. Eine Kyphose ist charakterisiert durch

- Ausmaß (Kyphosewinkel)
- Ausdehnung (Anzahl der betroffenen Segmente)
- Scheitelpunkt
- Grad der Fixierung (Ausmaß der möglichen Korrektur in Winkelgraden oder Prozenten)

Differenzialdiagnosen

s. Ätiologie.

Therapie

Therapieziel

Wachstumslenkung zur Verbesserung der Wirbelsäulenstatik, des Thoraxvolumen und der Kosmetik.

Bei Kyphosen bis 60–80° nach Cobb sind *konservative Therapiemaßnahmen* indiziert:

- Rückenschulung unter krankengymnastischer Anleitung.
- Gegebenenfalls Tragen eines aufrichtenden Korsett (z. B. Boston) im Wachstumsalter, wenn noch mindestens 2 Jahre Skelettreifungszeit verbleiben.

Operative Therapie

- Operationsziel: Rekonstruktion der gestörten ventralen oder der dorsalen Wirbelareale.
- Operationsindikation:
  - Kyphosen > 80° nach Cobb im Jugendalter; keine Operationsindikation bei Altersosteoporose
  - Instabilität der Wirbelsäule
  - neurologische Ausfälle

Operationstechnik

- Präoperative Bending-Aufnahmen zur Beurteilung der Rigidität und Flexibilität.
- Korrektur bzw. präoperative Distraktion durch Haloschwerkraftextension.

- Dorsale und ventrale Wirbelsäulenosteotomie bei angulären Kyphosen.
- Vordere und/oder hintere Spondylodese; dorsal in Kombination mit Instrumentierung.
- Lordosierende Spondylodese bei Morbus Bechterew:
  - *Operationsstrategie:* Die Wirbelsäule wird im Bereich der Wirbelbögen polysegmental osteotomiert und durch dorsale konvexseitige Kontraktion großbogig harmonisch lordosiert. Ziel ist eine horizontale Blickachse. Die Korrektur erfolgt mit Hilfe von Gewindestäben, die über transpedikulär eingebrachte Schrauben fixiert werden. Es werden 2 Stäbe benötigt. Die Korrekturkräfte werden durch zentripetales Anziehen der Muttern in Richtung der zentralen Schraube jeder Stabreihe aufgebracht. Sie sind so groß, dass fast ausnahmslos die ventralen Syndesmophyten einreißen. Die Korrektur ist mit Schluss der Osteotomien beendet. Je nach Ausmaß der kyphotischen Deformität genügen im Allgemeinen 4–6 Osteotomien, während die Implantation zur Neutralisation der Kräfte an den endseitigen Schrauben 1–2 Segmente über die Osteotomie hinaus erfolgt. Damit kann um ca. 40–60° korrigiert werden.
- Nachbehandlung: postoperativ 3 Monate Tragen einer Rumpforthese.

1.7.1 Morbus Scheuermann

Wachstumsstörung der Brust- oder Lendenwirbelsäule (seltener) an den Grund- und Deckplatten der Wirbelkörper mit keilförmiger Deformierung der Wirbelkörper und Hyperkyphose.

Epidemiologie

- Häufigste Wirbelsäulenaffektion: Häufigkeitsangaben bis 2–30 %.
- Jungen und Mädchen sind gleich häufig betroffen. Beginn der Erkrankung in der Regel zwischen dem 11. und 13. Lebensjahr (Pubertät).

Ätiologie

Die Ursache der Erkrankung ist unklar.

- Störungen des Kollagen- und Knorpelstoffwechsels werden diskutiert.
- Familiäre Disposition bei autosomal dominantem Erbgang mit hoher Penetranz und variabler Expressivität.

Pathogenese

- Circulus vitiosus: lokalisierte Wachstumsstörungen mit konsekutiver keilförmiger Deformierung der WK; Hyperkyphose; größere ventrale Belastung.
- Retardiertes Wachstum an den Wirbelkörperabschlussplatten und in den Randleistenanulus; Schmorl-Knötchen.
- Scheuermann-Skoliose durch asymmetrisches Wachstum der Keilwirbel.
- Bei Wachstumsabschluss: deformierte Wirbelkörper und verschmälerte Bandscheiben.
- Nach Abschluss des Wachstums: Einsteifung der befallenen Wirbelsegmente mit kompensatorischer Überbeweglichkeit in benachbarten WS-Abschnitten.

Klinik

- Meist durch fixierten Rundrücken auffallend.
- Schmerzen jedoch nicht im befallenen Bereich, sondern in den angrenzenden hypermobilen bzw. hyperlordotischen Segmenten (Wirbelgelenke!).
- Vorschiebetest: zur Überprüfung einer fixierten Hyperkyphosierung; verbleibende Brustkyphose.

- Mm. pectoralis majus et minus verkürzt und Schultern nach vorn gezogen.

Diagnostik

Röntgen WS in 2 Ebenen: Definitionsgemäß müssen folgende Merkmale erkennbar sein:

- Unregelmäßige Grund- und Deckplattenbegrenzung.
- Mindestens 3 keilförmige Wirbelkörper.
- Verschmälerte Bandscheiben.
- Schmorl-Knötchen.
- Vergrößerung des a.–p. Durchmessers der Brustwirbelkörper; nicht bei Vorderkantenfraktur!
- Scheuermann-Skoliose, oft mit kleinem Cobb-Winkel und ohne Torsion.
- Hyperkyphose (Klinik: Kyphometer nach Debrunner; Röntgen: Cobb-Winkel).

Differenzialdiagnosen

Fehlhaltung.

Therapie

Konservative Therapie

- Indikation bei Krümmungen > 60°.
- Rückenschule als Prävention bei geringgradigen Veränderungen: Gestaltung von Sitzmöbeln und Verbesserung der Arbeitsbedingungen in den Schulen.
- Sport: Insbesondere Rückenschwimmen ist günstig.
- Krankengymnastik: Konsequentes Training der Bauch-, Rücken- und Gesäßmuskulatur; aktive Korrektur vor allem der LWS-Lordose.
- Korsettversorgung: Bei schwerer Kyphose (≥ 70° nach Cobb) bis zum Wachstumsabschluss (Beginn mindestens 1–2 Jahre vor Wachstumsabschluss).

Operative Therapie

- Operationsindikation:
  - therapieresistente thorakolumbale oder hochgradige thorakale Kyphose (≥ 80–90° nach Cobb)
  - neurologische Symptome
  - chronische Schmerzen
  - starke psychische Beeinträchtigung
- Operationstechnik:
  - 1. Sitzung: ventrales Release mit Osteodiskektomie, Durchtrennung des Lig. longitudinale anterius, Anfrischen der Deck- und Grundplatten und Spongiosaanlagerung.
  - 2. Sitzung: dorsal korrigierende Instrumentation mit Aufrichtung und Stabilisierung.

1.7.2 Morbus Bechterew

Häufigste rheumatische Spondylitis mit versteifender Kyphose der gesamten Wirbelsäule mit typischem Röntgenbefund (Bambusstab).

Epidemiologie

- Genetische Prädisposition: Verwandte 1. Grades in einer Familie mit bekannter Spondylitis ankylosans erkranken 40-mal häufiger.
- In 95 % ist das HLA-B27-Gen positiv.
- Die Prävalenz wird in Europa mit 1 % angenommen. Das Geschlechtsverhältnis liegt bei Männer:Frauen = 4:1.

Ätiologie und Pathogenese

- Ursache der Erkrankung nicht bekannt. In der Diskussion: Exogene Erreger (Klebsiellen, Chlamydien) aus dem Gastrointestinal- oder Urogenitaltrakt führen bei positiver Disposition (HLA-B27-Gen) unter Einwirkung eines unbekannten Realisationsfaktors zur Immunantwort mit Erkrankung.

Klinik

- Die ersten Symptome der Bechterew-Erkrankung sind meist uncharakteristisch:
  - nächtliches Schwitzen
  - Müdigkeit
  - Gewichtsverlust
  - gelegentliches Fieber
- Bei 70 % persistierende tiefsitzende Rückenschmerzen.
- Vorübergehende Steifigkeit und Schmerzen der HWS.
- Schmerzen und rezidivierende Blockierungen der Iliosakralgelenke bei Sakroileitis.
- Einschränkungen der Wirbelsäulenbeweglichkeit.
- Schmerzen im Brustkorb.
- Einschränkung der Atemexkursion durch die Ankylosierung der Rippenwirbelgelenke.
- Schwellungen und Schmerzen der stammnahen Gelenke (Kniegelenke) und der Wirbelsäule.
- Fersenschmerz.
- Beteiligung innerer Organe: Aortitis und sekundäre Amyloidose.

Diagnostik

- Röntgen ISG-Fugen a.–p. bzw. Tomographie:
  - Pseudoerweiterung der ISG-Fugen.
  - Perlschnurartige Randusuren; Nebeneinander von Osteolysen und Sklerosierungen.
  - Im floriden Stadium: buntes Bild mit Erosions-, Sklerose-, Ankylosezeichen.
  - Im Endstadium: Ankylosierung mit vollständiger knöcherner Durchbauung.
- Röntgen Wirbelsäule in 2 Ebenen:
  - Arrosion der Wirbelkörpervorderkante.
  - Progressiv-ankylosierende Arthritis der kleinen Wirbelgelenke.
  - Verkalkung und Verknöcherung der Längsbänder unter Bildung von Syndesmophyten.
  - Bambusstab-Konfiguration der Wirbelsäule.
- Labor:
  - HLA-B27.

Differenzialdiagnose

Alle seronegativen Spondylarthritiden:

- Arthritis psoriatica
- Morbus Reiter
- Morbus Behçet
- Arthritis bei Darmerkrankungen
- Ostitis condensans ilii
- degenerative Wirbelsäulenerkrankungen
- bakterielle Spondylitis
- Spondylitis hyperostotica
- chronische Polyarthritis

Therapie

Therapieziel

- Erhaltung der Wirbelsäulenstatik zur Verbesserung der Lebensqualität.
- Schmerzbefreiung.

Konservative Therapie

- Nichtsteroidale Antiphlogistika (Indometacin, Diclofenac).
- Täglich konsequent durchgeführte krankengymnastische Übungsbehandlung.
- Physikalische Therapie.

Operative Therapie

- Bei Versteifung der Wirbelsäule in hochgradiger Hyperkyphose:
  - Einsegmentale Aufrichtungsosteotomie lumbal/zervikal und interne Fixation.
  - Mehrsegmentale lumbale Lordosierungsosteotomie mit transpedikulärer Fixierung.

1.8 Degenerative Wirbelsäulenerkrankungen – Allgemeines

- Degenerative Veränderungen der Wirbelsäule sind altersabhängig und überlastungsbedingt. Sie sind die häufigste Ursache von schmerzhaften Erkrankungen der Wirbelsäule im Erwachsenenalter.
- Langsame Progredienz, daher häufig asymptomatisch; es besteht nur eine geringe Korrelation zwischen morphologischen Veränderungen und Schmerzhaftigkeit.
- Bei rascher Progredienz kommt es zur Dekompensation der Strukturen des Bewegungssegmentes mit Schmerzen und Funktionseinbuße.
- Der segmentale Aufbau der Wirbelsäule macht die Prozesse in allen Bereichen vergleichbar.

Ätiologie und Pathogenese

- *Altersabhängige Degeneration:*
  - Im Mittelpunkt steht das Bandscheibengewebe: Proteoglykanverlust, Minderung des Wasserbindungsvermögens, Höhenabnahme der Bandscheibe (Chondrose).
  - Durch Bandscheibendegeneration entsteht Gefügelockerung (Instabilität) des Bewegungssegmentes, erhöhte Beanspruchung der Deck- und Grundplatten mit Sklerosierung (Osteochondrose), evtl. Dislokation der Wirbel gegeneinander (degenerative bzw. Pseudospondylolisthese).
  - Gleichzeitig vermehrte Zugbeanspruchung an den Längsbändern mit knöchernen Reaktionen (Spondylose) und Überbeanspruchung der Wirbelgelenke mit den Folgen einer Arthrose (Spondylarthrose); dadurch Einengung des Foramen intervertebrale mit möglicher radikulärer Symptomatik (foraminale Stenose) oder Einengung des Spinalkanales mit myelogener Symptomatik (degenerative Spinalkanalstenose).
- *Überlastungsbedingte Degeneration:*
  - Primär Rissbildung am Anulus fibrosus der Bandscheibe, evtl. austretendes Bandscheibengewebe (Bandscheibenvorfall), Höhenabnahme der Bandscheibe, im Weiteren wie bei altersabhängiger Degneration.
  - Pathologische Krümmungen der Wirbelsäule mit Überlastung der Wirbelgelenke durch Skoliose und Lordose bzw. der Bandscheiben durch Skoliose und Kyphose.

- Schmerzentstehung jeweils durch Dekompensation der Strukturen des Bewegungssegmentes mit entzündlichen Veränderungen an Knochen, Bändern (Ligamentosen), Wirbelgelenken und in der Muskulatur (Myogelosen).

Klassifikation der degenerativen Veränderungen

- Morphologisch (röntgenmorphologisch):
  - Chondrose
  - Osteochondrose
  - Spondylose
  - Spondylarthrose
- Klinisch:
  - Lokales Wirbelsäulensyndrom (z. B. Lumbalsyndrom, Zervikalsyndrom): Schmerzen ausschließlich lokal.
  - Radikuläres bzw. Querschnittssyndrom: Schmerzausstrahlung im Dermatombereich, evtl. radikuläre Ausfälle oder Querschnittssymptomatik.
  - Pseudoradikuläres Syndrom: Schmerzausstrahlung nicht entsprechend Nervenausbreitungsgebiet, vor allem von Wirbelgelenken ausgehend.
- Funktionell:
  - Hypo-/Hypermobilität: Einschränkung der Beweglichkeit im Bewegungssegment.
  - Blockierung: Aufhebung der Beweglichkeit.
  - Instabilität (Gefügelockerung): pathologische Beweglichkeit bei Substanzverlust der Bandscheibe.

Klinik

- 80 % der Diagnosen können allein durch Erhebung der Anamnese gestellt werden.
- 75 % der Schmerzsyndrome bilden sich innerhalb einer Woche spontan zurück.
- Bildgebende Diagnostik (Röntgen, CT, MR), daher meist erst bei Abweichung vom Spontanverlauf erforderlich.
- Chronifizierung bei 3–5 % der Patienten, meist mit ausgeprägter psychischer Beeinträchtigung. Bei 3-monatiger Schmerzperiode daher konsequente Schmerztherapie mit interdisziplinärer Betreuung.

Diagnostik

- Klinische Untersuchung:
  - Beurteilung des Gangbildes.
  - Inspektion des Rückens und des Halses.
  - Analyse der Becken-Bein-Statik (Beinlängendifferenzen, Beckenasymmetrien, Beckenverwringungen, Hüftkontrakturen).
  - Bewegungsprüfung (z. B. Finger-Boden-Abstand bei Vorneigung, Schober-/Ott-Zeichen) mit ggf. ergänzender manueller Diagnostik.
  - Neurologische Untersuchung.
- Bildgebende Verfahren:
  - Röntgenbilder in 2 Ebenen des betroffenen Wirbelsäulenbereiches.
  - NMR: Darstellung der Weichteilstrukturen (insbesondere intraspinal).
  - Computertomographie: Beurteilung knöcherner Veränderungen (z. B. sekundäre Spinalkanal- bzw. Rezessusstenose).
  - Mehrphasenskelettszintigraphie: Abgrenzung tumoröser Veränderungen (Metastasen).

Differenzialdiagnosen

- Metastase
- Osteoporose
- Spondylitis

Therapie

- Besondere Bedeutung der Primär- und Sekundärprävention:
  - Orthopädische Rückenschule.
  - Arbeitsplatzgestaltung.
- Primär konservativ, nur bei therapierefraktären Schmerzen und/oder progredienter neurologischer Symptomatik (Kaudasyndrom!) Bandscheibenoperation.
- Differenzierung des lokalen Wirbelsäulensyndromes in akutes, subakutes und chronisches Stadium.
- Im Akutstadium Schmerztherapie nach Stufenschema:
  - NSAR, Analgetika, Kortikosteroide, Opiate.
  - Muskelrelaxanzien.
  - Bettruhe nicht über 4 Tage (Muskelabbau, Osteoporose).
  - Evtl. Mieder, Korsett.
- Im subakuten Stadium:
  - Schmerztherapie.
  - Physikalische Therapie.
  - Beginn mit Physiotherapie.
- Im chronischen Stadium:
  - Schmerztherapie.
  - Evtl. psychosomatische/psychologische Betreuung.
  - Bei therapierefraktären Schmerzen wegen Instabilität evtl. Spondylodese, im Lumbalbereich auch Bandscheibenprothese.

1.8.1 Degeneration im Bereich der Lendenwirbelsäule (Lumbalsyndrom)

- Lendenwirbelsäule wegen Anforderungen an große Stabilität (Rumpfgewicht, Lastentragen) und zugleich Mobilität (Rumpfbeweglichkeit) besonders für degenerative Veränderungen disponiert.
- Über 90 % aller Bandscheibenvorfälle im Lumbalbereich.

Epidemiologie

- Große sozialmedizinische Bedeutung; Kreuzschmerz häufigste Ursache von vorzeitiger Berentung, zweithäufigste Ursache von Krankschreibung.
- Nach dem 55. Lebensjahr gibt es keinen Menschen, der nicht gelegentlich über Schmerzen in dieser Region zu leiden hätte.
- Häufung von Bandscheibenvorfällen im 4. Lebensjahrzehnt, da Bandscheibe dann noch prallelastisch. Später stehen Probleme der Instabilität und Stenose im Vordergrund.

Klinik

- Schmerz akut, wenn Auslösung durch mechanische Faktoren („Verhebetrauma“).
- Beginn schleichend bei altersabhängigen degenerativen Veränderungen.
- Schmerzverschlimmerung beim Sitzen und Stehen, Besserung durch Ruhe, Entlastung und Lagerung.

Diagnostik

- *Inspektion:*
  - Lumbale Hyperlordose, Hüftbeugekontrakur: Überlastung der Wirbelgelenke.
  - Steilstellung der LWS: meist intraspinale Prozesse, auch entzündlich.

- *Palpation:*
  - Myogelosen.
  - Insertionstendopathien am Beckenkamm.
  - Auslösung der radikulären Schmerzen bei tiefer paravertebraler Palpation.
- *Bewegungsprüfung* (Schober-/Ott-Zeichen):
  - Inklination: schmerzhaft bei Myogelosen, Insertionstendopathien, Bandscheibenprotrusion. Wenn Aufrichten aus der Vorbeuge stark schmerzhaft oder erschwert (mit Hochhangeln an den Oberschenkeln), Verdacht auf segmentale Instabilität.
  - Reklination: schmerzhaft bei Spondylarthrose, Morbus Baastrup, bei foraminaler Stenose (dann zusammen mit radikulärer Schmerzausstrahlung) und bei degenerativer Spinalkanalstenose (zusammen mit Schmerzausstrahlung in beide Beine und Schwächegefühl).
  - Segmentale Funktionsdiagnostik.
- *Neurologische Untersuchung:*
  - Differenzierung zwischen radikulären und pseudoradikulären Schmerzen bzw. Läsionen.
  - Positiver Lasègue bzw. umgekehrter Lasègue (bei Nervenwurzelkopression L4/5 und höher).
  - EMG/NLG.
- *Bildgebende Diagnostik:*
  - Röntgenaufnahmen der LWS in 2 Ebenen: in der Regel bei Schmerzpersistenz über 2 Wochen.
  - Schrägaufnahmen der LWS: Beurteilung der Wirbelgelenke und Wirbelbögen (Spondylarthrose, Spondylolyse).
  - Funktionsaufnahmen der LWS: Hinweise auf Instabilitäten.
  - Computertomographie: Bandscheibenvorfall, knöcherne Läsionen.
  - Kernspintomographie: Bandscheibendiagnostik: Protrusion, Prolaps, Sequester; alle intraspinalen Läsionen, degenerative Spinalkanalstenose, Postdiskotomiesyndrom.
  - Funktionsmyelographie: Ausschluss einer spinalen Stenose unter funktionellen Bedingungen.
  - Mehrphasenskelettszintigraphie: DD entzündlicher/tumoröser Veränderungen (Metastasensuche).

Therapie

- Keine harten Entscheidungskriterien bei der Entscheidung zwischen konservativer und operativer Behandlung, da Maßnahmen überwiegend gegen den Schmerz gerichtet (Ausnahme: akutes Kaudasyndrom bei Bandscheibenvorfall). Therapieziel ist daher: Verbesserung der Lebensqualität.
- *Bandscheibenvorfall:*
  - Bei vergleichbaren Befunden – selbst mit radikulärer Beteiligung – sind die Ergebnisse der konservativen bzw. operativen Behandlung nach 4 Jahren identisch (Weber).
  - Operation daher indiziert bei progredienten oder ausgeprägten frischen neurologischen Defiziten und bei anhaltenden durch den Vorfall bedingten Schmerzen.
  - Operationsmethode der Wahl ist mikrochirurgische Entfernung des Prolapses oder Mikrodiskotomie. Endoskopische Verfahren bisher nicht besser.
  - *Operationsstrategie:* Man entfernt das monosegmental, lumbal vorgefallene Bandscheibengewebe über einen 3 cm langen Zugang unter Verwendung eines trichterförmigen Muskelretraktors und spezieller abgewinkelter mikrochirurgischer Instrumente. Zur Operation wird eine Lupenbrille oder ein Operationsmikroskop vom Operateur verwandt. Eingehen bis zum Lig. flavum und Einstellung des Operationsfeldes mit Muskelretraktor. Anheben des Lig. flavum mit der Faßzange im lateralen Anteil und Inzision des dorsalen Blattes mit dem Flavummesser. Präparation bis das epidurale Fett und nachfolgend die Dura zum Vorschein kommt. Medialisierung der Nervenwurzel mittels Mikrodissektor und nachfolgendes Beiseitehalten während der Prolapsausräumung mit dem größtmöglichen Nervenwurzelhaken (6 oder 8 mm). Ausräumen rezidivträchtiger mobiler Bandscheibenanteile mit einer Kürette und einem Rongeur, der mit Anschlagsperre versehen ist. Ausspülen des Zwischenwirbelabschnittes mit einer Knopfkanüle unter Druck.

- *Bandscheibenprotrusion:*
  - Primär konservativ.
  - Bei Schmerzpersistenz evtl. intradiskale Kortikosteroid-Injektionen, Auflösung der Bandscheibe mit Chymopapain, Schrumpfung des Bandscheibengewebes mit intradiskaler Elektrotherapie (IDET).
- *Wirbelgelenkarthrose:*
  - Primär konservativ: kyphosierendes Mieder, physikalische Therapie, Injektionen.
  - Bei Schmerzpersistenz auch Hochfrequenzelektrokoagulation zur Ausschaltung der zuführenden Kapselnerven.
- *Foraminale oder degenerative Spinalkanalstenose:*
  - Symptomatik wird durch Lordosierung verstärkt: kyphosierendes Lendenmieder.
  - Beseitigung entzündlicher Begleitreaktionen, Schmerztherapie.
  - Falls keine Besserung und Lähmungszunahme: operative Dekompression; Hemilaminektomie oder Laminektomie, evtl. mit Erweiterung der Wurzelkanäle.
- *Instabilität:*
  - Instabilität verlangt Stabilisierung: konservativ von außen durch Mieder oder Korsett.
  - Operative Stabilisierung bei persistierenden Schmerzen durch posterolaterale Spondylodese mit/ohne interne Fixation („posterolateral fusion“ = PLF), durch posterolaterale, intervertebrale Fusion mit Einbringen von Knochen oder Implantaten („cages“) in den Bandscheibenraum (PLIF) oder anteriore, intervertebrale Fusionen (ALIF).
  - Operationsstrategie: Bauchlagerung, Längsschnitt im lumbosakralen Übergang. Darstellung von Wirbelbögen und Querfortsätzen des betroffenen Segmentes. Einbringen von Pedikelschrauben, Aufspreizen des Segmentes über einen Stab, partielle Resektion des Gelenkfortsatzes auf der Gegenseite der Spreizung. Darstellung der Nervenwurzel im Canalis intervertebralis, Eröffnung der Bandscheibe, weitere Spreizung, Entfernung der Bandscheibenanteile, Anfrischen der Deck- und Grundplatte ventral mit dem gebogenen Meißel, dort Einlegen von autologer Spongiosa, Einbringen von Körbchen oder trikortikalen Beckenkammspänen, Kompression dorsal und Festsetzen der beiden Stäbe, Wundverschluss. Sofortige Mobilisation möglich.
  - Bei mehrsegmentaler Bandscheibendegeneration ist auch die Implantation einer künstlichen Bandscheibe möglich, um die benachbarten Bewegungssegmente zu schonen.

1.8.2 Degeneration im Bereich der Brustwirbelsäule (Thorakalsyndrom)

Die degenerativen Veränderungen der BWS können neben den Bandscheiben und den Wirbelgelenken auch die Kostovertebralgelenke betreffen.

Epidemiologie

Degenerative Veränderungen der BWS sind seltener als an anderen WS-Abschnitten, da geringere mechanische Beanspruchungen im Vergleich zu den benachbarten WS-Abschnitten bestehen (Verklammerung des Thorax).

Klinik

Typische Symptome von degenerativen BWS-Erkrankungen sind:

- Gürtelförmig um den Brustkorb ausstrahlende Schmerzen
- Tiefe, in den Brustkorb einstrahlende Schmerzen

- Hyper- und Hypästhesien: In 50 % beidseitig
- Husten- und Niesschmerz

Diagnostik

s. Kapitel 1.7.

Differenzialdiagnosen

- Funktionelle Störungen
- Spondylodiszitis
- Intraspinale Tumoren
- Stenokardien
- Myokardinfarkt
- Herpes zoster
- Engpasssyndrom R. posterior des Spinalnervs
- Pneumothorax
- Lungenaffektionen
- Koliken der Hohlorgane

Therapie

- Bei Rippenwirbelgelenksblockierung: chirotherapeutische Maßnahmen.
- Ansonsten ist die Therapie identisch zur Behandlung der LWS.

1.8.3 Degeneration im Bereich der Halswirbelsäule

- Spezielle klinische Problematik durch enge anatomische Beziehungen zwischen der A. vertebralis, den Facettengelenken und den Nervenwurzeln; medulläre, radikuläre Beschwerden und vaskuläre, vegetative Symptome möglich.
- Besondere Anatomie C1/2.

Epidemiologie

- Degenerative Veränderungen: 50 % des ambulanten orthopädischen und ca. 20 % des allgemeinärztlichen Krankengutes (Krämer 1986).
- Keine Geschlechtsprädisposition.

Ätiologie und Pathogenese

- Große Mobilität der HWS: stärkere Beanspruchung der Strukturen.
- Arthrotische Veränderungen betreffen ventral die Unkovertebralgelenke und dorsal die Facettengelenke.
- Foramina intervertebralia (durchschnittliche Höhe 8 mm; Breite 6–9 mm); bereits geringe degenerative Veränderungen führen zur Nervenwurzelkompression.
- Diskushernie der HWS: selten und meist median gelegen; Kompression der Nervenwurzeln; Brachialgie; Kompression des Rückenmarks; Myelopathie.
- Sekundäre zervikale Spinalkanalstenose durch dorsale Wirbelkörperosteophyten mit möglicher zervikaler Myelopathie.
- Mögliche atlantodentale, atlantookzipitale und zervikale Instabilität.

Klinik

- Unkovertebralarthrose:
  - lokale Schmerzen
  - pseudoradikuläre Schmerzausstrahlung
  - neurovaskuläre Symptome
  - zervikozephales Syndrom (Kopfschmerzen, Schwindel, Schluck- und Sehstörungen)
- Große, vordere Wirbelkörperosteophyten:
  - Schluckbeschwerden
- Zervikale Spinalkanalstenose:
  - diffuse Schmerzen
  - Gangunsicherheit (lange Bahnen im Halsmark außenliegend; daher primär betroffen)
  - Schwäche der Arme und/oder Beine
  - Hypo- und Hyperästhesien

Diagnostik

Anamnese und körperliche Untersuchung

- Bewegungseinschränkungen der HWS.
- Blockierungen: Chirodiagnostik.
- Vegetative Alterationen führen zu Schwindel, Sehstörungen und Übelkeit.
- Charakteristisch für einen Diskusprolaps der HWS ist der axiale Kompressionsschmerz.
- Bei zervikaler Spinalkanalstenose zeigen sich:
  - symmetrische oder einseitig betonte Paresen
  - gesteigerte Muskeleigenreflexe
  - evtl. Muskelatrophie bei längerem Krankheitsverlauf

Tabelle 1.**8**

Wurzel	Dermatom, Schmerzen	Kennmuskeln, Paresen	Reflexe
C3/4	Schulterbereich	Zwerchfell (partiell, total)	Normal
C5	Über dem M. deltoideus	M. deltoideus, M. biceps brachii	BSR abgeschwächt
C6	Radialseite von Ober- und Unterarm, manchmal bis zum Daumen	M. biceps brachii, M. brachioradialis	BSR und RPR abgeschwächt oder fehlend
C7	Lateral-dorsal vom C6-Dermatom, zum 2. bis 4. Finger ziehend	M. triceps brachii, M. pronator teres, manchmal auch Fingerbeuger, oft Atrophie des Daumenballens	TSR abgeschwächt oder fehlend
C8	Dorsal vom C7-Dermatom, zieht bis zum Kleinfinger	Kleine Handmuskeln, Atrophie vor allem des Kleinfingerballens	TSR abgeschwächt

Bildgebende Verfahren

- Röntgenaufnahme der HWS in 2 Ebenen
- HWS-Schrägaufnahmen zum Ausschluss einer foraminalen Enge
- HWS-Funktionsaufnahme bei Verdacht auf Instabilitäten
- CT- oder NMR-Untersuchung

Differenzialdiagnosen

- Tumor oder Metastase
- amyotrophe Lateralsklerose (Morbus Charcot)

- kostoklavikuläres Syndrom
- basiläre Impression
- Klippel-Feil-Syndrom
- Arteria-vertebralis-Syndrom
- zervikale Myelopathie

Therapie

Konservative Therapie

Akutstadium (0–4 Tage) (akutes Zervikalsyndrom):

- symptomatisch: analgetisch/antiphlogistisch (evtl. Tilscher-Infusionen)
- Ruhigstellung (Schanz-Krawatte)
- bei lokalisierbaren Blockierungen: manualtherapeutische Behandlung

Subakutes Stadium (5. Tag bis zur 4. Woche):

- analgetisch/antiphlogistisch
- Traktion
- physikalische Therapie:
  - Wärme: detonisierend
  - Massage
- Bewegungstherapie:
  - vorsichtige Dehnungen an der Nacken- und Schultermuskulatur zur Verbesserung der HWS-Beweglichkeit
- Injektionen:
  - lokal (paravertebral, Nervenwurzel)
  - Neuraltherapie (Triggerpunkte, Quaddelung)

Operative Therapie

- Indikation: therapieresistente Beschwerden bei bestehender Nervenwurzelkompression (zervikaler Myelopathie) und/oder Instabilität.
- Gegebenenfalls Dekompression von Nervenwurzel mittels Spondylodese.
- Ventraler Zugang mit Ausräumung der Bandscheibe und interkorporeller Spondylodese.
- Zervikale Spinalkanalstenose: Laminoplastik.

1.8.4 Postdiskotomiesyndrom (Postnukleotomiesyndrom)

Persistenz von Beschwerden nach vorausgegangener Bandscheibenoperation, im weiteren Sinne auch anderer Wirbelsäulenoperationen.

Epidemiologie

- Die Rate der postoperativen Schmerzzustände steigt mit der Invasivität der Operation.
- Die dorsalen und dorsolateralen Eingriffe ohne Implantate sind am komplikationsärmsten, gefolgt von den dorsalen Verfahren mit Pedikelschrauben, den ventral interkorporellen Spondylodesen und schließlich der kombinierten dorsoventralen Verfahren.
- Die Erfolgsaussichten einer reinen Adhäsiolyse bei Narbenbildung liegt bei unter 50 %.

Ätiologie und Pathogenese

Mögliche Ursachen des Postdiskotomiesyndromes sind:

- Vernarbung/Stenose.
- Rezidivprolaps.
- Sekundäre Instabilität.
- Falsche Operationsindikation: z. B. im Vordergrund stehende Facettensymptomatik.
- Operation in falscher Segmenthöhe.
- Voreilige Operationsindikation: Persönlichkeitsstruktur, psychosomatische Komponente.

Diagnostik

- *Bedeutung der Anamnese:*
  - Tageszeitliche Schwankungen der Schmerzsymptomatik.
  - Ergänzende Fragen zum beschwerdefreien Intervall nach der Erstoperation.
  - Begleitende psychische Faktoren.
  - Beurteilung der beruflichen Situation.
- *Bildgebende Verfahren:*
  - Röntgenaufnahmen der betroffenen Region in a.-p. und seitlicher Projektion.
  - Funktionsaufnahmen.
  - NMR mit Kontrastmittel: Differenzierung intrathekaler Verwachsungen, Rezidivprolaps und Spondylodiszitis.
  - Mehrphasenskelettszintigraphie zum Ausschluss einer Spondylodiszitis.

Therapie

Abhängig von der Ursache: bei Vernarbungen möglichst konservative Behandlung.

1.8.5 Morbus Baastrup

Lumbales Schmerzsyndrom, das durch sich berührende Dornfortsätze ausgelöst wird („Kissing Spine“).

Ätiologie und Pathogenese

- Hyperlordose
- lange Dornfortsätze
- degenerative Veränderungen mit Höhenminderung des Zwischenwirbelraumes
- Hypermobilität

Klinik

Chronische lumbale Beschwerden, die bei Bewegung und in Lordose zunehmen.

Diagnostik

- Körperliche Untersuchung: isolierter Druck und Klopfschmerz des Dornfortsatzes.
- Probatorische Infiltration mit LA mit temporärer Schmerzbeseitigung.
- Seitliche Röntgenaufnahme: erkennbare, sich berührende Dornfortsätze.

Therapie

- Entlordosierung mittels Mieder.
- Krankengymnastische Übungsbehandlung.
- Physikalischen Maßnahmen.
- Interspinale Infiltrationen mit Lokalanästhetika und Kortikosteroiden.
- In Einzelfällen Operation: keilförmige Verkleinerung der Dornfortsätze.

1.8.6 Morbus Forestier

Hypertrophe Spangenbildung zwischen den Wirbelkörpern mit zunehmender Einsteifung der betroffenen Wirbelsäulenabschnitte.

Epidemiologie

- Betroffen sind meist ältere, korpulente Menschen.
- Häufig mit Stoffwechselstörungen (Diabetes mellitus, Hyperurikämie) vergesellschaftet.

Klinik

- Uncharakteristische schleichende Schmerzen und zunehmende Bewegungseinschränkung.
- Röntgenaufnahme: generalisiert hypertrophe, abgerundete hyperostotische Spangen.

Differenzialdiagnosen

- Spezifisch oder unspezifische Spondylitis.
- Tumoren bzw. Metastasen im Wirbelkörperbereich.
- Morbus Bechterew.

Therapie

Kurativ ist keine Behandlung möglich, daher symptomatische Therapie:

- Lokale Wärmeapplikation.
- Milde Massage.
- Infiltration.

1.9 Spondylitis und Spondylodiszitis

- *Spondylitis:* Entzündungsbeginn in den der Bandscheibe benachbarten WS-Abschnitten:
  - spezifische (tuberkulöse)
  - unspezifische Entzündung (Osteomyelitis) des Wirbelkörpers
- *Spondylodiszitis:*
  - Entzündung im Bandscheibenraum mit Übergriff auf Grund- und Deckplatten.
  - Betrifft die ventralen Abschnitte der Wirbelsäule.
  - Wirbelbögen und Wirbelbogengelenke werden nicht destruiert.

Epidemiologie

- Die Erkrankungshäufigkeit liegt bei 1 : 250 000 Einwohnern (Digby u. Kersley 1979).
- Krankheitsalter: in Europa Krankheitsgipfel bei ca. 45 Jahren, in Asien Krankheitgipfel im 5.–10. Lebensjahr.
- Das Verhältnis der tuberkulösen zu den nicht tuberkulösen Spondylodiszitiden beträgt 3 : 1.
- Prädilektionsstellen der Spondylitis (97 %) sind die untere BWS und die LWS.
- Befall der benachbarten Bewegungssegmente (Mehretagen-Spondylodiszitis) in 10 %.

Ätiologie und Pathogenese

- *Endogene Spondylitis:* hämatogene Infektion der gut durchbluteten Grund- oder Deckplatte eines Wirbelkörpers hauptsächlich mit Staphylococcus aureus (30–40 %).
- *Exogene Spondylodiszitis:* bakterielle Kontamination durch Nukleotomie, Diskographie, Chemonukleolyse.
- Rasche Ausbreitung der Infektion über das im Spinalkanal gelegene Venenplexussystem.

Klinik

Deutliche Latenz der Symptome (Wochen bis Monate):

- lokale Rückenschmerzen mit Ausstrahlung in den Bauch oder in die Hüften
- lokale Druck- und Klopfschmerzhaftigkeit
- schmerzhaft aufgehobene Beweglichkeit der Wirbelsäule
- begleitender muskulärer Hartspann der paravertebralen Muskulatur
- Schonhaltung der Wirbelsäule
- Fersenfallschmerz
- Nachtschweiß und Fieber
- Müdigkeit und Gewichtsverlust
- Lähmung durch Rückenmarkskompression verursacht durch den Abszess
- sekundäre Deformität (Kyphose, Gibbus), evtl. mit Lähmung

Diagnostik

Laborchemische Diagnostik

- BSG erhöht (≥ 60 %)
- Leukozytose (40 %): nicht obligat; Sensitivität < 18 %
- C-reaktives Protein erhöht (sensitivster Entzündungsparameter)
- Blutkultur im Fieberschub abnehmen
- Tuberkulose-Diagnostik: Tuberkulintest, Sputum-/Urin- und Magensaftuntersuchung
- tuberkulöse Spondylodiszitis: geringere entzündliche Aktivität; BSG mäßig erhöht; Leukozytose selten; Lymphozytose häufiger

Bildgebende Diagnostik

Röntgen:

- Verschmälerung der Bandscheibe mit unregelmäßigen Grund- und Deckplatten
- Abszess: spindelförmige Verbreiterung des paravertebralen Weichteilbegleitschattens

Kernspintomographie:

- Beurteilung angrenzender WS-Abschnitte: z. B. intraspinale Abszesse

Computertomographie:

- Perkutane Punktion: Treffsicherheit hinsichtlich Erregernachweis beträgt 50–80 %.

Differenzialdiagnosen
- Wirbelkörpermetastase/Tumor
- Spondylarthritis ankylosans
- Morbus Scheuermann
- Rheumatoide Arthritis
- Osteochondrose („erosiv“)

Therapie

Therapieziel
- Ausheilung der Entzündung.
- Konsolidierung des Defektes.
- Geringstmögliche Funktionsbeeinträchtigung (monosegmentale Versteifung meist nicht zu vermeiden).

Konservative Therapie
- Gezielte antibiotische Therapie nach Erregernachweis; meist über mehrere Monate.
- Immobilisation in der Akutphase.
- Reklinierendes Korsett und schrittweise Mobilisierung.

Absolute Operationsindikation
- Persistierende septische Temperaturen trotz antibiotischer Therapie über 14 Tage.
- Schwere Wirbeldestruktion mit intraspinaler Raumforderung (z. B. intraspinale Raumforderungen/epiduraler Abszess) und zunehmenden neurologischen Ausfällen.
- Unklare Fälle, wenn ein Tumorausschluss weder mit bildgebenden Verfahren noch bioptisch gelungen ist.

Relative Operationsindikation
- Unbekannter Erreger.
- Bekannter Erreger, aber unsicherer konservativer Behandlungserfolg.
- Ausgeprägte Schmerzsymptomatik.
- Ausgeprägte sekundäre Deformität.

Operationstechnik
- CT-gesteuerte Punktion und Abszessdrainage: spontane Ausheilung.
- Ventrale/dorsale Spondylodese.

1.10 Tumoröse Veränderungen der Wirbelsäule

- Primäre Wirbelsäulentumoren:
  - Tumor-ähnliche Läsionen („tumor like lesions")
  - benigne Tumoren: zumeist asymptomatisch, Zufallsbefund
  - maligne Tumoren
- Sekundäre Wirbelsäulentumoren: Metastasen.

Epidemiologie

- Primäre Wirbelsäulentumoren: selten, nur 3,4–9 % aller primären Knochentumoren.
- Tumor-ähnliche Läsionen („tumor like lesions"): aneurysmatische Knochenzyste (häufigster primärer Knochentumor überhaupt; ca. 1 %), Riesenzelltumor.
- Benigne Tumoren: Die häufigsten sind Hämangiome, Osteochondrome, Enchondrome und Osteoidosteome (in absteigender Häufigkeit).
- Maligne Tumoren der WS: Am häufigsten: multiples Myelom. Am zweithäufigsten: Chordom. Am dritthäufigsten: Chondrosarkom bzw. Ewing-Sarkom.
- Sekundäre Wirbelsäulentumoren: Metastasen sind die häufigsten Tumoren in der Wirbelsäule bei Erwachsenen und Kindern.
- Mamma-, Prostata- und Bronchuskarzinome sind beim Erwachsenen die häufigsten Primärtumoren, die in die Wirbelsäule metastasieren; Säugling: Neuroblastom; Kind: Leukämie.

Diagnostik

Lokalisation

- Ventraler Wirbelkörperanteil: Metastasen, Myelome, Lymphome, eosinophiles Granulome und Ewing-Sarkome.
- Dorsaler Wirbelkörperanteil: aneurysmatische Knochenzysten, Osteoidosteome und Osteoblastome.
- Pedikel: aneurysmatische Knochenzysten, nur selten Metastasen.
- Subchondral- und vordere Subperiostalregionen: Metastasen und Osteomyelitiden.
- Os sacrum: Riesenzelltumoren.
- Sakrokokzygeal/Klivus: Chordome.

Bildgebende Verfahren

- Konventionelles Röntgen: fehlendes Auge der Bogenwurzel!
- Kernspintomographie: Ausdehnung des Tumors, insbesondere nach intraspinal.
- Computertomographie: knöcherne Randstrukturen: Belastungsfähigkeit.
- Knochenszintigraphie: frühzeitige Anzeige von Umbauprozessen im Knochen; wegen besonderer Sensitivität als Screening geeignet.

Therapie

Abhängig von:

- Dignität des Tumors („grading")
- Ausbreitung („staging")
- Stabilitätseinbuße der Wirbelsäule
- sekundären neurologischen Symptomen

1.10.1 Vertebra plana

- Seltene Erkrankung des Kindesalters; wird den aseptischen Knochennekrosen zugerechnet.
- Meist durch eosinophiles Granulom bedingt.
- Wirbelkörpersinterung bei unauffälligen Bandscheiben.

Klinik

- Lokale Schmerzen.
- Eventuell geringgradiger Gibbus.
- Ausschlussdiagnose.

Diagnostik

Radiologisch

- Verdichteter, zusammengesunkener und abgeplatteter Wirbelkörper mit keilförmiger Deformierung.
- Wirbelbogen, Wurzelpartien und Bandscheiben sind unauffällig.

Differenzialdiagnose

- Eosinophiles Granulom.
- Andere Retikuloendotheliosen.
- Im Kindesalter: seltene Tumoren wie Lymphome.

1.11 Wirbelsäulenverletzungen

- Stumpfe Weichteilverletzung.
- Distorsionen und Kontusionen.
- Diskoligamentäre Verletzungen.
- Luxationen und Frakturen.
- Translationsverletzung mit knöcherner Beteiligung aller 3 Wirbelsäulenpfeiler.
- Bei Verletzungen der Wirbelsäule muss immer die Stabilität beurteilt werden. Sie bestimmt letztendlich auch das Behandlungskonzept.

Epidemiologie

- 70–80 % der HWS-Traumata beinhalten Verletzungen des hinteren Zuggurtungsapparates, also ein- oder beidseitige diskoligamentäre Verletzungen. In 20–30 % ist der ventrale Pfeiler verletzt.
- Im Gegensatz hierzu handelt es sich bei Verletzungen der LWS und des thorakolumbalen Übergangs zu etwa 70 % um Wirbelkörperkompressionsfrakturen.

Ätiologie und Pathogenese

Die 3 funktionellen Pfeiler der Wirbelsäule (Denis 1983, McAffee 1985) sind wichtig für die Beurteilung der Stabilität:

- Vorderer Pfeiler: ventraler Rand des Wirbelkörpers mit vorderem Längsband.
- Mittlerer Pfeiler: dorsale Begrenzung des Wirbelkörpers mit hinterem Längsband.

– Hinterer Pfeiler: Wirbelbogen, Facettengelenke und alle hinteren ligamentären Strukturen.

Stabilität

- Wirbelkompressionsfraktur (am häufigsten): vorderer Pfeiler betroffen; sie gilt als stabil, wenn die mittlere Säule nicht beteiligt ist (90 %). Wenn der mittlere Pfeiler eingebrochen ist, besteht unmittelbare Gefahr für das Rückenmark durch dislozierte Fragmente.
- Zeichen der Beteiligung des hinteren HWS-Pfeilers bei diskoligamentären Verletzungen ist die Instabilität. Bei Wirbelkompressionsfrakturen kann es zu einem kyphotischen Knick kommen, im Bereich der oberen LWS zur Aufhebung der physiologischen Lordose. Die Häufigkeit neurologischer Komplikationen nimmt von kaudal nach kranial zu.

Wirbelverletzungen werden folgendermaßen eingeteilt:

- Stabiler Impressionskeilbruch: vordere Säule betroffen.
- Inkompletter Berstungsbruch: Wirbelkörperhinterkante betroffen; Gefahr der Instabilität.
- Kompletter Berstungsbruch: alle 3 Säulen, Instabilität mit Gefahr der Myelonkompression.
- Chance-Fraktur (Synonym: lap-belt fracture): Frakturlinie quer durch den Wirbelkörper.
- Flexions-Distraktionsverletzung: Instabilität durch Mitbeteiligung der dorsalen ligamentären Struktur.
- Translationsverletzung: verschiedene Formen, oft vollständige Einengung des intraspinalen Raumes.

Diagnostik

Anamnese und körperliche Untersuchung

- Analyse des Unfallherganges.
- Prellmarken.
- Fehlstellungen des Rumpfes.
- Lokale Schmerzen.
- Erhebung eines neurologischen Status.

Röntgen

- Röntgenaufnahmen des betroffenen Areales in 2 Ebenen.
- Indirektes Frakurzeichen: paravertebrales Hämatom.
- Spezialaufnahmen des Dens axis.
- Eventuell Funktionsaufnahmen (Seitneigung, In-/Reklination): Ausschluss diskoligamentärer Läsionen.

Computertomographie

- CT-Analyse mit frontaler und/oder sagittaler Rekonstruktion: Beurteilung der Stabilität.
- Geringe Schichtdicken von 1 mm bis maximal 2 mm.
- Exakt parallele Einstellung der Gentry zu den End- bzw. Deckplatten.

Kernspintomographie

- Beurteilung intrathekaler Strukturen (Nervenwurzeln, Rückenmark).
- Dislokationen der Wirbelkörper und Myelonkompressionen.
- Beurteilung diskoligamentärer Verletzungen im Bereich der HWS.
- Funktions-NMR: Instabilitäten der HWS und Auswirkungen auf das Myelon beurteilbar.

Beurteilung des Myelons

Indikation

- Bei Verschlechterung der neurologischen Ausgangssituation.
- Chronische Schmerzzustände.
- Bei querschnittsgelähmten Patienten mit nicht zu erklärender Zunahme der Spastik.

Untersuchungsverfahren der Wahl: NMR. Darstellung der

- Spinalkanalweite
- zystischen Raumforderungen
- Vernarbungen und Verziehungen des Myelons

1.11.1 Verletzungen im Bereich der Halswirbelsäule

- Komplizierte Frakturen, vor allem im Bereich des kraniozervikalen Überganges.
- Beschleunigungsverletzungen, die nicht mit einer knöchernen Schädigung verbunden sind.
- Gefahr einer Rückenmarksbeteiligung. Sie bestimmt das therapeutische Vorgehen.
- Die wichtigsten Frakturformen in Höhe des kraniozervikalen Überganges sind:
  - Jefferson-Fraktur: Altasberstungsbruch durch axiale Krafteinwirkung.
  - Hanged-man's-Fraktur: Abriss der Axisbogenwurzel und Luxation des Axiskörpers nach ventral durch ein schweres Hyperextensionstrauma des Schädels.
- Die meisten Verletzungen der HWS sind diskoligamentäre Verletzungen:
  - Subluxation oder Luxation der Facettengelenke mit oder ohne Bandscheibenschaden.
  - Bandscheibenruptur durch Hyperextension: Ruptur des Lig. longitudinale anterius und Hämatom.
  - Wirbelluxationen: Unterteilung in hemi-/bilaterale und reitende/verhakte Luxation.
  - Gefahr der Ruptur der Vertebralarterien, vor allem bei Kindern.
  - Die Beschleunigungsverletzung der HWS („whiplash injury") ist ein eindimensionales Hyperflexions-Extensionstrauma, das oft bei Auffahrunfällen beobachtet wird.

Klinik

- Schulter- und Nackenschmerzen.
- Vegetative Symptome: Kopfschmerz, Übelkeit, Zittern und Schluckbeschwerden.
- Paravertebraler Muskelhartspann.

Hyperflexions-Extensionstrauma

Zerrung der Halsweichteile, die mit einer tage- bis wochenlang anhaltenden schmerzhaften Verspannung der paravertebralen Muskulatur verbunden ist. Nur selten treten nicht dermatombezogene Kribbelparästhesien der Arme und Hände oder motorische Schwächen auf. Bei schweren Schleuderverletzungen der Halswirbelsäule kommt es unmittelbar nach dem Trauma, bei leichteren aber auch erst am nächsten Tag, zu einer zunehmenden Bewegungseinschränkung der Halswirbelsäule.

Bei einer alleinigen ligamentären Läsion weist bei unauffälligem Röntgenbild vor allem die klinische Untersuchung und die neurologischen Ausfälle auf die bestehende Schädigung.

Traktionsverletzung der Nervenwurzeln

Zu traumatischen Schädigungen, meist der zervikalen Nervenwurzeln und der zugehörigen Anteile des Nervenplexus, kommt es durch Zugkräfte an der Schulter und dem Arm. Abstufungen sind hierbei möglich:

- Zerrung der Nervenstrukturen mit vorübergehendem Funktionsausfall
- Irreversible Schädigung mit persistierenden neurologischen Ausfällen

Die Schädigung wird zudem durch die Lokalisation des Traumas bestimmt:

- Ausriss der Nervenwurzel
- Schädigung des Ganglions
- Verletzung im weiteren Verlauf des Trunkus

Beurteilung der HWS-Befunde

Der Schweregrad eindimensionaler Hyperflexions-Extensionstraumata der HWS wird nach folgendem Schema beurteilt:

- Schweregrad I: Leichte Distorsion der HWS, beschwerdefreies Intervall 1 Stunde, dann Nacken- und Hinterkopfschmerzen, geringe Bewegungseinschränkung der HWS, neurologischer Status o. B., unauffälliges Röntgenbild
- Schweregrad II: Gelenkkapsel-Bänder-Risse ohne Bandscheibenruptur; in Einzelfällen retropharyngeales Hämatom, beschwerdefreies Intervall 1 Stunde, Nackensteife und Schluckbeschwerden, neurologischer Status o. B., Steilstellung der HWS
- Schweregrad III: Isolierter Bandscheibenriss, Ruptur des dorsalen Bandapparates, Frakturen oder Luxationen, kein beschwerdefreies Intervall, Kopf- und Nackenschmerzen, Zwangsfehlhaltung der HWS, Nervenwurzel- und/oder Myelonkompression

Stabile Wirbelkörperfrakturen: dorsale Wirbelabschnitte, Bandapparat und Hinterkante des Wirbelkörpers sind intakt. Sie werden konservativ behandelt.

Instabile Wirbelkörperfrakturen bei Abscherung der Bruchflächen, Drehverschiebung, Brüchen in den Wirbelbögen und Zerreißungen des Bandapparates: Gefahr der Myelonkompression und Querschnittslähmung ist erhöht. Operative Intervention.

1.11.2 Thorakale und lumbale Wirbelkörperfrakturen

Klinik

- Umschriebener Schmerz im Bereich der Fraktur.
- Gegebenenfalls neurologische Ausfälle mit radikulärer Schmerzausstrahlung.

Verletzungen der Bandscheiben und ligamentären Strukturen

Isolierte Weichteilverletzungen werden unterschieden in:

- rein ligamentäre Verletzungen
- traumatischer Zerstörungen der Bandscheibe

Diagnostik von Plexusläsionen

- Differenzierte klinische und elektrophysiologische Untersuchung.
- Präganglionäre Schädigung: Flush-Test mit Histamin; erhaltene Schweißsekretion nach Pilocarpingabe bei erhaltener Sensibilität.
- Post-Myelo-CT: KM-Austritt im Bereich der Nervenwurzel bzw. Liquoransammlung.

Differenzialdiagnosen

- Osteoporotische Fraktur
- Osteomalazie
- Morbus Scheuermann
- Morbus Bechterew
- Fehlbildungen
- Entzündungen
- Tumoren

Therapie

Konservative Therapie

- Stabile Wirbelkörperbrüche:
  - Frühfunktionelle Behandlung nach Böhler.
  - 1- bis 2-wöchige Bettruhe; Analgetika, Medikamente zur Anregung der Darmtätigkeit (Bepanthen, Prostigmin) und Thromboseprophylaxe.
  - 3-Punkt-Stützkorsett (Tragedauer in Abhängigkeit vom Befund bis 3 Monate).
  - Rückenschulung und krankengymnastische rumpfstabilisierende Übungsbehandlung.
- HWS-Distorsion: Ruhigstellung mittels Schanz-Krawatte; NSAR, Muskelrelaxanzien:
  - Nach Akutphase: krankengymnastische Übungsbehandlung.

Operative Therapie, Operationsindikationen

- *Stabile* Wirbelkörperfraktur: relative Indikation zur operativen Aufrichtung bei persistierenden Beschwerden und stärkerer frakturbedingter Kyphosierung.
- *Instabile* Fraktur: Operationsindikation durch den neurologischen Befund, das Ausmaß der Instabilität und die Kompression des Wirbelkörpers gegeben.

Operationsziele

- Beseitigung von funktionell störenden kyphotischen Knickbildungen durch anatomiegerechte Reposition und Dekompression des Myelons und der Nervenwurzeln.
- Kurze Spondylodesestrecke.
- Suffiziente, frühbelastbare Stabilisation.

Operationskomplikationen

- Vernarbungen
- Implantatbruch
- Pseudarthrose
- Korrekturverlust
- Ausbildung einer Skoliose oder Kyphose
- Sekundäre Nervenwurzelreizung

1.11.3 Schipper-Fraktur

- Ermüdungsfraktur der Dornfortsätze, meist des 7. Halswirbels (Vertebra prominens).
- Selten; oft nicht leicht zu diagnostizieren; entsteht infolge andauernder abnormer Belastungen, die von den muskulären und ligamentären Verbindungen übertragen werden.
- Symptomatische Therapie.

1.12 Orthesen

Rumpforthesen dienen der Ruhigstellung, Entlastung und der Wachstumslenkung der Wirbelsäule:

- *Leibbinde:* Gürtel zur Unterstützung der schwachen Bauchmuskulatur: Hyperlordose, auch in der Schwangerschaft.
- *Mieder:* durch Stäbe und Gurte verstärktes Mieder für eine erhöhte Stabilität: chronische Schmerzsyndrome bei Instabilität, Postdiskotomiesyndrom, entzündlichen Prozessen.
- *Korsett:* stabile Stützkonstruktion aus festem Material: entzündliche und tumoröse Prozesse, Wirbelfrakturen, Korrektur von Wirbelsäulendeformitäten (Skoliose, Kyphose).

Skoliosekorsetts

Die Korsettbehandlung ist ab einem Skoliosewinkel von 20° angezeigt. Das Korsett sollte 18 Stunden pro Tag getragen werden (6 Stunden Aussetzen der Tragedauer zur freien Wahl; Voraussetzung: ausreichende Compliance). Neben Korsetts aus vorgefertigten Modulbauteilen gibt es individuell nach Gipsabdruck modellierte Korsetts. Bei der Korsettbehandlung wird zwischen Aktiv- und Passiv-Korsetten unterschieden.

Milwaukee-Korsett:

- Das bekannteste Aktivkorsett ist das Milwaukee-Korsett. Es besteht aus einem Beckenkorb, von dem am Rücken 2 und vorne ein Metallstab kopfwärts zu einer Mahnpelotte geführt werden. Durch diese Mahnpelotte unter dem Kinn wird das Kind gehalten, eine aufrechte Haltung in diesem Korsett einzunehmen (aktive Korrektur).

Boston-Korsett:

- Passivkorsett, das in Modultechnik gefertigt wird.
- Becken und lumbale Wirbelsäule werden mit diesem eng anliegenden Korsett fixiert.
- Durch Pelotten wird ein Druck in korrigierende Richtung auf die Wirbelsäule ausgeübt.

Chêneau-Korsett:

- Aufbau analog zum Boston-Korsett; schließt aber den Thorax ein.

Thermoplastisches Korsett (z. B. Wilmington-Brace):

- Gipsabdruck in Traktion der Wirbelsäule angefertigt.
- Überprüfung der Primärkorrektur durch p.–a. Röntgenaufnahme im Stand.
- Ausguss des Gipsabdrucks dient als Modell.

Die Korsettbehandlung verhindert oder verzögert die Progression der Skoliose. Eine Besserung gegenüber dem Ausgangsbefund lässt sich mit der Korsettbehandlung in der Regel nicht erreichen. Dies betont die Notwendigkeit der Frühbehandlung der Skoliose. Bei Vollendung des Risser-Stadiums V kann mit dem Abtrainieren des Korsetts begonnen werden.

Halsorthesen

- *Halskrawatte* (Schanz): Ruhigstellung (und Wärmebehandlung!) bei degenerativen Erkrankungen oder geringgradigen Traumen.
- *Stabile Orthesen* aus thermoplastischem Material: Wirbelbrüche, entzündliche und tumoröse Prozesse.
- *Halsorthesen* nach Maß: individuell aus Weichschaum angefertigt, zur Korrektur von Deformitäten (Schiefhals, zervikale Skoliosen).

1.13 Begutachtung

- Untersuchungsbefunde Hals-/Rumpfwirbelsäule.
- Inspektion:
  - Schulter-/Beckenstand, Taillendreiecke, inspektorisches Seitenprofil, Rückenprofil mit Dornfortsatzlinie, Lot, Haltung.
  - Hals: normale Form und Haltung/Zwangshaltung.
  - Beurteilung von Brustkorb und Abdomen.
  - Deformitäten: Skoliose, Kyphose, Gibbus, Rippenbuckel, Lendenwulst.
- Palpation:
  - Klopf-, Druck-, Distraktions-, Stauchungsschmerz, Muskelhartspann.
  - Muskulatur: Druckschmerz, Myogelosen, paravertebraler Muskelhartspann
- Funktionsprüfung:
  - Funktionsprüfung HWS: Vor-/Rückneigung, Seitneigung, Seitdrehung, Kinnspitzen-Brustbein-Abstand.
  - Funktionsprüfung WS: Finger-Boden-Abstand, Ott, Schober, Rückneigung, WS-Seitneigung und -Seitdrehung.
  - Chirodiagnostik: Hypo-/Hypermobilitäten, WS und ISG.
  - Neurologische Untersuchung: radikuläre Schmerzausstrahlung, Lasègue, Bragard.
- *Berufskrankheiten:* BK 2108: Bandscheibenbedingte Erkrankungen der LWS durch langjähriges Heben oder Tragen schwerer Lasten oder durch langjährige Tätigkeiten in extremer Rumpfbeugehaltung, die zur Unterlassung aller Tätigkeiten gezwungen haben, die für die Entstehung, die Verschlimmerung oder das Wiederaufleben der Krankheit ursächlich waren oder sein können. Die arbeitstechnischen Voraussetzungen als wesentliche Ursache zu objektivieren und zu qualifizieren ist ein Kardinalproblem und oftmals der kritische Punkt in der Begutachtung. Die Prüfung der arbeitstechnischen Voraussetzungen ist Aufgabe des technischen Aufsichtsdienstes der Unfallversicherungsträger. Die haftungsbegründende Kausalität hat nicht der ärztliche Gutacher zu prüfen.
- BK 2109: Bandscheibenbedingte Erkrankungen der HWS durch langjähriges Tragen schwerer Lasten auf der Schulter.
- BK 2110: Bandscheibenbedingte Erkrankungen der LWS durch langjährige, vorwiegend vertikale Einwirkung von Ganzkörperschwingungen im Sitzen.

Tabelle 1.**9**

WS-Schäden	
Geringe funktionelle Auswirkungen	10 % SER/SchbG, MdE/GdB
Mittelgradige funktionelle Auswirkungen	20 % SER/SchwbG, MdE/GdB
Schwere funktionelle Auswirkungen	30 % SER/SchwbG, MdE/GdB
Besonders schwere funktionelle Auswirkungen	50–70 % SER/SchwbG, MdE/GdB (z. B. Morbus Bechterew)
Skoliosen	
30–60° nach Cobb	10–30 % SER/SchwbG, MdE/ GdB
61-70° nach Cobb	30–50 % SER/SchwbG, MdE/GdB
> 70° nach Cobb	50–70 % SER/SchwbG, MdE/GdB
VK < 70 % des Sollwertes	30 % SER/SchwbG, MdE/GdB
VK < 50 % des Sollwertes	80 % SER/SchwbG, MdE/GdB

1.14 Literatur

Birnbaum K, Weber M, Lorani A, Leiser-Neef U, Niethard FU. Prognostic significance of the Nasca classification for the long-term course of congenital scoliosis. Arch Orthop Trauma Surg. 2002;122:383-9.

Dimeglio A. Growth in pediatric orthopaedics. J Pediatr Orthop. 2001;21:549-55.

Nasca RJ, Stelling RH, Steel HH. Progression of congenital scoliosis due to hemivertebrae and hemivertebrae with bars. J Bone Joint Surg. 1975;A-57:456-66.

2 Thorax

2.1 Praktische Anatomie

- Das Skelett des Thorax besteht aus den über knorplige und gelenkige Verbindungen zusammengefügten Rippen, Sternum und Brustwirbelsäule. Die Zwischenrippenräume werden von den Mm. intercostales geschlossen und verspannt. Die Rippen I–VII erreichen als „echte Rippen“ das Sternum unmittelbar, während die „falschen Rippen“ VIII–X über den Rippenknorpel jeweils der nächsthöheren Rippe anliegen und so den Rippenbogen bilden. Die Rippe XI und XII enden frei.
- Gefäße und Nerven (A. und V. intercostalis, N. intercostalis) laufen direkt unterhalb der Rippe.

2.2 Pektoralisaplasie

Definition

Einseitig fehlende (Aplasie) oder partielle Anlage (Hypoplasie) des M. pectoralis.

Ätiologie

Unklar.

Klinik

Meist asymptomatisch, Blickdiagnose.

Differenzialdiagnostik

Poland-Syndrom: Neben Pektoralisaplasie Aplasie der Mamille und longitudinale Fehlbildung von Unterarm und/oder Hand.

Konservative Therapie

Bei Hypoplasie Auftrainieren der Restmuskulatur, bei Aplasie bestehen Kompensationsmöglichkeiten durch umliegende Muskulatur.

Operative Therapie

Bei erheblicher kosmetischer Beeinträchtigung bietet sich, vor allem bei Mädchen, eine Augmentationsplastik an.

2.3 Trichterbrust

Definition

Trichterförmige Einziehung der vorderen Brustwand.

Synonyme

Pectus excavatum, Pectus infundibiliforme, Funnel Chest.

Epidemiologie

0,1 %, Jungen sind deutlich häufiger betroffen (2–4:1).

Ätiologie

- Unbekannt.
- Diskutiert werden mesenchymale Dysplasie, Dysbalance zwischen Brust- und Rippenwachstum oder pathologischer Zug von Zwerchfellanteilen.
- Gehäuftes Auftreten mit Systemerkrankungen, z. B. Down- oder Marfan-Syndrom.

Klinik

- Merkmal ist der symmetrisch oder asymmetrisch angelegte Trichter mit Punctum maximum meist im unteren Sternum-Drittel.
- Führend ist die kosmetische Beeinträchtigung, im Allgemeinen keine symptomatischen Funktionsstörungen innerer Organe.
- Bei Verdacht auf eingeschränkte pulmonale Leistung empfiehlt sich zur Objektivierung eine Lungenfunktionsprüfung/Spiroergometrie. Häufig stellt der psychische Leidensdruck allein die Indikation zur Therapie.
- Zu beachten ist eine mögliche Zunahme der Deformität während des pubertären Wachstumsschubes. 10–15 % gehen mit Wirbelsäulendeformitäten (v. a. Skoliosen) einher.

Diagnostik

- Radiologisch: volumetrische Bestimmung der Trichtertiefe über seitliches Thoraxbild mit im Trichter anmodelliertem Bleistreifen. Ausschluss kardiopulmonaler Störungen durch Lungenfunktionsprüfung, Ruhe- und Belastungs-EKG (Cave: „pathologisches" EKG durch Ableitungsfehler bei falscher Elektrodenlage aufgrund der Deformität), Photodokumentation zur Verlaufskontrolle.
- Trichterbrustindex nach Backer: Frontosagittalindex = Sagittaldurchmesser x 100/Frontaldurchmesser, pathologisch sind Werte < 36.

Differenzialdiagnostik

Sekundäre Trichterbrust bei BWS-Skoliose.

Therapie

Konservative Therapie nicht möglich.

Operative Therapie

- Operatives Vorgehen nur bei deutlicher psychischer Beeinträchtigung/psychischem Leidensdruck, günstigstes Operationsalter jenseits des 12. Lebensjahres.
- Bei kosmetischer Indikationsstellung Augmentationsplastik mit Silikonprothesen.
  - Operation nach Rehbein: Mobilisation von Sternum und Rippenknorpel, Anhebung der eingesunkenen Brust, Fixierung in korrigierter Stellung mit Metallschienen.
  - Fixation mit Hegemann-Stiften (Abb. 2.**1**): Durchtrennung Rippenknorpel, Querosteotomie Sternum, Korrektur, Fixation mit Hegemann-Stiften, die in Rippenmarkraum beidseits und durch das Sternum verlaufen.
  - Operation nach Ravitch (Abb. 2.**2**): Resektion der deformierten Rippenknorpel, komplette Freilegung des Sternums, Querosteotomie des Sternums, Mobilisation und Refixation des Sternums in gewünschter Stellung.

Kontraindikationen

Herzfehler, obstruktive Lungenerkrankung, hohe Paraplegien. Wesentliche Komplikationen sind Pneumothorax und Wundheilungsstörungen.

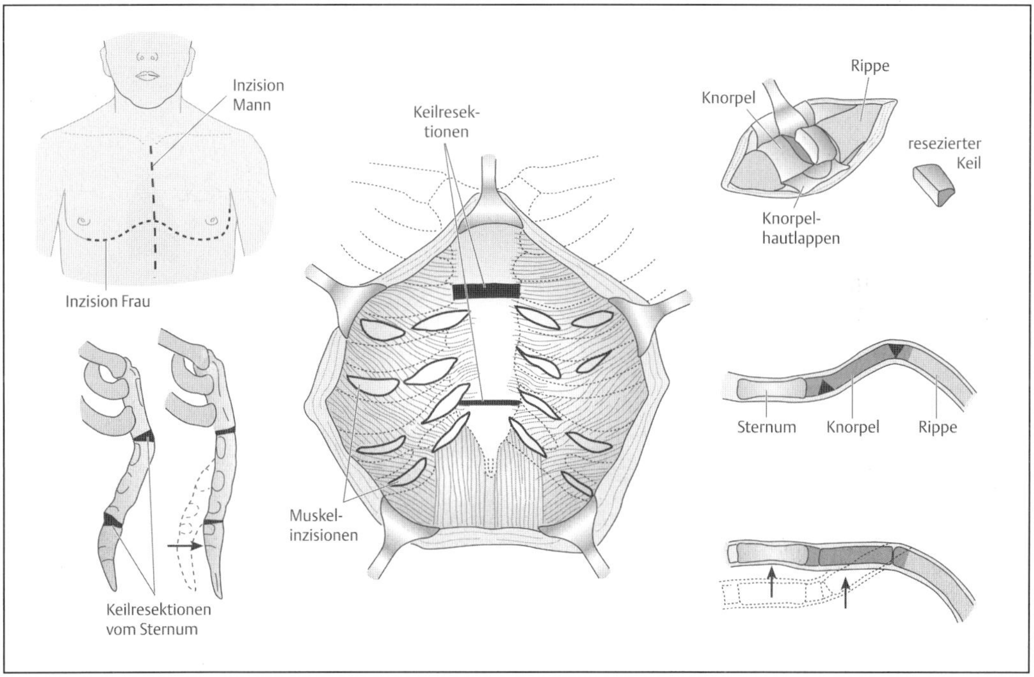

Abb. 2.**1** Trichterbrust: operatives Vorgehen. Fixierung der Rippenkorrektur nach Resektion knöcherner und knorpeliger Keile mit Metallschienen (Hegemann-Stifte).

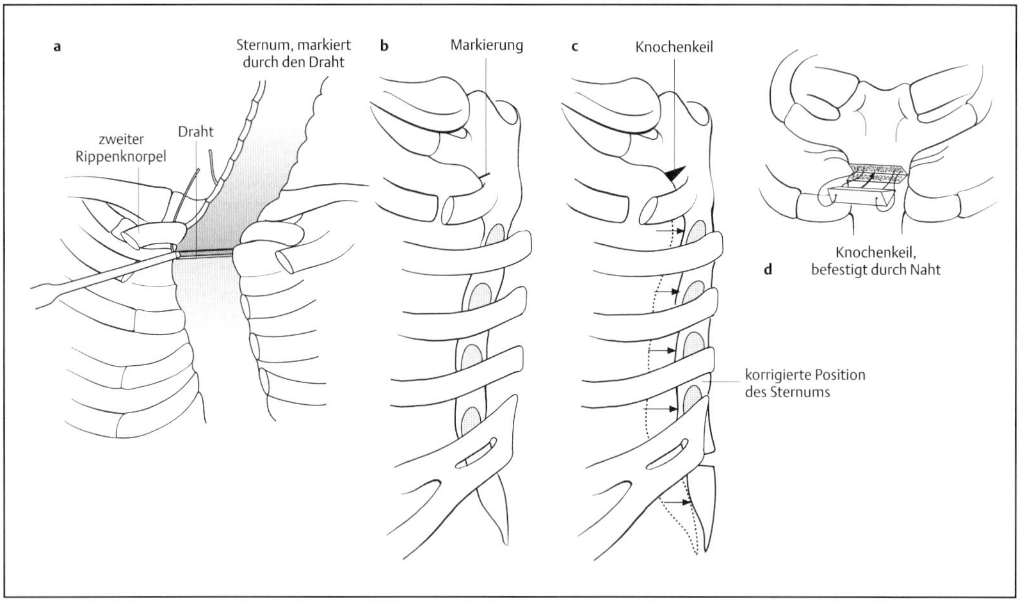

Abb. 2.**2 a–d** Operation nach Ravitch mit Elevation des Sternums mit Korrekturosteotomien am Sternum und am Ansatz der Rippen am Sternum.

2.4 Kielbrust

Definition

Deformation der vorderen Thoraxwand durch kielförmiges Vorstehen des Sternums und der angrenzenden Rippen, häufig asymmetrisch.

Synonyme

- Hühnerbrust, Pectus cavinatum.
- Epidemiologie: 0,02 %, Jungen sind stärker betroffen.

Ätiologie

Meist ungeklärt, selten im Rahmen von Stoffwechselerkrankungen (Mukopolysaccharidose, Rachitis).

Klinik

Blickdiagnose. Funktionelle Störungen sind so gut wie nie vorhanden.

Diagnostik

- Thorax in 2 Ebenen, Photodokumentation zur Verlaufsbeurteilung, bei Verdacht auf funktionelle Störung EKG, Belastungs-EKG, Lungenfunktionstest.
- Häufig begleitende Wirbelsäulendeformitäten.
- DD: Ausschluss Fehlbildungssyndrom (Schildbrust bei Turner-Syndrom, Faßthorax mit Kielbrust bei der angeborenen spondyloepiphysären Dysplasie).

Therapie

- Konservative Therapieansätze, z. B. durch Pelottendruck sind nicht erfolgversprechend.
- Bei Indikationsstellung aufgrund psychischer Belastung bieten sich operative Korrekturen im Rippenknorpel oder Eingriffe an Rippen, Rippenknorpel und Sternum (Osteochondroplastik) an, um eine Abflachung der Brustwand zu erreichen.

2.5 Tietze-Syndrom

Definition

Schmerzhafte Schwellungen im sternokostalen Übergang der Rippen II–IV.

Ätiologie

Ungeklärt, Theorie der Überlastungs-/Ermüdungsmikrofrakturen.

Klinik

Druckschmerzhafte Schwellung über dem betroffenen Sternokostalgelenk, atemabhängige Schmerzen bei tiefer Inspiration, Husten oder Niesen, Entzündungszeichen fehlen.

Diagnostik

Sternum-Röntgenaufnahmen, ggf. Tomographie, wobei allenfalls eine Verbreiterung der retrosternalen Weichteile auffällt. Weitere Diagnostik zum Ausschluss tumoröser oder entzündlicher Prozesse (MRT, CT, ggf. Punktion zur Gewinnung histologischer Proben).

Differenzialdiagnostik

Das Tietze-Syndrom ist eine Ausschluss-Diagnose von Osteomyelitis, Arthritis, Tumor und retrosternalen Erkrankungen.

Konservative Therapie

Schmerztherapie mit NSAR, lokale Infiltration mit LA. Meist kommt es zu einem spontanen Rückgang der Symptomatik innerhalb von Wochen. Eine operative Therapie ist nicht indiziert.

2.6 Rippenfrakturen

Definition

Unterschieden werden Solitärfraktur, Serienfraktur (mindestens 3 Rippen der gleichen Ebene) und Rippenstückfraktur (eine Rippe 2-mal frakturiert).

Ätiologie

Stumpfes Trauma (Lenkradaufprall, Gurtverletzung), perforierende offene Thoraxverletzung (Pfählungs-, Schussverletzung), bei pathologischen Rippenfrakturen Bagatelltraumen. Am häufigsten frakturieren die Costae 5–9.

Klinik

Schmerzen beim Atmen und Husten, Schonatmung. Bei ausgeprägten Serienfrakturen auch Dyspnoe und Zyanose. Thoraxkompressionsschmerz, lokaler Druckschmerz, palpable Stufe, Hautemphysem. Bei begleitendem Pneumothorax abgeschwächtes oder fehlendes Atemgeräusch, sekundär pleuritisches Reiben.

Komplikationen

Bei traumatischen Frakturen Pneumothorax, Hämatothorax, Lungenblutung, Lungenkontusion (→ ARDS), Contusio cordis, Verletzung von großen Gefäßen, Bronchialsystem, selten Ösophagus, Magen. Bei tiefen Rippenfrakturen Verletzung von Leber, Milz, Nieren.

Diagnostik

- Eruierung der Ursache (Anamnese!): Trauma, Metastasen, Osteoporose. Beim Bewusstlosen äußere Verletzungszeichen!
- Röntgen Thorax in 2 Ebenen, knöcherner Thorax in 2 Ebenen in Hartstrahltechnik (nicht alle Frakturen sind radiologisch primär nachweisbar), bei V. a. Sternumfraktur Sternum-Zielaufnahme, BWS in 2 Ebenen. Bei Rippenserienfrakturen Durchleuchtung (Instabilität, paradoxe Atemexkursionen?). Ausschluss von Begleitverletzungen (Sonographie Abdomen zum Ausschluss innere Blutung, EKG, ggf. Echokardiographie bei V. a. Contusio cordis, Urinstatus → Hämaturie?, Blutbild, BGA).
- Bei V. a. pathologische Fraktur: Skelettszintigraphie zum Nachweis weiterer Metastasen, Primärherdsuche.

Differenzialdiagnostik

Rippenkontusion (Rippenfrakturen sind erst nach einer Woche durch 2. Röntgen sicher auszuschließen), Sternumfraktur.

Konservative Therapie

- Je nach Schwere des Traumas und der Begleitverletzungen ist die stationäre Überwachung erforderlich, vor allem bei V. a. Lungen- oder Herzkontusion.
- Solitäre Frakturen werden konservativ behandelt und heilen in 3–6 Wochen aus (Hemizingulum). Wichtig ist eine suffiziente Schmerztherapie, um durch Schonatmung ausgelöste Atelektasen und nachfolgend Pneumonien zu verhindern. Bei Bedarf Antitussiva.

- Nicht größenzunehmende Mantelpneumothoraces müssen nicht drainiert werden (regelmäßige radiologische Kontrollen).

Operative Therapie

- Nur bei ausgeprägten Rippenserienfrakturen und thorakaler Instabilität ist eine osteosynthetische Versorgung der Rippen indiziert. Bei Pneumothorax Bülau-Drainage.

3 Hals

3.1 Praktische Anatomie und Radiologie

In der Halsregion liegen vaskuläre, nervale, ossäre und muskuläre Strukturen in engster Nachbarschaft. Diese besondere anatomische Situation führt zu orthopädischen Krankheitsbildern, die differenzialdiagnostisch von neurologischen oder angiologischen Pathologien abzugrenzen sind (Abb. 3.**1**).

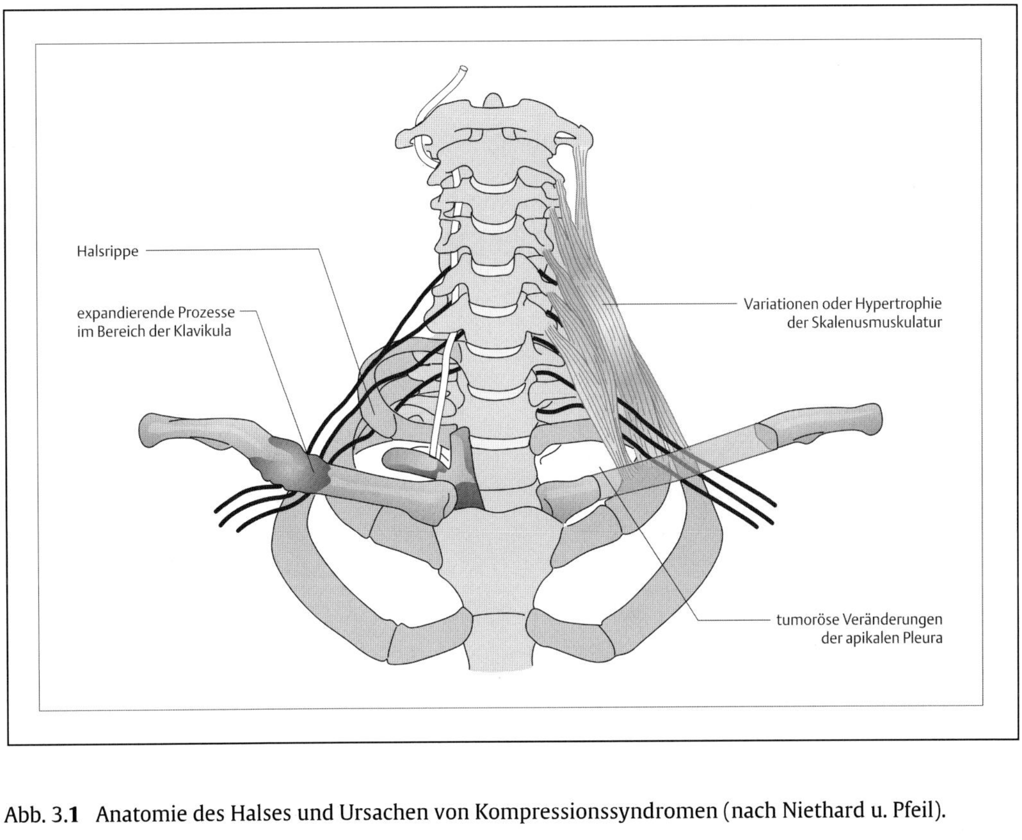

Abb. 3.**1** Anatomie des Halses und Ursachen von Kompressionssyndromen (nach Niethard u. Pfeil).

3.2 Muskulärer Schiefhals

Definition

Fixierte, durch einseitige Verkürzung des M. sternocleidomastoideus hervorgerufene Zwangshaltung des Kopfes mit Neigung zur erkrankten und Rotation zur Gegenseite.

Synonym

Torticollis muscularis, Caput obstipum.

Ätiologie und Klassifikation

- Intrauterine Zwangslagen, die zur angeborenen Verkürzung des M. sternocleidomastoideus führen.
- Geburtstraumatische Ereignisse mit Einblutungen in das Muskelgewebe.
- Postnatale Schräglagedeformität.
- Beim älteren Kind und Jugendlichen Distorsionen der HWS und Blockierungen der HWS-Bewegungssegmente.
- Entzündliche Veränderungen der knöchernen HWS („Torticollis infectiosus").
- Entzündliche Veränderungen des Nasen-Rachen-Raumes mit Beteiligung der prävertebralen Lymphgefäße (Grisel-Syndrom).
- Hysterischer Schiefhals .

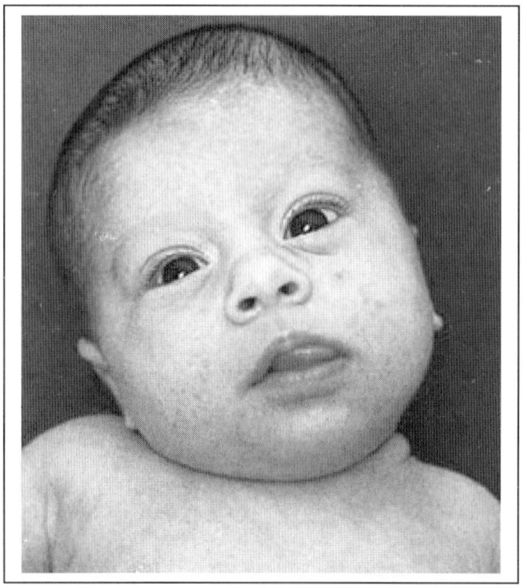

Abb. 3.**2** Muskulärer Schiefhals rechts. Beachte die beginnende Asymmetrie des Gesichtsschädels bei dem 3 Monate alten Säugling (aus: F. U. Niethard, J. Pfeil: Orthopädie, 4. Aufl. Thieme, Stuttgart 2003).

Klinik

- Typische Haltung des Kopfes mit Neigung zur betroffenen und Rotation zur Gegenseite (Abb. 3.**2**).
- Strangartige Verhärtung des Muskels.
- Bei Persistenz Gesichtsasymmetrie (Abb. 3.**3**).

Differenzialdiagnose

- Akuter Schiefhals (HWS-Blockierung).
- Otogene Ursachen mit gestörtem Gleichgewichtsempfinden.
- Okuläre Ursachen.
- Fixierte atlantoaxiale Fehlstellung.
- Ossäre Fehlbildung.

Therapie

- Bei Neugeborenen mit geringer Ausprägung: Lagerung des Kopfes zur gesunden Seite.
- Bei stärkerer Ausprägung (bevorzugt nach Vojta) zur aktiven Muskeldehnung.
- Operation: biterminale Tenotomie des M. sternocleidomastoideus.
- Operationstechnik: Jeweils 2–3 cm lange Hautschnitte über dem Mastoid und der sternokostalen Insertion des Muskels, Durchtrennung der Fascia colli, sorgfältige Präparation des sehnigen Muskelanteils, Unterfahren mit der Kocher-Rinne und vollständige Durchtrennung. Postoperativ Weichschaumkrawatte für 6 Wochen in Korrekturstellung.

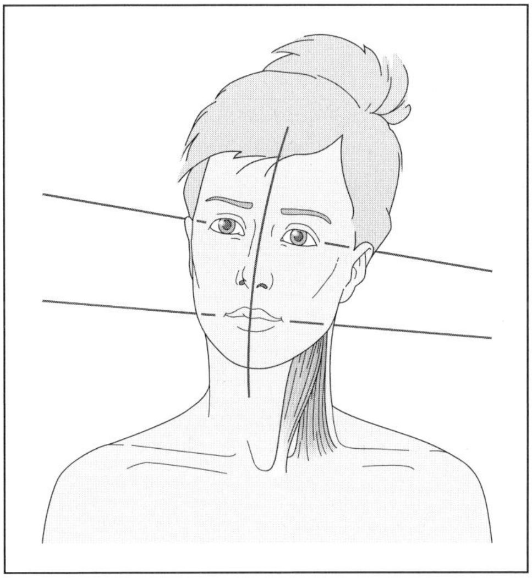

Abb. 3.**3** Junge Frau mit untherapiertem Schiefhals. Beachte die Schädelasymmetrie („Gesichtsskoliose") mit Neigung des Kopfes zur erkrankten Seite und Drehung des Kopfes zur Gegenseite (aus: F. U. Niethard, J. Pfeil: Orthopädie, 4. Aufl. Thieme, Stuttgart 2003).

3.3 Engpasssyndrome

Definition

Kompressionen von nervalen oder vaskulären Strukturen im Bereich der oberen Thoraxapertur durch muskuläre, skelettäre oder vaskuläre anatomische Varianten oder durch tumoröse Veränderungen.

Synonym

Thoracic Outlet Syndrome.

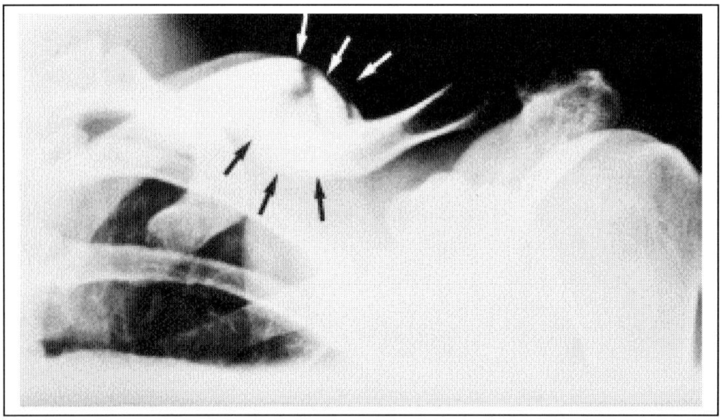

Abb. 3.**4** In Fehlstellung und mit hypertropher Kallusbildung (Pfeile) verheilte Klavikulafraktur. Hierdurch Kompression des Armplexus (aus: F. U. Niethard, J. Pfeil: Orthopädie, 4. Aufl. Thieme, Stuttgart 2003).

Ätiologie und Klassifikation

- Relative Hypertrophie oder anatomische Variante der Skalenusmuskelgruppe kann eine Irritation des Plexus verursachen („Skalenussyndrom").
- Halsrippen (Halsrippensyndrom) oder ein enger Zwischenraum zwischen Klavikula und Rippen, insbesondere bei in Fehlstellung mit ausgeprägter Kallusbildung verheilten Klavikulafrakturen (kostoklavikuläres Syndrom).
- Tumoröse Veränderungen (Pancoast-Tumor) können den Armplexus irritieren (s. Abb. 3.**1**).

Pathogenese

s. Tab. 3.**1.**

Klinik

- Die Symptome sind durch neurale, venöse und arterielle Störungen in unterschiedlicher Ausprägung charakterisiert.
- Die Symptomatik ist wechselnd.
- Geklagt wird über Parästhesien in den Armen, Brachialgien sowie über Sensibilitätsdefizite, seltener über motorische Ausfälle.
- Provokation der Beschwerden insbesondere durch das Tragen von Lasten mit herabhängenden Armen (z. B. Rucksack).

Tabelle 3.**1** Faktoren für die Entwicklung eines Engpasssyndroms

Angeboren:
- Fibromuskuläre abnorme Bandstrukturen
- Steilstellung der 1. Rippe mehr als 45°
- Halsrippe
- M. scalenus minimus
- Tuberculum scaleni und abnorme Muskelansätze
Erworben:
- Absinken des Schultergürtels
- Fibrosierung und Hypertrophie der Mm. scaleni
- Klavikulafraktur mit übermäßiger Kallusbildung
- retrosternale Dislokation der Klavikula
- Schulterprellung

Differenzialdiagnosen

- Radiale Epikondylopathie.
- Karpaltunnelsyndrom.
- Tendovaginitis.
- Ulnarislähmung.
- Skalenussyndrom: Kompression der A. subclavia und/oder des Plexus brachialis zwischen M. scalenus anterior und medius (hintere Skalenuslücke) aufgrund von verbreiterten Muskelansätzen. Provokation der Symptome durch Extension und Rotation des Kopfes zur betroffenen Seite. In Provokationshaltung Abschwächung des A.-radialis-Pulses (Adson-Test).
- Halsrippe: akzessorische Rippe, die vom 7. HWK entspringt. Neben einer Halsrippe kann auch ein fibröser radiologisch nicht nachweisbarer Strang zwischen Processus transversus von C7 und der 1. Rippe zur klinischen Symptomatik führen.
- Kompression der V. subclavia, insbesonders beim kostoklavikulären Syndrom, → Schwellung und Ödembildung im Bereich des Armes und der Schulter mit Umfangvermehrung, verstärkter Venenzeichnung am Handrücken, kühler und feuchter, zyanotischer Hand und Ausbildung eines Kollateralkreislaufes im Schulterbereich.
- Hyperabduktionssyndrom (Wright-Syndrom): sehr seltenes Kompressionssyndrom durch Anspannung des M. pectoralis minor unterhalb des Ansatzes am Processus coracoideus. Schmerzsymptomatik kann durch Elevation des Armes provoziert werden (Überkopfarbeiten oder Ruhen mit hochgeschlagenem Arm).
- Algodystrophie.
- Pagett-von-Schroeter-Syndrom (Thrombose der V. axillaris).

Diagnostik (klinisch und bildgebend)

- Pulsabschwächung.
- Adson-Test: Kompression der A. subclavia, → Blässe der Hand, → Kältegefühl, → rasche Ermüdbarkeit der Muskulatur mit Krämpfen sowie Stenosegeräusch der Arterie mit Pulsdefizit in Provokationsstellung.
- Hyperabduktionssyndrom: Schmerzen werden durch Überkopfarbeit oder beim Schlafen mit einem hochgeschlagenen Arm ausgelöst.
- Abduktionstest: Simulation des Beschwerdebildes des Hyperabduktionssyndroms, → der Arm in 90° Abduktion und Außenrotation im Schultergelenk mit festem Vorausschluss 3 Minuten zu halten ist, → Beschwerden vergehen in entspannter Haltung des Schultergürtels.
- Röntgenaufnahmen der HWS und des Schultergürtels.
- Gefäßdiagnostische Maßnahmen wie Dopplersonographie oder Angiographie.
- Bei klinischem Verdacht auf neurologische Ausfälle apparative Verfahren wie EMG, NLG oder SEP.

Therapie

- Dekomprimierende Eingriffe, z. B. Resektion einer Halsrippe, falls Beschwerdebild sich eindeutig auf Stenosierung bezieht, → die räumliche Enge des Armplexus wird behoben.
- Beseitigung der Passagebehinderung, z. B. durch Skalenotomie, Resektion einer Halsrippe oder Ansatz der 1. Rippe.

3.4 Armplexusläsionen

Definition

Schädigung des Plexus brachialis, der von den Nervenwurzeln C4–T1 gebildet wird.

Ätiologie und Klassifikation

- Über 50 % einer Plexusverletzung betreffen Motorradfahrer.
- Bei der geburtstraumatischen Plexuslähmung wird zwischen der häufigeren
  - oberen (C5/6, Typ Duchenne-Erb) und der selteneren
  - unteren (C7/T1, Typ Klumpke) Form differenziert.
- Selten verursachen entzündliche und tumoröse Affektionen eine Plexusschädigung.

Klinik

- Bei der häufigeren oberen Armplexuslähmung kommt es durch den Ausfall der schulterführenden Muskulatur zum schlaffen Herabhängen des Armes sowie zur Schädigung der Beuger und Supinatoren am Unterarm.
- Bei der unteren Plexuslähmung sind die Streckmuskeln des Ober- und Unterarmes, die Fingerbeuger und die Handbinnenmuskulatur betroffen, des Weiteren besteht eine Horner-Trias.
- Die traumatische Plexusläsion – insbesondere die obere – hat eine relativ günstige Prognose. Bei der geburtstraumatischen unteren oder totalen Plexusläsion ist die spontane Remissionsrate schlechter. Bei Unfällen ist die Prognose abhängig davon, ob die Nervenwurzeln komplett ausgerissen oder lediglich überdehnt sind.

Diagnostik

- Im Erwachsenenalter werden im Wesentlichen fachneurologische Untersuchungen wie EMG, NLG und SEP eingesetzt.
- Schnittbildverfahren wie CT und MRT.
- Selten Neurographie (besonders bei traumatologischer Genese: Kontrastmittel-gestützte Darstellung von Nervenwurzeln).

Therapie

- Postnatal Lagerung in Mittelstellung (Außenrotationslagerung ist obsolet).
- KG auf neurophysiologischer Basis (Vojta).
- Reinnervation bis 2. LJ.
- Operative Plexusrevision.
- Später Ersatzoperation in Abhängigkeit vom Lähmungsmuster.

4 Schulter

4.1 Praktische Anatomie und Radiologie

4.1.1 Glenohumeralgelenk

- Beweglichstes Gelenk des menschlichen Körpers.
- Lediglich muskulär bzw. ligamentär stabiliert: weite Kapsel, ventral durch die 3 Ligg. glenohumeralia verstärkt (statische Stabilisatoren).
- Labrum glenoidale vergrößert die artikulierende Fläche und vertieft die Pfanne (statische Stabilisatoren).
- Dynamische Stabilisatoren (Rotatorenmanschette, glenoidpositionierende Skapulastabilisatoren).
- Rotatorenmanschette bestehend aus M. teres minor dorsal, M. infraspinatus dorsal, M. supraspinatus kranial und M. subscapularis.
- Lange Bizepssehne, vom Oberarm her im Sulcus intertubercularis zwischen Tuberculum majus und minus und am Ende des Sulcus intraartikulär verlaufend und Tuberculum supraglenoidale und am Labrum glenoidale inserierend.
- Rotatorenmanschette und lange Bizepssehne zentrieren und kaudalisieren Humeruskopf.
- M. supraspinatus kommt die entscheidende biomechanische Funktion der Humeruskopfzentrierung zu.
- M. deltoideus wirkt dieser Bewegung entgegen.
- Schulternahe Begrenzung: Kapsel des Schultergelenkes,
- Schulterfern: Akromion bzw. das Lig. coracoacromiale.
- Mechanisch stark beanspruchte Bursen (Bursa subacromialis, Bursa subdeltoidea).

4.1.2 Akromioklavikulargelenk

- Verbindung zwischen Klavikula und Akromion.
- Discus interarticularis ist zwischengeschaltet.

4.2 Diagnostik

Klinik

- Impingement-Tests nach Neer sowie nach Hawkins und Kennedy: forcierte Anteversion des Armes, Innenrotation bei 90° Abduktion bzw. 90° Anteversion.
- Painful Arc: unterer schmerzhafter Bogen sowie der Drop-Arm-Test (Rotatorenmanschettenaffektion), oberer schmerzhafter Bogen (AC-Gelenkaffektion).
- 0°- oder 20°-Abduktionstest (M. supraspinatus).
- Lift-off-Test (M. subscapularis).

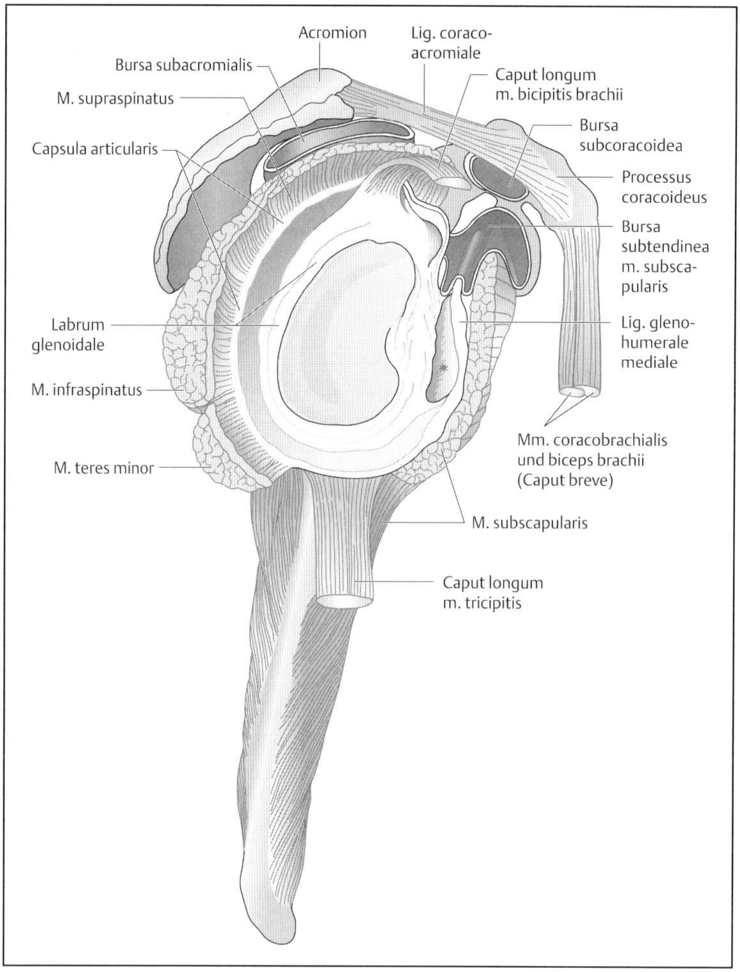

Abb. 4.**1** Anatomie der Schulter.

- Außenrotations-Lag-Sign (M. infraspinatus).
- Apprehension-Tests: 90° Abduktion mit endgradiger Außenrotation (vordere Instabilität), 90° Flexion und Innenrotation (hintere Instabilität).
- Sulkus-Zeichen: passiver Zug am hängenden Arm (multidirektionale Komponente).

Bildgebende Verfahren

- *Routinediagnostik:* Röntgen Schultergelenk in 2 Ebenen, d. h. 2 senkrecht zueinander stehende Ebenen (insbesondere wichtig in Bezug auf die Instabilität (hintere Luxation!).
- Beim Subakromialsyndrom ggf. Ergänzung durch die Supraspinatus-Outlet-Aufnahme.
- Bei Instabilität zahlreiche weiterführende nativradiologische Aufnahmen zur Abklärung verschiedener knöcherner Läsionen, z. B.: West-Point-Aufnahme (Pfanne), Striker-Aufnahme (Hill-Sachs-Läsion), Tangential-Aufnahme nach Hermodson (Defekttiefe), axiale Aufnahme (Pfannendefekt: Dysplasie).
- *Computertomographie* mit oder ohne Arthrographie: strukturell skelettäre Disposition.
- *Kernspintomographie* mit oder ohne Kontrastmittel: Weichteilläsionen, Instabilität.
- *Sonographie:* Standardebenen 1 und 2 nach Hedtmann zur Beurteilung insbesondere der subakromialen Strukturen sowie der Rotatorenmanschette und der langen Bizepssehne. Weitere

Zusatzebenen zur Bestimmung anderer Faktoren z. B. auch zur Luxationsdiagnostik mit jedoch geringem Stellenwert.

4.3 Formabweichung und Fehlbildung

4.3.1 Sprengel-Deformität

Definition

Seltene, angeborene, meist einseitige kraniomediale Verschiebung des Schulterblattes, häufig in Kombination mit anderen Fehlbildungen (Klippel-Feil-Syndrom, Diastematomyelie).

Synonyme

Angeborener Schulterblatthochstand.

Epidemiologie

Häufigkeit nicht eindeutig, weiblich/männlich ca. 3:1.

Ätiologie und Pathogenese

- Unterbrechung des Wanderungsprozesses der Anlage der Skapula in der Embryonalphase (5.–10. Entwicklungswoche).
- Möglicherweise exogene Entstehung im Sinne einer Embryopathie.
- Häufig begleitende Fehlbildungen, insbesondere Rippenaplasien, Rippensynostosen, Halsrippen, Klippel-Feil-Syndrom, eine zervikale Spina bifida oder eine angeborene Skoliose mit Halbwirbel.

Klinik

- Meist einseitiger Schulterhochblattstand mit charakteristischer Asymmetrie der Schulterkontur.
- Gelegentlich tastbare straffe Verbindung zwischen der Halswirbelsäule und im Angulus superior scapulae im Sinne einer fibrösen knorpeligen oder knöchernen Verbindung (Os omovertebrale).
- Einschränkung der Beweglichkeit des Schulterblattes im skapulothorakalen Gleitlager.
- Typischerweise freie Beweglichkeit des Glenohumeralgelenkes.
- Kleine Skapula mit unterentwickelter Muskulatur.

Diagnostik

- Blickdiagnose.
- Gute Darstellung nativradiologisch, insbesondere in der a.-p. Projektion des Thorax im Seitenvergleich.
- Schrägaufnahme zur Darstellung eines Os omovertebrale (knöcherne Verbindung zwischen HWS und Skapula).
- MRT: Ausschluss assoziierter Fehlbildungen (Spinalkanal).

Klassifikation nach Cavendish (modifiziert nach Laumann u. Cirè 1985):

- Grad I: Deformität nicht oder kaum zu erkennen (Schulterblatthochstand < 2 cm). Operation nur bei wesentlicher Funktionseinschränkung.
- Grad II: Deformität als Erhöhung im Nacken zu erkennen (Hochstand 2–4 cm). Resektion des Os omovertebrale meist ausreichend.
- Grad III: Deformität deutlich sichtbar (Hochstand 4–6 cm). Resektion oder Verlagerung.
- Grad IV: Skapulaoberrand nahe des Okziputs (Hochstand > 6 cm), frühzeitige Resektion und Verlagerung. Operation bringt oft keine wesentliche Besserung.

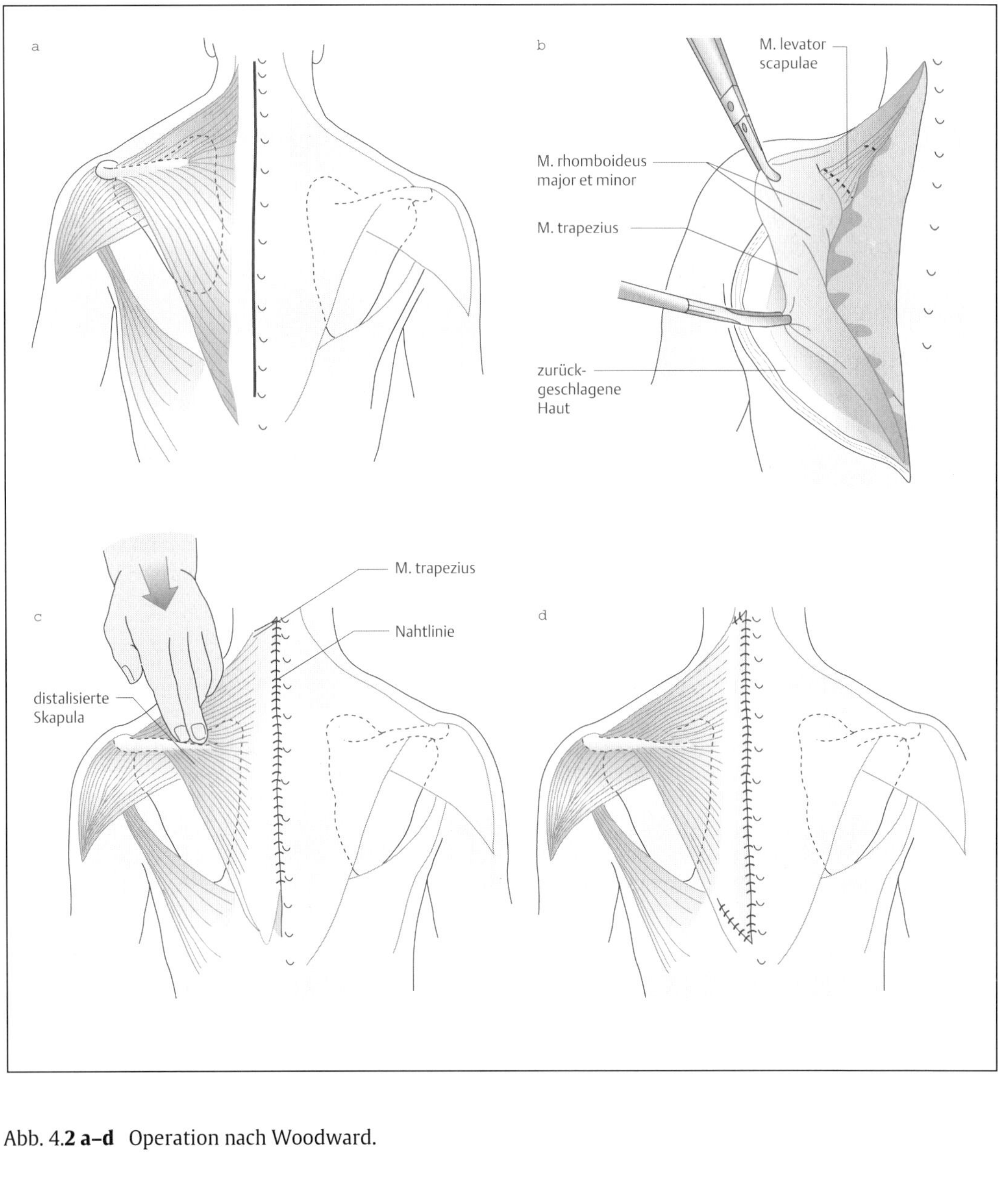

Abb. 4.**2 a–d** Operation nach Woodward.

Konservative Therapie

Physiotherapie bei geringen Deformitäten mit Einschränkungen der Schulterfunktion.

Operative Therapie

Bei ausgeprägtem Schulterblatthochstand Distalverlagerung der Skapula mit folgenden Techniken (günstiges Operationsalter zwischen 3. und 7. Lebensjahr):

- *Operation nach Green:* Distalverlagerung der Skapula nach Muskelablösung.
- *Operation nach Woodward:* Operationstechnik: paravertebraler Längsschnitt, Osteotomie der Margo medialis der Skapula, Resektion störender kraniomedialer Anteile der Skapula sowie des Os omovertebrale, Durchtrennung des M. levator scapulae am Ansatz, Abtragung des Angulus superior scapulae, Distalisierung der Skapula und Vernähung mit kräftigem Material. Wundverschluss, Thorax-Arm-Schiene für 4 Wochen (Abb. 4.**2**).
- *Operation nach König:* Stellungskorrektur durch Distalisierung und Derotation evtl. mit Refixation der Skapula an den Rippen bzw. Fesselung durch Muskelplastiken, indiziert nur bei funktionsfähiger Muskulatur.
- Oft nur geringgradige Funktionsverbesserung mit kosmetisch störenden Narbenbildungen, Komplikation: Plexusparese.

4.3.2 Angeborene Klavikulapseudarthrose

Definition

Bei Geburt bestehende Pseudarthrose der Klavikula.

Synonyme

Angeborene Schlüsselbeinpseudarthrose.

Epidemiologie

Selten, genaue Angaben liegen nicht vor.

Ätiologie

- Unbekannt. Möglicherweise Fehler in der pränatalen Verschmelzung der beiden Ossifikationskerne des Schlüsselbeins, auch mechanische Faktoren (intrauterin). Nahezu ausschließlich betroffen ist die rechte Seite.

Klinik

- Entdeckung oft erst im 4.–6. Lebensjahr wegen kosmetisch störender Vorwölbung (hypertrophe Kallusbildung der beiden Frakturenden).
- Höhertreten des medialen Fragmentes, lateral steht tiefer, da durch Gewicht des Armes kaudalisiert.
- Folglich kosmetisch außerordentlich störende Vorwölbung.
- Schulterfunktion nicht wesentlich beeinträchtigt, selten Schmerz oder Schwäche.

Diagnostik

Nativradiologische Aufnahme.

Differenzialdiagnostik

Pseudarthrose nach geburtstraumatischer Klavikulafraktur.

Therapie

- Abhängig von Ausmaß der Deformität und Beschwerden. Konservativ symptomatisch gegen Schmerz.
- Bei störender Deformität Resektion der Pseudarthrose, Defektüberbrückung mittels Osteosynthese (Kirschner-Drähte oder Osteosyntheseplatten) und Spongiosaanlagerung bzw. Knochenspan.
- Wegen Narbenbildung Operation spät indiziert, Hautschnitt unterhalb des Schlüsselbeines.

4.3.3 Klavikulaaplasie, kleidokraniale Dysplasie

Synonym

Partielle oder komplette Klavikulaaplasie.

Definition

Teilweise oder vollständige mono- oder bilaterale Fehlanlage des Schlüsselbeins.

Ätiologie und Pathogenese

In Zusammenhang mit der Dysostosis cleidocranialis, dominant erbliche Systemerkrankung (Scheuthauer-Marie-Shanton-Syndrom) verursacht durch eine Störung der knochenbildenden Zentren, insbesondere der bindegewebig angelegten Knochen.

Klinik

- Hypermobilität des Schultergürtels durch Fehlen der Schlüsselbeine.
- Die Kinder und Jugendlichen können die Schultern vor der Brust zusammenführen.
- Häufig begleitend Thoraxdeformitäten sowie Becken-, Hüft- und Fußdeformitäten.
- Im Zusammenhang mit der kleidokranialen Dysplasie großer Kopf, Hervorspringen des Stirnhöckers.

Diagnostik

Nativradiologische Aufnahme beider Schultern.

Therapie

Selten erforderlich, da selten Beschwerden. Indikation allenfalls bei vorhandenem Klavikulafragment, welches den Plexus brachialis irritiert, dann Exstirpation.

4.4 Schultergelenksluxation

4.4.1 Definition

Akute oder chronische, komplette oder inkomplette Verrenkung des Schultergelenkes:

- Subluxation (unvollständige Verrenkung, Gelenkflächen bleiben partiell in Kontakt)
- Luxation (vollständige Verrenkung, Gelenkflächen stehen nicht mehr in Kontakt)

4.4.2 Synonyme

Instabilität, Schulterverrenkung, Schulterluxation.

4.4.3 Klassifikation

Tabelle 4.**1** Klassifikation

1. nach der Lokalisation		
Vordere Luxation	**Hintere Luxation**	**Andere**
subkorakoidal	subakromial	superior
subglenoidal	infraspinal	inferior
subklavikulär	subglenoidal	intrathorakal
2. nach der Ätiologie		
Erstluxation/Subluxation	Rezidivierende Luxation/Subluxation	
traumatisch/atraumatisch	traumatisch/atraumatisch/willkürlich	
3. nach der Dauer		
akut (kleiner/gleich 6 Wochen)		
persistierend		
rezidivierend		
4. Sonderform: Multidirektionale Instabilität		

Hinweis: Zahlreiche Klassifikationen, Klassifikation bedeutend, da Therapie bestimmend, einheitliche Klassifikation wichtig.

Weitere häufig verwandte Begriffe: kongenital, mikrotraumatisch, habituell, traumatisch, rezidivierend, atraumatisch, persistierend, Pendelluxation, akut, chronisch, willkürlich.

4.4.4 Epidemiologie

Häufigkeit der traumatischen Schultergelenkluxation 17 Fälle pro 100.000 Einwohner pro Jahr. Verhältniss vordere/hintere Luxation 97:2.

4.4.5 Ätiologie

Traumatische Instabilität:

- Pathogenese: Unterscheidung traumatische Luxation/Subluxation, Unfall adäquat?
- Vordere Luxation: abduzierter außenrotierter Oberarm
- Hintere Luxation: adduzierter innenrotierter Oberarm mit entsprechendem Trauma
- Cave rezidivierende Mikrotraumatisierungen (Ringer, Handballspieler)

Häufige Ursachen vordere Luxation: Sportarten wie z. B.: Leichtathletik, Speerwurf etc.

Häufige Ursachen hintere Luxation: Krampfanfälle wegen Überwiegen der Innenrotatoren, Elektrounfälle, Traumatisierung mit adduziertem innenrotiertem Oberarm, häufig Verkehrsunfälle und Motorrad- sowie Fahrradunfälle.

Allgemeine Kriterien für traumatische Genese der Instabilität:

- ausreichende Traumaschwere
- keine Spontanreposition
- Reposition nur in Narkose möglich
- knöcherner Bankart-Defekt (knöcherner Defekt am vorderen Pfannenrand)
- großer Hill-Sachs-Defekt (Defekt im Humeruskopf dorsal)

Atraumatische Instabilität, Abklärung strukturell skelettäre Disposition, insbesondere:

- glenohumeraler Index (Relation Pfannengröße zu Humeruskopfgröße)
- Humeruskopftorsion
- Spinoglenoidalwinkel (Neigung der Pfanne im Vergleich zur Skapulaachse im Transversalschnitt, Norm 6° Retroversion)
- Ausformung der knorpeligen Pfanne
- Kapselweitung
- Bandstatus
- Labrumdysplasie (Fehlanlage des Labrums)

Allgemeine Kriterien für Genese der atraumatischen Instabilität:

- allgemeine Gelenklaxizität
- kein adäquates Trauma
- Luxationsneigung
- willkürliche Luxationsneigung
- Spontanreposition
- Reposition durch Zug ohne Narkose
- kein Hill-Sachs-Defekt

4.4.6 Klinik

Akute und rezidivierende vordere Luxation:

- Typische Schmerzsensation bei abduziertem und außenrotiertem Oberarm, Kopf ventral sichtbar und palpabel, Bewegungseinschränkung. Fehlstellung des Arms federnd fixiert in Außenrotation, Abduktion und Anteversion, Pfanne von lateral palpabel, Kopf ventral konturbildend.

Hintere Luxation:

- Typische Armposition: Arm adduziert, innenrotiert, Humeruskopf ggf. dorsal palpabel. Cave: zunehmende Beweglichkeit bedeutet nicht immer reponiertes Schultergelenk, ggf. auch Zunahme des Hill-Sachs-Defektes bei hinterer Luxation mit Verbesserung der Beweglichkeit.

Subluxationen:

- Häufig bewegungsabhängige Beschwerden mit Instabilitätsgefühl („Dead-Arm-Syndrom").

4.4.7 Diagnostik

- Klinische Untersuchung im luxierten Zustand bei vorderer Luxation eindeutiger Befund.
- Bei hinterer Luxation aufgrund der Seltenheit häufig Verkennung des Zustandes, Deutung als Schultersteife, typische Position Adduktion/Innenrotation.
- Bei inferiorer Luxation typischer Hochstand des Armes im Sinne der Luxatio erecta.
- Bei rezidivierenden Luxationen sind die Stabilitätstests von entscheidender Bedeutung, wesentlich vorderer Apprehensiontest sowie weitere Tests siehe entweder Luxation des Gelenkes oder meist der Bewegung des Patienten bei luxationsauslösender Bewegung.
- Bezüglich der hinteren Luxation hinterer Apprehensionstest.

Bildgebende Diagnostik

- Immer *Röntgenaufnahme* der Schulter in 2 senkrecht zueinander stehenden Ebenen, mit dem Ziel, einerseits die Luxation und andererseits die Luxationsrichtung darzustellen.
- Beispielsweise a.–p. Aufnahme, transthorakale Aufnahme oder wahre a.–p. Aufnahme unter Freiprojektion des Gelenkspaltes sowie transskapuläre Aufnahme zur Darstellung der Luxationsrichtung.
- Schnittbildgebende Untersuchungen: Erfassung der strukturell skelettären Disposition:
- glenohumeraler Index
- Humeruskopftorsion
- Spinoglenoidalwinkel
- Ausformung knorpelige Pfanne
- Kapselweitung
- Bandstatus
- Labruma- und -dysplasie
- *CT-Arthrographie* mit KM und Luft zur Darstellung der knöchernen Gegebenheiten, insbesondere in Bezug auf die Hill-Sachs-Läsion und eine evtl. vorliegende Bankart-Läsion, zur Zeit Golden Standard.
- *Kernspintomographie* zur Erfassung der Weichteilstrukturen, ggf. kernspintomographische Arthrographie, insbesondere Beschaffenheit der Kapsel, des Labrums sowie der muskulären Strukturen.
- *Diagnostische Arthroskopie* bei unklarer Symptomatik: Vorteil dyamische Untersuchung.
- Eventuell zusätzlich Narkoseuntersuchung (sehr unsicher, 50 % positiv auch bei gesunden Patienten).

4.4.8 Therapie

Akute vordere Luxation

- Kontrolle von Durchblutung und Innervation, nach Ausschluss behandlungsbedürftiger Begleitverletzungen Reposition.
- Vorbereitung zur Reposition: Analgesie und Muskelrelaxation, z. B. Tramal 100 mg und Diazepam 10 mg.

- Repositionsmanöver:
  - Es sind 42 Verfahren beschrieben, bekannteste Methoden Hippokrates, Arlt und Kocher.
  - Generelles Prinzip Längszug am Arm, Gegenzug am Thorax und Rotation.
- Retention:
  - Verschiedene Möglichkeiten (Desault-Verband, Gilchrist-Verband, Abduktionsgips/-schiene).
  - Retentionsdauer bei Erstluxation: Alter bis 45 Jahre 3 Wochen, Alter über 45 Jahre 2 Wochen zur Vermeidung einer Schultersteife bei bekannter geringerer Rezidivrate.

Nachbehandlungsprogramm

- Bis zur 3. Woche 90/0 Programm, Flexion bis 90°.
- Keine Außenrotation.
- Isometrische Kräftigung Rotatorenmanschette und Deltoideus.
- Ellenbogenstreckung.
- Infolge Kräftigung Rotatorenmanschette mit Therabändern oder Hanteln.
- Kräftigung und Koordinationsschulung der Rotatorenmanschette und der Skapulastabilisatoren.
- Ab 6. Woche post luxationem Schwimmen, Ausdauer und Koordination.
- Voraussetzung für Sport und Überkopfarbeiten: normale Kraft der Rotatorenmanschette, freie Flexionsfähigkeit, ausreichende Sicherheit.

Operationsindikation (kontrovers diskutiert)

- Frakturen (Tuberculum majus, Humerus), (disloziert)
- Pfannenrandfrakturen (Fragment > 5 mm)
- Irreponibilität bei Interponat

Begleitverletzungen

- Kapselruptur ventral
- Ruptur der Rotatorenmanschette
- Pfannenrandfraktur
- Hill-Sachs-Läsion
- Axillarisparese (< 10 %)
- Plexus-brachialis-Parese
- Kompression A. und V. axillaris
- Ruptur des M. supraspinatus mit oder ohne Tuberculum majus

Prognose

Mögliche Entwicklung einer rezidivierenden Schulterluxation in Abhängigkeit von der gesetzten Schädigung. Je jünger der Patient bei der Erstluxation, desto größer das Reluxationsrisiko; alte Patienten erleiden eher eine Kapselruptur, junge Patienten eher eine Bankart-Läsion.

Rezidivierende vordere Schulterluxation

- Initial immer konservative Therapie zur Kräftigung der Rotatorenmanschette, der gelenkstabilisierenden Muskulatur sowie insbesondere auch zur Koordination der glenoidpositionierenden Skapulastabilisatoren, Beübung der Koordinationsfähigkeit im Sinne eines Biofeedback, Propriozeptionsübungen, Verhaltungsschulung, insbesondere bei willkürlichen Luxationen.
- Bei Beschwerdepersistenz trotz konservativer Therapie von mindestens 6 Monaten Entschluss zum weiteren konservativen Vorgehen oder zur operativen Therapie.

Indikation abhängig von:

- Rezidivhäufigkeit

- Gelenkpathologie
- Leidensdruck des Patienten

Operationstechnik: individuell abhängig von strukturell skelettärer Disposition, Techniken offen oder arthroskopisch.

- Rezidivquote der offenen Stabilisierungen geringer.
- Nach arthroskopischer Stabilisierung oft größere Bewegungseinschränkung.

Indikationen zur arthroskopischen Stabilisierung:

- Traumatische Genese
- Wenige Luxationsereignisse (max. 3)
- Operationen zeitlich nah am initalen Trauma

Arthroskopische Techniken:

- Staple Repair
- Transglenoidale Nahttechnik
- Suture ancors (Panaloc)
- Resorbierbare Dübel (Suretac)

Offene Stabilisierungstechniken:

- Rekonstruktion des ventralen Labrum-Kapsel-Komplexes (Operation nach Bankart, Abb. 4.**3**):
  - Indikation vorderer Labrumdefekt, Bankart-Läsion, abgelöste ventrale Kapsel.
  - Operationstechnik: Darstellung der Schulter von ventral über deltoideo-pektoralen Zugang (Ausdehnung Korakoidspitze – vordere Axillarlinie), Darstellung des M. subscapularis zur besseren Übersicht und Schonung des N. musculocutaneus V-förmige Korakoidosteotomie, Ablösen des M. subscapularis 1 cm medial des Ansatzes unter Erhalt der Kapsel, Kapsulotomie am Glenoidrand in maximaler Außenrotation, Anfrischen des Pfannenrandes mittels Fräse, Einbringen dreier Fadenanker und Readaptation der Kapsel an den Pfannenrand in 60° Abduktion und 30° Außenrotation unter Verkleinerung der antero-inferioren Kapseltasche, schichtweiser Wundverschluss ohne weitere Weichteilraffung. Postoperativ immobilisierender Verband für 3 Wochen.
- Pfannenrandfraktur, Pfannenranddefekt: J-Span-Plastik (nach Resch).
- Hill-Sachs-Läsion größeren Ausmaßes mit entsprechender Luxationsneigung: suprakapitale Derotationsosteotomie nach Weber (Abb. 4.**4**).

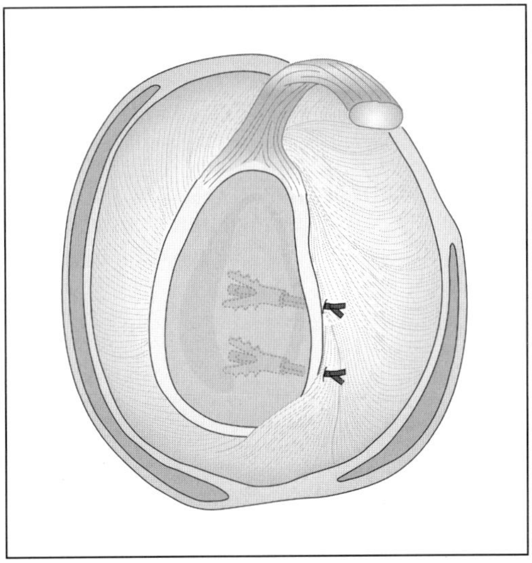

Abb. 4.**3** Operation nach Bankart.

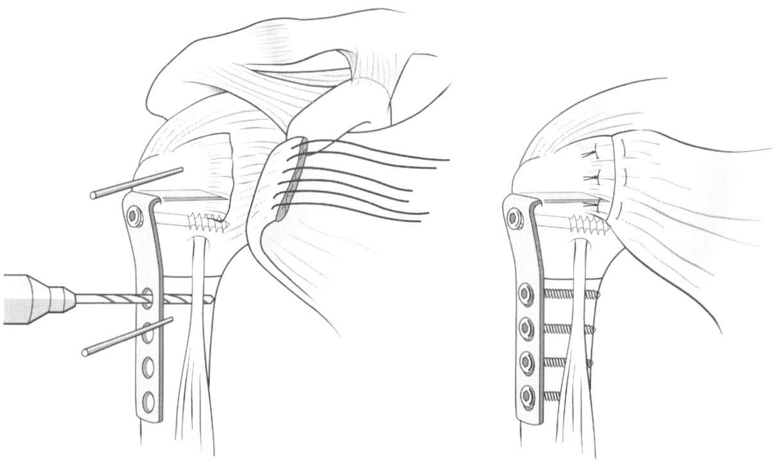

Abb. 4.**4** Subkapitale Derotationsosteotomie nach Weber.

- Kapselweitung isoliert ohne Labrumläsion und ohne Hill-Sachs-Läsion: ventrale Kapselplastik, Kapselshift (humeral), Kapselshift (glenoidal).
- Großer Pfannendefekt, Pfannendysplasie, Glenoidrekonstruktion nach Eden-Hybinette, Entnahme eines Beckenkammspanes, der dem vorderen Pfannenrand anatomiegerecht angeschraubt wird, meist mit 2 Schrauben, Nachteil hohe Arthroserate.

Rehabilitation: entsprechend dem Operationsverfahren beispielhaft Bankart-Operation. 1. Phase Naht nur gering belastbar, ventrokaudales Gleiten vermeiden, somit:

- keine Außenrotation
- keine Abduktion über 90°
- keine Flexion über 90°

1.–3. Woche: Ruhigstellung Gilchrist-Verband:

- Krankengymnastik (Haltungsschulung, Massage und Dehnung Hals-/Nackenmuskulatur, distale Isometrie).

3.–4. Woche (relative Nahtfestigkeit):

- Alle Übungen unter Vermeidung eines Anspannens der ventralen Kapsel (assistiv, gelenknah, Anregen der Propriozeption über Traktionsimpulse, Ventral- und Dorsalgleiten bei muskulärer Stabilität, Flexion bis 90°, Abduktion glenohumeral 60°, gesamt 90°, keine Außenrotation, keine Retroversion, keine endgradige Innenrotation).

Ab 6. Woche (übungsstabile Festigkeit der Labrumnaht):

- Beginn mit aktiven Übungen
- keine forcierte Außenrotation und Retroversion
- Außenrotation statisch gegen Widerstand in 0°

Ab 12. Woche Belastungsstabilität:

- keine forcierte Außenrotation und Retroversion
- Ursprungsstabilität noch nicht erreicht

Ab 16. Woche:

- Sportfähigkeit
- volle Außenrotation gegen Widerstand
- volle muskulär-dynamische Stabilität

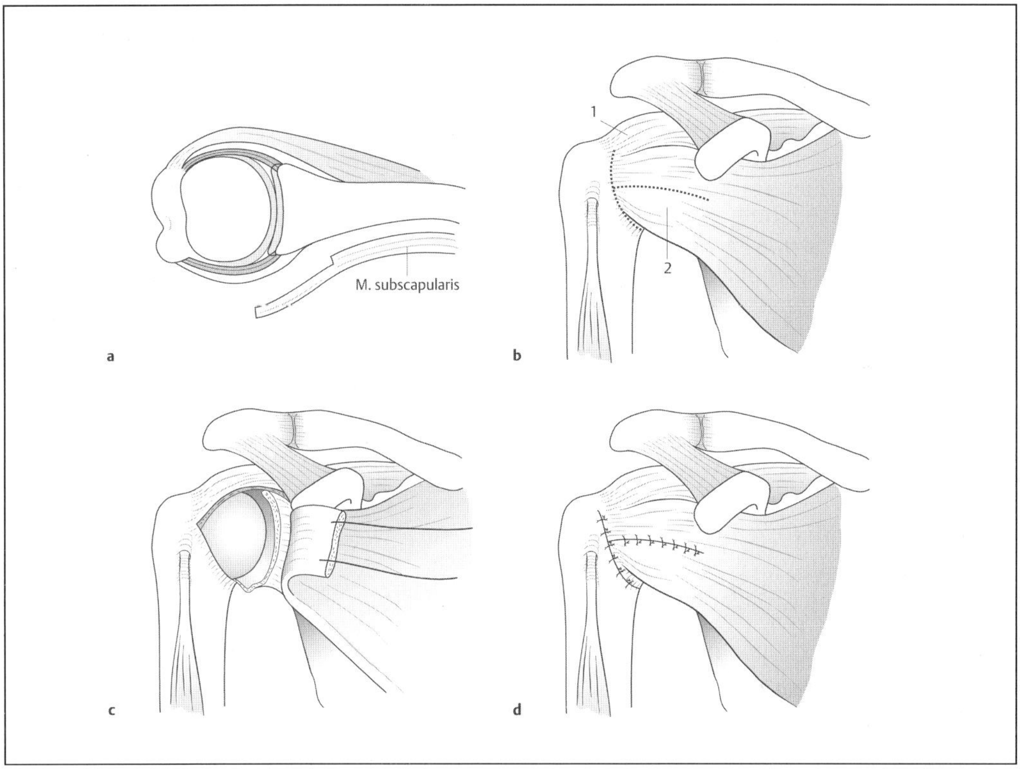

Abb. 4.5 Kapselshift. **a** Kapselverstärkung durch spezielle Subskapularispräparation. **b** Technik der Kapselinzision. **c** Blick in das Gelenk nach Retraktion des M. subscapularis. **d** Kapselnaht mit Raffung und kranialem Kapselshift.
1 M. supraspinatus 2 M. subscapularis

Akute hintere Schulterluxation

(Behandlungsverfahren prinzipiell ähnlich der vorderen Luxation)

Repositionstechnik

Zug am Humerus, Gegenzug am Thorax, zunächst Verstärkung der Innenrotation, dann Zug nach lateral und unter Abduktion Durchführung einer Außenrotation, daraufhin spontane Reposition, Immobilisation in Abhängigkeit von der Größe des Hill-Sachs-Defektes, entweder im Desault- oder Gilchrist-Verband (Rezidivgefahr), sinnvollerweise in einem Thorax-Arm-Abduktionsgips in leichter Außenrotation.

Rezidivierende hintere Schulterluxation (traumatisch, atraumatisch)

- Konservative Therapie wie bei ventraler Luxation.
- Die operativen Therapieverfahren orientieren sich bei den wiederholten Luxationen an der Gelenkpathologie. Bei Hill-Sachs-Defekt:
  - Bei frischen Defekten Rekonstruktion des Humeruskopfes.
  - Bei alten Defekten Operation nach Mc Laughlin (Transposition des Subskapularis bzw. des Tuberculum minus, Modifikation nach Neer in den ventralen Hill-Sachs-Defekt).
- Bei größeren Humeruskopfdefekten → Derotationsosteotomie entsprechend entgegengesetzt den ventralen Operationstechniken. Bei großen Defekten und Sekundärarthrosen → endoprothetische Versorgung.
- Bei den rezidivierenden hinteren Instabilitäten → Transposition der ventralen Operation nach dorsal, so z. B. hintere Bankart-Operation oder dorsale Kapselraffung nach Neer. Bei nachgewiesener Veränderung des Spinoglenoidalwinkels → Skapulahalsosteotomie (Cave: hohe Reluxationsrate sowie Arthroserate bei falscher Osteotomieführung, deswegen lediglich Durchführung bei pathologischen Spinoglenoidalwinkel).
- Klärung der strukturell skelettären Disposition, insbesondere in Bezug auf die ätiologischen Faktoren:
  - Bankart-Läsion
  - Hill-Sachs-Läsion
  - Pfannenrandfraktur
  - weitere strukturell skelettäre Faktoren (s. o.)

Rezidivierend-willkürliche Instabilität

- Zu 80 % nach dorsal.
- Häufig psychische Grunderkrankung: Luxation wird zur Somatisierung psychischer Probleme verwandt.
- Operation selten indiziert, da fast 100-prozentige Rezidivneigung.
- Ausschließlich konservative Therapie, Biofeedback, Erkennen und Vermeiden der luxationsauslösenden Bewegung, evtl. psychologische Mitbehandlung.

Multidirektionale Instabilität

- Initial immer konservative Therapie.
- Häufigste Operationsmethode: ventraler oder dorsaler Kapselshift; auch in Kombination anwendbar. Hauptkomplikation: Rezidiv sowie Bewegungseinschränkung.
- Alternativ: Kapselschrumpfung mittels Laser oder VAPR.

4.5 Degenerative Erkrankungen

4.5.1 Omarthrose

Definition

Verschleiß des Glenohumeralgelenkes.

Epidemiologie

- Seltene Arthroseform des menschlichen Körpers, kaum vor dem 60. Lebensjahr.
- Meist bilateral.
- Rechte Seite und Frauen bevorzugt.
- Primäre Arthrosen des Schultergelenkes selten, dabei Beanspruchung überwiegend periartikuläre Weichteilstrukturen betrifft (s. 4.6.4).

Ätiologie

Primäre Arthrosen:

- Ursache unbekannt.
- Pathologisch anatomisch subchondrale Sklerosierung und Eburnisierung von Kopf und Pfanne.
- Insbesondere in Kontaktzone zwischen 60 und 100° Abduktion, häufig zystische Veränderungen im Humeruskopf, kaudale Osteophysten, Obliteration des Sulcus intertubercularis.

Sekundäre Arthrosen und Gelenkdestruktionen:

- *Posttraumatische Arthrose:* Häufiger als die primäre Arthrose, 2 % aller Arthrosen an den Extremitäten. Pathogenetisch relevant, nicht reponierte dorsale Luxationen, voroperierte Instabilitäten oder in Fehlstellung verheilte Frakturen.
- *Rotatorendefektarthropathie:* Ursächlich sowohl nutritive als auch mechanische Faktoren, synoviale Gelenkschmierung schwer gestört, Gelenkbeweglichkeit fehlt. Mechanische Belastung und Abrieb durch Höhertreten des Kopfes mit persistierender Subluxation.
- *Humeruskopfnekrose:* Neben der häufigen idiopathischen und posttraumatischen Form seltenes Auftreten bei Alkoholabusus, Steroidmedikation, Metastasen, Infektarthritis sowie Caisson-Krankheit (s. Hüfte) als eigenständige Krankheit. Spontane Osteonekrose (Morbus Hass).
- *Chronische Polyarthritis* (s. 4.8.1).
- *Arthropathia villonodularis:* Hypertrophie der Synovialmembran mit im fortgeschrittenen Stadium blutigen Ergüssen, mehrkammerigen Zysten des Humeruskopfes und Destruktion des gelenknahen Knochens.
- *Synoviale Chondromatose:* Durch proliferierende Chondroitenmetaplasieausbildung von freien oder gestielten Chondromen mit der Folge arthrotischer Gelenkveränderungen.

Klinik

- Einschränkung der aktiven und passiven Beweglichkeit des Schultergelenkes. Begleitsymptom: Belastungsabhängiger Schmerz, insbesondere mit Ausstrahlung in den proximalen Oberarm.
- Üblicher Befall im Sinne eines Kapselmusters, ARO eher eingeschränkt als Abduktion, IRO weniger als die Abduktion.
- Bei Bewegung Krepitation und Reibegeräusche.
- Bei Rotatorendefektarthropathie Pseudoparalyse.

Diagnostik

Typische Veränderungen im nativradiologischen Bild a.–p. und seitlich mit Gelenkspaltverschmälerung, insbesondere Kaudalen osteophytären Anbauten und ggf. Humeruskopfhochstand, ggf. Sinterung der gesamten Kopfkalotte.

Therapie

Konservative Therapie

Im Frühstadium medikamentöse (NSAR), physikalische und krankengymnastische Behandlung. Intraartikuläre Injektionen.

Operative Therapie

- Abhängig von der Genese der Arthrose arthroskopisches Débridement und Spülung.
- Synovektomie:
  - Bei ursächlicher Erkrankung der Synovialis und im Frühstadium der chronischen Polyarthritis sowie bei der pigmenten villonodulären Synovitis und synovialen Chondromatose Indikation zur Synovektomie über ventralen Zugang (falls Rotatorenmanschette nicht defekt ggf. arthroskopische Synovektomie, falls offene Synovektomie ventraler Zugang). Oft in Zusammenhang mit einer subakromialen Dekompression und gleichzeitiger Abtragung von Randosteophyten.
  - Bei frühzeitiger Indikation zur Synovektomie gute Ergebnisse.
- Resektionsarthroplastik:
  - Indikation aufgrund guter Ergebnisse der Schulterendoprothetik deutlich rückläufig. Indiziert bei septischer Arthritis, infizierter Totalendoprothese, Verlust größerer Knochenareale, wenn prothetische Versorgungen nicht möglich. Stabilität des Schultergelenkes bleibend eingeschränkt. Hauptindikation: Schmerzlinderung.
  - Operationstechnik: Resektion des Humeruskopfes über vorderen Zugang, Deckung des kortikospongiösen Knochens mit Dura, Readaptation der Rotatorenmanschette, postoperativ 6 Wochen Abduktionsschiene, passive Übung, anschließend krankengymnastische Mobilisation.
- Arthroplastik:
  - Partieller Gelenkersatz (Humeruskopfersatz): Indikation bei Vierfragmentfrakturen, subkapitalen Pseudarthrosen, avaskulären Nekrosen ohne Veränderungen der Pfannen.
  - Totaler Gelenkersatz bei schmerzhafter therapieresistenter Funktionsbehinderung mit ausgeprägter Arthrose oder Arthritis. Voraussetzung: erhaltene oder rekonstruierbare Rotatorenmanschette.
  - Operationstechnik: deltoideopektoraler Zugang, Darstellung des Humeruskopfes unter subtiler Schonung des N. axillaris (schaftnahe Präparation), Resektion des Humeruskopfes im Collum chirurgicum, je nach anatomischen Verhältnissen und Prothesentyp auf Retroversion achten, in Abhängigkeit vom Glenoid Auffräsen desselben, Einsetzen des Glenoids, Einsetzen der Humeruskopfprothese, schichtweiser Wundverschluss.
  - Nachbehandlung: 1.–3. Woche passive und assistierte aktive Übungen. 2. Phase: 4.–6. Woche aktives Übungsprogramm. 3. Phase: ab 7. Woche Dehn- und Kräftigungsübungen.
- Arthrodese (Abb. 4.**6**):

Indikationen:

- Ultima-Ratio- bzw. nicht behandelbare multidirektionale Instabilität
- Arthrose beim jungen Patienten
- obere Plexuslähmung
- fehlgeschlagene rekonstruktive Eingriffe

Verschiedene operative Techniken:

- Seitenlage, Arm frei beweglich.
- Hautschnitt knapp oberhalb Spina scapulae über Akromion auf Oberarm bis Höhe Ansatz M. deltoideus, Resektion der Gelenkkapsel.
- Luxation des Humeruskopf, Entfernung des Labrum glenoidale, Anfrischen Oberarmkopf und Pfanne, Arthrodese in Position von Abduktion, Flexion und Innenrotation ca. 30°, sodass Hand, Gesicht und Kopf berühren kann sowie dorsal die Mittellinie des Körpers zur Körperpflege erreichen kann.
- Einbringen einer schmalen 8-Loch-Platte mit Fixation an Spina scapulae, Akromion sowie Humerus mit 2 längeren transhumeralen glenoidal fixierenden Schrauben.

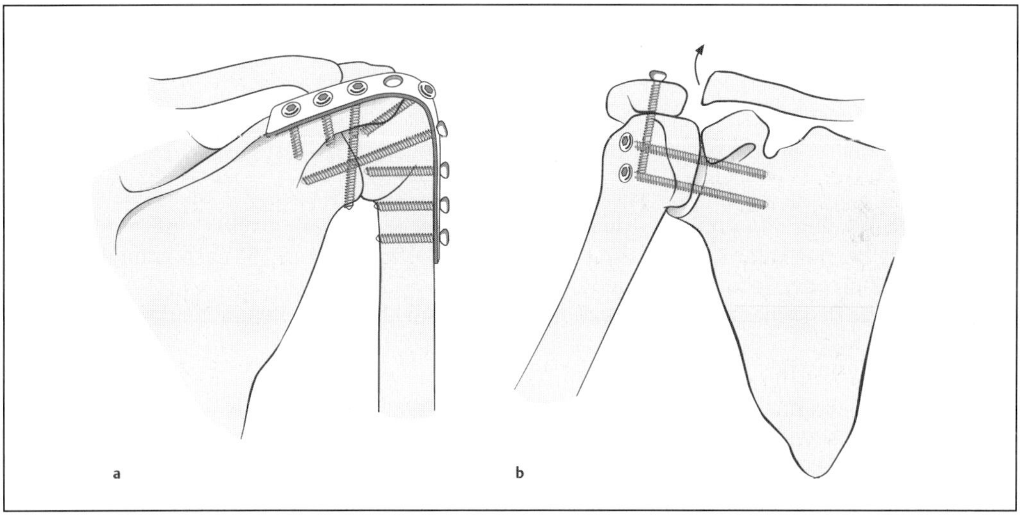

Abb. 4.6 Arthrodese des rheumatischen Schultergelenkes. **a** Abduktion: 55°, Flexion: 30°, Innenrotation: 20–30°. **b** Wichtig: Zur Verbesserung der Beweglichkeit sollte eine laterale Klavikularesektion erfolgen.

4.5.2 Arthrose des Akromioklavikulargelenkes

Definition

Degenerative Erkrankung des Akromioklavikulargelenkes.

Synonyme

Schultereckgelenkarthrose.

Epidemiologie

Meist Männer über 40 Jahre.

Ätiologie und Pathogenese

Unterscheidung zwischen primären und sekundären Arthrosen:

- *Primärarthrose:* ohne äußere Ursachen, an höheres Lebensalter gebunden.
- *Sekundärarthrose:* posttraumatische, postinfektiöse Gelenkveränderungen, tritt in früheren Lebensabschnitten auf, vor allem bei Frakturen des lateralen Klavikulaendes, bei Restinstabilitäten des AC-Gelenkes und bei Defekten der Rotatorenmanschette.

Klinik

- Lokalisierte Schmerzen in der Region des AC-Gelenkes.
- Bei Überkopftätigkeit sowie sportlicher Beanspruchung Aktivierung häufig.
- Bevorzugt betroffen dominante Schulter.
- Schmerzverstärkung bei lokalem Druck über dem AC-Gelenk.

Diagnostik

Hoher schmerzhafter Bogen, positiver Horizontaladduktionstest, LA-Test positiv.

Röntgendiagnostik

- Darstellung bei normaler AC-Aufnahme. Bessere Darstellung bei um 15° nach kranial gekippter Röhre, ggf. Ziel- oder Schichtaufnahmen.
- Oft erhebliche Diskrepanz zwischen radiologischem und klinischen Befund beide Richtungen.

Differenzialdiagnostik

- Sämtliche Subakromialsyndrome im Sinne von Überlastungssyndromen.
- Infektarthritis sowie systemische Gelenkerkrankungen (rheumatoide Arthritis, Hyperparathyreoidismus, Sklerodermie, neuropathische Arthropathien).

Therapie

Konservative Therapie

- Nichsteroidale Antirheumatika.
- Intraartikuläre Injektion von Lokalanästhetika, Corticosteroiden.
- Elektrotherapie.
- Querfriktion der oberflächlichen Bandverbindungen.
- Vermeidung der belastenden Überkopftätigkeit.
- Sportkarenz.

Operative Therapie

- Indikation: Beschwerdepersistenz trotz mehrmonatiger konservativer Therapie, Therapie der Wahl, Resektion des lateralen Klavikulaendes unter Schonung der korakoklavikulären Bandverbindungen.
- Gegebenenfalls in Verbindung mit einer vorderen Akromioplastik und der Resektion des Lig. coracoacromiale.

Nachbehandlung

Kurzfristige Ruhigstellung, frühfunktionelle Therapie, Vermeidung der Beweglichkeit im Sinne der Flexion und Abduktion über 90° von 3 Wochen.

4.6 Subakromialsyndrom

Definition

Begriff des Subakromialsyndroms (von Carter Rowe, 1988 geprägt) stellt einen geeigneten Überbegriff für die subakromialen Erkrankungen dar.

Im Sinne einer Stufendiagnostik ist eine spezifische Ergänzung dieses Begriffes in Bezug auf Rotatorenmanschette, die Bursa subacromialis sowie die lange Bizepssehne möglich.

Synonym

Veraltet: „Periarthritis humeroscapularis".

4.6.1 Subakromialsyndrom bei Impingement

Definition

Mechanische Irritation der Rotatorenmanschette und der Bursa subacromialis unter dem Schulterdach.

Synonyme

Impingementsyndrom.

Ätiologie

- Primär degenerative und posttraumatische entzündliche Veränderungen im Subakromialraum.
- Rezidivierende Überbelastung.
- Degeneration der Rotatorenmanschette mit konsekutivem Humeruskopfanstieg, knöcherne Anomalien.
- Posttraumatische Inkongruenzen im Sinne nicht korrekt verheilter Frakturen des Tuberculum majus.

Pathogenese

- Anstoßen der Rotatorenmanschette oder des Tuberculum majus am Lig. coracoacromiale (korakoidales Impingement) oder an der vorderen Akromionecke (akromiales Impingement).
- Impingementstadien nach Neer:

1. Reversibles Ödem und Einblutung, Patient meist jünger als 25 Jahre.
2. Fibrose und Tendinitis sowie Verdickung der Rotatorenmanschette, wiederholte Reizzustände (Patient 26–40 Jahre).
3. Knöcherne Veränderungen, Rotatorenmanschettenruptur durch mechanischen Reiz (Patient meist älter als 40 Jahre).

Es resultieren Friktionsvorgänge an der Supraspinatussehne im Sinne einer Tendinitis.
Sekundäre Ausprägung einer Bursitis subacromialis, welche das morphologische Korrelat der von den Patienten in typischer Weise geklagten Beschwerden darstellt.

Klinik

- Üblicherweise Beschwerden bei aktiver Abduktion des Armes, insbesondere gegen Widerstand (schmerzhafter Bogen).
- Aktive und passive Beweglichkeit des Schultergelenkes muss nicht eingeschränkt sein.
- Ab 120° Abduktion Besserung der Beschwerden.
- Häufig Beschwerden bei Überkopfarbeiten.

Klinische Diagnostik

- Impingementtest nach Neer (Bewegung bestehend aus passiver Abduktion und Anteversion bei fixierter Skapula).
- Impingementtest nach Hawkins (Abduktion bis 90° und Innenrotation forciert).
- Impingementtest nach Kennedy (Anteversion 90° und Innenrotation, vornehmlich bei korakoidalem Impingement).
- Topische Differenzialdiagnostik des korakoidalen (Anschlag am Lig. coraco-acromiale) bzw. akromialen Impingements durch Neer-Injektion (5 ml Lokalanästheticum subakromial, präoperativ).

Bildgebende Diagnostik

- Schultergelenk in 2 Ebenen.
- Ergänzend zur Beurteilung des subakromialen Raumes sowie zur Lokalisation von Kalkstrukturen Supraspinatus-Outlet-Aufnahme.
- Sonographie des Schultergelenkes in 2 Standardebenen (Standard): Nachweis Bursitis, Rotatorenmanschettendefekt, Kalkdepot).

Weiterführende Diagnostik

Eventuell Kernspintomographie zur Beurteilung des subakromialen Raumes zur Beschaffenheit der Rotatorenmanschette.

Differenzialdiagostik

Tabelle 4.**2** Differenzialdiagnose Schulterschmerz

Akute Schmerzen	**Chronische Schmerzen**	
Neuralgische Schulteramyotrophie	Incisura-scapulae-Syndrom	Knochentumoren
Zervikaler Bandscheibenvorfall	Glenohumerale Instabilität	Thoracic-Outlet-Syndrom
Gelenkinfektion	Omarthrose	HWS-Syndrom
Polymyalgie	AC-Arthrose	Syringomyelie
Luxation des Glenohumeralgelenkes	Chronische Polyarthritis	Humeruskopfnekrose
Instabilität des AC-Gelenkes	Seronegative Polyarthritis	Projizierter Schmerz (Abdomen)
Herpes zoster	Kollagenosen	Psychosomatisches Leiden
Gicht	Karpaltunnelsyndrom	
Chondrokalzinose	Pancoast-Tumor	

Therapie

Konservative Therapie

- Initial immer konservativ.
- Akutes Impingementsyndrom: Kältetherapie, Injektionsbehandlung mit Lokalanästhetika, ggf. Corticosteroiden, Abduktionslagerung zur Prophylaxe einer Schulterteilsteife.
- Chronisches Stadium: ggf. Wärme und Elektrotherapie, intensive konservative Therapiemaßnahmen bestehend aus Kräftigung der Humeruskopfdepressoren sowie ebenfalls Querfriktion der betroffenen Sehnen.

Operative Therapie

- Bei Therapieresistenz der konservativen Maßnahmen von mindestens 6 Monaten.
- Erweiterung des Subakromialraumes entweder über eine offene Operation oder endoskopisch mit dem Ziel der Erweiterung des Subakromialraumes.
- Sinnvollerweise Kombination mit anderen Verfahren bei weiteren Veränderungen, so z. B. Entfernung eines Kalkdepots oder Naht der Rotatorenmanschette.

Operationstechniken

- Arthroskopische subakromiale Dekompression: Markierung der Schulterstrukturen, Anlage des dorsalen Portals (1 cm medial und 1,5 cm kaudal der hinteren lateralen Akromionkante, Eingehen ins glenohumerale Gelenk, nach orientierender Untersuchung umintubieren nach subakromial, Anlage eines lateralen Zugangs, mit Elektroshaver Bursektomie (Rollenpumpe, Hypotonie), mit Acromionizer vordere Akromioplastik, Redon-Einlage, Naht.
- Offene Operation nach Neer: kurzer ventraler Zugang, Aufsuchen der vorderen Akromionecke nach Spreizen des M. deltoideus vordere Akromioplastik, zunächst in einem Winkel von 45°, anschließend Bursektomie und Glättung der Akromionunterfläche, Redon-Einlage, Readaptation des Deltoideus, Subkutannaht, Hautnaht.
- Alternative Methode: Extrakorporale Stoßwellentherapie, insbesondere bei vorhandenem Kalkdepot mittels hochenergetischer Therapie oder zur Schmerzlinderung mittels niederenergetischer Therapie.

4.6.2 Subakromialsyndrom bei Tendinosis calcarea

Definition

Akutes oder chronisches Beschwerdebild bei lokalisierter Kalkeinlagerung im Sehnenbereich der Rotatorenmanschette.

Synonyme

Periarthrosis humeroscapularis calcificans, Periarthrosis calcarea, Tendinosis calcarea.

Ätiologie und Pathogenese

- Häufig im mittleren Lebensdrittel auftretende Schultergelenkaffektion. Ursächlich ist eine Durchblutungsstörung im Ansatzbereich der Rotatorenmanschette, die häufig mit einer Kalzifikation in dieser Region einhergeht.

- Stadienhafter Verlauf (4 Stadien nach Uhthoff: 1. Metaplasie, 2. Kalzifikation, 3. Resorption, 4. Restitutio ad integrum).
- Die Beschwerdesymptomatik erklärt sich durch eine Einengung des subakromialen Raumes mit dadurch bedingter Impingementsymptomatik. Bei Einbruch des Kalkdepots in die Bursa subacromialis können starke Schmerzen auftreten.

Klinik

Üblicherweise Beschwerden bei Überkopfarbeiten. Bei Resorption des Kalkdepots auftretende nächtliche Beschwerden.

Klinische Diagnostik

s. Subakromialsyndrom.

Bildgebende Diagnostik:

- Schultergelenk in 2 Ebenen.
- Zur Lokalisationsbestimmung des Kalkdepots Supraspinatus-Outlet-Aufnahmen.
- Gegebenenfalls sonographische Darstellung (Cave Abgrenzung vom Lig. coracohumerale).

Weiterführende Diagnostik

- Kernspintomographie zur Beurteilung des subakromialen Raumes.

Therapie

Konservative Therapie:

- Initial immer konservativer Therapieversuch nach abgeschlossener Diagnostik.
- Im Akutstadium Abduktionslagerung des Armes, antiphlogistische Therapie, ggf. Injektionstherapie mit lokalem Anästhetikum.
- Bei chronischem Verlauf krankengymnastische Übungsbehandlung zur Kräftigung der Kopfdepressoren sowie Traktionsbehandlung.

Operative Therapie

- Bei Therapieresistenz der konservativen Maßnahmen von mindestens 6 Monaten.
- Es stehen verschiedene Verfahren zur Wahl:
  - Needling: Bildwandlergesteuerte Punktion des Kalkdepots mit einer großlumigen Injektionsnadel, Instillation von Kochsalz sowie lokalem Anästhetikum zur Förderung der Resorptionstendenz.
  - Hochenergetische Stoßwellentherapie (verschiedene Behandlungsmodalitäten) mit dem Ziel der Desintegration des Kalkdepots, Indikation nur in umschriebene, abgrenzbare Kalkdepots.
  - Arthroskopische subakromiale endoskopische Operation zur Entfernung des Kalkdepots sowie zur Entfernung der Bursa subacromialis.
  - Offene Kalkdepotentfernung.
- Nach der offenen Entfernung funktionelle krankengymnastische Übungsbehandlung zur Mobilisation des Schultergelenkes unter Vermeidung von Adduktionsbewegungen über 90° für 3 Wochen.

4.6.3 Subakromialsyndrom bei Rotatorenmanschettenruptur

Definition

Ansatznahe partielle oder komplette Rissbildung im Bereich des Sehnenansatzes der Rotatorenmanschette.

Synonyme

Rotatorenmanschettenruptur.

Ätiologie und Pathogenese

- Traumatische Rotatorenmanschettenverletzung (meist Sturz auf ausgestreckten Arm).
- Degenerative Rotatorenmanschettenschädigung.
- Primär kritische Durchblutung der Sehneninsertionen am Humeruskopf, insbesondere im Bereich der Supraspinatussehne.
- Nach Ruptur kommt es zum funktionellen oder persistierenden Hochstand des Humeruskopfes und einer dadurch bedingten Impingement-Symptomatik mit Irritation der Bursa subacromialis.

Klassifikation

Einteilung nach Snyder

- A: Partialläsion artikularseitig
- B: Partialläsion bursaseitig)
- C: Partialläsion: komplette Ruptur
- Grad 0: Normalbefund
- Grad 1: Punktförmig, < 1 cm
- Grad 2: 1–2 cm
- Grad 3: 2–3 cm
- Grad 4: 3 cm, massive, komplette Ruptur

Klinik

- Bei kompletter Ruptur deutliche Bewegungseinschränkung des Schultergelenkes, deutliche Einschränkung der aktiven Abduktionsfähigkeit des Armes (Pseudoparalyse).
- Im Rahmen der degenerativen, meist schleichenden Veränderungen zunehmender Kraftverlust bei aktiven Bewegungen im Bereich des Schultergelenkes, insbesondere bei Abduktion.
- Zunehmende Schmerzhaftigkeit aufgrund des eintretenden Impingementsyndromes.
- Bei Kranialisation des Humeruskopfes: ausgeprägte Beschwerden bei Überkopfarbeiten.

Klinische Diagnostik

Rotatorenmanschetten-Tests (s. 4.2, insbesondere Armtests sowie Painful Arc, Widerstandstests für die einzelnen Muskeln der Rotatorenmanschette).

Radiologische Diagnostik

- Röntgen: Schulter in 2 Ebenen.
- Sonographie des Schultergelenkes, insbesondere der Aufnahmen der Hedtmann I und II. Hier lässt sich hervorragend eine Ruptur nachweisen.
- Kernspintomographie (Feststellung des Ausmaßes der fettigen Degeneration).

Differenzialdiagnostik

Sämtliche Subakromialsyndrome.

Therapie

Konservative Therapie

- Insbesondere bei degenerativen Schädigungen der Rotatorenmanschette immer zunächst konservative Therapiemaßnahmen zur Kräftigung der Restrotatorenmanschette, Erfolg in 80–90 %.
- Symptomatische und Schmerztherapie.

Operative Therapie

- Junger Patient, frische Ruptur (Abb. 4.**7**).
- Bei Beschwerdepersistenz in Abhängigkeit vom Alter, Ätiologie und Funktionsverlust.

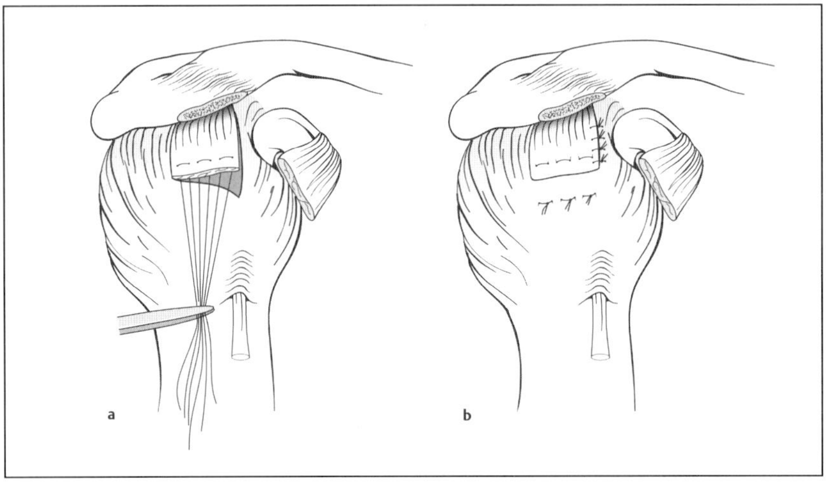

Abb. 4.**7** Rekonstruktion der Rotatorenmanschette.

Operationstechnik

Verschiedene Verfahren in Abhängigkeit von der Größe des Defektes:

- direkte Naht
- Rotatorenmanschettenreinsertion in Knochennut, ggf. mit Fadenankern
- Verschiebeplastik der Rotatorenmanschetten unter Mobilisation am Übergang zur intakten Rotatorenmanschette zur optimalen Rekonstruktion (Abb. 4.**7**).
- Vorgehen entweder über den gleichen Zugang wie bei der offenen Akromioplastik oder über Miniinzision direkt über dem Defekt, Spreizen des M. deltoideus, Darstellen des RM-Defektes, Exzision des degenerierten Gewebes, Mobilisation der Sehne und des Muskels, Reinsertion in geschaffene Knochennut und Readaptation, sinnvollerweise als Kombination aus Fadenanker und knöcherner Ausziehnaht, Wundverschluss.

Nachbehandlung

- In Abhängigkeit vom Spannungszustand Abduktionslagerung auf Abduktionsorthese bis zu 6 Wochen mit abnehmender Abduktion.
- Keine aktive Abduktion für 6 Wochen.
- Passiv konsequente Mobilisation unter Beachtung des Abduktionsgrades.
- Nach Freigabe Kräftigung der Rotatorenmanschette.

4.6.4 Subakromialsyndrom bei Bizepssehnentendinitis

Definition

Schmerzhaftes Schultergelenk bei Affektion der langen Bizepssehne.

Synonyme

Bizepssehnentendinitis.

Ätiologie und Pathogenese

- Attrition-Tendinitis: Ursächlich hierfür meist repetitive Bewegungen im Bereich des Ellenbogens mit forcierter Supination, somit synovialer Reaktion der Vagina synovialis.
- Schmerzzustand im Bereich der langen Bizepssehne durch knöcherne Anomalien im Sulcus intertubercularis.
- Kompression der langen Bizepssehne im Rahmen einer Defektarthropathie.

Radiologische Diagnostik

Ergänzung zum Schulterprogramm: Tunnelaufnahme zur Darstellung knöcherner Randleisten.

Weiterführende Diagnostik

Gute Darstellbarkeit der langen Bizepssehne sowie der umgebenden Weichteilstrukturen durch die Schultersonographie.

4.6.5 Adhäsives Subakromialsyndrom

Synonym

Periarthritis adhäsiva, Schulterteilsteife.

Ätiologie und Klassifikation

Folgezustand subakromialer Affektionen i. S. einer Verklebung der subakromialen Strukturen.

Klinik

- Bewegungseinschränkung im Schultergürtel infolge einer subakromialen Erkrankung.

- In Abgrenzung zur adhäsiven Kapsulitis häufig Einschränkung insbesondere der Abduktion und weniger der Rotationsqualitäten mit weniger ligamentärem als vielmehr schmerzbedingtem weichem Anschlag. Domäne der klinischen Untersuchung

Bildgebende Diagnostik

- Abklärung der subakromialen Region wie oben angegeben (S. 68).
- Bildgebende Verfahren zum Ausschluss einer knöchernen Affektion.

Differenzialdiagnostik

s. adhäsive Kapsulitis.

Therapie

- Krankengymnatische Übungsbehandlung zur Mobilisition des Schultergürtels.
- Bei Therapieresistenz Mobilisation unter Skalenuskatheter oder Narkosemobilisation, ggf. arthroskopische Arthrolyse (Technik nach Harryman: Kapsulotomie zirkumferent am Kapsel-Labrum-Ansatz).
- Erst nach erfolgreicher Mobilisation auch operative Sanierung der subakromialen Region.

4.7 Schultersteifen

4.7.1 Adhäsive Kapsulitis

Definition

Bewegungseinschränkung des Glenohumeralgelenkes infolge einer Kapselschrumpfung mit phasenhaftem Verlauf.

Synonym

Frozen Shoulder, Schultersteife, Schulterteilsteife.

Ätiologie und Klassifikation

Einteilung in 2 Formen:

- *Idiopathische Form:* Die Ursache der idiopathischen Form ist unbekannt.
- *Sekundäre Form:* Typischerweise 6fach erhöhte Inzidenz beim Diabetiker. Häufig nach Traumata, herzchirurgischen und neurochirurgischen Eingriffen oder nach Banaltraumata mit entsprechend langer Latenz.

Klinik

Phasenhafter Verlauf, ablaufend in 3 Phasen:

- Phase 1: Vornehmlich Schmerzhaftigkeit mit beginnender Einsteifung.
- Phase 2: Rückläufige Schmerzsymptomatik mit zunehmender Einsteifung.
- Phase 3: Ausschließlich Einsteifung. Ende dieser 3 Phasen normalerweise Restitutio ad integrum.

Ausgeprägte Bewegungseinschränkung im Bereich des Schultergürtels mit eindeutigem Kapselmuster, nahezu Aufhebung der Außenrotationsfähigkeit, Einschränkung der Abduktionsfähigkeit und Flexionsfähigkeit. Im Vergleich zum adhäsiven Subakromialsyndrom ist ein fester ligamentärer Anschlag zu verzeichnen.

Bildgebende Diagnostik

Immer Untersuchung der Schulter in 2 Ebenen zum Ausschluss knöcherner Affektionen. Eine weiterführende nativradiologische Darstellung macht häufig wenig Sinn, da die Diagnose klinisch gut zu stellen ist.

Differenzialdiagnostik

Alle Schultergelenkerkrankungen, insbesondere adhäsives Subakromialsyndrom, Kapsulitis.

Therapie

- *Stadium 1:* Analgetika und Antiphlogistika. Krankengymnastische Übungsbehandlung zur Mobilisation des Schultergelenkes. Ggf. intraartikuläre Corticosteroidapplikationen.
- *Stadium 2 und 3:* Narkosemobilisation (Durchbewegen der Schulter in Narkose, zunächst in Flexionsrichtung bei unfixierter Skapula. Nachdem sich hier die meist vorliegenden Adhäsionen mit entsprechenden Geräuschen gelöst haben auch Durchführung der Rotations- und Abduktionsbewegungen, letztendlich auch mit fixierter Skapula. Cave Frakturen. Anlage eines Skalenuskatheters und Mobilisation bzw. forcierte krankengymnastische Übungsbehandlung.

Operative Verfahren

Arthroskopie des Schultergelenkes mit arthroskopischer Kapsulolyse.

4.8 Entzündliche Erkrankungen

4.8.1 Omarthritis (Schultergelenkempyem)

Definition

Eine durch Mikroorganismen verursachte Vereiterung des Gelenkes, definitionsgemäß Erregernachweis im Gelenk.

Synonym

Septische Arthritis, bakterielle Arthritis, Infektarthritis.

Ätiologie und Klassifikation

Einteilung in 2 Formen:

- *Primäre Arthritis* (Erreger gelangt direkt in das Gelenk, Wunde chirurgischer Eingriff, Injektion).
- *Sekundäre Arthritis* (hämatogene Ausbreitung des Erregers).

Haupterreger: Staphylokokken, Streptokokken, bei Kindern zumeist Haemophilus influenza, des Weiteren auch Viren und Pilze möglich.

Der Verlauf der Infektion hängt von der Virulenz und der Abwehrlage des Patienten ab. Gehäuftes Auftreten bei:

- Diabetes mellitus
- Alkoholabusus
- Tumorpatienten
- Patienten mit Antikörpermangelsyndrom (HIV, Immunsuppresion)
- Initialbefund im Bereich der Synovialmembran, häufig trüber Erguss, Prozessprogredienz mit Zerstörung der Rotatorenmanschette und der anliegenden Schulterstrukturen möglich
- durch Granulationsgewebe Zerstörung des Knorpels möglich, daraufhin Gelenkdestruktion bis hin zur Ankylose

Klinik

- Häufig Monarthritis.
- Typische Zeichen der Infektion (Schmerzen, Schonhaltung und Überwärmung, ggf. Fieber und Schüttelfrost).
- Labordiagnostik: Untersuchung des obligaten Punktates (Leukozytenzahl, Erregernachweis). Ein negativer Befund schließt eine Infektion nicht aus (nur 90 % positiver Keimnachweis).

Bildgebende Diagnostik

- Im nativradiologischen Bild der Schulter normalerweise kaum Veränderungen, ggf. Gelenkspaltverbreiterung und Weichteilverschattung. Erst im Spätstadium Gelenkspaltverschmälerung als Zeichen einer Schädigung des Knorpels und Osteolysen.
- Bei liegendem Osteosynthesematerial ggf. Resorptionssäume.
- Kernspintomographie: Empfindlichste Untersuchungstechnik bezüglich Arthritis mit Kontrastmittel, gute Darstellung des intraartikulären Befundes.
- Computertomographie: Nachweis lytischer Läsionen und Sequesterbildungen.

Differenzialdiagnostik

- Chronische Polyarthritis (meist doppelseitig, laborchemisch abgrenzbar).
- Reaktive Arthritis: häufig Folge von postenteritischen (Shigellen, Salmonellen, Yersinien) und anderen reaktiven Arthritiden (Borrelien, Chlamydien). Häufig begleitend Myalgien, Augensymptome, Zephalgien, Hautveränderungen.
- Tuberkulöse Arthritis, Tendenz zunehmend, häufig durch hämatogene Streuung aus pulmonalen und urogenitalen Herden. Lang andauernd Gelenksymptomatik ohne dramatische Entzündungszeichen, Nachweis über Mikroskopie und Tierversuch.
- Kristallinduzierte Arthritiden: schubweiser Verlauf, massive Entzündung. Zumeist Arthritis urica und Chondrokalzinose (Kristallnachweis).

Therapie

Konservative Therapie

Obligat Punktion bei V. a. septische Arthritis, nach Keimgewinnung antibiotische Behandlung, nur in sehr frühen Stadien konservative Therapie erfolgversprechend, begleitend Belastungspunktionen, Kryotherapie, nach Abklingen der lokalen Entzündungszeichen Übungstherapie.

Operative Therapie

Bei persistierenden Beschwerden über 2 Tage sowie bei primär eitrigem Gelenkpunktat obligate operative Therapie.

Operationstechnik:

- Bei Frühbefund arthroskopisches Débridement mit Gelenkspülung (Methode der Wahl) (arthroskopische Zugänge von ventral und dorsal, Gewinnung von Flüssigkeit zur mikrobiologischen Untersuchung, Débridement, Adhäsiolyse, ausgiebige Gelenkspülung, Synovial-PE, postoperativ Drainage-Einlage, keine Spülsaugdrainage), Vorteil: geringe Traumatisierung, frühe Mobilisation, ggf. Verkürzung des Krankheitsverlaufes.
- Offene Revision: Obligat bei ebenfalls gleichzeitig vorliegendem periartikulärem Befall, dann: transdeltoidaler oder deltoideopektoraler Zugang, radikales Débridement und Lavage aller befallenen Strukturen, Bursektomie, Entfernung der zerstörten Rotatorenmanschettenanteile, bei liegendem Metall ebenfalls Metallentfernung, Durchspülen des Gelenkes, Synovektomie, ggf. Ketteneinlage und Zweitoperation.

Nachbehandlung: Kurzfristige Immobilisation des Gelenkes in Desault-Weste oder Abduktionsschiene, nach Abklingen der akuten Symptome und rückläufigen Laborwerten Mobilisation zur Vermeidung der Adhäsionen.

4.8.2 Die rheumatische Schulter

Epidemiologie

- Initial nur gelegentlicher Befall, im Verlauf Neigung zur Bewegungseinschränkung mit rascher Progredienz.
- Schulterbeteiligung bei der rheumatoiden Arthritis zwischen 57 und 91 %.
- Hauptlokalisation Subakromialraum (Bursa subdeltoidea, Bizepssehne, Supraspinatussehne).
- Schon in frühen Stadien ausgedehnte Rotatorenmanschettenrupturen mit entscheidender Auswirkung auf die Funktion des Glenohumeralgelenkes.

- Häufig erst späte Beschwerdesymptomatik, aus diesem Grunde oft erst späte Vorstellung beim Rheumaorthopäden.

Klinik

- Durch Affektion des subakromialen Raumes entzündliche Impingementsymptomatik (s. 4.6).
- Früheinschränkung der Außenrotation und Flexion.
- Spät artikulärer Schmerz (erst bei Usuren und Defekten).
- Kraftverlust und ausgeprägte Bewegungseinschränkung erst in späten Stadien der Destruktion.

Diagnostik

Klinik s. 4.2.

Bildgebende Diagnostik

Sonographie:

- Frühe Aussage über eine Affektion des Schultergürtels möglich, weit vor radiologischer Diagnostik.
- Gute Beurteilbarkeit der periartikulären Weichteilstrukturen, wichtige Bedeutung bei der Operationsplanung aufgrund der guten Beurteilbarkeit der Rotatorenmanschette.

Nativradiologie:

- Einteilung entsprechend der Stadien nach Larsen-Dale-Eek (s. Kapitel „Rheumatologie"). Erst im Stadium LDE 2 Gelenkspaltverschmälerung, progredient bis LDE 5, dann Kranialisation des Humeruskopfes, Verlust des Gelenkspaltes bei Rotatorenmanschettendefektsituation.

MRT und CT:

- MRT zur besseren Beurteilung der Weichteile, Differenzierung zu tumorösen Prozessen.

Differenzialdiagnostik

s. 4.8.1.

Therapie

Abhängig von den Stadien nach Larsen-Dale-Eek (LDE):

- LDE 0–2 primäre Weichteilbehandlung:
  - Konservative Maßnahmen mit Instillation von Lokalanästhetika und Corticosteroiden zur Entzündungshemmung.
  - Gegebenenfalls Radio- oder chemische Synoviorthese mit Yttrium bzw. Natriummorrhuat, hierüber kurzfristige Besserung möglich. Bei Nachweis größerer Synovialproliferationen arthroskopische Synovektomie. Nachteil: Bizepssehnenscheide wird nicht suffizient synovektomiert.
  - Bei Subakromialsyndrom mit Impingement Akromioplastik und ggf. Rotatorenmanschettennaht.
- LDE Stadium 2–3:
  - Bei bereits vorliegenden Knorpelschädigungen mit Knorpelglatzen Doppelosteotomie nach Benjamin.
  - Zurückhaltung bei der Akromioplastik wegen der Gefahr der anterokranialen Subluxation des Humeruskopfes bei gleichzeitig vorliegendem Rotatorenmanschettendefekt.

- Stadium LDE 4 oder 5:
  - In diesen Stadien Maßnahmen nicht mehr ausreichend, daraufhin Indikation zur rekonstruktiven Operation, alternativ Resektions-/Interpositionsarthroplastik bzw. Resektionsarthroplastik oder Endoprothetik.
  - Ziel Resektionsarthroplastik: Wiederherstellung der Gelenkflächenkongruenz und Rekonstruktion der Rotatorenmanschette. Nachteil: deutliche Medialisierung des Drehpunktes mit Verschlechterung der Biomechanik. Ultima Ratio: Implantation einer Schultertotalendoprothese in der Technik nach Tabe auch bei defekter Rotatorenmanschette, dann jedoch mit Variokopfsystem oder eine inverse Prothese nach Grammont (Kugel an der Skapula und Pfanne am Schaft, z. B. Delta-II-Prothese Firma De Puy).
  - Bei Kontraindikationen zur Endoprothese (ausgeprägte Destruktion, septische Komplikationen) Indikation zur Arthrodese. Hier verschiedene Techniken.

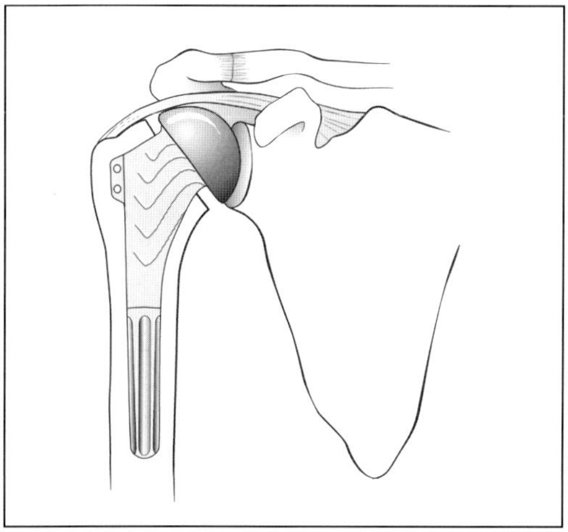

Abb. 4.**8** Schulterendoprothetik: Hemiprothesensystem.

Nachbehandlung

Abhängig vom operativen Eingriff:

- Bei arthroskopischer Synovektomie frühzeitig aktive und passive Beübung, bei Synovektomie und Rotatorenmanschettennaht Abduktionsschiene für 3 Wochen. Ab 2. Tag passive Beübung, ab 14. Tag aktive assistiert, ab 28. Tag aktiv.
- Akromioplastik: Ab 2. Tag passiv, frühzeitig aktiv.
- Resektions-/Interpositionsarthroplastik: Abduktionsschiene für 5 Wochen, ab 2. Tag passive-Übungen, ab 6. Woche aktive Übungen.
- Endoprothetische Versorgung ohne Rotatorenmanschettennaht 3 Wochen Thoraxabduktionsschiene, ab 2. Tag passive Übung, ab 5. Tag aktiv assistiert, ab 14. Tag aktiv mit entsprechenden Verhaltensregeln bezüglich Rotation und Retroversion.

4.9 Neurogene Erkrankungen

4.9.1 Scapula alata

Definition

Hochstehendes Schulterblatt bedingt durch die Parese des N. thoracicus longus oder auf dem Boden einer fazioskapulohumeralen Muskeldystrophie.

Synonym

Abstehen des Schulterblattes..

Ätiologie und Pathogenese

- Meist idiopathisch.
- Selten Lähmungen des M. serratus anterior durch Druck (Rucksack, Gips, postop., neuralgische Schulteramyotrophie, Infektionserkrankungen).
- Kompression des N. thoracicus longus.

Klinik

Flügelartiges Abstehen des Schulterblattes mit Kranialisation des Schulterblattes und Abweichen des unteren Skapulawinkels nach medial (mono- oder bilateral).

Diagnostik

- Klinische Untersuchung durch Abstemmen der ausgestreckten Arme nach vorne gegen eine Wand.
- Gegebenenfalls Abspreizen des Armes, hierunter Abweichen des unteren Skapulawinkels nach medial.
- Bei eindeutiger klinischer Symptomatik insbesondere Elektrophysiologie zur Feststellung des Zustandes des N. thoracicus longus.

Differenzialdiagnostik

- Fazioskapulohumerale Muskeldystrophie (FSM).
- Sprengel-Deformität.
- Nervus-accessorius-Parese (hier Schulterblatt lateralisiert).
- Exostosen mit Befall des Thoracicus longus.

Therapie

Konservative Therapie

- Bei druckbedingter Lähmung des N. thoracicus longus gute Prognose bezüglich Spontanremission.
- Gegebenenfalls Serratusbandage für mehrere Monate, funktioneller Ausfall wird häufig gut kompensiert.

Operation

- Bei dauerhafter Parese stabilisierende Operation.
- Bei Parese Muskeltransfer.
- Bei FSH-Muskeldystrophie Skapulodese (z. B. interskapulo-skapulokostale Skapulopexie).

4.9.2 Parese des Nervus suprascapularis

Definition

Irritation bzw. Schädigung des N. suprascapularis (C4–C6), nach Vereinigung der Zervikalwurzeln meist im Bereich der Incisura scapulae.

Ätiologie und Pathogenese

Traumatisch:

- Isolierte Verletzungen (z. B. Messerstiche).
- Stumpfe Gewaltanwendung (Schultertrauma).
- Frakturen des Collum scapulae.

Atraumatisch:

- Nervenkompression im Bereich der Incisura scapulae durch Raumforderung (z. B. Zyste oder Hypertrophie des Ligamentums).
- Nervenkompression durch persistierende Maximalbewegung (meist Rotations-, Adduktionsbewegung bei Überkopfhaltung) der Skapula mit Impingement im Bereich der Incisura scapulae oder dem Lig. transversum scapulae.

Klinik

- Atrophie des M. supraspinatus und/oder des M. infraspinatus, je nach Schädigungshöhe.
- Unterschiedliche Verlaufsformen.
- Alleinige Paresen ebenso wie begleitende dumpfe Schmerzen im Bereich des Schultergelenkes.
- Bei isoliertem Befall des M. supraspinatus Schwäche der Abduktion.
- Bei Ausfall des M. infraspinatus Schwäche der Außenrotation mit zusätzlicher Pronationsstellung des herabhängenden Armes.
- Bei erhaltener Deltoideusfunktion kein kompletter Ausfall bei der Bewegung möglich.

Diagnostik

- Röntgenaufnahme des Schultergelenks in 2 Ebenen obligat, zusätzlich Supraspinatus-Outlet-Aufnahme.
- Sonographische Untersuchung der Schulter zum Ausschluss einer zystischen Veränderung.
- Neurologische Untersuchung mit Elektrophysiologie zur Lokalisationsdiagnostik.
- Gegebenenfalls NMR oder CT zur Untersuchung der Incisura scapulae.

Differenzialdiagnosen

- Partielle Ruptur der Rotatorenmanschette (hierzu meist zusätzlich Schmerzen).
- Läsion des Plexus cervicalis (hier meistens umfangreichere neurologische Ausfälle).
- Alle Arten des Subakromialsyndroms.

Therapie

Abhängig von der Ursache:

- Bei kompletter Durchtrennung des Nervs, in seltenen Fällen Nervennaht.
- Bei persistierenden Problemen Transposition des M. teres major auf die dorsale Seite des Humerus, um eine Außenrotationsfähigkeit zu ermöglichen.
- Generell konservative Therapie zur Kräftigung der betroffenen Muskeln bzw. der kompensierenden Muskeln, da häufig spontane Remission bzw. Reinnervation.
- Bei Zyste oder hypertrophem Ligament Dekompression des Nervs im Bereich der Incisura scapulae über supraspinösen Zugang.
- Indikation jedoch erst dann, wenn keine Spontanremission (Klinik und EMG) nachzuweisen ist.
- Operation indiziert, wenn nach einer konservativen Therapie von 3 Monaten keine Besserung zu verzeichnen ist.

4.10 Skapulothorakales Syndrom

Definition

Hör- und fühlbares, willkürlich auslösbares Schnappen des Schulterblattes, ggf. mit entsprechender Schmerzsymptomatik.

Synonym

Schulterblattkrachen.

Ätiologie und Pathogenese

Häufig pathologische Veränderungen der skapulothorakalen Muskulatur und der begleitenden Bursae. Andere ätiologische Faktoren Muskelverspannung, Formvariante der Skapula, Tumoren, überschüssige Kallusbildung, Rippenbuckel bei Skoliosen.

Klinik

Schnappen und Krachen bei Skapulabewegung, ggf. mit entsprechender Beschwerdesymptomatik, oft Schmerzen am oberen und medialen Skapulawinkel.

Diagnostik

- Röntgen: Skapula-Tangentialaufnahmen, evtl. knöcherne Veränderungen.
- Kernspintomographische oder computertomographische Untersuchung.

Differenzialdiagnostik

s. Ätiologie.

Therapie

Konservative Therapie

- Nach Ausschluss knöcherner oder maligner Veränderungen meist nicht behandlungsbedürftig.
- Eventuell stabilisierende Krankengymnastik.
- Bei Schmerzen lokale Infiltration des Schmerzpunktes.

Operative Therapie

- Allenfalls bei Beschwerdepersistenz und anatomischem Korrelat.
- Kerbung der Muskulatur, Skapulateilresektion oder Exostosenabtragung.

4.11 Verletzungen und Verletzungsfolgen

4.11.1 Skapulafrakturen

Unfallmechanismus

Sturz auf die Schulter, Stauchung über den ausgestreckten Arm.

Epidemiologie

Seltene Fraktur.

Relevante Anatomie

Dünnwandiger, größtenteils flacher Knochen mit einer verstärkten Umrandungszone und einer queren Verstrebung (Spina scapulae).

Diagnostik

- Abklärung im Rahmen der „Traumaserie“: Röntgenaufnahme des Schultergürtels nebst Skapula in a.–p. Richtung bezogen auf die Skapula.
- Laterale Röntgenaufnahme (transskapuläre Aufnahme).
- Transaxilläre Aufnahme.
- Computertomographie: Fragen bezüglich der Fragmentdislokation oder der Gelenkbeteiligung bzw. kleineren Fragmente.

Einteilung

3 Hauptgruppen:

- *Gruppe a:* Korpus- und Fortsatzfrakturen (Korpusfraktur, Spinafraktur, Processus-coracoideus-Abrisse, Akromionabrisse).
- *Gruppe b:* Kollumfrakturen (Frakturen im Collum anatomicum, Frakturen im Collum chirurgicum mit akromioklavikulärer Instabilität).

- *Gruppe c:* Gelenkfrakturen (Pfannenrandabbrüche, Pfannenbrüche, in Kombination mit Kollum- und Korpusfrakturen).

Therapie

- Frakturen des Schulterblattkörpers ausnahmslos Indikation zur konservativen Therapie, auch bei radiologisch nachweisbaren Stufenbildungen.
- Frakturen an Spina, Processus coracoideus und Akromion bei stärkerer Dislokation operative Therapie (zur Vermeidung eines Impingements, einer Störung der korakoklavikulären Stabilität).
- Verschobene Gelenkfrakturen, absolute Indikation zur operativen Intervention mit dem Ziel der anatomischen übungsstabilen Wiederherstellung.
- Problematisch Kollumfrakturen: Bei starker Kippung des pfannentragenden Fragmentes operative Therapie, allerdings auch gute funktionelle Ergebnisse nach konservativer Behandlung.

Konservative Therapieformen

- Keine Frakturreposition.
- Symptomatische Therapie.
- Wenige Tage Gilchrist-Verband oder Desault-Weste.
- Analgesie durch physikalische Therapie und Schmerzmedikation.
- Beginn der Übungsbehandlung nach 1 Woche.

Operative Verfahren

Zugangswege entweder ventral oder dorsal. Osteosynthese in Abhängigkeit von der Frakturform, ggf. lediglich Schraubenosteosynthese bei Glenoidfraktur oder Plattenosteosynthese zur Stabilisierung des tragenden Rahmens.

Komplikationen

- Schädigungen des N. axillaris oder des Plexus brachialis als Spätkomplikation, bei Gelenkbeteiligung Omarthrose.
- Begleitverletzungen Thorax, Klavikula, Schultergelenk.
- Verletzung der A. suprascapularis bzw. des N. suprascapularis.

4.11.2 Klavikulafrakturen

Unfallmechanismus

Meist Sturz auf den ausgestreckten Arm, seltener direkte Gewalteinwirkung, selten unkontrollierte Muskelkontraktion beim Sport.

Epidemiologie und Ätiologie

- Geburtstraumatisch.
- Bevorzugte Lokalisation mittleres Drittel, laterale Übergangszone des mittleren Drittels, da Schwachstelle.
- Fraktur meist Biegungsbruch mit Biegungskeil als drittes Fragment.

Klinik

- Typische Fehlstellung, meist hochgezogenes zentrales Fragment.

- Verkürzung des Schultergürtels auf der betroffenen Seite bei Dislokation.
- Bei vorsichtiger Palpation Stufe tastbar.
- Gegebenenfalls Krepitation.

Röntgen

A.-p. Aufnahme der Klavikula, 2. Ebene schwierig.

Klassifikation

(Klassifikation nach Jäger u. Breitner)

- Typ I: Fraktur lateral der Bänder, stabil.
- Typ II: Fraktur zwischen den Ansatzpunkten von Pars trapezoidea und Pars coronoidea, zentrales Fragment weist unter Zug des M. sternocleidomastoideus nach kranial ab, distales Fragment sinkt mit Arm.
- Typ III: Fraktur medial der Bandansätze, gleicht Fraktur des mittleren Drittels.
- Typ IV: Typische Verletzung der Kinder und Jugendlichen, laterales Klavikuladrittel aus Periostschlauch ausgehülst.

Therapie

Therapieziele

- Vermeidung von Gefäß- und Nervenschäden, Beseitigung von Weichteilschäden.
- Freie Schulterfunktion.
- Seitengleiche Schulterlänge.
- Geringe kosmetische Beeinträchtigung.

Therapie prinzipiell konservativ:

- Bei nicht disloziertem Bruch Immobilisation für 2 Wochen im Desault-Verband, anschließend aktive krankengymnastische Therapie,
- Bei typischer Dislokation Rucksackverband (Rucksackverband regelmäßig 1-mal pro Woche nachziehen, um Lockerung vorzubeugen),
- Immobilisationsdauer 2–3 Wochen, gute Prognose.

Indikation zur operativen Therapie

- Primäre neurologische Ausfälle oder Zirkulationsstörungen.
- Gefahr der Hautdurchspießung eines spitzen Fragmentes.

Operationstechnik

- Plattenosteosynthese.
- Indikation aus kosmetischen Gründen nur in extrem seltenen Fällen zu stellen.
- Häufig starke Narbenbildung.

4.11.3 Schultereckgelenksprengung

Unfallmechanismus

- Sturz auf die kraniale und dorsale Schulterpartie.
- Direkter Schlag auf die Schulterregion.
- Akromion wird nach ventral und kaudal verschoben, Klavikula luxiert nach kranial.

Epidemiologie

- Häufige Verletzung.
- Relevante Anatomie: Schultereckgelenk wird durch kräftige Bänder gesichert (Lig. acromioclaviculare, Lig. coracoclaviculare mit einliegendem Discus intraarticularis).
- Stabilisierung über Lig. coracoclaviculare Pars I und II.

Klassifikation

Einteilung nach Tossy in 3 Schweregrade (Rockwood 6 Schweregrade):

- Typ I: Distorsion, Bänder intakt, Belastungsaufnahme unverändert.
- Typ II: Akromioklavikuläre Bänder gerissen, korakoklavikuläre Bänder erhalten, nativradiologisch mäßige Spaltverbreiterung und Stufenbildung, Gelenkpartner in Kontakt.
- Typ III: Ruptur der akromioklavikulären und korakoklavikulären Bänder, klinisch Stufenbildung.

Ergänzung nach Rockwood:

- Typ IV: Laterale Klavikula dorsal fixiert mit einem Schlitz des M. trapezius.
- Typ V: Ausgedehnte Dislokation in der Frontalebene. Haupt zwischen Korakoid und Klavikula im Vergleich zur Gegenseite verdoppelt.
- Typ VI: Eintauchen der lateralen Klavikula unter das Akromion bzw. unter das Korakoid.

Diagnostik

Klinik

- Entsprechende Druckschmerzen.
- Klaviertastenphänomen.
- Hochstand des lateralen Klavikulaendes im Seitenvergleich, gestaffelt nach Grad der Bandschädigung.
- Verstärkung bei Zug am Arm.
- Pathogenetisch relevant für die Dislokation nach kranial ist die Kontraktion des M. sternocleidomastoideus.

Bildgebung

- Panoramaaufnahme des Schultergürtels (Patient bekommt beidseitig 10 kg schwere Gewichte).

Therapie

Konservative Therapie

- Tossy-I-Verletzung: Ein Verband zur adäquaten Reposition existiert nicht. Somit bei konservativer Therapie symptomatisch analgetische Therapie. Initial Gilchrist-Verband für 1 Woche. Ab der 2. Woche krankengymnastische Übungsbehandlung des Schultergelenkes bis zur freien Beweglichkeit.

- Bezüglich Typen II und III steht keine einheitliche Meinung. Generell auch bei dieser Ausprägung bei konservativer Therapie zu 80 % sehr gute und gute Ergebnisse, falls es sich nicht um Überkopfarbeiter oder intensiv Sporttreibende handelt.
- Typen IV bis VI nach Rockwood eindeutige Operationsindikation.

Operative Therapie

Die Operation ist mit einer Komplikationsrate von ca. 20 % behaftet.

Operationstechnik

Es existieren zahlreiche Operationsmethoden. Unterschieden werden müssen intraartikuläre (durch das AC-Gelenk penetrierende) und extraartikuläre Methoden, bei denen die Überbrückung zwischen Klavikula und Korakoid erfolgt.

- *Intraartikuläre Techniken:* Zuggurtungstechnik mit 1 bzw. 2 Kirschner-Drähten und einer 8-förmig geführten Drahtschlinge, Versenken der Drahtenden im Bohrkanal in der distalen Klavikula.
- *Extraartikuläre Techniken:*
  - Verschraubung nach Bosworth (Prinzip: Nach Reposition des Gelenkes Sichern der Reposition mittels transklavikulärer Schraube ins Korakoid).
  - Klavikuloakromiale oder klavikulokorakoidale Fixation mit durch Bohrkanäle geführten Kordeln (resorbierbar), Vorteil: sofortige Freigabe der Beweglichkeit.
  - Verschiedene Hakenplatten zwischen Klavikula und Korakoid (Balser-, Wolter-, Rüsselplatte).
  - Doppelplatte nach Ramazadeh.
- *Empfehlenswertes Verfahren:* Naht der akromioklavikulären Bänder, Wiederherstellung des Akromioklavikulargelenkes mittels PDS-Kordel und kurzzeitige Transfixation des Akromioklavikulargelenkes durch einen Kirschner-Draht, alternativ temporäre Stabilisierung mit Bosworth-Schraube (4,5-mm-AO-Schraube).
- Alternativ zweizeitig Operation nach Weaver-Dunn (Transposition des Lig. coracoacromiale in Verbindung mit einer lateralen Klavikularesektion).
- *Lagerung:*
  - Beach-Chair-Position.
  - Frei beweglicher Arm.
  - Hautschnitt.

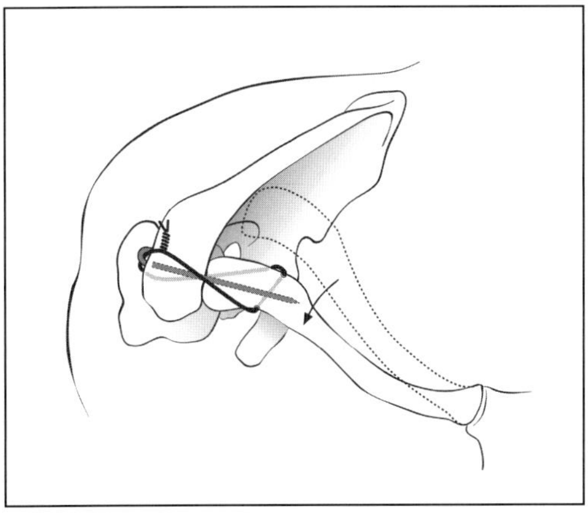

Abb. 4.**9** Operation bei Schultereckgelenksprengung.

- *Technik:*
  - Kordel mit Overholdklemme hinter den Sehnenansätzen um das Korakoid führen.
  - Über Stichinzision Kirschner-Draht bis zur Gelenkfläche des Akromions vorbohren, Lage kontrollieren, Reposition und Draht 4 cm in die distale Klavikula vorbohren.
  - Verknoten der PDS-Kordel unter Spannung.
  - Naht der akromioklavikulären Bänder.
  - Drainageeinlage.
  - Metallentfernung in der 8. Woche.

Komplikationen

- Implantatbrüche.
- Schädigung der großen Gefäße und des Plexus.

4.11.4 Sternoklavikulargelenkluxation

Synonyme

Luxatio sternoclavicularis.

Unfallmechanismus

- Indirekte Gewalteinwirkung.
- Sturz auf den Arm bzw. die Schulter mit Hebeln der Klavikula über die 1. Rippe im Sinne eines Hypomochlions.

Relevante Anatomie

- Sternoklavikulargelenk, einzige gelenkige Verbindung des Schultergürtels mit dem Rumpf.
- Weitere Verbindungen rein muskulär.
- Straffe Gelenkkapsel-Band-Verbindung.
- Discus articularis.
- Die medialen Klavikulaenden sind untereinander durch das Lig. interclaviculare verbunden. Des Weiteren jeweils eine Verbindung zur Rippe im Sinne des Lig. costoclaviculare und zum Sternum im Sinne des Lig. sternoclaviculare.

Klassifikation

- Einteilung in die vordere und hintere Subluxation und Luxation.
- Die vordere (Luxatio praesternalis) Luxation ist wesentlich häufig als die hintere (Luxatio claviculae retrosternalis).

Differenzialdiagnose

- Sternumnahe Klavikulafraktur.
- Asymmetrie des knöchernen Thorax.
- Tietze-Syndrom.
- Konturunregelmäßigkeiten und Schwellungen können verursacht werden durch aseptische Nekrose des medialen Klavikulaendes (Friedreich-Erkrankung) sowie Postmenopausenarthritis.

Diagnostik

- Anamnese in Verbindung mit Klinik meist eindeutig, insbesondere im Zusammenhang mit Inspektion und Palpation.
- Nativradiologische Aufnahme Sternum a.–p. und seitlich.

Therapie

Hintere Luxation:

- Vor Repositionsmaßnahmen Abklärung der Lageverhältnisse zu den Nachbarstrukturen am sichersten mit CT.
- Mögliche schwere Begleitverletzungen von Trachea, Pleura und Gefäßen.
- Reposition schwer, Retention leicht.
- Repositionsversuche nur bei narkotisierten und relaxazierten Patienten
- Geschlossene Repositionstechnik:
- Narkotisierter und relaxierter Patient mit Sandsack zwischen den Schulterblättern gelagert.
- Arm der verletzten Seite unter Abduktion nach hinten ziehen.
- Reposition erfolgt mit hörbarem Schnappen.
- Falls Gelenk stabil konservative Therapie.
- Verletzte Seite für 3 Wochen in Armschlinge oder Weste ruhigstellen.
- Anschließend dosierte Übungsbehandlung.
- Bis zum 3. Monat nach Trauma Vermeidung von Extrembewegungen und starker Belastung sowie sportlicher Betätigung.
- Häufig operative Sicherung nötig.

Vordere Luxation:

- Reposition leicht, Retention schwer.
- Bei frischer Verletzung Indikation zum operativen Vorgehen:
- Aufgrund der Lagebeziehungen keine Kirschner-Drähte sinnvoll.

Empfohlene Operationstechnik

- Gelenkplatte mit simultaner Naht des Lig. costoclaviculare und beider Anteile des Lig. sternoclaviculare.
- Alternativ: 8-förmig geführte Schlinge aus geflochtenem Draht oder PDS-Kordel.
- Postoperativ: Arm in Schlinge oder Weste immobilisieren bis zur Schmerzfreiheit.
- Anschließend mobilisierende Übungsbehandlung.
- Materialentfernung nach dem 3. Monat postop.

Anmerkung

Die bandplastische Stabilisierung bei veralterter Luxation zeigt schlechte Ergebnisse, somit bei Feststellung einer frischen Luxation operative Stabilisierung.

4.11.5 Traumatische Rotatorenmanschettenruptur

Definition

Riss der Sehnen- und Muskelplatte (s. 4.6.4).

4.12 Schulterabduktionsorthesen

4.12.1 Verstellbare Abduktionsorthese

Definition

Konfektionierte Orthese mit Führung des Ober- und Unterarmes und Abstützung am Thorax bzw. an den Rumpfseiten einstellbar. Auflagen für Ober- und Unterarm halbschalenförmig mit Schulter- und Brustgurten.

Indikation

Thoraxabduktionsgips, z. B. nach Rotatorenmanschettenrekonstruktion, Narkosemobilisation des Schultergelenkes in der Initialphase.

4.12.2 Abduktionskissen

Definition

Rechteckiges Kissen unter der Achsel zu tragen, am Rumpf mit Schulter- und Brustgurten befestigt. Führung des Ober- und Unterarmes mittels Schnallen.

Indikation

Abduktionslagerung nach Operation (Rotatorenmanschette) sowie initial nach Schultermobilisationen zur Prophylaxe der erneuten Verklebung (bei längerfristigem Tragen sinnvollerweise Abduktionsorthese).

4.12.3 Abduktionskeil

Definition

Mit Gurten am Körper befestigt, da Schaumstoffkeil, ggf. mit Hand- und Unterarmführung.

Indikation

Nach operativen Eingriffen am Schultergelenk.

4.13 Schulterexartikulation

4.13.1 Amputatio interscapulae thoracalis

Die radikalste Operation umfasst die Entfernung des Schultergürtels mit der gesamten oberen Extremität.

Operationstechnik: Bei der Amputatio interscapulae thoracalis erfolgt eine Freilegung der Skalenuslücke mit Gefäßen und Nervenplexus. Hierbei ist es notwendig, einen ausreichend großen Hautlappen zur Deckung des Defektgebietes zu erhalten. Hauptindikation dieser seltenen Amputationsform sind ausgedehnte maligne Tumoren des Schulterbereiches und des Oberarmkopfes. Jedoch kann eine solche Amputation auch als Verletzungsfolge, z. B. bei Förderbandverletzungen, auftreten. Zur Prothesenversorgung ist die postoperative Situation ungünstig, da die Schultermuskulatur teilweise weggefallen ist.

4.13.2 Schultergelenksexartikulation

Die Schultergelenksexartikulation bietet gegenüber der Amputatio interscapulae thoracalis den Vorteil des Erhaltes der gesamten Schulterbreite und damit ein besseres kosmetisches und besser prothetisch zu versorgendes Ergebnis. Wenn möglich, sollte jedoch immer die hohe Oberarmamputation mit Erhalt des Schultergelenkes durchgeführt werden. Nach der Schultergelenksexartikulation treten häufig schmerzhafte Neurome auf, die das Tragen von Prothesen behindern.

4.13.3 Tickhoff-Linberg-Resektion

Indikation

Maligne primäre Knochen- und Weichteiltumoren der Skapula, des Schultergelenkes oder des proximalen Humerus, die eine extraartikuläre Resektion der Skapula oder des proximalen Humerus erfordern.

Operationsprinzip

Resektion eines malignen Knochen oder Weichteiltumors im Bereich des Schultergelenkes. Das Resektat enthält unterschiedlich große Anteile des proximalen Humerus, das nichteröffnete Schultergelenk und Teile der Skapula bzw. die gesamte Skapula. Gegebenenfalls Ersatz des proximalen Humerus durch eine Tumorprothese im Sinne einer Hemiarthroplastik oder eine Clavicula-pro-humero-Operation (Abb. 4.**10**).

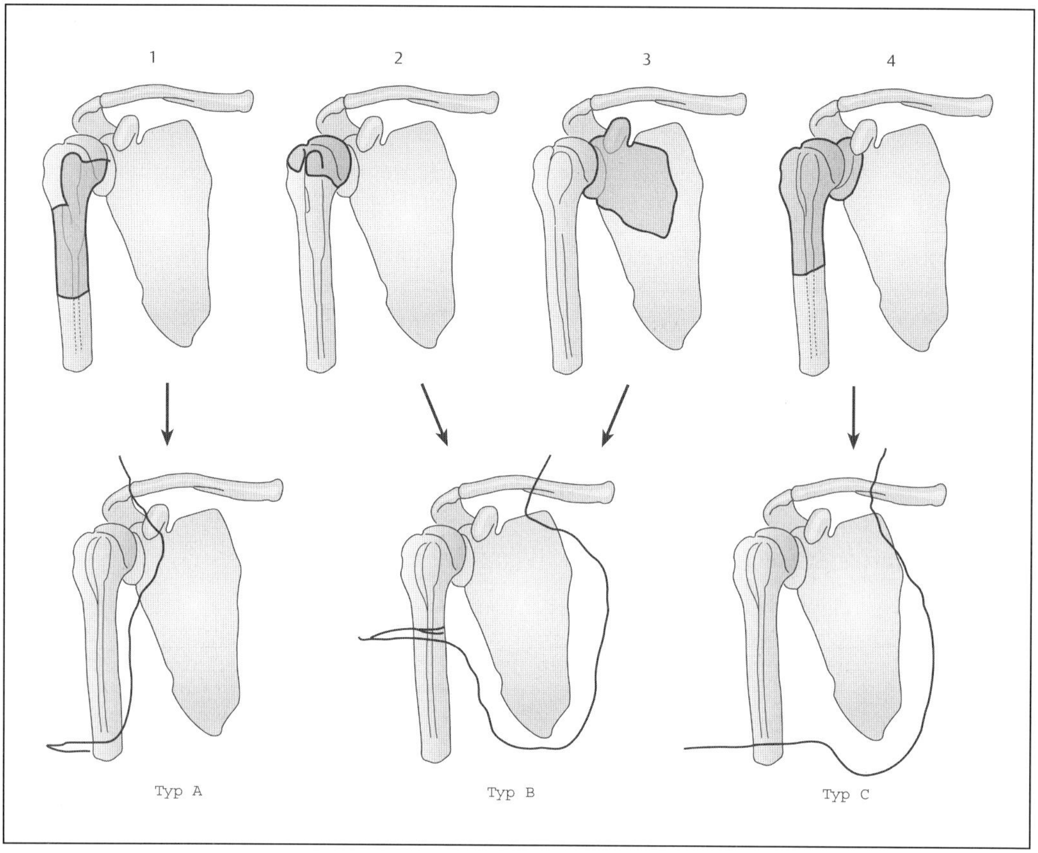

Abb. 4.**10** Tikhoff-Linberg-Resektion (nach Böhm).

4.14 Begutachtung

Alle nachfolgend angeführten Bewertungen entsprechen einer allgemeinen Einschätzung und bedürfen jeweils einer individuellen Überprüfung auf Übertragbarkeit.

Tabelle 4.**3** Verluste im Bereich der oberen Gliedmaße

Lokalisation	SER, SchwbG, MdE, GdB	GUV, MdE	PUV, Gliedertaxe
Verlust des Armes im Schultergelenk			70 %
oder sehr kurzer Stumpf	80 %	80 %	65 %
Verlust Mitte Oberarm	70 %	70 %	65 %
Verlust im Ellenbogengelenk	70 %	70 %	

Tabelle 4.**4** Bewegungseinschränkung und Versteifung

Lokalisation	SER, SchwbG, MdE, GdB	GUV, MdE	PUV, Gliedertaxe
Versteifung des Schultergelenkes in günstiger Stellung bei gut beweglichem Schultergürtel (beste Stellung: 30° Abduktion, 30° Flexion, 30° Innenrotation)	30 %	30 %	2/5 Arm
Vollständige Versteifung des Schultergelenkes in ungünstiger Stellung oder bei erheblich gestörter Beweglichkeit des Schultergürtels	40–50 %	40–50 %	2/5–2/3 Arm
Habituelle Schulterverrenkung oder rezidivierende Verrenkung	10–30 %	20–30 %	1/10–1/5 Arm
Schulterbeweglichkeit 0–0–120	10 %	15 %	1/10 Arm
Schulterbeweglichkeit 0–0–90	20 %	25 %	1/5 Arm

Tabelle 4.**5** Lähmungen

Lokalisation	SER, SchwbG, MdE, GdB	GUV, MdE	PUV
Ausfall des N. thoracicus longus	20 %	30 %	
Ausfall des N. accessorius		20 %	
Ausfall des N. axillaris	30 %	30 %	¼ Arm
Ausfall des ganzen N. radialis	30 %	30–40 %	2/5 Arm
Ausfall des N. radialis mittlerer Bereich	20 %	25 %	1/3 Arm
Ausfall des N. radialis distal	20 %	20 %	¼ Arm
Ausfall des N. ulnaris distal	30 %	30 %	¼ Arm
Ausfall des N. medianus proximal	40 %	35 %	2/5 Arm
Ausfall des N. medianus und des N. ulnaris	50 %	60 %	3/5 Arm
Ausfall des N. radialis, N. ulnaris und N. medianus in Schulterhöhe		75 %	1/1 Arm

5 Oberarm und Ellenbogen

5.1 Praktische Anatomie und Radiologie

Im Kindesalter große knorpelige Gelenkanteile:

- schwierige Röntgendiagnostik, daher
- seitenvergleichende Röntgenaufnahmen.

Gelenknahe flache Knochen mit wenig Halt für eine stabile Osteosynthese.

Nähe von Knochen und Gefäß-/Nervenstrukturen:

- Oberarmmitte: N. radialis
- Ellenbeuge: Gefäßstrang (→ Volkmann-Kontraktur)
- Condylus ulnaris: N. ulnaris

5.2 Formabweichung und Fehlentwicklung

5.2.1 Cubitus varus et valgus

Definition

- Abweichung von der physiologischen Valgusstellung des Ellenbogens.
- Bei Männern beträgt die physiologische Valgität bis 10°, bei Frauen bis 20°.

Ätiologie

- Selten angeboren.
- Meist posttraumatisch nach Kondylenfrakturen (häufigste Komplikation nach suprakondylären Humerusfrakturen), Frakturen des Epicondylus humeri ulnaris (Cubitus varus), nicht optimal reponierten erworbenen oder kongenitalen Radiusköpfchenluxationen (Cubitus valgus) und Radiusköpfenfrakturen.

Klinik

- Kosmetisch störende Achsabweichung.
- Bei posttraumatischen Formen häufig Bewegungseinschränkung.
- Einschränkung der Stützfunktion (Schulsport!).
- Bei posttraumatischem Cubitus valgus auch nach Jahren noch Schädigung des N. ulnaris.

Röntgen

- Zur Quantifizierung der Achsabweichung (Baumann-Winkel) und Erfassung der für die Achsabweichung verantwortlichen Pathologie.

Therapie

- *Konservativ:*
  - Nur im Wachstumsalter bei genügender Wachstumsreserve durch Nachtlagerungsschiene möglich.
  - Bei rein weichteilig bedingter Bewegungseinschränkung krankengymnastische Übungsbehandlung.
- *Operativ:*
  - Suprakondyläre Umstellungsosteotomie, bei im Kindesalter auftretenden Wachstumsstörungen, ggf. mehrfache Eingriffe notwendig. Bei Läsionen des N. ulnaris kann eine Neurolyse und beugeseitige Verlagerung des Nervs indiziert sein.
- Operationstechnik:
  - Im Kindesalter: Osteotomie im suprakondylären Bereich und Fixation mit Kirschner-Drähten.
  - Im Erwachsenenalter: Fixation mit Platte oder Fixateur externe.

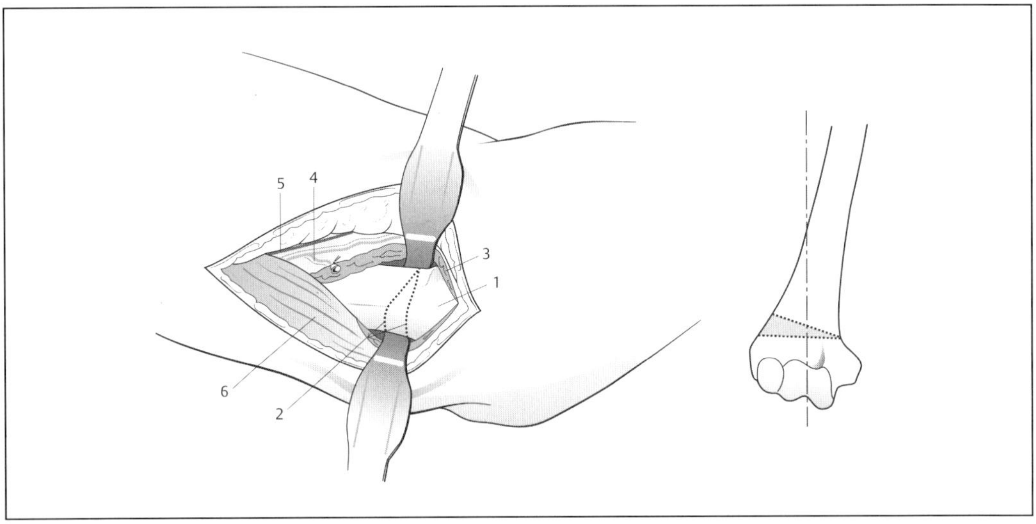

Abb. 5.**1** Suprakondyläre Umstellungsosteotomie.
1 Epicondylus lateralis humeri
2 vorgesehene Osteotomieebene
3 M. brachioradialis
4 A. et V. collateralis radialis
5 N. cutaneus antebrachii posterior
6 M. triceps brachii

5.2.2 Kongenitale Radiusköpfchenluxation

Definition

Selten auftretende, ein- oder doppelseitige angeborene Verrenkung des Radiusköpfchens. Sie kann mit anderen Fehlbildungen vergesellschaftet sein.

Ätiologie

unbekannt.

Röntgen

Ellenbogengelenk in 2 Ebenen, zeigt die Luxation (vergleichende Aufnahmen im Wachstumsalter!).

Klinik

- Häufig erst spät erkannt, da zunächst keine klinische Symptomatik.
- Auffällig wegen Deformierung des Ellenbogengelenkes mit Valgusfehlstellung und Bewegungseinschränkung.
- Selten Schmerzen.

Therapie

- Wenn früh erkannt, im 1. Lebensjahr operative Revision möglich, große Rezidivneigung.
- Nach dem 2. Lebensjahr allenfalls Nachtlagerungsschienen, um Bewegungseinschränkung zu bessern. Sonst keine Therapie notwendig.
- Operationstechnik Radiusköpfchenluxation: Seitlicher Zugang zum Ellenbogengelenk, Darstellung des Radiusköpfchens im Lig. anulare radii. Reposition und transartikuläre Kirschner-Draht-Fixation. Wenn wegen Überlänge des Radius keine Reposition möglich, dann distal Osteotomie mit Verkürzung (Knochenscheibe), Osteosynthese mittels Kirschner-Draht, in reponierter Stellung Duplikatur des Lig. anulare, Wundverschluss.

5.2.3 Pronatio dolorosa

s. 5.5.4.

5.2.4 Morbus Panner

Definition

Avaskuläre Nekrose des Capitulum humeri.

Ätiologie und Pathogenese

- Häufigste avaskuläre Nekrose des Ellenbogens, bevorzugt betroffen sind Jungen im Alter von 6–10 Jahren.
- Überlastung durch rezidivierende Mikrotraumen (Tennisspieler, Handstandüberschlag etc.), aber auch idiopathisch.
- Initialstadium: Verzögerung der Knochenkernentwicklung.
- Kondensationsstadium: Verdichtung der Knochenstruktur.
- Fragmentationsstadium: Lückenbildung im Knochengerüst.
- Reparationstadium: Wiederaufbau des Knochens.

Röntgen

- Ellenbogengelenk in 2 Ebenen: o. g. radiologischer Befund, je nach bestehendem Stadium. Diagnostisches Kriterium der Wahl.
- MR mit Gadolinium: erlaubt Darstellung der Vaskularisation und Vitalität des Kapitulums.

Klinik

- Uncharakteristische Beschwerden im Bereich des Ellenbogens, oft mit Schwellneigung.
- Selten Dissekatlösung, deshalb nur selten Einklemmungssymptomatik.
- Phasenhafter Verlauf in Abhängigkeit von Stadien.

Therapie

- Im Initialstadium und bei guter Vaskularisation symptomatische Therapie: Schonung (Vermeidung von belastenden Sportarten), bei Kapselschwellung kurzzeitige Ruhigstellung indiziert.
- Bei Dissekatlösung ggf. operative Refixation (sehr selten).
- Bei fehlender Vaskularisation im MR evtl. intra- oder extraartikuläre Anbohrung.
- Operative Revision:
  - Arthroskopisch: Entfernung des Fragments und Glättung des osteochondralen Defekts.
  - Offen: Lateraler Zugang zum Ellenbogengelenk, zwischen M. extensor carpi ulnaris und M. anconaeus zum hinteren Gelenkanteil, zwischen M. extensor digitorum und radialen Streckern zum vorderen Gelenkanteil. Knorpel-Knochen-Fragment anheben, Nekroseschicht abtragen, Pridie-Bohrungen, Fixation des Fragments mit Ethi-Pins oder Fibrinkleber.

5.3 Degenerative Erkrankungen

5.3.1 Arthrose des Ellenbogengelenkes

Definition

Verschleiß des Ellenbogengelenkes mit schmerzhafter Bewegungseinschränkung.

Ätiologie

- Nach in Fehlstellung verheilten Frakturen.
- Mikrotraumen (Judoellenbogen).
- Nach avaskulären Nekrosen und Chondromatosen als sekundäre Degeneration des Ellenbogengelenkes.
- Primäre Arthrosen sind selten.

Klinik

- Progrediente aktive und passive Bewegungseinschränkung, initial meist Streckhemmung.
- Bei aktivierter Arthrose tastbare synovitische Schwellung mit Ergussbildung.
- Zunehmende, oft schmerzhafte Funktionseinschränkung des Gelenkes mit Zeichen der Gelenkinstabilität.
- Aufgrund der gelenknahen Lage des N. ulnaris im Sulkus Irritationen möglich.
- Bei zunehmender Gelenkdestruktion Verplumpung der Gelenkkontur.

Röntgen

Ellenbogengelenk in 2 Ebenen mit den typischen Arthrosezeichen Gelenkspaltverschmälerung, subchondraler Sklerosierung, Geröllzysten- und Osteophytenbildung.

Therapie

Konservativ
- Symptomatisch mit physikalischen Maßnahmen
- Injektionstherapie

Operativ
- „Gelenktoilette" mit Abtragung störender Osteophysten.
- Sehr selten Resektion-/Interpositionsarthroplastiken (Sine-sine-Plastik); hierbei werden sperrende knöcherne Strukturen reseziert und eine Interposition mit Weichteilgewebe durchgeführt. Die totalendoprothetische Versorgung des Ellenbogengelenkes ist aufgrund der hohen Implantatlockerungsrate nur sehr selten indiziert.

5.3.2 Chondromatose des Ellenbogengelenkes

Definition

Multiple, zum Teil verknöchernde intraartikuläre Knorpelneubildungen.

Ätiologie

Primär durch Bildung freier Gelenkkörper aus metaplastisch veränderter Synovia. Sekundär bei rezidivierenden Traumatisierungen im Bereich des Ellenbogens (z. B. Judoellenbogen).

Klinik
- Bewegungseinschränkung im Ellenbogengelenk.
- Einklemmung der freien Gelenkkörper.
- Teilweise einschießende Schmerzen, sichtbare Verdickung des Gelenkes.
- DD: Gelenkblockierung bei OCD, Bewegungseinschränkung durch osteophytäre Anbauten.

Röntgen

Ellenbogengelenk in 2 Ebenen: Eindeutige Diagnosestellung durch Nachweis der z. T. ossifizierten Chondrome.

Operative Therapie
- Entfernung der freien Gelenkkörper.
- Bei primärer Chondromatose Synovektomie.

5.4 Entzündliche Erkrankungen

5.4.1 Bursitis olecrani

Definition

Entzündung des Schleimbeutels über dem Olekranon.

Synonym

Student Elbow.

Ätiologie

- *Akut eitrig:* wird überwiegend nach offenen Verletzungen im Bereich des Olekranons beobachtet.
- *Chronisch:* bei chronischen Überlastungszuständen (z. B. Schreibtischarbeit).

Klinik

- Eindeutig.
- Schmerzhafte, teigige Schwellung im Bereich des Olekranons.
- Bei akuter Bursitis fluktuierend mit Entzündungszeichen (Rötung, Überwärmung).
- Starke Berührungsempfindlichkeit.

Therapie

- Akute Bursitis zunächst konservativ: Ruhigstellung, Antibiose, physikalische Therapie.
- Bei konservativ nicht zu beherrschender Infektion operativ: septische Bursektomie.
- Chronische Bursitis: konservativ: Injektionstherapie, physikalische Therapie, bei Therapierefraktärität operativ: Bursektomie.

5.4.2 Epikondylitiden

Definition

Umschriebenes Schmerzsyndrom im Bereich der Sehnenansätze der Hand- und Fingermuskulatur an den Epikondylen des Humerus, radial oder ulnar.

Synonym

Tennisellenbogen, Golfer-/Werferellenbogen, Epicondylopathia humeri radialis und ulnaris.

Ätiologie

Chronische mechanische Überbeanspruchung führt zur Degeneration im Ansatzbereich der an den Epikondylen inserierenden Muskulatur i. S. einer Enthesiopathie.

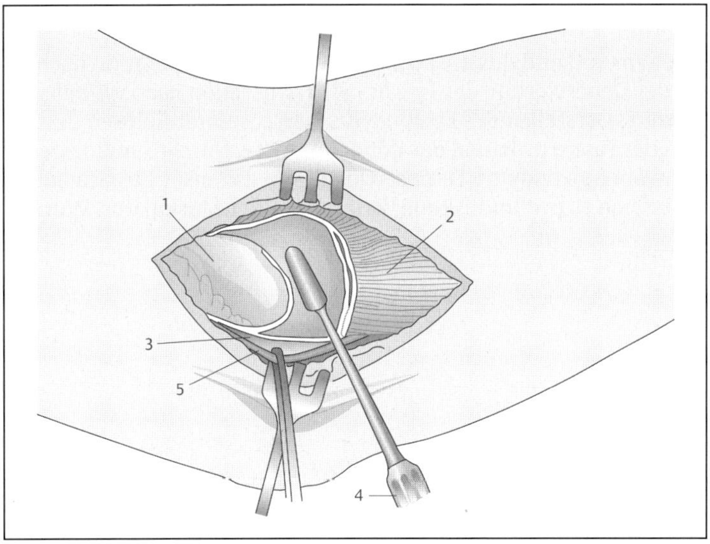

Abb. 5.**2** Denervationsoperation bei Epikondylitis.
1 Epicondylus medialis humeri
2 M. flexor carpi ulnaris
3 Periost
4 Raspatorium
5 N. ulnaris

Klinik

- Druckschmerz und Berührungsempfindlichkeit über dem entsprechenden Epikondylus.
- Positiv ausfallende Provokationstests:
  - Epicondylitis humeri radialis: Schmerzen bei Pronation und Handgelenksstreckung gegen Widerstand.
  - Epicondylitis humeri ulnaris: Schmerzen bei Supination und Handgelenksbeugung gegen Widerstand.
- Differenzialdiagnostik: lokale Entzündungsprozesse, Nervenkompressiossyndrome benachbarter Nerven (Sulcus-ulnaris-Syndrom, Pronator-teres-Syndrom, Supinatorlogen-Syndrom, Affektionen des N. radialis).

Röntgen

Unauffällige Darstellung des Ellenbogengelenkes.

Therapie

Konservativ

- Schonung, evtl. Ruhigstellung mit palmarer Unterarmschiene (bei Epicondylitis humeri ulnaris leichte Handgelenksbeugung, bei Epicondylitis humeri radialis leichte Dorsalextension), Epikondylitisbandagen.
- Bei Sportlern ist eine Überprüfung des Sportgerätes und der angewandten Technik notwendig.
- Physikalische Therapie: Iontophorese, Ultraschall, Kryotherapie im Bereich der Epikondylen, Wärmeapplikation mit Querfriktion auf die betroffene Muskulatur sowie begleitender Elektrotherapie:
  - Injektionstherapie: Lokalanästhetika und Corticosteroide.
  - Extrakorporale Stoßwellentherapie.

Operativ

- Operationstechnik: Ablösung der am Epikondylus ansetzenden Muskulatur (Operation nach Hohmann) in Kombination mit der Denervierung des Epikondylus (Operation nach Wilhelm): radialer bogenförmiger Hautschnitt; Darstellen des Epicondylus lateralis unter Ablösen des Haut-Subkutanlappens, Inzision der Faszie proximal der Kondylenspitze, Durchtrennung der Vasa collateralia und Radialisäste am Epikondylus, Desinsertion des M. extensor carpi radialis bis Höhe Collum radii, Dekompression N. profundus radii, Reinsertion der Muskulatur, Wundverschluss.

5.4.3 Ellenbogengelenkempyem

Definition

Eiteransammlung im Ellenbogengelenk infolge bakterieller Infektion.

Ätiologie

- Hämatogen/endogen im Rahmen einer oft asymptomatischen Bakteriämie (v. a. bei Säuglingen).
- Exogen bei Verletzungen, iatrogen (z. B. Injektionsbehandlung).
- 95 % der Infektionen sind durch folgendes Keimspektrum verursacht: Staphylococcus aureus, Gonokokken, gram-negative Keime; bei Kindern unter 2 Jahren überwiegend Haemophilus influenza.

Klinik

- Spontanverlauf: Empyem → Gelenkdestruktion → fibrinöse Ankylose → knöcherne Ankylose.
- Entzündungszeichen im Bereich des Ellenbogengelenkes mit Schwellung, Rötung, Überwärmung, Schmerzen und Funktionseinschränkung, tastbarer Erguss im Bereich des Ellenbogengelenkes.
- Eventuell gleichzeitiges Vorhandensein von Allgemeinsymptomen bis zur Sepsis. Auch paraartikuläre Phlegmone möglich. Cave: Patienten unter Immunsuppression bilden häufig keine Allgemeinsymptome aus.

Diagnostik

- Laborparameter: CRP erhöht, Leukozytose, BSG erhöht, evtl. serologische Diagnostik bei lokal schwer nachweisbaren Keimen (z. B. Borellia burgdorferi).
- Gelenkpunktion: bakteriologische und mikroskopische Untersuchung des Punktates.
- Gegebenenfalls Fokussuche bei V. a. hämatogene Infektion.

Differenzialdiagnostik

- Reaktive Arthritiden.
- Gichtarthropathie.
- Spezifische Infekte.
- Rheumatoide Arthritis.

Röntgen

Verbreiterung von Kapselschatten und Gelenkspalt, gelenknahe Osteoporose, unscharfe Gelenkflächen, Osteolyse bei ossärer Beteiligung.

Therapie

- Vor Beginn der antimikrobiellen Therapie: Punktion/Abstrich zum Keimnachweis und zur Resistenzbestimmung durchführen.
- Arthroskopische Spülung oder Arthrotomie mit Synovektomie, ggf. Einlage einer Spül-Saug-Drainage und wiederholte operative Spülung.
- Parenterale Antibiose, begleitend physikalische Therapiemaßnahmen mit Kryotherapie, Hochlagerung und Ruhigstellung. Antiphlogistische Therapie mit NSAR.

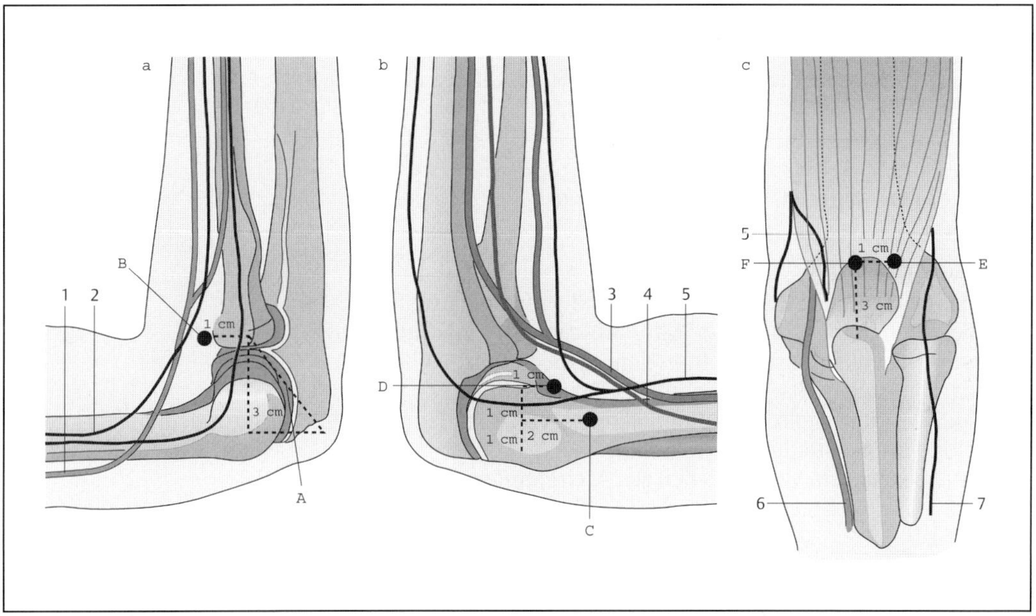

Abb. 5.**3** Zugangswege bei der Arthroskopie: **a** radial, **b** ulnar, **c** dorsal.

A dorsoradial	1 N. radialis
B anteroradial	2 N. cutaneus antebrachii lateralis
C superoulnar	3 A. brachialis
D anteroulnar	4 N. medianus
E dorsolateral	5 N. cutaneus antebrachii medialis
F dorsozentral	6 N. ulnaris
	7 N. cutaneus antebrachii posterior

5.5 Verletzungen und Verletzungsfolgen

5.5.1 Humerusfrakturen

Oberarmkopffraktur

Unfallmechanismus

Direkte und indirekte Krafteinwirkung, z. B. Sturz auf den ausgestreckten Arm.

Epidemiologie

Etwa 5 % aller Frakturen, v. a. ältere Patienten.

Relevante Anatomie

- Tuberculum majus: Insertion: Mm. supra-/infraspinatus, teres minor.
- Tuberculum minus: Insertion: Mm. subscapularis, latissimus dorsi, teres major.
- Proximaler Humerusschaft: Insertion: M. pectoralis major.
- Sulcus intertubercularis: Inhalt: lange Bizepssehne.
- N. axillaris: unterhalb des Humeruskopfes, von dorsal um das Collum chirurgicum nach lateral, versorgt Mm. deltoideus, teres minor.
- Blutversorgung im Wesentlichen aus A. circumflexa anterior humeri.

Diagnostik

- Röntgen: a.–p./transthorakal/(axial).
- Gegebenenfalls CT zwecks Ausschluss glenoidaler Beteiligung.
- Neurologischer Status: N.-axillaris-Schaden, v. a. Sensibilitätskontrolle in der Regio deltoidea (N. cutaneus brachii lateralis superior).

Differenzialdiagnose

Luxation/Luxationsfraktur; bei Kindern Epiphysenlösung des proximalen Humerus mit schmerzbedingter Parot-Pseudoparalyse.

Einteilung

nach Neer (Abb. 5.**4**): gemäß Fragmentanzahl (4 Hauptfragmente: Kalotte, Tuberculum majus, Tuberculum minus, Schaft), Dislokation und begleitender Schulterluxation.

Konservative Therapie

- Indikation: älterer Patient, eingestaucht, gering dislozierte (stabile) Fraktur (ca. 80 %).
- Verfahren: Ruhigstellung im Gilchrist- bzw. Desault-Verband bis Schmerzfreiheit, dann Pendelübungen (Selbstinnervationsbehandlung nach Poelchen).

Operative Therapie

- Indikation: jüngerer Patient, dislozierter Tuberkulumabriss, instabile Fraktur.
- Operationstechnik: perkutane Spickung (Abb. 5.**5a**):
  - Schraubenosteosynthese (T-Platte selten), (Versorgungsbeispiel)

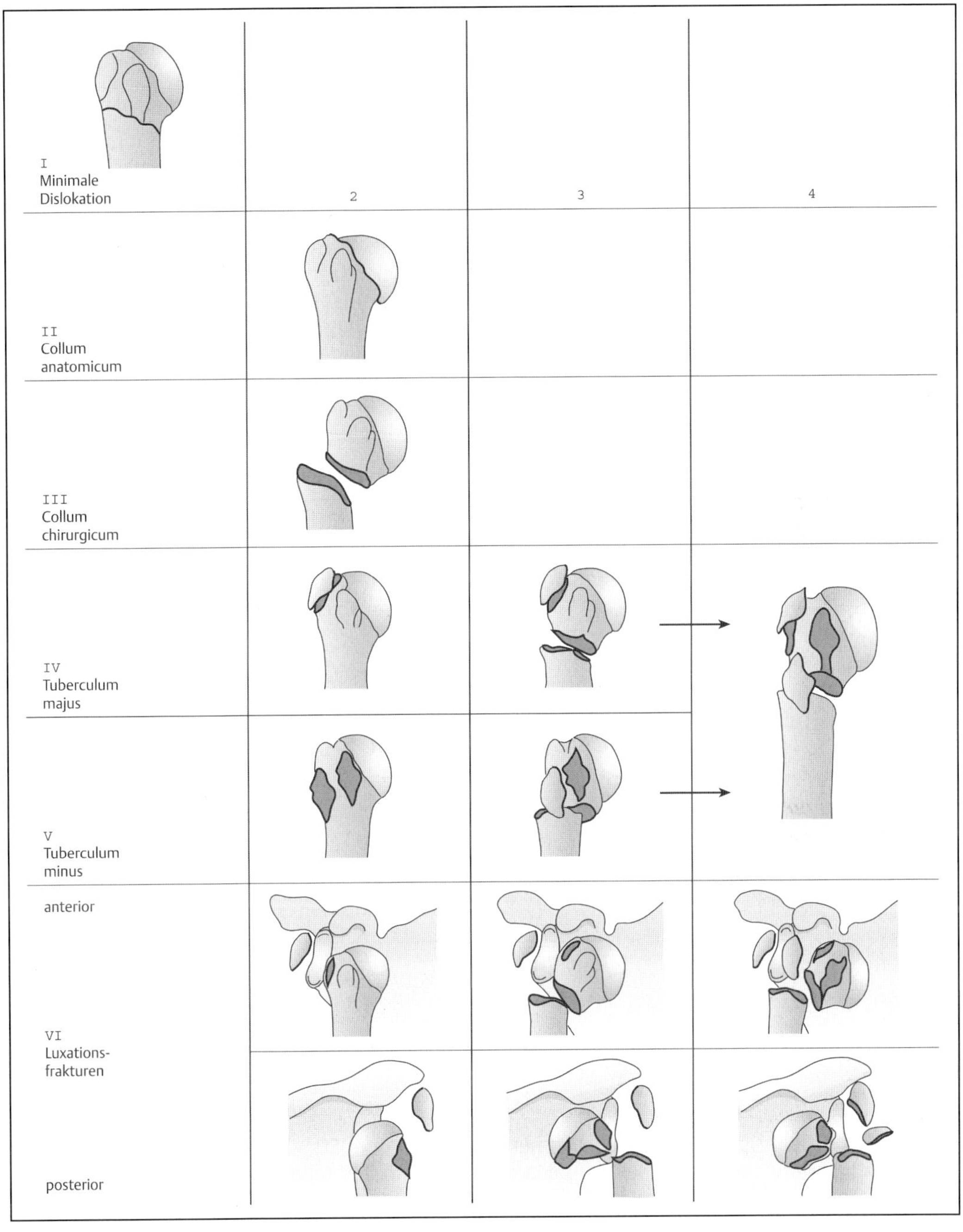

Abb. 5.**4** Klassifikation der Frakturen des proximalen Humerus nach Neer.

- Zuggurtungsosteosynthese (auch mit PDS-Kordel)
- Endoprothetischer Ersatz (v. a. bei 4-Fragment- oder Trümmerfraktur, Kopfnekrose, schmerzhafter Pseudarthrose)

- Lagerung: Beach Chair (halbsitzend), Bildwandler gestützt.
- Zugang: ventral durch Sulcus deltoideopectoralis.
- Deltoideus-splitting-Technik, z. B. auf Tuberculum majus/Hauptfragment.
- Versorgungsbeispiel: C2-Fraktur.

Bildwandler-gestützter geschlossener Repositionsversuch, bestmögliches Ergebnis perkutan Spicken (3–4 2,0-mm-Kirschner-Drähte), (Abb.5.**5b**). Bei gescheitertem geschlossenem Repositionsversuch offenes Vorgehen. Vorderer Zugang, Patient in Rückenlage oder halbsitzend. Polster unter der BWS erleichert Abdeckung und Darstellung. Sulcus deltoideopectoralis und Korakoid identifizieren. Hautinzision entlang des Sulkus. Im Faserverlauf M. deltoideus stumpf spalten. Sicherheitsabstand zur Vene belassen, Hauptast frühzeitig ligieren, um Ausriss zu vermeiden. Vene und Muskel nach lateral weg halten, zur Not klavikulären Muskelansatz ablösen. Lange Bizepssehne darstellen (häufig das Repositionshindernis). Fraktur reponieren und osteosynthetische Versorgung, z. B. 4,0-mm-Spongiosaschrauben, Kirschner-Drähte und/oder Cerclage.

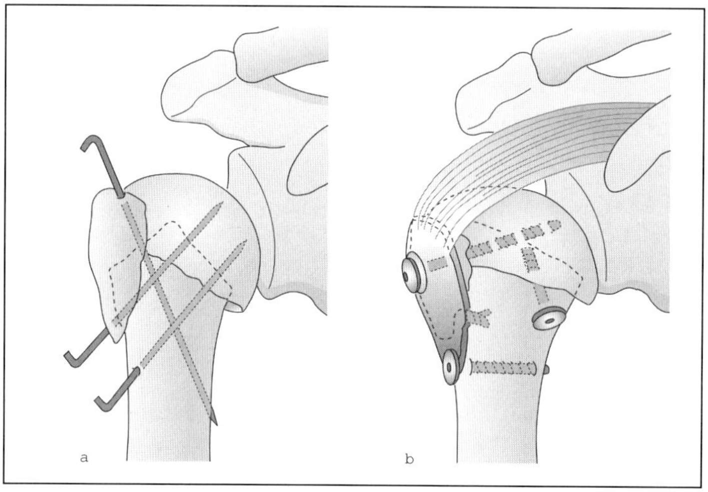

Abb. 5.**5 a–b** Operatives Vorgehen bei Oberarmkopffraktur. Perkutane Spickung,

Nachbehandlung

Postoperative Gilchrist-Verband zur Schmerzlinderung und Stabilisierung. Nach 7–10 Tagen Pendelübungen und assistierte Bewegungen bis an die Horizontalebene, keine aktive Abduktion (Cave: Tuberculum-majus-Fragment) vor Ende der 4 postoperativen Wochen, engmaschige Röntgenverlaufskontrolle zum Ausschluss Sekundärdislokation.

Cave: Repositionshindernis durch lange Bizepssehne; N.-axillaris- oder Plexus-brachialis-Schäden, Schultersteife.

Oberarmschaftfraktur

Unfallmechanismus

Direkte und indirekte Krafteinwirkung.

Epidemiologie

- Offene Frakturen: 6–10 %
- Radialis-Paresen: 10–18 %
- A.-brachialis-Läsion: 1–2 %

Klinik

Fehlstellung, Frakturzeichen.

Relevante Anatomie

N. radialis verläuft in der Achselhöhle dorsal der A. axillaris, dann entlang der Dorsalseite des Humerusschaftes, im Sulcus n. radialis um das mittlere Schaftdrittel durch das Septum intermusculare brachii laterale aus der Strecker- in die Beugerloge.

Diagnostik

- Röntgen: a.–p./seitlich
- Neurologischer Status: Radialis-Schaden (!)

Differenzialdiagnose

- Epiphysenverletzung.
- Einteilung: AO-Klassifikation (A: einfache Fraktur; B: Keilfraktur; C: komplexe Fraktur).

Konservative Therapie

- Indikation: Standard-Therapie
- Verfahren:
  - Hülse („Brace“)
  - Gipsschiene
  - „Hanging Cast“
  - Poelchen-Traktionsgips/-behandlung

Operative Therapie

- Indikation: offene Fraktur, Gefäßverletzung (A. brachialis), sekundäre Radialisparese, pathologische Fraktur, Kettenverletzung.
- Operationstechnik:
  - Fixateur externe
  - Geschlossene Marknagelung
  - Elastische Markraumschienung (Prévot, Bündelnagelung etc.)
  - Plattenosteosynthese (breite DCP, nach Möglichkeit Titan)
- Lagerung: Bauch oder Rücken
- Zugang: anterolateral (nach Henry), dorsal (nach Henry)
- Versorgungsbeispiel: Schaft-Fraktur mittleres Drittel Typ B3/C1

Bauchlage, Arm auf kleiner Armstütze, dorsaler Zugang nach Henry (Cave neurologische Strukturen), mittiger Schnitt am dorsalen Aspekt des Oberarms. Spalten des Trizepssehnenspiegels zwischen langem und seitlichem Trizepskopf. Stumpfes, vorsichtiges Vorgehen im Bereich des Caput mediale bis zur sicheren Darstellung (Anschlingen) des Gefäß-Nerven-Bündels (A. profunda brachii, N. radialis). Frakturreposition, Durchführung der Plattenosteosynthese. Abschließend Beweglichkeit im Ellbogen kontrollieren, da die Platte in der Fossa olecrani die Extension behindern kann. Im Operationsbericht immer den makroskopischen Aspekt des Nervs sowie die Kreuzungstelle des Nervs in Bezug auf die Platte (z. B. Nerv kommt in Höhe des 4. Loches von proximal zu liegen; für eventuelle ME wichtig) beschreiben.

Nachbehandlung

Frühzeitige, assistierte Bewegung im Schulter- und Ellbogengelenk (Einsteifung verhindern). Nach Möglichkeit keine verbandstechnische Ruhigstellung. Versorgung ist übungsstabil, aber nicht belastungsstabil (Cave: Unterarm-Gehstützen bei Begleitverletzungen der unteren Extremität).

Cave: N. radialis, Rotationsfehler, Pseudarthrosen, ME.

Distale Oberarmfraktur

Unfallmechanismus

Indirekt und direktes Trauma, Hyperextensionsverletzung.

Epidemiologie

Häufigste Ellenbogenverletzung im Wachstumsalter.

Klinik

- Schmerzhafte Bewegungseinschränkung im Ellenbogen, Fehlstellung.
- Relevante Anatomie: Knochenkerne erscheinen zu unterschiedlichen Zeiten (Capitulum humeri ½–3 Lj.; Trochlea humeri 7–12 Lj., Epikondylen 2–8 Lj.).

Diagnostik

- Röntgen: Ellenbogen a.-p. und seitlich, bei Kindern ggf. Vergleichsaufnahmen der gesunden Gegenseite.
- Gefäß-Nerven-Status (A. brachialis, N. ulnaris).

Differenzialdiagnose

- Luxation; isolierte Abscherfraktur des Capitulum humeris (Kocher-Fraktur).
- Einteilung.
- AO-Klassifikation (A: extraartikulär; B: partielle Gelenkfraktur; C: vollständige Gelenkfraktur).

Konservative Therapie

- Indikation: kindlichen Verletzungen, nicht oder z. T. gering dislozierte Frakturen.
- Verfahren: geschlossene Reposition.

Operative Therapie

- Indikation:
  - gelenknahe oder intraartikuläre Fraktur des Erwachsenen
  - instabile oder irreponible Fraktur des Kindes

- Operationstechnik:
  - Kirschner-Drähte (v. a. bei Kindern)
  - Schrauben-/Plattenosteosynthese
  - Endoprothesen (Ausnahmefall)
- Lagerung: Bauch oder Rücken.
- Zugang: je nach Frakturtyp ulnar oder radial, bei Trümmerfraktur dorsal mit Olekranon-osteotomie.
- Versorgungsbeispiel: intraartikuläre Trümmer-Fraktur Typ C3.

Bauchlage, Armtisch, dorsaler Zugang verläuft bogenförmig radialseitig am Olekranon vorbei. Zur Darstellung der Gelenkfläche ist eine Olekranon-Osteotomie (falls nicht bereits frakturiert) erforderlich. Den zukünftigen Schraubenkanal bei noch intakter Ulna vorbohren und Osteotomie V-förmig anlegen; erleichtert die spätere Rekonstruktion bei erhöhter Stabilität. Zugang gibt eine gute Übersicht; Autor bevorzugt Darstellung und Anschlingen des N. ulnaris. Vorrangig die Wiederherstellung der Gelenkfläche (temporär erst mit Kirschner-Drähten, dann Spongiosa-schrauben; in Einzelfällen können kanulierte Schrauben sehr hilfreich sein. Dann den Gelenkblock mit Rekonstruktionsplatte wieder an den Humerusschaft hängen. Abschließend Olekranon refixieren. Intraoperatives Bewegungsausmaß dokumentieren. *Merke:* Ein steifer Ellbogen ist funktionell sinnvoller als ein instabiles Gelenk. Anlage einer dorsalen Oberarm-langen Gips-schiene.

Nachbehandlung

Bei übungsstabilen Verhältnissen aktiv-assistierte Bewegungen aus der Schiene bis Ende der 3. postoperativen Woche. Je nach Verletzungsmuster (z. B. begleitendes SHT) Ossifikationsprophy-laxe (z. B. Indomethacin) in Erwägung ziehen.

Cave: Kompartmentsyndrom (s. auch Volkmann-Kontraktur), Rotationsfehler.

5.5.2 Ellenbogenluxation

Unfallmechanismus

Indirekte Gewalteinwirkung.

Epidemiologie

Dritthäufigste Luxation nach Schulter- und Fingerverletzungen; v. a. nach dorsal und dorsoradial (80–90 %).

Klinik

- Prominentes Olekranon, veränderte Gelenkkontur.
- Relevante Anatomie: ventrale Stabilisierung durch Processus coronoideus.

Diagnostik

- Röntgen: Ellenbogen a.–p. und seitlich, ggf. CT.
- Gefäß-Nerven-Status.

Differenzialdiagnose

Luxationsfraktur.

Einteilung

Gemäß Luxationsrichtung (dorsal/dorsoradial etc.).

Konservative Therapie

- Indikation: Isolierte Luxation (so früh als möglich).
- Repositionsverfahren: nach Böhler (Überstreckung + Zug); nach Ombrédanne (dorsaler Schub auf Olekranon); vertikaler Dauerzug (wie Reposition distaler Radiusfraktur mit Mädchenfängern, Gewicht), nach Meyn u. Quigley (in Bauchlage über Tischkante mit Zug in Richtung Fußboden).

Nachbehandlung

1–3 Wochen Gipsruhigstellung in Funktionsstellung, dann Physiotherapie, begleitende medikamentöse Ossifikationsprophylaxe (z. B. Indomethacin, Ibuprofen).

Operative Therapie

- Indikation: Begleitende knöcherne Verletzung, Instabilität (v. a. ulnarseitig), Repositionshindernis.
- Operationstechnik: Bandnaht, ggf. Osteosynthese bei begleitender Processus-coracoideus-Läsion (Ausrissfraktur durch M. brachialis).
- Lagerung: In Bauchlage auf Armtisch.

Cave: Begleitfrakturen (z. B. Monteggia-Fraktur), Ulnaris- oder Medianusschaden, Bandinstabilität, periartikuläre Ossifikationen, Bewegungseinschränkung, Rezidive.

5.5.3 Ellenbogengelenksnahe Frakturen

Distale Oberarmfraktur

(s. S. 126).

Olekranonfraktur

Unfallmechanismus

Direktes und indirektes Trauma, begleitende Weichtteilläsion.

Epidemiologie

Am häufigsten als Quer- oder Ausrissfraktur, v. a. ältere Patienten.

Relevante Anatomie

- Immer eine intraartikuläre Fraktur.
- Knochenkern ab 10. Lebensjahr nachweisbar und bis zum 16. Lebensjahr meist fusioniert.

- Insertion des M. triceps brachii, Zug führt zu Dislokation.

Diagnostik

- Röntgen in 2 Ebenen, bei Trümmerfraktur ggf. Seitenansicht der gesunden Gegenseite.
- Einteilung: gemäß Frakturform (Quer-, Längs-, Trümmerfraktur etc.).

Differenzialdiagnose

- Akzessorischer Knochen (meist beidseitig).

Konservative Therapie

- Indikation: nur in Ausnahmefällen (nicht dislozierte Fraktur [< 2 mm], Narkoseunfähigkeit etc.).
- Verfahren: OA-Gips für 3 Wochen, dann assistierte Bewegung.

Operative Therapie

- Indikation: bei Dislokation, bei Weichteilläsion zum frühest möglichen Zeitpunkt, ggf. unter Antibiotikaschutz, ggf. mit Bursektomie.
- Operationstechnik:
  - Zuggurtungsosteosynthese (2 x Kirschner-Drähte, Drahtcerclage als Achtertour)
  - Schraubenosteosynthese
  - Überbrückungsosteosynthese (Platte bei Trümmerzone)
  - Teilresektion
- Lagerung: Rücken oder Bauch, Bildwandler-gestützt.
- Zugang: dorsal.
- Versorgungsbeispiel: artikuläre Fraktur Typ B1.

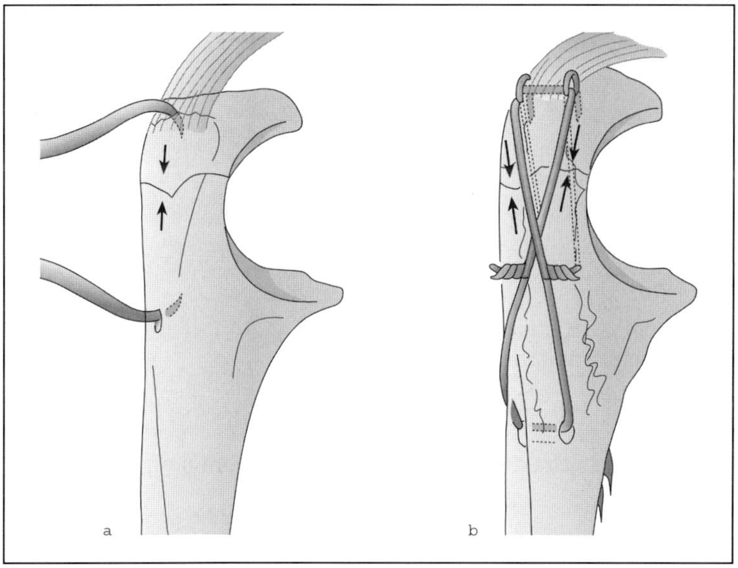

Abb. 5.**6 a–b** Operatives Vorgehen bei der Olekranonfraktur.

Bauchlage, Armtisch, dorsaler Zugang verläuft bogenförmig radialseitig am Olekranon vorbei (s. distaler Oberarm). Darstellung und Anschlingen des N. ulnaris. Vorrangig die Wiederherstellung der Gelenkfläche, temporär mit spitzer Repositionszange. Einbringen von 2 parallel verlaufenden Kirschner-Drähten (1,6–2,0 mm), die gerade die ventrale Kortikalis perforieren sollten. Dann Einbringen der Drahtcerclage, die unter die Trizepssehne zu liegen kommt. Anspannen der Achtertour auf der radialen und ulnaren Seite, um gleichmäßige Spannungsverhältnisse zu erreichen. Umbiegen und Versenken der Kirschner-Drähte. Anlage einer dorsalen oberarmlangen Gipsschiene.

Nachbehandlung

Bei übungsstabilen Verhältnissen aktiv-assistierte Bewegungen aus der Schiene bis Ende der 3. postoperativen Woche.

Cave: Pseudarthosen, Materialwanderung/-perforation, Infektion, Bewegungseinschränkung, Begleitverletzungen.

Radiusköpfchenfraktur

Unfallmechanismus

Stauchungsverletzung.

Epidemiologie

Häufige Verletzung des Erwachsenen.

Klinik

Schonhaltung des betroffenen Ellenbogens, schmerzhafte Umwendbewegung.

Relevante Anatomie

- Stabilisiert Ellenbogen i. S. der Kraftübertragung.
- Verlust des Köpfchens verursacht Cubitus valgus und Instabilität.
- Relative Ulnaverlängerung prädisponierend für Arthrose des distalen Radioulnargelenkes.

Diagnostik

- Ellenbogen in 2 Ebenen.
- Radiusköpfchen Zielaufnahme (indirekte Frakturzeichen beachten! – „Fat Pad Sign").
- Differenzialdiagnose: Luxation/Subluxation.

Einteilung

Gemäß Frakturform: Meißel- oder Abscherfraktur, Impressionsfraktur, Trümmerfraktur, Radiushalsfraktur (Kinder).

Konservative Therapie

- Indikation: nicht dislozierte Fraktur (< 2 mm).
- Verfahren: OA-Gips in Funktionsstellung bis Schmerzreduktion, dann frühfunktionell, ggf. Repositionsversuch in Narkose (Radiushalsfraktur).

Operative Therapie

- Indikation: Abkippung > 30°, Meißelfraktur > 33–50 % der Gelenkfläche, Dislokation > 2 mm, Repositionshindernis.
- Operationstechnik: Mini-Osteosynthesen, Resektion nur als Ultima Ratio bei älteren Patienten, ggf. Implantation von Endoprothese.
- Lagerung: Rücken.
- Zugang: radial.
- Versorgungsbeispiel: B2-Fraktur.

Rückenlage, Armtisch, Blutsperre. Lateraler oder dorsoradialer Zugang. Wegen N. radialis nicht weit ventral. Zwischen den am Epicondylus lateralis entspringenden Muskeln im Faserverlauf direkt auf das Gelenk eingehen. Zugang wäre theoretisch durch eine Osteotomie des Epicondylus radialis humeri zu erweitern. Eingehen in das Gelenk, Reposition der Fragmente und Durchführung einer Mini-Schrauben-Osteosynthese (1,5- bis 2,0-mm-Schrauben). Spülung des Gelenkes. Überprüfung der humeralen Gelenkfläche auf Knorpelschäden. Wundverschluss, Anlage einer dorsalen Gipsschiene in mittlerer Beugestellung.

Nachbehandlung

Frühfunktionelle Nachbehandlung mit aktiven Bewegungsübungen aus der Schiene heraus.

Cave: Resektion aufgrund sekundärer Handgelenksbeschwerden, Begleitverletzungen.

5.5.4 Pronatio dolorosa

Synonyme

Morbus Chassaignac, Radiusköpfchensubluxation, Nurse Elbow.

Unfallmechanismus

Unvorbereiteter, plötzlicher Zug am Arm, auch direktes Trauma.

Epidemiologie

Vor allem zwischen 1. und 4. Lebensjahr.

Klinik

Schonhaltung des betroffenen Ellenbogens, schmerzhafte Umwendbewegung mit hartem Anschlag.

Relevante Anatomie

Knorpelig angelegtes Radiusköpfchen subluxiert unter das Lig. anulare.

Diagnostik (Klinik!)

Schonhaltung in Pronation; ggf. Röntgen in 2 Ebenen.

Differenzialdiagnose

Fraktur.

Konservative Therapie

- Indikation: immer, meist am wachen Kind.
- Verfahren: Reposition (rechtwinklig gebeugter Ellenbogen wird unter Zug gestreckt und supiniert. Spontan schmerzfrei Beweglichkeit wiederhergestellt. Bei länger zurückliegendem Ereignis, schwieriger Reposition oder Rezidiven erfolgt Ruhigstellung in OA-Gipsschiene für 3-7 Tage.

Operative Therapie

(sehr selten)

- Indikation: Repositionshindernis.
- Verfahren: offene Reposition.
- Lagerung: Rücken.
- Zugang: radial.

Cave: Eltern/Betreuer aufklären zwecks Rezidivprophylaxe.

5.5.5 Radiusköpfchenluxation

Unfallmechanismus

Sturz auf den pronierten Unterarm.

Epidemiologie

Extrem selten als isolierte Verletzung, eher bei Kindern.

Klinik

Schonhaltung des betroffenen Ellenbogens, schmerzhafte Umwendbewegung.

Relevante Anatomie

- Knochenkern von Caput radii erscheint erst zwischen 3.–8. Lebensjahr.
- Von Lig. anulare geführt.
- Artikuliert mit Capitulum humeri.

Diagnostik

Röntgen Ellenbogen in 2 Ebenen.

Differenzialdiagnose

- Teil eines Monteggia-Schadens (s. dort).
- Kongenitale Radiusköpfchenluxation mit begleitenden Cubitus valgus und Bewegungseinschränkung.

Konservative Therapie

- Verfahren: Reposition in Narkose durch Extension und Supination.
- Indikation: primärer, frühzeitiger Versuch.
- Verfahren: 3 Wochen Oberarm-Gips.

Operative Therapie

- Operationstechnik: offene Reposition.
- Indikation: bei Repositionshindernis.

Cave: Ausschluss von Begleitverletzungen.

5.5.6 Volkmann-Kontrakturen

Definition

Kontrakturen i. S. eines Spätzustandes nach Kompartment- oder Muskellogen-Syndrom, bedingt durch Gewebsuntergang, v. a. der Hand- und Fingerbeuger.

Unfall-/Entstehungsmechanismus

- Äußere Faktoren, die zur Kompression der Kompartments führen (Verschüttung, Verband, Gips etc.).
- Innere Faktoren, die zur Inhaltszunahme im Kompartment führen (Hämatom, postoperartives/ ischämisches Ödem etc.).
- Als Volkmann-Ischämie bei kindlichen suprakondylären Fakturen durch direkte Beeinträchtigung der A. brachialis bei Verletzung oder Reposition i. S. eines Frühstadiums beschrieben.

Relevante Anatomie

- Begrenzt von Fascia antebrachii, Ulna und Radius sowie Membana interossea sind 3 Muskellogen nachweisbar.
- Gemäß der Lage ist das ventrale Kompartment (Flexoren) von dem dorsalen Unterarmkompartment (Extensoren) und der radialen Loge zu unterscheiden.

Diagnostik

- Palpation.
- Gefäß-Nerven-Status.
- Invasive Druckmessung, engmaschige Verlaufskontrollen(!).

Differenzialdiagnose

- Primäre Gefäß- oder Nervenläsion, Thrombose, Infekt.
- Einteilung: gemäß betroffenem Kompartment.
- Symptome: 5 P (pain, pallor, paresthesia, pulsnessless, prostration) in der Entstehungsphase.
- Als Spätzustand Verschmächtigung der Unterarmmuskulatur mit Beugekontrakturen.

Konservative Therapie

- Indikation: „drohendes Kompartment“ (< 30 mm Hg = 4 kPa).
- Verfahren: abschwellende Medikamente, Lagerung.

Operative Therapie

(Besteht in der Vermeidung der primären Muskelnekrose)

- Indikation: bei bestehendem Verdacht auf Logendruckerhöhung, da nur frühe Druckentlastung. die Entstehung von Nekrosen und die darauf folgenden Kontrakturen verhindern können.
- Operationstechnik: Spaltung aller betroffenen Kompartments, sekundärer Hautverschluss.
- Lagerung: Rücken auf Armtisch.

Cave: Kein Faszienverschluss am Unterarm im Rahmen einer operativen Versorgung (Redon-Drainagen verwenden).

5.6 Amputationen

5.6.1 Oberarmamputation

- Absetzung des Armes auf jeder Höhe möglich.
- Im distalen Bereich des Armes Weichteildeckung schwierig, da hier keine Muskeln vorhanden sind. Es empfiehlt sich die Durchführung einer Tenoplastik.
- Je länger der Oberarmstumpf, umso günstiger sind die Hebelverhältnisse bei der nachfolgenden Prothesenversorgung.
- Um eine größere Rotationsfähigkeit und damit bessere Prothesenbeherrschung zu erhalten, wird die Winkelosteotomie des Oberarmstumpfes empfohlen.
- Bei Kindern muss der verstärkten Wachstumsneigung des Knochens gegenüber den Weichteilen begegnet werden („terminal osseous overgrowth"), z. B. mit einer Stumpfkappenplastik mit Transplantation einer Knorpel-Knochen-Kappe vom Beckenkamm.

5.6.2 Ellenbogengelenksexartikulation

- Vorteil des langen Hebels und der ganzen Kondylenbreite als Ansatzfläche für eine Prothese.
- Bei Kindern bleibt auch die Epiphysenfuge so erhalten, sodass diese Technik wegen des Wachstums – wenn möglich – der Oberarmamputation vorzuziehen ist.

5.6.3 Unterarmamputation

- Auch bei sehr kurzen Stümpfen bleibt die Beuge- und Streckfähigkeit des Unterarmes erhalten. Mit einer solchen Bewegung lässt sich beispielsweise eine Prothesenhand steuern.
- Bei längeren Stümpfen kommt noch die Pro- und Supinationsbewegung hinzu, sodass hierdurch beispielsweise Handgreifbewegungen einer Prothese gesteuert werden können. Jedoch entsteht bei langen Unterarmstümpfen häufig als Komplikation eine Weichteilatrophie mit Zirkulationsstörungen.

5.7 Orthesen und Prothesen

5.7.1 Orthesen

Zielsetzung

Bei erhaltener Handfunktion sollen Orthesen die Funktionsstörungen im Bereich des Schulter- oder Ellenbogengelenks kompensieren.

- Bei funktioneller Einschränkung der Schulter muss die Orthese am Rumpf abstützen (z. B. Thorax-Abduktionsschiene).
- Zur Stabilisierung des Ellenbogengelenkes bei intaktem Schultergelenk ist eine schultergelenksfreie Orthese ausreichend, welche suprakondylär abstützt.
- Sog. Epikondylitisspangen werden zur Behandlung der Epikondylitis eingesetzt. Ihre Wirkung beruht überwiegend auf dem Prinzip der kontralateralen Hemmung zur Schmerzreduktion.

5.7.2 Prothesen

Prothesen sollen die Greiffunktion der Hand ersetzen, gleichzeitig auch kosmetische Bedürfnisse befriedigen. Prothetische Versorgung ist an der oberen Extremität grundsätzlich schwieriger als an der unteren, da die funktionellen Ansprüche immer nur teilweise gelöst werden können und Prothesen bisher keine Sensibilität vermitteln können.

- Aktive Greifarme: werden durch eigene Muskelkraft gesteuert.
- Fremdkraftprothesen: Bei subtotalem Armverlust Antrieb durch Batterie.
- „Schmuckarm": ohne Funktion, für kosmetischen Ausgleich.
- Bei erhaltener Schulter ist eine Oberarmprothese möglich; rotationsstabile Befestigung schwierig, evtl. Winkelosteotomie zur verbesserten Prothesenverankerung.
- Bei sog. Ellenbogenexartikulationsprothesen Abstützung proximal der Epikondylen.
- Myolelektrische Systeme nutzen Aktionspotentiale der verbliebenen Muskulatur, um Elektromotoren zu steuern (z. B. des Bizeps oder Trizeps).

5.8 Begutachtung

Tabelle 5.**1**

Lokalisation	SER, SchwbG, MdE, GdB %	GUV, MdE %	PUV, Gliedertaxe %
Verlust beider Arme oder Hände	100	100	100
Verlust eines Armes im Schultergelenk oder sehr kurzer Oberarmstumpf	80	80	100 65
Verlust im Oberarm oder Ellenbogengelenk	70	70	65
Verlust eines Armes im Unterarm	50	50	45
Verlust eines Armes im Unterarm mit Stumpflänge bis 7 cm	60	50	
Verlust einer Hand	50	50	
Versteifung im Ellenbogengelenk in günstiger Stellung (inkl. Drehbewegung)	30	30	2/5 Arm
Versteifung im Ellenbogengelenk in ungünstiger Stellung	40	40	2/5 – 2/3 Arm
Pseudarthrose im Oberarm	20–40	20–40	bis 1/5 Arm
Bewegungseinschränkung im Ellenbogengelenk	10–30	10–30	bis 2/5 Arm
Unterarmpseudarthrose	20–40	20–40	
Isolierte Aufhebung der Unterarmdrehbewegung	10–30	10–30	

Literatur

Bauer R, Kerschbaumer F, Poisel S (Hrsg.). Orthopädische Operationslehre. Bd. 3. Stuttgart: Thieme; 1997.
Bohndorf K, Imhof H. Radiologische Diagnostik der Knochen und Gelenke. Stuttgart: Thieme; 1998.
Heinz B, Hansis M, Siebert C. Die Plattenosteosynthese von Humerusschaftfrakturen. Akt Traumatol. 2001;31:182.
Jäger M, Wirth CJ, Bischoff H-P. Praxis der Orthopädie. 3. Aufl. Stuttgart: Thieme; 2001.
Laer L von. Frakturen und Luxationen im Wachstumsalter. 2. Aufl. Stuttgart: Thieme; 1991.
McRae R. Practical Orthopaedic Exposures. Edinburg: Churchill-Livingstone; 1987.
Müller ME, Allgöwer M, Schneider R, Willenegger H. Manual der Osteosynthese – AO-Technik. 3. Aufl. Berlin: Springer; 1992.
Rompe G, Erlenkämper A. Begutachtung der Haltungsorgane und Bewegungsorgane. 3. Aufl. Stuttgart: Thieme; 1998.
Sarmiento A, Kinmann PB, Gavin EG. Functional bracing of fractures of the shaft of the humerus. J Bone Jt Surg. 1971;59-A:596.
Siebert CH, Heinz BC, Höfler HR, Hansis M. Plattenosteosynthetische Versorgung von Humerusfrakturen. Unfallchirurg. 1996;99:106.

6 Unterarm und Hand

6.1 Praktische Anatomie

- Differenzierte Funktionen von Unterarm und Hand:
  - Einschränkung bei Fehlbildungen,
  - exakte Wiederherstellung nach Traumen.
- Wachstumsstörungen der paarigen Unterarmknochen wirken sich auf Ellengelenk und Handgelenk aus.
- Zahlreiche Sehnenscheiden:
  - Aseptische entzündliche Reaktionen nach Überlastung und postraumatisch.
  - Septische entzündliche Reaktionen nach Keiminokulation (traumatisch, bakteriämisch).
  - Destruktionen aller Gelenkstrukturen bei rheumatischen Erkrankungen.

6.2 Formabweichungen und Fehlentwicklungen

6.2.1 Radioulnare Synostose

Definition

Verknöcherungen zwischen Radius und Ulna mit Ausfall der Unterarmdrehung.

Synonym

Ossäre radioulnare Brückenbildung.

Ätiologie

- *Angeboren*: Die Erkrankung kann als Spontanmutation oder familiär mit dominantem Erbgang auftreten. Wegen der kompensatorischen Mehrbeweglichkeit in den Handgelenken häufig erst im Schulalter erkannt.
- *Erworben*: Folgen von knöchernen Verletzungen oder operativen Eingriffen, die im Bereich der Operation oder der Verletzung zur Synostosierung (Verknöcherung der Membrana interossea) führen.

Klinik

- Als angeborene Form oft doppelseitig. Die Ausdehnung der knöchernen Verbindung reicht von einer schmalen Brücke bis zu einer breiten Verschmelzung über das gesamte proximale Unterarmdrittel.
- Fehlende Unterarmdrehbeweglichkeit.
- Kompensatorische Hypermobilität des Handgelenkes.

Diagnostik

- Röntgenaufnahmen des Unterarmes in 2 Ebenen.

Therapie

Konservativ

- Ohne Erfolg.

Operativ

- Angeborene radioulnare Synostose: Resektion der Synostose häufig von Rezidiv gefolgt. Wegen bestehendem Fehlwachstum der paarigen Unterarmknochen kein Bewegungsgewinn möglich. Bei ungünstiger Stellung der Hand in Pronation bzw. Supination funktionsverbessernde Operation durch Rotationsosteotomie auf Höhe der Synostose sinnvoll.
- Erworbene radioulnare Synostose: Entfernung der posttraumatischen Verknöcherung der Membrana interossea.

6.2.2 Madelung-Deformität

Definition

Wachstumsstörung der distalen Radiusepiphyse mit Abweichung der Hand (Bajonett-Stellung) und pyramidenförmiger Konfiguration der Handwurzel sowie ulnarem Vorschub.

Epidemiologie

Die Erkrankung tritt vorwiegend bei Mädchen und in etwa 2/3 der Fälle doppelseitig auf.

Ätiologie

In 30 % Erblichkeit (Léri-Weill-Syndrom).

Klinik

- Äußerlich Bajonettstellung der Hand und Bewegungseinschränkung des Handgelenkes. In ausgeprägten Fällen radiale Klumphand.
- Röntgenologisch zeigt sich eine Verbiegung des Radiusschaftes mit Auseinanderweichen der distalen Enden von Elle und Speiche, einer mehr oder weniger stark ausgeprägten Abschrägung der distalen Radiusgelenkfläche, einem Vorschub der Elle mit dorsalem Vorstehen des Ellenköpfchens und pyramidenförmiger Konfiguration der Handwurzel.
- Die Erkrankung verläuft bis zum Wachstumsabschluss progredient und ist als präarthrotische Deformität aufzufassen.

Therapie

- Konservative Behandlungsmöglichkeiten bestehen nicht.
- Operativ:
  - bei Schmerz: Denervierung des Handgelenkes bzw. Arthrodese,
  - bei Instabilität: Arthrodese.

6.2.3 Federnde Elle

Definition

Federnde Verschieblichkeit der Elle im distalen Radioulnargelenk.

Ätiologie

- Konstitutionell bedingt bevorzugt bei Mädchen in der Adoleszenz.
- Traumen.
- Entzündungen im distalen Radioulnargelenk.

Klinik

- Bei den konstitutionellen Formen bestehen häufig keine Beschwerden.
- Nach Traumata oder entzündungsbedingten Instabilitäten sind Reizzustände im distalen Radioulnargelenk möglich.
- Bei der klinischen Untersuchung besteht eine handgelenknah vermehrte dorsoventrale Verschieblichkeit von Elle und Speiche, die bei den traumatischen und entzündlichen Formen schmerzhaft ist.

Therapie

- Bei Beschwerden durch Instabilität Tape-Verbände oder Handgelenkmanschetten.
- Bei den traumatischen Formen ist eine primäre Transfixation von Elle und Speiche mit 6-wöchiger Ruhigstellung im Oberarmgips angezeigt.
- Bei posttraumatischen Instabilitäten Bandplastik oder alternativ die Ellenköpfchenresektion (insbesondere bei den rheumatischen Formen).
- Operationstechnik zur Bandplastik:
  - Dorsaler Zugang über dem Handgelenk.
  - Durchtrennung der Unterarmfaszie und des Retinaculum extensorum über der Sehne des M. extensor carpi ulnaris.
  - Zügelung der Ulna durch Anlagerung der Sehne des M. extensor carpi ulnaris mittels eines beide Strukturen umhüllenden Faszienstreifens (Fascia lata, Lyodura etc.).

6.2.4 Kamptodaktylie

Definition

Sammelbegriff für Beugekontrakturen der Langfingermittelgelenke.

Ätiologie

- Angeboren bei Dysostosen und verschiedenen Syndromen (z. B. beidseitiger Befall mit Manifestation betont im Bereich beider Kleinfinger).
- Erworben nach Verletzungen, Entzündungen und neuromuskulären Störungen.

Klinik

- Das Ausmaß der Beugefehlstellung kann zwischen wenigen Graden bis zu 90° liegen und passiv voll oder nur teilweise ausgleichbar sein.
- Im Laufe des Wachstums treten Deformierungen der Gelenkpartner auf.
- Funktionelle Behinderung in Abhängigkeit vom Ausmaß der Kontrakturen.

Differenzialdiagnostik

Morbus Dupuytren.

Therapie

Konservativ: Bei ausgeprägten angeborenen Fehlbildungen Wachstumslenkung durch Redressionsschiene.

Operativ: In Abhängigkeit von Ursache und Funktionseinschränkung (palmare Kapsulotomien, Umstellungsosteotomien, Arthrodesen, selten Gelenkersatz).

6.2.5 Klinodaktylie

Definition

Seitliche Deviation eines Fingers im Mittelgliedbereich mit Verkürzung der Knochen und abgeschrägten Gelenkflächen.

Ätiologie

- Häufig in Kombination mit Skelettdysplasien und Dysostosen.
- Oft vererblich.

Klinik

Die Abwinkelung am Kleinfinger ist in der Regel nach radial, am Zeigefinger nach ulnar und am Daumen im Bereich des Grundgliedes nach radial und bei 3-Gliedrigkeit nach ulnar nachzuweisen.

Diagnostik

- Blickdiagnostik.
- Röntgenaufnahmen der Finger in 2 Ebenen: Verkürzung der Knochen (Brachymesophalangie), evtl. Delta-Phalanx.

Differenzialdiagnostik

Traumafolge.

Therapie

In Abhängigkeit von Ausmaß und Funktionseinschränkung korrigierende Osteotomien oder Arthrodesen.

6.2.6 Handgelenksganglion

Definition

Von Sehnenscheiden oder Gelenkkapseln ausgehende Zyste mit gallertigem Inhalt.

Synonym

Überbein.

Epidemiologie

Frauen sind häufiger betroffen als Männer (2:1). Der Gipfel der Altersverteilung liegt bei 30 Jahren.

Ätiologie

- Degenerative Veränderungen des Bindegewebes.
- Myxomatöse Neubildung.
- Bindegewebsschwäche von Kapselanteilen.

Klinik

- Am häufigsten dorsoradial lokalisiert im Bereich des Handrückens (zwischen den Zeigefingerstreckern und den Sehnen des M. extensor pollicis longus). Dann meist Schwächegefühl in der Hand.
- Weitere Lokalisationen: radiopalmar, selten ulnopalmar. Dort meistens durch Druckphänomene auf den N. ulnaris auffallend.

Therapie:

- Injektion von Corticosteroiden oder verödenden Mitteln.
- Stichelung.
- Subkutane Diszision.
- Radikale Ausräumung.
- Bei Ganglien mit Anschluss an Gelenkkapseln hat sich die komplette Resektion und Fensterung der Gelenkkapsel am Eingang des Ganglions bewährt. Subtotale Resektion der Ganglien mit Naht der Stiele führt zu Rezidiven.
- Operationstechnik:
  - Zugang über dem Ganglion gemäß der Hautspaltlinien unter Schonung der Nerven-Gefäß-Bündel.
  - Verfolgen des intakten Ganglions bis zum Stiel im Bereich der Kapsel.
  - Entfernen des Ganglions unter Fenestrierung der Kapsel.

6.2.7 Morbus Dupuytren

Definition

Idiopathische Fibrose der Hohlhandfaszie mit Schrumpfung des Bindegewebes und hierdurch bedingter zunehmender Beugekontraktur der Finger.

Synonym

Idiopathische palmare Faszienfibrose, Dupuytren-Kontraktur.

Ätiologie

Zusammenhänge mit Lebererkrankungen, sonst unbekannt.

Pathogenese

Der Verlauf wird nach Buck-Gramcko in 3 Stadien eingeteilt:

- Stadium 1: Verdickung und Verschmelzung einzelner Fasern.
- Stadium 2: Zellproliferation, welche von den perivaskulären Räumen ausgeht und hauptsächlich Fibroblasten betrifft.
- Stadium 3: Faserneubildung, die wie bei einer Narbe zur Schrumpfung des Kollagengewebes mit Kontraktur der Stränge führt.

Klinik

- Am häufigsten wird der Ringfinger und am zweithäufigsten der Kleinfinger betroffen, gefolgt vom Mittelfinger und in deutlichem Abstand von Zeigefinger und Daumen.
- Bis zu 80 % tritt die Erkrankung doppelseitig auf, in 2/3 der Fälle ist die rechte Hand häufiger als die linke Hand betroffen.
- Der Erkrankungsbeginn verläuft für den Patienten häufig unbemerkt.
- Erste Anzeichen dieser Erkrankung sind vermehrte Fixierung der palmaren Haut auf der Unterlage mit zunehmender Strangbildung.

Klassifikation

Die Stadieneinteilung des Morbus Dupuytren umfasst 6 Stadien. Hierbei wird jeder Finger getrennt beurteilt:

- 0 bedeutet keine Krankheitszeichen.
- N bedeutet Knoten oder Strang in der Hohlhand ohne Beugekontraktur.
- Stadium 1 bedeutet Summe des Streckdefizites zwischen 0 und 45°.
- Stadium 2 Summe des Streckdefizites zwischen 45 und 90°.
- Stadium 3 Summe des Streckdefizites zwischen 90 und 135°.
- Stadium 4 Summe des Streckdefizites über 135°.

Diagnose

Typischer Befund mit Hauteinziehungen, Knoten bzw. Strangbildung und Beugekontrakturen.

Differenzialdiagnose

Kamptodaktylie: keine Kontrakturstränge oder Knoten bzw. Hauteinziehungen.

Therapie

Konservativ

- Keine nennenswerten Verfahren bekannt.

Operativ
- Stichelung mit scharfer Nadel (rezidivgefährdet).
- Quere Durchtrennung des Stranges: rezidivgefährdet.
- Lokale Exzision des Stranges im Bereich eines Fingers und der Hohlhand.
- Partielle Fasziektomie mit Resektion des Stranges und des angrenzenden Fasziengewebes.
- Komplette Fasziektomie mit Resektion des Stranges und kompletter Entfernung der Faszie im Hohlhandbereich.
- Bei ausgeprägten Kontrakturen kann eine Redression der Gelenke mittels externem Fixateur die Fasziektomie erleichtern und sogar Amputationen verhindern helfen.
- Operationstechnik:
  - Zugang gemäß Befall mit Z-förmiger (Finger), W-förmiger (Mittelfinger) oder Y-förmiger (Hohlhand) Inzision der Haut.
  - Fasziektomie gemäß Befall.
  - Hautverschluss mittels Z-Plastik, freiem Hauttransplantat, Verschiebelappen von der Fingerstreckseite oder Cross-Fingerlappen, Open-palm-Technik nur bei queren Wunden.

6.3 Degenerative Erkrankungen

6.3.1 Lunatumnekrose

Definition

Aseptische Nekrose des Mondbeines.

Synonym

Morbus Kienböck, Lunatummalazie.

Epidemiologie

- Bei 1 % der männlichen Bevölkerung über 15 Jahre.
- Männlich zu weiblich 80 % : 20 %.
- Erkrankungsgipfel im 2. Lebensjahrzehnt.

Ätiologie

- Einmaliges oder chronisch rezidivierendes Trauma (Pressluftarbeiter) mit Auswirkungen auf die Blutversorgung des Knochens.
- Verkürzung der distalen Ulna (Minusvariante) mit den Folgen einer mechanischen Überbeanspruchung des Lunatums.

Klinik

- Die Erkrankung beginnt schleichend.
- Anamnestisch lässt sich gelegentlich von dem Patienten ein vor Jahren erlittenes Handgelenkstrauma erfragen.

- Allmählich zunehmende uncharakteristische Beschwerden mit Kraftverminderung und Bewegungseinschränkung.
- Diffuse Schwellung des Handgelenkes mit Druckempfindlichkeit dorsal über dem Os lunatum.

Klassifikation

Röntgenologisch werden 4 Stadien der Lunatumnekrose unterschieden (Decoulx), (Abb. 6.**1**):

- Stadium 1 mit Verdichtung des Os lunatum
- Stadium 2 mit Aufhellungszonen, welche ein Mosaikmuster ergeben
- Stadium 3 scholliger Zerfall und Zusammenbruch des Os lunatum und
- Stadium 4 mit Arthrose der Handwurzel

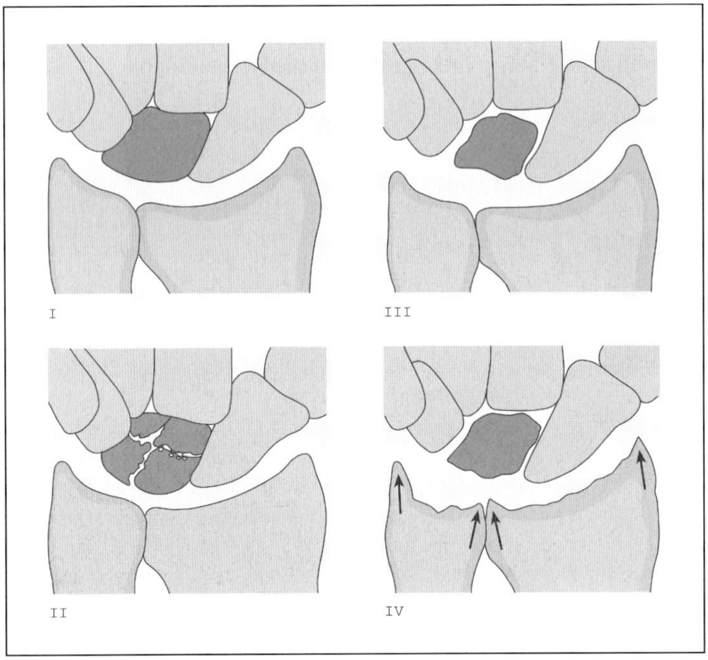

Abb. 6.**1** Klassifikation der Lunatumnekrosen nach Decoulx.

Diagnostik

- Bewegungsschmerz im Handgelenk mit Druckempfindlichkeit des Os lunatum. Stauchungsschmerz durch Druck in der Achse des 3. Strahles.
- Definitive Diagnosestellung durch das Röntgenbild in 2 Ebenen und im Frühstadium durch das NMR.

Therapie

Konservative Therapie

- Die nichtoperative Behandlung beschränkt sich auf die Vermeidung weiterer Mikrotraumata. Mit Hilfe einer Schienenversorgung (Handgelenkmanschette) können die Beschwerden reduziert werden.

Operative Therapie

- Stadium 1 und 2 nach Decoulx: Ulnaverlängerung bzw. Verkürzungsosteotomie des Radius. Evtl. Pisiformeplastik. Hierbei wird das Os pisiforme gefäßgestielt in das ausgehöhlte Mondbein verpflanzt.
- Stadium 3: Resektionsarthroplastik oder alloplastischer Ersatz mittels Silikoninterponaten.
- Stadium 4: Denervierungen oder bei deren Erfolglosigkeit Arthrodese im Handgelenk.

6.3.2 Rhizarthrose

Definition

Arthrose des Daumensattelgelenkes.

Synonym

Daumensattelgelenkarthrose.

Epidemiolgie

- Ca. 10 % der Bevölkerung leiden an einer Sattelgelenkarthrose des Daumenstrahls.
- Meist Frauen jenseits der Menopause betroffen.
- Der Erkrankungsgipfel liegt bei über 50 Jahren.

Ätiologie

- Idiopathisch: Befall prinzipiell beidseitig.
- Symptomatisch: nach Bennett- oder basalen Metakarpale I-Frakturen.

Klinik

- Im Frühzustand Schmerzen beim Spitzgriff zwischen Daumen und Zeigefinger, Kapselschwellung.
- Bei fortgeschrittener Erkrankung Bewegungseinschränkung, Adduktionskontraktur mit kompensatorischer Grundgelenksüberstreckung des Daumens mit deutlicher Beeinträchtigung der gesamten Handfunktion.
- Radiologisch Arthrose mit Gelenkspaltverschmälerung, subchondraler Sklerose, Exophytose, freie Körper, Subluxationen.

Konservative Therapie

- Ruhigstellungen in einer Manschette.
- Lokale Infiltrationen.
- Röntgenreizbestrahlung.

Operative Therapie

- Bei jüngeren Patienten Synovektomie und Denervierung des Gelenkes.
- Operationstechnik zur Resektionsplastik:
  - Bogen- oder Z-förmige Inzision der Haut unter Schonung des R. superficialis n. radialis.
  - Resektion des Os trapezium und Interposition der abgespaltenen halben Sehne des M. flexor carpi radialis. (Diese Art der operativen Versorgung bietet noch die Möglichkeit einer Beweglichkeit im Gelenk und ist für Präzisionsarbeiter vorbehalten.)
- Bei Grobarbeitern ist auch die Möglichkeit der Arthrodese gegeben.
- Swanson-Implantate haben sich nicht bewährt.

6.3.3 Heberden-Arthrose

Definition

Arthrose der Fingerendgelenke.

Synonym

Fingerendgelenkarthrose.

Epidemiologie

- Inzidenz 13 %.
- Vorwiegend bei Frauen (1:10).

Ätiologie

Genetische Disposition mit Bevorzugung des weiblichen Geschlechts.

Klinik

- Schubweiser Verlauf mit entzündlicher Symptomatik. Beginn mit Weichteilveränderungen (Heberden-Knötchen). In diesem Stadium können röntgenologische Veränderungen fehlen oder sich in Form feinster Ausziehungen zeigen. In der Regel werden alle Endgelenke einschließlich des Daumens einer Hand befallen.
- Im Endstadium ausgeprägte Deformierungen mit Streckdefiziten, Seiteninstabilitäten und Abweichungen. Trotz der zum Teil ausgeprägten Deformierungen sind die Schmerzen mäßig, der Gebrauch der Hände ist meist nur gering gestört.
- Radiologisch alle Zeichen der Arthrose an den Fingerendgelenken.

Therapie

- In der entzündlichen, schmerzhaften Phase Röntgenbestrahlungen.
- Symptomatische Operationen mit Entfernung von Knötchen oder Osteophyten haben nur kurzfristigen Effekt.
- Bei Therapieresistenz Arthrodese des Endgelenkes.

6.3.4 Bouchard-Arthrose

Definition

Arthrose der Fingelmittelgelenke.

Synonym

Fingermittelgelenkarthrose.

Epidemiologie

Seltener als die Heberden-Arthrose.

Klinik

- Häufig arthrotischer Befall mehrerer Fingermittelgelenke, mit schmerzhaften Bewegungseinschränkungen, Deviationen der Finger, lokaler Schwellung und Druckschmerz.
- Im akut entzündlichen Schub können Ergüsse nachgewiesen werden.
- Radiologische Zeichen einer Arthrose mit Gelenkspaltverschmälerung und osteophytären Randzacken.

Therapie

- In der entzündlichen Phase Röntgenbestrahlungen schmerzlindernd.
- Eventuell Synovialektomie. Arthrodese nur bei schmerzhafter Instabilität (Funktion!).

6.3.5 Handgelenksarthrose

Definition

Verschleiß des Handgelenkes.

Synonym

Arthrose des distalen Radiokarpalgelenkes.

Ätiologie

- Posttraumatisch: nach Frakturen der radialen Gelenkfläche oder des Kahnbeines.
- Handwurzelerkrankungen: Navikularpseudarthrose bzw. Lunatummalazie.

Klinik

- Schmerzhafte Funktionseinschränkungen und Schwellung der betroffenen Hand mit deutlicher Einschränkung der Beweglichkeit.
- Tastbare osteophytäre Anbauten.
- Radiologische Zeichen der Arthrose des Handgelenkes.

Konservative Therapie

Handgelenkmanschette zur Ruhigstellung.

Operative Therapie

- Im Frühstadium mit noch guter Funktion Denervierung des Handgelenkes.
- Bei ausgeprägt schmerzhafter Einschränkung der Beweglichkeit Arthrodese des Handgelenkes.
- Operationstechnik: z. B. nach Colonna 1944 (Abb. 6.**2**).

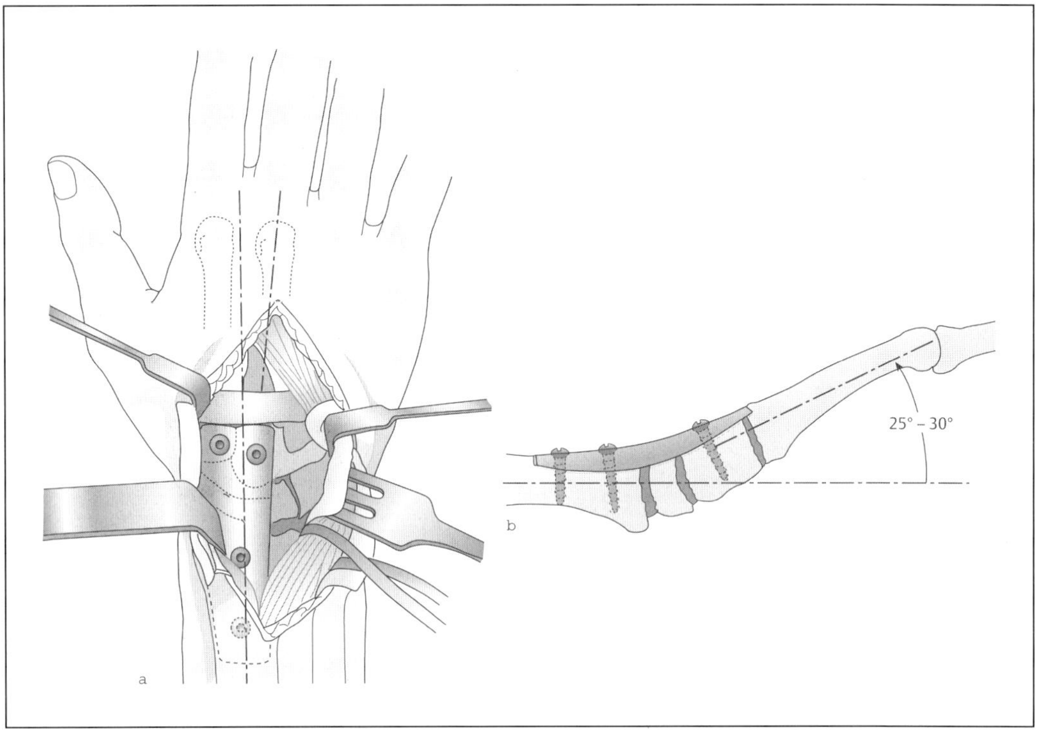

Abb. 6.**2** Handgelenksarthrodese: Einpassung (**a**) und Fixation (**b**) des Transplantates.

6.4 Entzündliche Erkrankungen

6.4.1 Styloiditis radii

Definition

Reizzustand am Griffelfortsatz des Radius.

Ätiologie

Chronisch mechanische Belastung bei Handarbeitern.

Klinik

- Druck- und Spontanschmerz über dem distalen radialseitigen Radiusende. Schmerzverstärkung bei ulnarer Abduktion der Hand auslösbar.
- Differenzialdiagnostisch müssen Erkrankungen des Os cuboideum und des Os lunatum ausgeschlossen werden.

Therapie

- Infiltrationstherapie mit Lokalanästhetika und Corticosteroiden.
- Bei chronischem Verlauf mit Beschwerdepersistenz operative Entfernung der Spitze des Griffelfortsatzes zur Linderung.

6.4.2 Tendovaginitis stenosans de Quervain

Definition

Durch chronische Reizung hervorgerufene Entzündung des 1. Sehnenscheidenfaches mit beiden Sehnen des M. abductor pollicis longus und M. extensor pollicis brevis.

Epidemiologie

- Frauen sind 3- bis 4-mal so häufig betroffen wie Männer.
- Bevorzugt vom 40. bis 60. Lebensjahr.

Ätiologie

Chronische Überbeanspruchung (Schreibarbeiten).

Klinik

- Plötzlich oder allmählich einsetzende Schmerzen an der Palmarseite der Hand. Schmerzverstärkung beim Greifen oder Halten von Gegenständen. Die Austrahlung der Schmerzen findet sich in Richtung des Daumens oder des Ellenbogens, gelegentlich auch in die Schulter.
- 3 pathognomonische Zeichen:
  - Test von Finkelstein: Der Daumen wird zwischen den Langfingern eingeklemmt und nach Faustschluss eine Ulnarduktion im Handgelenk durchgeführt. Hierbei wird ein Schmerz ausgelöst im Bereich des 1. Sehnenscheidenfaches.
  - Test nach Muckart (modifizierter Finkelstein-Test): Der Daumen wird an die palmare Fläche des Zeigefingers eingelagert und die Hand nach ulnar abduziert. Auch wird ein Schmerz im Bereich des 1. Sehnenscheidenfaches provoziert.
  - Aktive Abduktion und Extension des Daumens löst einen ähnlichen Schmerz aus wie der Test von Finkelstein.

Konservative Therapie

- In einfachen Fällen lokale Applikation von entzündungshemmenden Salben.
- Lokale Injektionstherapie mit Lokalanästhetika und Corticosteroiden.
- Ruhigstellung auf einer Gipsschiene.

Operative Therapie

- Bei Beschwerdepersistenz Spaltung des gesamten Sehnenfaches.
- Operationstechnik:
  - Palmar S-förmig geschwungene oder quere Inzision der Haut über dem radialseitigen Handgelenk unter Schonung des R. superficialis n. radialis.
  - Spaltung des Daches und aller Septen bei Vorliegen mehrerer Fächer der Sehnenscheide des 1. Strecksehnenfaches. Gegebenenfalls Probeentnahme für Histologie. Keine Naht der Sehnenscheide.

6.4.3 Tendovaginitis stenosans

Definition

Hypertrophie des Ringbandes mit stenosierender Einschränkung der Beweglichkeit der Beugesehne an Daumen und Langfingern.

Synonym

Schnellender Finger (Daumen).

Epidemiologie

- Kommt sowohl bei Kindern als auch bei Erwachsenen vor.
- Am häufigsten befallen ist der Daumen. Es folgen der Mittelfinger und die übrigen Langfinger.

Ätiologie

- Beim Kind Verdichtung der Sehne mit entzündlicher Reaktion der Sehnenscheide. Das Ringband nur mit einem Schnappen überwunden werden.
- Beim Erwachsenen sind die primären Veränderungen in der Sehnenscheide und nicht in der Sehne lokalisiert. Ursächlich kommen mechanische Überlastungen bei kräftiger Handarbeit in Frage.

Klinik

- Beim Erwachsenen Schmerzen in Ruhe und bei Bewegung des betroffenen Fingers sowie Druckschmerzen am Ringband. Der Sehnenscheideneingang fühlt sich verdickt an. Durch die Auftreibung der Sehne distal vom Sehnenscheideneingang tritt die Auftreibung bei Flexion aus der Sehnenscheide heraus. Der Finger bleibt dann in Flexion blockiert und wird beim Versuch der aktiven Streckung unter Schmerzen mit einem Schnellen in die Streckstellung gebracht.
- Bei Kindern tritt nicht selten der schnellende Daumen beidseitig auf. Abgrenzung zu kongenitalen Fehlbildungen (angeborene Aplasie der Strecksehne).

Konservative Therapie

- Schonung der Hand.
- Lokale Injektionen mit Corticosteroiden.

Operative Therapie

- Die Therapie der Wahl sowohl im Kindesalter als auch beim Erwachsenen bei Beschwerdepersistenz ist die operative Spaltung der Sehnenscheide.
- Operationstechnik:
  - Kleine quere Schnittführung in der distalen Handbeugefalte.
  - Aufsuchen und Längsdurchtrennung des Ringbandes.

6.4.4 Tendovaginitis

Definition

Entzündung der Sehnenscheide.

Synonym

Paratenditis crepitans.

Ätiologie

Monotone mechanische Überbeanspruchung. (z. B. Maschinenschreiben, Handschreiben).

Klinik

Spontan-, Bewegungs- und Druckschmerz über der Sehne.

Konservative Therapie

- Lokale Applikation von antiphlogistischen Salben.
- Ruhigstellung auf einer Unterarmgipsschiene.

Physikalische Therapie

- Iontophorese mit Antiphlogistika.
- Querfriktion.
- Kälte- als auch Wärmeanwendungen.

6.5 Verletzungen und Verletzungsfolgen

6.5.1 Unterarmfrakturen

Definition

Fraktur beider langen Röhrenknochen entspricht Unterarmschaftfraktur.

Unfallmechanismus

Direkte und indirekte Krafteinwirkung.

Relevante Anatomie

Drehung (Pronation/Supination) um eine Achse, die von der Fovea capitis radii zum Processus styloideus ulnae verläuft; Muskellogen von Unterarmfaszie umhüllt; v. a. im Bereich der tiefen Beuger (Parona-Raum) Druckerhöhung bzw. Kompartment-Syndrom möglich.

Diagnostik

- Röntgen: a.–p. bzw. seitlich, mit angrenzenden Gelenken!
- Neurologischer Status: Radialis-Schaden (!).

Differenzialdiagnose

Luxationsfraktur, Epiphysenverletzung.

Einteilung

- AO-Klassifikation (A: Einfache Fraktur; B: Keilfraktur; C: Komplexe Fraktur).
- Fraktur eines Knochens, beider Knochen, kombiniert mit Luxation (s. Sonderformen).
- Offene bzw. geschlossene Fraktur.

Konservative Therapie

- Indikation: Standard-Therapie bei kindlichen Frakturen, isolierte Schaftfraktur.
- Verfahren: OA-Gipsschiene.

Operative Therapie

- Indikation:
  - Schaftfrakturen bei Erwachsenen
  - offene Fraktur
  - Gefäßverletzung
  - pathologische Fraktur
  - Kettenverletzung
- Verfahren:
  - Fixateur externe (Abb. 6.**3**)
  - elastische Markraumschienung (Prévot, Bündelnagelung etc.)
  - Plattenosteosynthese (schmale DCP, nach Möglichkeit Titan)
- Lagerung: Rücken.
- Zugang:
  - Anterolateral (nach Henry)
  - Dorsoradial (nach Thompson)
  - Versorgungsbeispiel: 22 B1 (Ulna-Schaft) + 23 C2 (distaler Radius) Fraktur

Rückenlage, Armtisch, Blutsperre. Hinterer Zugang zur Ulna. Ulnakante palpieren und direktes Eingehen auf den Knochen. Knochen kann leicht unter Zuhilfenahme von knochennah eingebrachten Hohmann-Hebeln dargestellt werden. Reposition der Ulna sorgt für korrekte Wiederherstellung der Länge und Achse. Anmodellieren der Ulna-Platte (3,5-mm-DCP-Platte) und Vervollständigung der Osteosynthese.

Die Stabilisierung der Trümmerzone im Bereich des distalen Radius erfolgt durch die Brückenbildung eines Fixateur externe zwischen Radiusschaft und Metakarpale II. Die Gelenkfläche sollte im Sinne einer geschlossenen Reposition BV-gestützt wiederhergestellt werden und mittels Kirschner-Drähten stabilisiert werden. Fixateur-Montage in dargestellter Technik. Ein vergleichbares Vorgehen kann bei offenen Unterarm-Frakturen praktiziert werden.

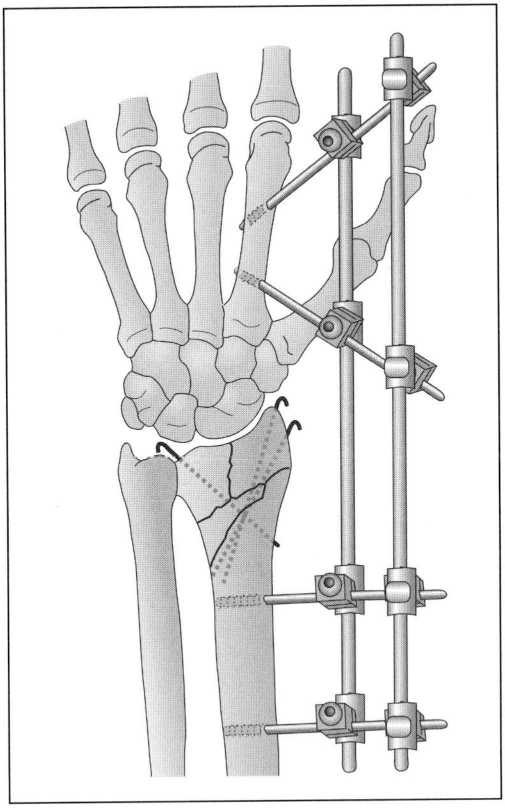

Abb. 6.**3** Versorgungsbeispiel Unterarmfraktur: Fixateur externe.

Nachbehandlung

Übungsstabile Versorgung. Frühfunktionelle Nachbehandlung v. a. im Bereich des Ellbogens.

Cave: Kompartment-Syndrome, Refrakturen (ME frühestens nach 24 Monaten), Pseudarthrosen.

Sonderformen

- Monteggia-Fraktur (Ulnafraktur und Radiusköpfchenluxation).
- Galeazzi-Fraktur (Radiusschaftfraktur und Luxation der distalen Ulna).
- Divergierende radioulnare Luxation (Separation mit Zerreißung der Membrana).
- Parierfraktur (isolierte Ulnafraktur).
- Grünholzfrakturen („bowing fractures"; v. a. bis 5. Lebensjahr, unvollständige Bruchform).

6.5.2 Radiusfraktur inkl. loco typico

Unfallmechanismus

Direkte Krafteinwirkung, v. a. Sturz auf dorsal extendierte Hand.

Epidemiologie

Häufigste Fraktur des älteren Menschen.

Relevante Anatomie

- Gelenkwinkel nach Böhler (Abb. 6.**4**), radiokarpale Gelenkfläche 30° nach ulnar/10° nach palmar geneigt.
- Besitzt Discus articularis oder Lig. triangulare (Basis am Radius; Spitze am Processus styloideus ulnae).

Diagnostik

- Röntgen: a.–p. bzw. seitlich.
- Neurologischer Status: Medianus-Schaden (!).

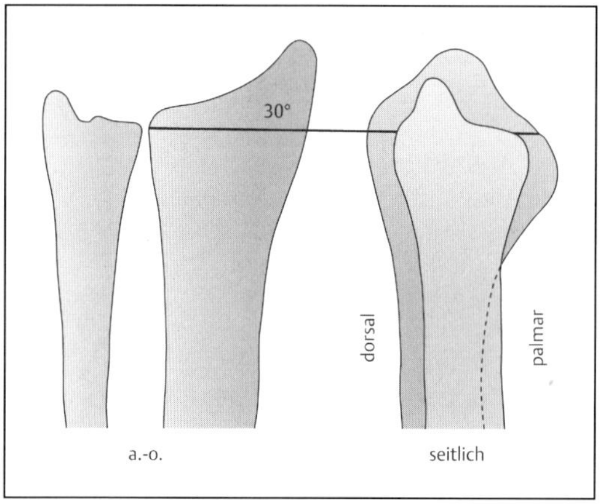

Abb. 6.**4** Radiusfraktur loco typico: Gelenkwinkel nach Böhler.

Einteilung

- AO-Klassifikation (A: extraartikulär; B: partiell intraartikulär; C: vollständig artikulär).
- Nach Unfallmechanismus (Extensions-, Flexionstyp).
- Frykman-Klassifikation.
- Instabilitätskriterien: Radioulnare Separation (distales Radioulnargelenk); Processus-styloideus-ulnae-Abriss; metaphysäre Trümmerzone, Abscherung; schräge Frakturebene.

Konservative Therapie

- Indikation: Standardtherapie.
- Verfahren:
  - OA-Gipsschiene
  - gespaltener Gips

Operative Therapie

(s. auch Unterarm-Frakturen)

- Indikation:
  - offene Fraktur
  - Gefäßverletzung
  - sekundäre Parese
  - pathologische Fraktur
  - Kettenverletzung
- Verfahren:
  - Fixateur externe
  - Kirschner-Draht-Spickung
  - Plattenosteosynthese
- Lagerung:
  - Rücken; ggf. Handtisch

Cave: Repositionsverlust, Gips spalten.

6.5.3 Skaphoidfrakturen und -pseudarthrosen

Definition/Synonyme

Navikulare-Fraktur.

Unfallmechanismus

Direkte und indirekte Gewalteinwirkung.

Epidemiologie

Entspricht 60–70 % der Frakturen im Handwurzelbereich (Abb. 6.**5**).

Klinik

- Tabatiere-Druckschmerz.
- Stauchungsschmerz 1. Strahl.

Relevante Anatomie

Gefäßversorgung kommt von distal, deshalb Pseudarthosen-/Nekroserate bei proximalen Brüchen höher; proximaler Anteil knorpelbedeckt.

Diagnostik

Kahnbeinserie, ggf. Verlaufskontrolle nach 10 Tagen, auch CT und NMR.

Differenzialdiagnose

Teilaspekt einer komplexen Luxationfraktur der Handwurzel, karpale Bandläsionen, skapholunäre Dissoziation.

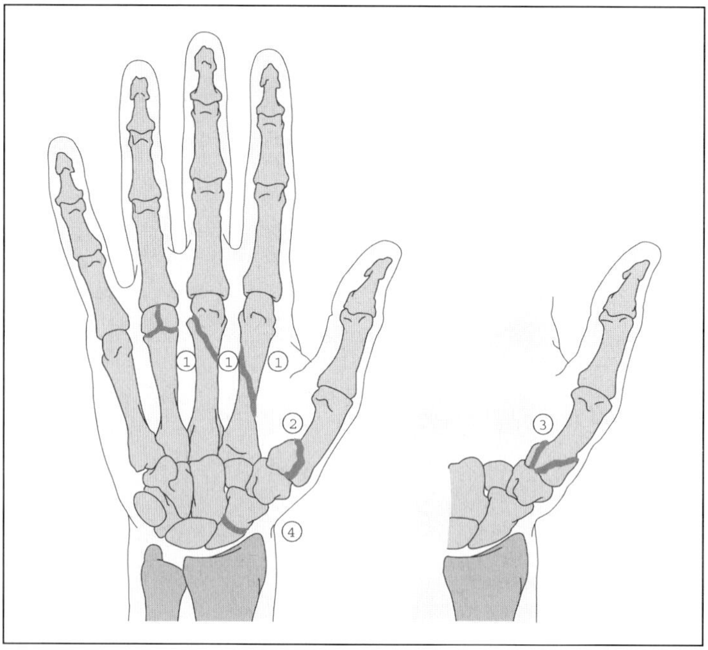

Abb. 6.**5** Frakturen der Handwurzel und Mittelhand: 1 metakarpale Frakturen, 2 Bennett-Fraktur, 3 Rolando-Fraktur, 4 Skaphoidfraktur (nach Niethard u. Pfeil).

Einteilung

Gemäß anatomischer Lokalisatiom (in Drittel).

Konservative Therapie

- Zu ca. 90 % erfolgreich bei adäquater Ruhigstellung (8–12 Wochen).
- „Navikulare"- oder Böhler-Gips mit Daumeneinschluss.
- *Indikation:* Gering dislozierte Frakturen, aber auch probatorisch bei klinischem Verdacht für 10 Tage (dann Röntgenkontrolle).
- *Verfahren:* Oberarm-Böhler-Gips 6 Wochen, dann 6 Wochen Unterarm-Böhler.

Operative Therapie

- *Indikation:* Primäre Dislokation (> 1 mm), offene Fraktur; Teil eines zu reponierenden Komplexschadens, verzögerte Heilung (ab 10. Woche), Nekrose.
- *Verfahren:*
  - Osteosynthese (z. B. Herbert-Schraube, Kirschner-Draht); Teilresektion.
  - Spaneinbolzung nach Matti-Russe bei Pseudarthrosen.
  - Lagerung: Handtisch, Blutsperre/(-leere).
  - Zugang: dorsoradial.
  - Nachbehandlung: 6 Wochen UA-Gips.

Cave: Primär übersehene Verletzungen.

6.5.4 Perilunäre Luxation bzw. Luxationsfraktur

Definition

Verrenkung des Mondbeins um das Mondbein.

Relevante Anatomie

Zentraler Bestandteil der proximalen Handwurzelreihe, karpale Bandverbindungen, ventral verläuft N. medianus.

Unfallmechanismus

Meist Folge größerer Gewalteinwirkung.

Klinik

- Diffuse Schwellung der Hohlhand.
- Palpatorische Prominenz des Lunatums.
- Schonhaltung.

Diagnostik

- Handwurzel in 2 Ebenen (exakt), (Abb. 6.**6**), ggf. Gegenseite (Augenmerk auf Gelenkspaltform/ -größe und Überlagerung).
- Neurologie (N. medianus).

Differenzialdiagnose

Lunatum-Luxation.

Einteilung

Gemäß Verlauf der Fraktur-/Luxationsebene oder Luxationsrichtung (dorsal, palmar).

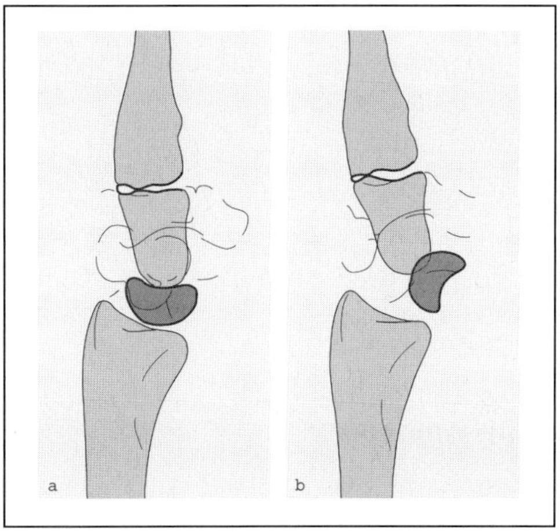

Abb. 6.**6 a–b** Perilunäre Luxation: Röntgenbefund.

Konservative Therapie

- Indikation: Frische isolierte Luxationen.
- Verfahren: Reposition im vertikalen Dauerzug (z. B. Mädchenfänger), Gipsruhigstellung für 6–12 Wochen.

Operative Therapie

- Indikation: Repositionshindernis, Rezidivluxation, begleitende Frakturen, begleitende Gefäß-Nerven-Verletzungen.
- Operationstechnik: offene Reposition, osteosynthetische Frakturversorgung, temporäre Arthrodese.
  - Lagerung: Handtisch.
  - Zugang: palmar.
- Folgezustände bei chronischer Instabilität und Fehlbelastung:
  - SLAC-wrist: scapho-lunate advanced collapse
  - VISI: volarflexed intercalated segmental instability
  - DISI dorsiflexed intercalated segmental instability

Cave: Gern übersehene Verletzung, akut geschlossene Reposition leicht, sonst nur operativ möglich, Folgeschäden, chronische Instabilität.

6.5.5 Metakarpale-I-Basisfraktur

Definition/Synonyme

Mittelhandfraktur vom 1. Strahl, s. Eigennamen.

Unfallmechanismus

Direktes und indirektes Trauma, wie z. B. axiale Stauchungen.

Epidemiologie

Häufige Sportverletzung.

Klinik

Typische Fehlstellung in Verkürzung und Varusdeviation.

Diagnostik

Röntgen in 2 Ebenen.

Differenzialdiagnose

Luxationsfrakturen, knöcherner Bandausriss, Trapezium-Fraktur.

Einteilung

- Bennett-Fraktur: Luxationsfraktur mit intraartikulärem Frakturverlauf.
- Winterstein-Fraktur: extraartikuläre Basisfraktur.

- Rolando-Fraktur: intraartikuläre Y- oder Trümmerfraktur.

Konservative Therapie

- Indikation: Nicht-dislozierte, retinierbare Frakturen.
- Verfahren: Gips mit Daumeneinschluss (Böhler) in Abduktion und Opposition.

Operative Therapie

- Indikation:
  - artikuläre Beteiligung
  - Fehlstellung (Varus)
  - Sekundärdislokation
- Verfahren:
  - perkutane Spickung
  - Mini-Osteosynthese
- Lagerung: Rücken, Handtisch, Blutleere.

Nachbehandlung

- Dorsale Gipsschiene mit Daumeneinschluss bis Wundheilung.
- Versorgungsbeispiel: Winterstein-Fraktur: Rückenlage, Handtisch, Blutsperre. Radialseitiges Eingehen im Verlauf des Metacarpus I. Repositionserschwerend ist der Zug des M. abductor pollicis longus. Repositon und Versorgung mit 2,7-mm-Platte, ggf. T-Platte.
- Die Hochlagerung der betroffenen Extremität steht im Vordergrund. Dies kann mit einer Schiene oder speziellen Schlinge, die z. B. an einem Infusionsständer angebracht sein kann, erreicht werden. Eine aktive Mobilisierung der betroffenen Abschnitt ist dann erforderlich.

Cave: Sekundäre Dislokation, Funktionsverlust (Grob-, Spitzgriff).

6.5.6 Mittelhandfrakturen

Definition/Synonyme

Metakarpalfraktur.

Unfallmechanismus

Direktes und indirektes Trauma, z. B. Faustschlag.

Klinik

- Schmerzhafte Bewegungseinschränkung.
- Verkürzung.
- Rotationsfehler (Überprüfung in Flexion).

Relevante Anatomie

Da die Sehnen der langen Strecker und Beuger lediglich über die Mittelhand hinwegziehen, können posttraumatische Verkürzungen von > 0,5 cm bereits zu einer relativen Sehnenverlängerung mit entsprechendem Funktionsverlust führen.

Diagnostik

Hand in 3 Ebenen (a.–p., seitlich, schräg).

Differenzialdiagnose

Luxationsfrakturen.

Einteilung

Anatomische Fraktur-Lokalisation.

Konservative Therapie

- Toleranzgrenzen für Schaft- und Basisfrakturen: Verkürzung < 5mm.
- Palmare Abkippung < 10°.
- Indikation zum Repositionsversuch bei Köpfchenfraktur: MC II/III >10° Achsabweichung, MC IV >15°, MC V >20-25°.
- Indikation: entspricht Primärtherapie(-versuch) unter Bildwandler.
- Verfahren: Redressierende Gipsschiene mit 2-Finger-Fixierung (längerer Nachbarfinger) für 4–6 Wochen in Intrinsic-plus-Stellung (MP-Gelenk: 70–80° Flexion; PIP und DIP: 10–20° Flexion).

Operative Therapie

- *Indikation:* Instabile Fraktur, Repositionshindernis, dislozierte Fraktur, Randstrahlen, begleitende Weichteilverletzungen.
- *Verfahren:* Perkutane Kirschner-Draht-Spickung, Mini-Platten-Osteosynthese.
- *Lagerung:* Rücken, Handtisch, ggf. Blutsperre.
- *Zugang:*
  - dorsal
  - dorsolateral
- *Nachbehandlung:* Gipsschien bis Weichteilkonsolidierung.

Cave:

- Achsen- bzw. Rotationsfehlstellung.
- Gelenksteife.
- Dystrophie-Syndrom.

6.6 Amputationen

Funktionelle Gesichtspunkte:

- Armlänge.
- Greiffunktionen.
- Wachstum.

6.6.1 Unterarmamputation und Handgelenkexartikulation

Unterarmamputation

- Unterteilung nach Stumpflänge: ultrakurzer, kurzer, mittellanger und langer Stumpf.
- Hebelarme bei langem Unterarmstumpf fast 100 %, bei einem mittelllangen Unterarmstumpf bereits um 50 % reduziert.
- Pro- und Supination beim langen Unterarmstumpf noch bis zu 180°möglich, beim mittellangen bis kurzen Stumpf nur noch zu 100° und beim kurzen bis ultrakurzen Stumpf teilweise nicht mehr möglich.

Operationstechnik

- Rückenlagerung mit frei beweglichen Gelenken des Armes in Plexusanästhesie oder Vollnarkose.
- Schnittführung mit Bildung eines kurzen dorsalen und langen palmaren Lappens.
- Die operative Technik favorisiert zur Stumpfdeckung einen palmaren Lappen und folgt den allgemeinen Regeln der Amputationschirurgie.
- Kurzer Unterarmstumpf: Muskulatur erhalten, da evtl. myoelektrische Prothesenversorgung.
- Beidseitig lange Unterarmstümpfe (Explosionstraumen): Krukenberg-Plastik (Bildung einer Greifzange mit Ulna und Radius bei vollständig erhaltener Sensibilitiät) gibt bessere funktionelle Ergebnisse als beidseitige Prothesenversorgung.
- Amputationen im Kindesalter: Durchspießungsgefahr der Knochen: Stumpfkappenplastik.

Handgelenkexartikulation

- Nach Traumen, Infektionen.
- Operationstechnik:
  - Palmare Lappenbildung, Narbe dorsalseitig.
  - Resektion der Griffelfortsätze mit Schonung des Radioulnargelenkes.
  - Erzielung eines birnenförmigen Amputationsstumpfes.

6.6.2 Teilhand und Daumen

- Greiffunktion im Wesentlichen abhängig von opponierbarem Daumen.
- Bei der Teilhandamputation Unterscheidung in eine transversale Amputation oder longitudinale Amputation.

- Operationstechniken:
  - Schnittführung mit langem palmarem und kurzem dorsalem Lappen.
  - Durchtrennung der Knochen auf Schnitthöhe des dorsalen Lappens.
  - Bei transversaler Amputation mit erhaltenem Daumen: Verlängerungsosteotomie oder Interpositionsplastik der Ossa metacarpalia als Widerlager zum Spitzgriff für den Daumen.
  - Bei longitudinaler radialseitiger Amputation: Rekonstruktion eines Daumens durch Pollizisation oder Zehentransplantation.
  - Bei longitudinaler radialseitiger Amputation: bei vorhandenem Daumen keine Rekonstruktionen erforderlich.

6.6.3 Fingeramputation

- Möglichst viel vom Endglied erhalten, um zumindest die Insertion der Beuge- und Strecksehnen zu schonen. Funktionelle Bedeutung des 1. und 2. Langfingers größer als die des 3. und 4.
- Operationstechnik am Endglied:
  - Knochenstumpf schlittenförmig abrunden und um 1–2 mm kürzen.
  - Verschiebelappen nach Kutler, dorsaler Visierlappen, palmarer Visierlappen, Cross-Thenar-Lappen und V-Y-Lappen zur Stumpfdeckung.

Amputationen proximal der Fingerendglieder

- Operationstechnik:
  - Deckung des Stumpfes vorzugsweise mit palmarem Lappen (Abb. 6.**7**).
  - Wenn möglich sollten die Grundglieder 2–4 erhalten bleiben, um einen Zusammenbruch der queren Längswölbung der Metacarpalia zu verhindern und damit die Bewegungsachsen der Finger zu erhalten.
  - Bei Amputation mehrerer Finger soll die Länge der Stümpfe aufeinander abgestimmt werden.

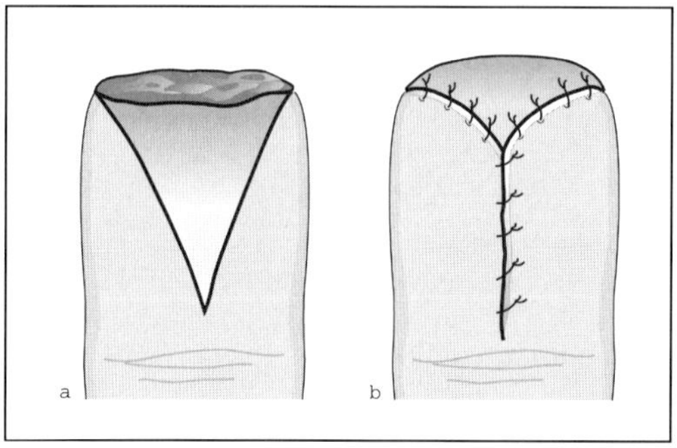

Abb. 6.**7 a–b** Deckung eines Fingerkuppendefektes nach Tranquilli-Leali.

6.7 Orthetik und Prothetik

6.7.1 Handorthesen, Handlagerungsorthesen

Unterscheidung zwischen statischen und dynamischen Orthesen.

- *Statische Orthesen* (physiologische Lagerung, Ruhigstellung eines oder mehrere Gelenke zur Verhütung oder zur Korrektur von Fehlstellungen, Stabilisierung von instabilen Gelenken oder als Schutz vor äußeren Einflüssen):
  - Handgelenksschiene zur Fixation des Handgelenkes, z. B. beim Karpaltunnelsyndrom
  - Handgelenkhülse (z. B. bei Handgelenkarthrose)
  - Daumenmanschette (z. B. bei Rhizarthrose)
  - Hilfsmittel der Ergotherapie (z. B. Esshilfe)
- *Dynamische Orthesen* (Ersatz oder Unterstützung von fehlender Muskelkraft oder insuffizienter Funktion zur Verbesserung der Beweglichkeit kontrakter Gelenke):
  - Metakarpophalangealschiene zur Gummizügelung der Langfinger im Grundgelenk zum Ersatz der Dorsalextension. Die Stabilisierung erfolgt über den Unterarm.

Prothesen

- Künstliches Ersatzstück eines verloren gegangenen Körperteiles.
- Fingerprothesen lediglich als kosmetischer oder ästhetischer Fingerersatz, nicht funktionsverbessernd (keine Sensibilität).
- Der prothetische Ersatz der Hand (zur teilweisen Rückgewinnung der Funktion mit Verlust der Sensibilität) ist abhängig von:
  - Alter
  - Höhe der Amputation (damit Ausmaß des funktionellen Verlustes)
  - uni- oder bilateral (Kompensationsvermögen)
- *Bei angeborener Amputation:*
  - Versorgung im Greifalter mit sog. Patschen (6.–7. Monat; „Begreifen").
  - Frühe prothetische Versorgung vor 4. Lebensjahr (zur Akzeptanz Körperschema).
  - Funktionelle Aspekte zunächst vorrangig vor kosmetischen (bis Pubertät).
- *Prothetik in Abhängigkeit von der Höhe der Amputation:*
  - Finger/Daumen (kosmetischer Ersatz).
  - Handgelenk/Unterarm (aktive Greifarme, myoelektrische Prothese).
- *Prothetik in Abhängigkeit von Ein- bzw. Doppelseitigkeit:*
  - Einseitige Amputation häufig gut kompensiert, Prothese als Beihand genutzt.
  - Beidseitige Amputation mit ausgeprägten Funktionsverlust verbunden. Ersatzplastiken (z. B. Krukenberg).

6.8 Begutachtung

- Im Vordergrund der gutachterlichen Beurteilung steht der Funktionsverlust der Hand: Spitzgriff, Faustschluss, Grobgriff.
- Der Verlust eines Daumens wird in der Minderung der Erwerbsfähigkeit weit höher beurteilt als der Verlust der Langfinger 3–4. In der Bedeutung erreicht der Zeigefinger einen ebenso vergleichbaren Stellenwert wie der Daumen.
- Bei der privaten Unfallversicherung erfolgt die Einstufung in Bruchteilen des sogenannten Arm- oder Fingerwertes.

Tabelle 6.**1** Verluste an Unterarm und Hand

	SER/SchwbG MdE/GdB	**GUV MdE**	**PUV Gliedertaxe**
Ellenbogenexartikulation	70	70	60 %
UA-Kurzstumpf	60	65	60 %
UA sonstige Amputationshöhe	50	60	60 %
Handgelenkexartikulation	70	60	55 %
Daumenamputation im Grundgelenk	25 %	20 %	10/10 D
Dig.-2-Amputation im Grundgelenk	10 %	10 %	1 Zf
Dig.-3/4-Amputation im Grundgelenk	10 %	< 10 %	1 Fi
Dig.-1–3-Amputation im Grundgelenk	40 %	45 %	1 D + 1 Zf + 1 Fi
Dig.-3–5-Amputation im Grundgelenk	30 %	25 %	3 Fi
Verlust aller 10 Finger	100 %	90 %	2 D + 2 Zf + 6 Fi

Tabelle 6.**2** Bewegungseinschränkung, Versteifung von Unterarm und Hand

	SER/SchwbG MdE/GdB	**GUV MdE**	**PUV Gliedertaxe**
Ellenbogengelenkversteifung: 0–90–90°	20 %	20 %	¼ A
Ellenbogengelenkversteifung: 0–90–90° und Verlust der Unterarmdrehung	30 %	35 %	½ A
Handgelenkversteifung: 10–10–0°	10 %	20 %	1/5 A
Daumengrundgelenkversteifung	0–10 %	< 10 %	2/10 D
Fingergrundgelenkversteifung	0–10 %	< 10 %	3/10 Fi / Zf

Tabelle 6.**3** Lähmungen von Unterarm und Hand

	SER/SchwbG MdE/GdB	**GUV MdE**		**PUV Gliedertaxe**
		rechts	**links**	
N. radialis, N. ulnaris, N. medianus	75 %	75 %	70 %	1/1 A
Nn. medianus + ulnaris	60 %	60 %	50 %	6/10 A
Nn. medianus + ulnaris	70 %	60 %	50 %	6/10 A
Nn. ulnaris + radialis	50 %	50 %	60 %	6/10 A
N. radialis	30 %	25 %	20 %	4/10 A
N. medianus	40 %	35 %	30 %	4/10 A
N. ulnaris	30 %	25 %	20 %	4/10 A 6/10 A 6/10 A 6/10A

Literatur

Bauer R, Kerschbaumer F, Poisel S (Hrsg.). Orthopädische Operationslehre. Bd. 3. Stuttgart: Thieme; 1997.
McRae R. Practical Orthopaedic Exposures. Edinburg: Churchill-Livingstone; 1987.
Müller ME, Allgöwer M, Schneider R, Willenegger H. Manual der Osteosynthese – AO-Technik. 3. Aufl. Berlin: Springer; 1992.
Nigst H (Hrsg.). Frakturen der Hand und des Handgelenkes. Stuttgart: Hippokrates; 1988.

7 Becken

7.1 Praktische Anatomie und Radiologie

- Ringförmiger Aufbau aus 3 Knochenteilen: Vereinigung Y-Fuge in der Hüftpfanne.
- Einpassung Kreuzbein → Iliosakralgelenk.
- Aufrichtung des Beckens durch Glutaeus maximus → Beckenmobilisation → Auswirkung auf Wirbelsäulenform.
- Verbindung Wirbelsäule mit Becken (lumbosakrales Scharnier) → Lig. iliolumbale.
- 3-dimensionale Struktur → Verletzungen → Rekonstruktionen → 3-D-CT bei Hüftpfannenfrakturen und komplizierter Hüftdysplasie.
- Röntgen a.–p. (Beckenübersicht).
- Aufnahmetechnik:
  - Füße um 20° innenrotiert, Großzehen berühren sich, Gonadenschutz!, Aufnahme im Liegen nur bei nicht stehfähigen Patienten.
  - Wichtig: beide Trochanteres, das gesamte Becken mit Hüftgelenken und ISG müssen vollständig dargestellt sein.

7.2 Morbus van Neck

Definition

Osteochondrose der knorpeligen Verbindung zwischen Sitz- und Schambein.

Synonyme

Aseptische Osteonekrose bzw. Osteochondritis der Synchondrosis ischiopubica.

Epidemiologie

- Verknöcherung der Symphyse zwischen 6.–9. Lj.
- Jungen > Mädchen.

Ätiologie

- Überlastungen des knorpelig geschlossenen Beckenrings.
- Skelettretardierungen.

Klinik

- Spontan- und Belastungsschmerz in der Leistenbeuge.
- Die Erkrankung tritt meistens beidseitig auf.
- Radiologische Auftreibungen, osteolytische Umbauzonen und unregelmäßige Mineralisationen Synchondrosis ischiopubica.

Differenzialdiagnostik

Hüftschmerz bei Hüftdysplasie und Morbus Perthes.

Konservative Therapie

- Uneingeschränkt gute Prognose.
- Teilentlastung nur bei starken Schmerzen.

7.3 Iliosakralgelenksblockierung bzw. -lockerung

Definition

Funktionelle Störung der Mobilität des Kreuz-Darmbein-Gelenkes.

Ätiologie

- Lockerung der iliosakralen Bänder.
- Konstitutionell?
- Schwangerschaft.

Klinik

- Pseudoradikuläre Beschwerdesymptomatik mit ausstrahlenden Beschwerden entlang der Oberschenkelhinterseite bis in die Kniegelenksregion.
- ISG-Nutation, Spine-Test: Patient sitzend; Daumen Spina iliaca posterior superior, auf gleicher Höhe Crista sacralis mediana; Patient hebt gleichseitig das Bein (Knie- und Hüftflexion); Spina gleitet als Ausdruck der Nutation nach kranial. Pathologisch: Ausbleiben der Nutation.
- Nutation im ISG (Vorlaufphänomen). Patient steht vor dem Untersucher; beide Daumen auf der Spina iliaca posterior superior; Vorbeuge; gleichzeitige Nutationsbewegung. Pathologisch: Vorlauf auf der Seite der Dysfunktion.
- ISG-Beweglichkeit passiv (Gelenkspiel). Patient in Bauchlage; Untersucher Finger an dem ISG; andere Hand flächig über Os ilium; Verschieblichkeit 2–3 mm. Pathologisch: Verschieblichkeit bleibt aus.
- Vierer-Zeichen (Patrick-Zeichen): Patient in Rückenlage; Untersucher fixiert auf einer Seite das Becken; kontralateral Flexion, Außenrotation und Abduktion im Hüftgelenk; Messung der Distanz zwischen der Patella und Tisch. Pathologisch: Seitenasymmetrie.
- Mennell-Zeichen: Beim seitwärts liegenden Patienten, mit kontralateral maximal angebeugtem Hüft- und Kniegelenk zur Fixierung des Beckens, wird vom Untersucher das oben liegende Hüftgelenk überstreckt. Dies stellt eine Provokation des Iliosakralgelenkes dar.
- Hebetest: Patient liegt in Bauchlage, dabei wird das Ilium angehoben und unter Fixierung des Sakrums das Iliosakralgelenk palpiert.

Differenzialdiagnostik

- Wurzelreizung L3/L4.
- Akute Lumbago.
- Beckenasymmetrie.
- Ligamentose der iliolumbalen Bänder und der langen Rückenstrecker.

Konservative Therapie

- Mobilisation ohne Impuls.
- Mobilisation mit Impuls.
- Medikamentös: Infiltrationstherapie mit Lokalanästhetikum und Antiphlogistika.
- Physikalische Therapie:
  - Wärmebehandlung
  - Elektrotherapie

7.4 Degenerative Erkrankungen

7.4.1 Ileitis condensans

Definition

Durch mechanische Überlastung bedingte 3-eckige Sklerosierungszone im kaudalen Bereich des dem Iliosakralbereich angrenzenden Teils des Os ilium.

Synonyme

Hyperostosis triangularis ilei, Ostitis condensans.

Epidemiologie

Meistens bei Frauen in mittlerem Lebensalter.

Ätiologie

Mechanische Überlastung (z. B. Beckenringlockerung nach mehreren Geburten).

Klinik

- Schmerzen über dem Iliosakralgelenk, evtl. mit Ausstrahlung.
- Auch radiologischer Zufallsbefund.

Röntgen Becken

A.–p. Aufnahme: 3-eckige Sklerosierungszone im kaudalen Anteil des Os ilium, dem ISG-Bereich angrenzend.

Differenzialdiagnostik

Spezifische Sakroileitis.

Konservative Therapie

Symptomatisch.

7.4.2 Kokzygodynie

Definition

Sammelbegriff für Schmerzen in der Steißbeinregion.

Epidemiologie

80 % der Patienten sind Frauen.

Ätiologie

- Trauma.
- Mechanische Belastungen (nach längerem Sitzen oder Liegen), Tumoren, gynäkologische Erkrankungen.

Klinik

- Schmerzen beim Sitzen, Defäkation, Koitus.
- Lokaler Druckschmerz am Übergang zwischen Steiß- und Kreuzbein.
- Rektaler Untersuchungschmerz.
- *Radiologisch* unauffällig oder Z. n. Trauma.

Differenzialdiagnostik

Tumor, NPP, psychogene Ursachen, Entzündungen.

Konservative Therapie

- Sitzring.
- Stuhlregulierung bei begleitender Obstipation.
- Steißbeinmanipulation.
- Lokale Infiltration an Synchondrosis sacrococcygialis mit Lokalanästetikum.
- Epidurale Infiltration.

Operative Therapie

- Bei therapieresistenten Schmerzen, radiologisch verifizierten, postraumatisch aufgetretenen Stellungsänderungen besteht die Indikation zur Steißbeinresektion.
- Zugangsweg: Bauchlage; dorsaler keilförmiger Hautschnitt kranial des Hiatus sacralis.
- Operationstechnik: Bauchlage, scharfes Durchtrennen von Ligg. sacrococcygea posteriora superficiale und profundum; Nervenfaser ligieren und durchtrennen; sakrokokzygeale Bandscheibe mit dem Osteotom durchtrennen; Abschieben der tiefen Weichteile; Entfernung der Sitzbeinspitze; Verschluss der Aponeurose, Wundverschluss.
- Nachbehandlung: sofortige Mobilisation; 3 Wochen Sitzkissen.

7.5 Entzündliche Erkrankungen

7.5.1 Bakterielle Sakroileitis

Definition

Durch Erreger hervorgerufene Entzündung des Iliosakralgelenkes.

Epidemiologie

Risikofaktoren wie Allgemeinerkrankungen, Diabetes usw. begünstigen die Entstehung einer hämatogenen Erregerabsiedelung im Bereich der Iliosakralfuge.

Klinik

- Schmerzen über dem Isliosakralgelenk, evtl. mit Ausstrahlung.
- ISG-Fuge ist klopf- und erschütterungsempfindlich.
- Schmerzen mit der Unfähigkeit zu sitzen.

Röntgen Becken

Radiologische Veränderungen folgen mit deutlicher Verzögerung der klinischen Symptomatik; Unschärfe der gelenkbildenden Strukturen.

Szintigraphie

Hohe Aktivität im akuten Stadium.

MRT

Knochenödem und Flüssigkeitsansammlung.

CT

CT-gesteuerte Punktion und Biopsie.

Laborparameter

CRP, BSG.

Differenzialdiagnostik

Spondylitis ankylosans, abakterielle Sakroileitis.

Konservative Therapie

- Bettruhe; Antibiose nach Antibiogramm.
- Mobilisation, wenn CRP < 5: beginnend mit Stehbrett, Gehwagen, bis hin zum Gehen ohne Gehhilfen.

7.6 Traumatologie

7.6.1 Beckenfrakturen

Definition

Beckenfrakturen (Einteilung nach dem Kriterium der Stabilität).

Tabelle 7.**1**

Typ I	**Stabile Beckenringverletzungen:** – einseitige vordere Beckenringfraktur – nicht dislozierte beidseitige vordere Beckenringfraktur (Schmetterlingsfraktur) – Symphysenlockerung
Typ II	**Instabile inkomplette Beckenringverletzung:** – doppelseitige dislozierte Beckenringfraktur mit oder ohne Symphysensprengung – Symphysensprengung + einseitige vordere Beckenringfraktur
Typ III	**Instabile komplette Beckenringverletzung:** – vordere/hintere Beckenfraktur auf einer Seite (Malgaigne-Fraktur) – hintere Beckenringfraktur + Symphysensprengung – vordere Beckenringfraktur + Iliosakralgelenkruptur – Symphysen- + Iliosakralsprengung

Ätiologie

Sehr heftiges Trauma, Gewalteinwirkung.

Klinik

- Isolierte einseitige vordere Beckenringfraktur häufig gering symptomatisch.
- Stauchung-, Kompressions-, Bewegungsschmerz.
- Eingeschränkte Hüftgelenksbeweglichkeit.
- Asymmetrische Beckenkontur, Beckenschiefstand, Beinverkürzung.
- Hämatom: perineal, inguinal.

Cave: Miktionsstörungen. – Kein Blasenkatheter bei V. a. Verletzung der ableitenden Harnwege.

Diagnostik

Klinische Untersuchung

- Inspektion nach Frakturhämatom
- Bimanuelle Beckenkompression
- Druck auf Symphyse
- Motorik der Beine, periphere Pulse

Röntgen

- *Becken a.–p.:* Zur ersten Orientierung.
- *Obturator-Aufnahme* (45° angehobenes Becken auf der kranken Seite): Beurteilung des dorsalen Pfannenrandes.

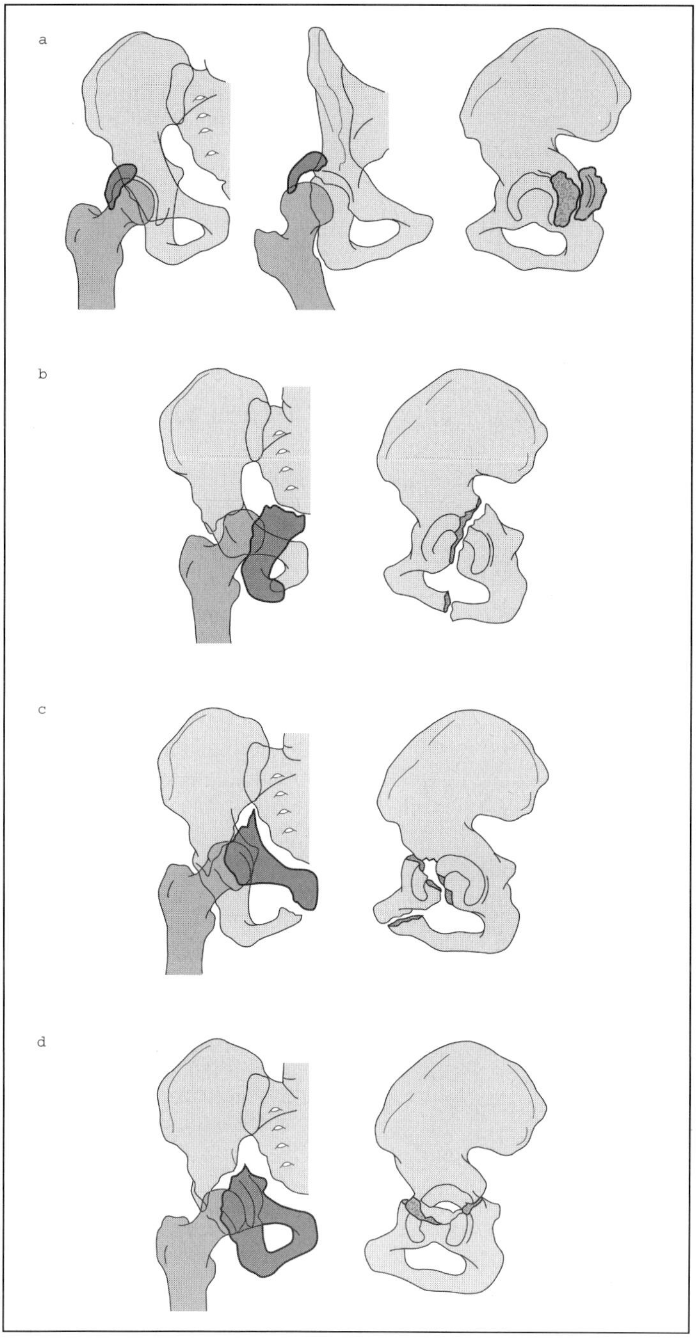

Abb. 7.**1** Klassifikation der Beckenfrakturen (Letournel).
a Dorsale Pfannenfraktur mit Luxation (A_1-Fraktur).

b Dorsale Pfeilerfraktur (B_1-Fraktur).

c Ventrale Pfeilerfraktur (B_2-Fraktur).

d Quere Azetabulumfraktur (C-Fraktur).

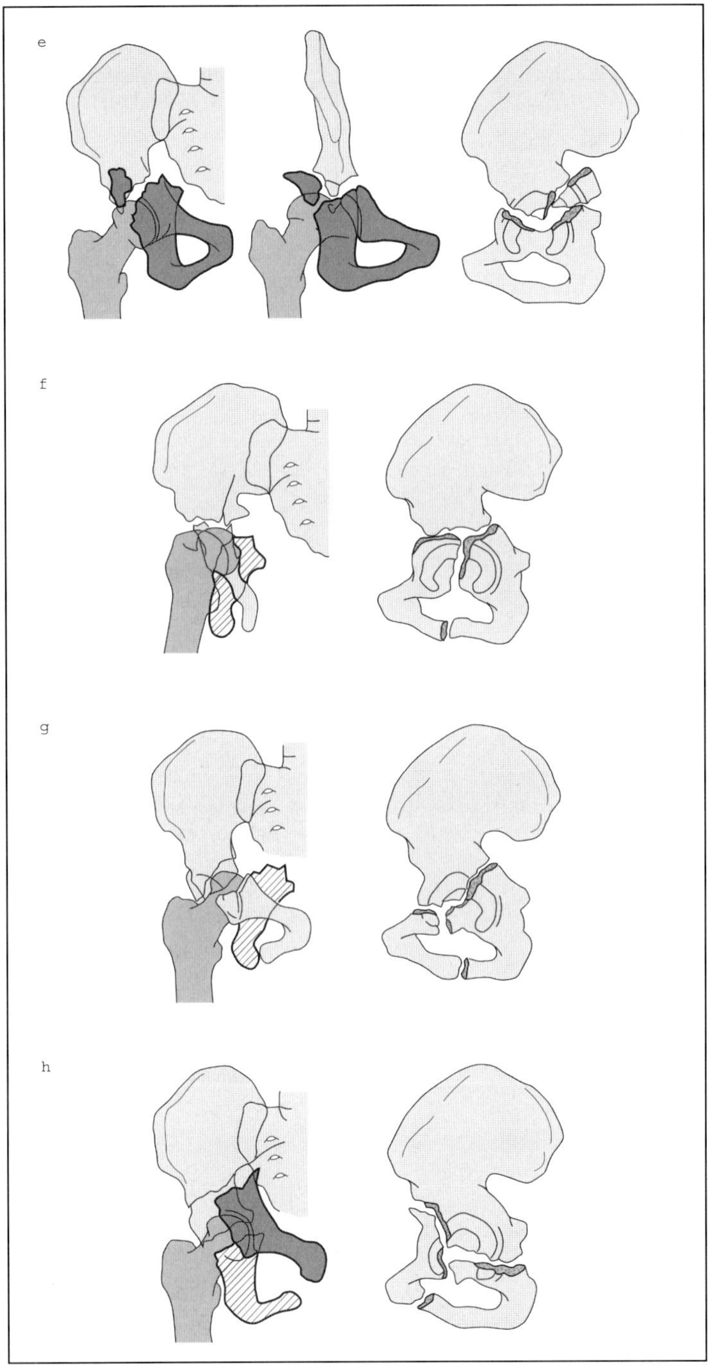

Abb. 7.**1**

e Querfraktur mit dorsokranialem Fragment.

f Fraktur beider Pfeiler.

g Pfeilerfraktur mit halber Querfraktur, dorsaler Typ.

h Pfeilerfraktur mit halber Querfraktur, ventraler Typ.

- *Ala-Aufnahme* (45° angehobenes Becken auf der gesunden Seite): Beurteilung des vorderen Pfannenrandes.
- *Beckeneingangsaufnahme* (Strahlengang 30° kranio-kaudal geneigt): Dislokation des hinteren Ringsegmentes.
- *CT Becken:*
  - Zum Ausschluss einer Iliosakralgelenksprengung
  - Präoperative Planung
- *Ausscheidungsurographie bzw. retrograde Uretrographie:* Zum Ausschluss Verletzung der ableitenden Harnwege.

Konservative Therapie

- Einseitige vordere Beckenringfraktur: 14 Tage Bettruhe.
- Schmetterlingsfraktur: 4–6 Wochen Bettruhe.
- Symphysenruptur: frühfunktionelle Behandlung.
- Bei Diastase: Rauchfuß-Beckenschwebe (Hüfte schwebt in der Luft an überkreuzenden Aufhängern).
- Diastase + vertikale Verschiebung: Rauchfuß-Beckenschwebe + Extension für ca. 6–8 Wochen.

Operative Therapie

Indikation

- *Absolute:* Offene Frakturen, urologische Komplikationen, starke Blutungen.
- *Relative:* Wegen des hohen Invaliditätsrisikos unter konservativer Therapie.

Operationstechnik

- Abrissfrakturen: disloziert durch den Muskelzug; Zugschraube zur Fragmentfixation.
- Malgaigne-Fraktur: bei nicht ausreichender Reposition; Diastase der Fragmente; Plattenosteosynthese
- Symphysenruptur: Symphysendehiszenz über 3 cm bei konservativ nicht reponierbarer Diastase oder Begleitverletzungen.
  - Zugang: Pfannenstielschnitt, Einkerben der beiden Mm. recti abdominis, Fixation mit 3,5- oder 4,5-mm-DC oder Rekonstruktionsplatte, Bohrrichtung 30° zur Senkrechten nach dorsokaudal, beim Wundverschluss exakte Refixation des M. rectus abdominis. — Alternativen:
  - Drahtcerclage
  - Fixateur externe

7.6.2 Postpartale Symphysendehiszenz

Definition

Sprengung der Symphyse während der Geburt, begünstigt durch die hormonell induzierte Bandlockerung des Beckenrings zum Schwangerschaftsende.

Klinik

Nach der Entbindung starke Bewegungs- und Belastungsschmerzen.

Diagnostik

- Klinische Untersuchung:
  - Schmerzen, evtl. Schwellung.
  - Radiologisch zeigt sich eine Dehiszenz der Symphyse.

Konservative Therapie

- Auch Dehiszenzen über 3 cm (im Gegensatz zu traumatischen) können konservativ behandelt werden.
- Rauchfuß-Schwebe (Becken liegt auf einem Band, und die beiden Beckenhälften werden komprimiert).
- Straffer Trochantergurt.

7.7 Amputationen und Prothetik

Die Amputationen im Hüftbereich stellen 1–2 % aller Amputationen im Beinbereich dar.

Möglichkeiten

- Hemipelvektomie.
- Hemikorporektomie: Absetzen beider unteren Extremitäten mitsamt dem Becken zwischen dem 3.–5. Lendenwirbel.

Indikationen

- Maligne Tumoren.
- Selten Trauma in Kombination mit gefäßchirurgischen, urologischen und viszeralchirurgischen Eingriffen.

7.7.1 Hemipelvektomie

Operationsprinzip

Entfernung der unteren Extremität einschließlich einer gesamten Beckenhälfte, Durchtrennung der Iliosakralfuge und der Symphyse.

Indikation

Primär maligne Tumoren sowohl der Knochen- als auch der Weichteile des proximalen Oberschenkels und des Beckens mit ausgedehnter Weichteilinfiltration, insbesondere unter Beteiligung der großen Nervenstränge.

Kontraindikation

Metastasierendes Tumorleiden.

Operationsplanung

- Röntgenaufnahmen in 2 Ebenen
- Magnetresonanzuntersuchung
- i.v. Urographie
- Arteriographie
- Phlebographie
- evtl. retrograde Ureterschienung

Operationstechnik

- *Lagerung:* Der Patient soll in Seitenlage auf einem abgewinkelten Operationstisch bei einer Flexionsachse in Höhe LWK 5 gelagert werden.
- *Zugang:* Der Hautschnitt soll ventralseitig 2 QF oberhalb der Spina iliaca anterior superior beginnen und zum Tuberculum pubicum führen.
- *Darstellung der Iliakalgefäße:*
  - Darstellen der Iliakalgefäße.
  - Präparation nach kranial bis zum Auffinden der Iliakalgabelung (A. und V. iliaca communis).
  - Durchtrennen der Aortenbifurkation bzw. der Venenkonfluenz distal.
  - Doppelte Ligatur mit nicht resorbierbarem Nahtmaterial.
  - Komplettierung mit einer Durchstichligatur.
  - Mobilisation von Blase und Rektum sowie Darstellung der A. colica media, der A. vesicalis inferior und superior und Durchtrennung derselben.
  - Fortführung der Präparation nach dorsal.
  - Mobilisieren des dorsalen Hautsubkutislappens einschließlich der Facies glutealis nach dorsomedial, nach Komplettierung der Hautschnittführung.
  - Durchtrennen der Rumpfmuskulatur (M. obliquus externus abdominis, M. latissimus dorsi und quadratus lumborum).
  - Durchtrennen und Ablösen des M. gluteus maximus an seinem sakralen Ursprung vom Lig. sacrotuberale und vom Os coccygis.
  - Die Psoasmuskulatur wird in Höhe der Crista iliaca quer durchtrennt.
- *Präparation der Symphyse:*
  - Das Bein abduzieren.
  - Die Rückseite der Symphyse wird teilweise stumpf, teilweise scharf präpariert.
  - Unterfahren mit einem schmalen Spatel oder stumpfer gebogener Klemme.
  - Die Symphyse wird durchtrennt mit dem Skalpell oder mit dem Meißel.
  - Aussuchen der sakralen Nervenwurzeln ungefähr 1–2 cm distal der Foramina und Durchtrennen und Ligieren.
  - Durchtrennen der ventralen Iliosakralkapsel.
  - Durchtrennen der Ligg. iliolumbalia.
- *Durchtrennung der Beckenbodenmuskulatur:*
  - Zug auf das Bein nach kranial über das gebeugte Kniegelenk.
  - Durchtrennung der Beckenbodenmuskulatur unter Schonung von Blase, Uretra und Rektum.
  - Die Ablösung beginnt an der Symphyse, folgend dem unteren Schambeinast zum Tuber ischiale unter Ablösung des Diaphragma urogenitale sowie des M. pubococcygeus.
  - Durchtrennung der Mm. ischiococcygeus und iliococcygeus und piriformis sowie Durchtrennung des Lig. sacrotuberale und sacrospinosum.
  - Zur Durchtrennung der dorsalen Kapsel der Iliosakralfuge wird das Bein nach ventral verlagert und die dorsale Kapsel durchtrennt.
  - Einbringen von Redon-Saugdrainagen, welche nach proximal ausgeleitet werden.
  - Adaptation der Glutäalfaszien an die Bauchwandfaszien und die Symphyse, Subkutannaht, Wundverschluss in Einzelknopfnähten, steriler Verband und Kompressionsverband.

Nachbehandlung

- Gepolsterter elastischer Verband bis zum Abschluss der Wundheilung.
- 5–7 Tage Bettruhe.
- Prothesenversorgung erst nach Abschluss der Wundheilung und komplett abgeschwollenen Weichteilen (Abb. 7.**2**).
- Konsequente und planmäßige Schmerztherapie.

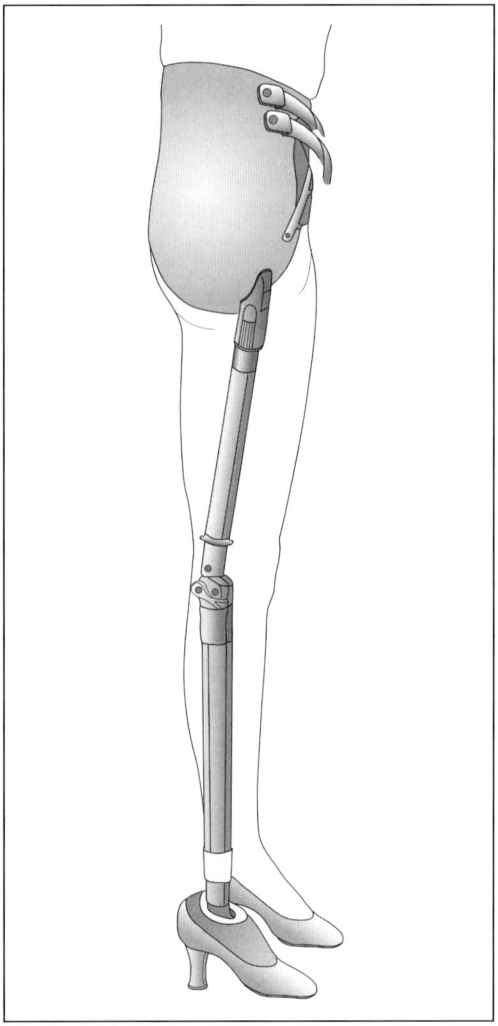

Abb. 7.**2** Kanada-Prothese.

Prothesenversorgung

- Hüftübergreifender Beckenkorb (Rotationsstabilität) am Beckenkamm und an der Taille. Die untere LWS und das Bein der Gegenseite führen den Beckenkorb beim Gang.
- Kanada-Prothese:
  - Der statische Aufbau besteht aus einer in 45° zum normalen Drehpunkt vorverlagerten Achse, sodass das Prothesenhüftgelenk vor der Sitzfläche liegt.
  - Das Kniegelenk ist nach dorsal verlagert im Sinne eines Genu recurvatum. Bei Belastung in der Senkrechten sind die Gelenke in sich gesperrt.
  - Durch das Kippen des Beckens nach vorne allein lässt sich die Sperre lösen. Auf der Prothesenseite muss so weit ein Ausgleich geschaffen werden, dass ein hilfsmittelfreies Sitzen möglich ist.
  - Der Ober- und Unterschenkelaufbau richtet sich nach den verwendeten Knie- und Fußpassteilen (Abb. 7.**2**).

7.8 Begutachtung

Tabelle 7.**2**

	SER/SchwbG MdE/GdB
Beckenschäden ohne funktionelle Auswirkungen	0 % MdE
Beckenschäden mit geringen funktionellen Auswirkungen (z. B. stabiler Beckenring), degenerative Veränderungen der Kreuzbeingelenke	10 % MdE
Beckenschäden mit mittelgradigen funktionellen Auswirkungen (z. B. instabiler Beckenring einschließlich Sekundärarthrose)	20–30 % MdE
Beckenschäden mit schweren funktionellen Auswirkungen und Deformierung	30–40 % MdE

Neurologische, gynäkologische und urologische Beeinträchtigungen sowie Hüftgelenksveränderungen sind ggf. zusätzlich zu berücksichtigen.

Literatur

Bauer R, Kerschbaumer F, Poisel S. Orthopädische Operationslehre. Bd. 2/2. Stuttgart: Thieme; 1995.
Bischoff HP. Chirodiagnostische und chirotherapeutische Technik. 3. Aufl. Balingen: Demeter; 1997.
Bundesministerium für Arbeit und Sozialordnung. Anhaltspunkte für die ärztliche Gutachtertätigkeit. 1996.
Niethard FU, Pfeil J. Orthopädie. 3. Aufl. Stuttgart: Hippokrates; 1997.

8 Hüftgelenk und Oberschenkel

8.1 Praktische Anatomie und Radiologie

Pränatales Wachstum

- Die Verknöcherung der am Hüftgelenk beteiligten Knorpelanlagen findet in der Fetalperiode bis über die Geburt hinaus statt: Knochenkern Os ilium 10. Woche, Os ischii 16. Woche, Os pubis 20. Woche, Hüftkopf 2. Hälfte des 1. Lebensjahres.
- Mechanische Einflüsse vor der Geburt (z. B. neuromotorische Störung der umgebenden Muskulatur, intrauterine Zwangslagen) beeinflussen das Hüftgelenkswachstum.

Postpartales Wachstum

- Das postpartale Wachstum des Hüftgelenkes ist als Spiegel seiner funktionellen Beanspruchung anzusehen. Die Wachstumsgeschwindigkeit von Hüftpfanne und proximalem Femur ist synchronisiert, die Hüftkopf-Pfannen-Relation bleibt gleich.
- Das Hüftgelenkswachstum ist von einer uneingeschränkten freien Beweglichkeit in allen 3 Dimensionen abhängig: Nur bei „rundem Gelenkspiel" entsteht auch ein „rundes" Gelenk. Die Erhaltung der Gelenkbeweglichkeit ist eines der wichtigsten Behandlungsziele bei allen Hüfterkrankungen im Wachstumsalter.
- Mit Abschluss des Pfannenwachstums verknöchert die Y-Fuge meist zwischen dem 14. und 16. Lebensjahr. Randständige Knochenkerne (Ossa ad acetabulum) sind dem kranioventralen und kraniodorsalen Pfannenrand appositionell angelagert und verschmelzen mit diesem im Rahmen der Pubertät. Bei Ossifikationsstörung der Ossa ad acetabulum entsteht eine sekundäre Pfannendysplasie (DD zur primären Pfannendysplasie bei angeborener Hüftdysplasie: Kopf normal groß und gerundet, die Pfanne jedoch erheblich unterentwickelt).
- Das postpartale Längswachstum des Femurs resultiert aus proximaler (30 %) und distaler (70 %) Femurepiphyse. Die physiologischerweise zum Zeitpunkt der Geburt bestehende vermehrte Vorwärtsdrehung des Schenkelhalses (Antetorsion) verringert sich stetig während zweier Detorsionsschübe zwischen dem 8. und 10. Lebensjahr bzw. während der Pubertät. Der mittlere Antetorsionswinkel der Schenkelhalsachse beträgt bei Abschluss des Wachstums 12°, der mittlere Kollodiaphysenwinkel 125°.

Gefäßversorgung des Hüftgelenkes

- *Azetabulum:* Anteriorer Teil und Fossa acetabuli durch A. obturatoria, Pfannendach von A. glutea superior, der posteriore Sitzbeinanteil des Azetabulums von der A. glutea inferior und A. pudenda interna.
- *Femurkopf – proximales Femur:* Hauptversorgungsarterie ist die A. profunda femoris, deren Äste als A. circumflexa femoris medialis und lateralis den Schenkelhals intrakapsulär ringförmig umgreifen (primär kritische Durchblutung des Hüftkopfes und der Wachstumsplatte am koxalen Femurende bei allen i.a. Prozessen!). Die arterielle Versorgung des Hüftkopfes über das Lig. capitis femoris sistiert im frühen Kindesalter, beim Erwachsenen werden keine größeren Hüftkopfbezirke über die A. capitis femoris versorgt.

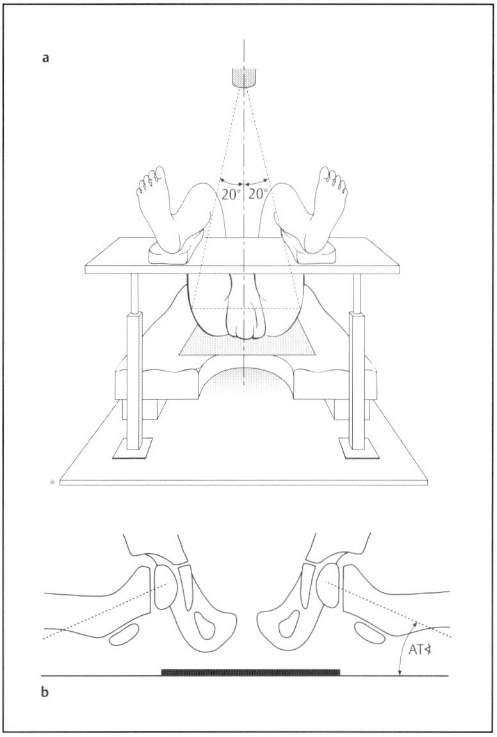

Abb. 8.**1** **a** Lagerung des Patienten zur Rippstein-Aufnahme.
b Bestimmung des Antetorsionswinkels zwischen der Längsachse des Schenkelhalses und der projizierten Grundplatte des Rippstein-Halteapparates (nach Wirtz).

Kapsel-Band-Strukturen des Hüftgelenkes

Die fibröse Gelenkkapsel (Membrana fibrosa) ist durch 3 Bänder verstärkt: Lig. iliofemorale, Lig. pubofemorale und Lig. ischiofemorale. Das Lig. iliofemorale ist das stärkste Band des Menschen. Funktionell wird insbesondere die Hüftgelenksstreckung durch alle 3 Bänder gehemmt.

Radiologische, bildgebende Diagnostik

Konventionelles Röntgen (Einstelltechniken)

- Beckenübersichtsaufnahme a.-p.: In Rückenlage Patient mit gestreckten und neutral rotierten Beinen, Zentralstrahl 5 cm oberhalb der Symphyse.
- Beckenübersichtsaufnahme im Stand: gleichmäßige Belastung beider Hüftgelenke mit symmetrischer Positionierung, Zentralstrahl 5 cm oberhalb der Symphyse.
- Laterale Hüftprojektion mit vertikalem Strahlengang nach Lauenstein: Rückenlage, Oberschenkel maximal abduziert, Kniegelenk maximal gebeugt, Zentralstrahl 2 Querfinger medial und unterhalb der Spina iliaca anterior superior.
- Obturatoraufnahme zur Darstellung des dorsalen Pfannenpfeilers: 45° Anhebung der Hüfte in Rückenlage.
- Ala-Aufnahme zur Darstellung des vorderen Pfannenrandpfeilers: 45° Anhebung der gegenseitigen Hüfte.
- Rippstein-Aufnahme zur Quantifizierung des Schenkelhalsantetorsionswinkels: Rückenlage mit Hüft- und Kniebeugung um 90° und Oberschenkelabduktion beidseitig um 20°, Zentralstrahl auf die Symphyse (Abb. 8.**1**).

- Strahlenbelastung einer Beckenübersichtsaufnahme (74 kV, 15 mAs): Oberflächendosis 3,2 mSv, effektive Dosis 0,38 mSv, Gonadenbelastung ohne Schutz bei Männern 0,11 mSv, bei Frauen 0,78 mSv. Gonadenbelastung bei Lauenstein-Projektion: Männer 1,69 mSv, Frauen 1,32 mSv.

Röntgenarthrographie

- Hüftpunktion unter Durchleuchtungskontrolle mit KM und/oder Luftinstillation. Indikation: Insbesondere bei instabilen Hüftgelenken mit disloziertem Hüftkopf und bestehendem Repositionshindernis.

Computertomographie

- Konventionelles CT mit 3–6 mm Transversalschichtung, Spiral-CT zur 3-dimensionalen Rekonstruktion, hochauflösendes Dünnschicht-CT zur besonders kontrastreichen Darstellung der Knochenstrukturen.
- Strahlenbelastung beim konventionellen Becken-CT: effektive Dosis 9 mSv.
- Indikation: Azetabulumfrakturen, präoperativ Planung bei Beckenosteotomien, Herstellung von Custom-made-Prothesen, Operationsplanung bei Computer-assistierter Hüftendoprothetik, Knochentumoren.

Magnetresonanztomographie

- T1-Wichtung (Fettbild), T2-Wichtung (Wasserbild), Fettsuppressionen (zum Nachweis von markinfiltrativen Prozessen oder Ödemen), KM-Gabe (zum Vaskularisationsnachweis).
- Indikation: Darstellung von intra- und extraartikulären Weichteilen sowie des Knochenmarkraumes. Methode der Wahl bei Hüftkopfnekrosen, knochenmarkassoziierten Tumoren.

8.2 Hüftgelenksdysplasie und Hüftgelenksluxation

Definition

- *Hüftgelenksdysplasie:* Angeborene Fehlanlage oder erworbene Fehlentwicklung des Hüftgelenkes mit Störung der Verknöcherung am Pfannenerker und begleitender Fehlanlage bzw. Fehlentwicklung des koxalen Femurendes im Sinne einer Coxa valga und/oder antetorta.
- *Hüftgelenksluxation:* Partielle (Subluxation) oder komplette (Luxation) Dezentrierung des Hüftkopfes aus der Hüftpfanne.

Synonyme

Developmental dysplasia of the hip (DDH), congenital dislocation of the hip (CDH).

Epidemiologie

- Unterschiedliche regionale Inzidenz. Hüftgelenksdysplasierate in Deutschland 2–4 %.
- Hüftgelenksluxationsrate 0,4–0,7 % (klinische und röntgenologische Erfassung).
- Sonographisch etwa 20 % aller Neugeborenen auffällig („dysplasiegefährdetete IIa-Hüften“ nach Graf).
- Verhältnis Mädchen : Jungen = 7 : 1.
- Hüftgelenkluxation bei Beckenendlage 25-mal häufiger als bei Hinterhauptlage.
- Bei Eskimos und Indianern in Nordamerika bis 40 %.

Ätiologie

- *Endogene Faktoren vor der Geburt:* Erhöhte mütterliche Östrogen- und Relaxinproduktion prädisponiert zur Laxizität des fetalen Hüftgelenkes (insbesondere des weiblichen Fetus). Familiäre Belastung mit generalisierter Kapsel-Band-Laxizität prädisponiert zur Hüftgelenksluxation.
- *Exogene (mechanische) Faktoren vor der Geburt (fetale Phase):* Intrauterine Raumenge bedingt dauerhaften Druck des Hüftkopfes gegen den knorpligen Pfannenrand (Oligohydramnion, Beckenendlage). Assoziation zu Gesichts- und Schädeldeformation, Skoliose und Klumpfuß (sogenanntes Siebener-Syndrom nach Mau).
- *Exogene (mechanische) Faktoren nach der Geburt:* Störung der postnatalen Nachreifung durch frühzeitige Streckung der Hüftgelenke (Vermeidung einer frühzeitigen dauerhaften Bauchlagerung der Kinder, Wickeln der Hüftgelenke in Beugestellung beste Prävention).
- *Teratologische kongenitale Luxationen bei neuromuskulären Erkrankungen:* Myelomeningozele, Arthrogryposis multiplex congenita, Syndromerkrankungen.

Pathogenese

- Mechanische Instabilität bedingt die Verknöcherungsverzögerung am Pfannenerker, die sekundär durch mangelnde Formgebung des Pfannendaches zur Luxation führt.
- Bei persistierender Instabilität: Tonuserhöhung der Adduktoren, Abspreizbehinderung, zunehmende Abflachung der Hüftpfanne, Entrundung des Hüftkopfes (typische Dogenhutform).
- Bei vollständiger Luxation Verlegung der Pfanneneingangsebene mit sanduhrförmiger Stenosierung der Gelenkkapsel durch die Sehne des M. iliopsoas (→ Repositionshindernis), Ausbildung einer Sekundärpfanne, begleitende Coxa valga et antetorta.
- Hüftbeugekontraktur bei Glutealmuskelinsuffizienz durch Ansatzkranialisation des Trochanter major führt zur Beckenverkippung mit sekundär kompensatorischer Hyperlordose der LWS.

Cave: Während des gesamten Wachstums kann sich die Hüftdysplasie verschlechtern, aber auch spontan durch nachholende „Ossifikation" bessern. Krisenzeit ist vor allem die pubertäre Wachstumsphase, da hier die abschließende Pfannendachstabilisierung durch Ausreifung der sekundären Knochenkerne (Ossa ad acetabulum) erfolgt.

Klinik

- Beim Neugeborenen Stabilitätsuntersuchung des Hüftgelenkes
  - in der Technik nach Ortolani: stabile Hüftgelenke, palpatorisch unauffällig, bei geringgradiger Instabilität typisches „Klicken", bei Subluxation Schnappen des Hüftgelenkes (positives Ortolani-Zeichen),
  - in der Technik nach Barlow: vollständiges Aus- und Einrenken des Hüftgelenkes (positives Barlow-Zeichen).
- Bei dezentrierten Hüftgelenken typische Abduktionsbehinderung.
- Faltenasymmetrie bei Verkürzung des Oberschenkels (*Cave:* nur bei einseitiger Hüftgelenksluxation).
- Eingeschränkte Spontanbewegung des betroffenen Hüftgelenkes (Strampeln!).
- Bei Laufbeginn typisch watschelndes Gangbild, bedingt durch Glutealmuskelinsuffizienz (Trendelenburg-Zeichen).

Bildgebende Diagnostik

Sonographie der Säuglingshüfte

- Standardroutineverfahren bei U2 oder U3, Untersuchung in Seitenlage des Kindes, Ultraschallsonde 5–7,5 mHz Realtime-Linearscan. Im Längsschnitt 3 charakteristische „Landmarks": Unterrand des Os ilii in der Fossa acetabuli, Mitte des tragenden Pfannendachanteils, Labrum acetabulare. Grundlage der sonographischen Typeneinteilung: Knochenwinkel α und Knorpelwinkel β im Grafschen „Sonometer" (Abb. 8.**2**).

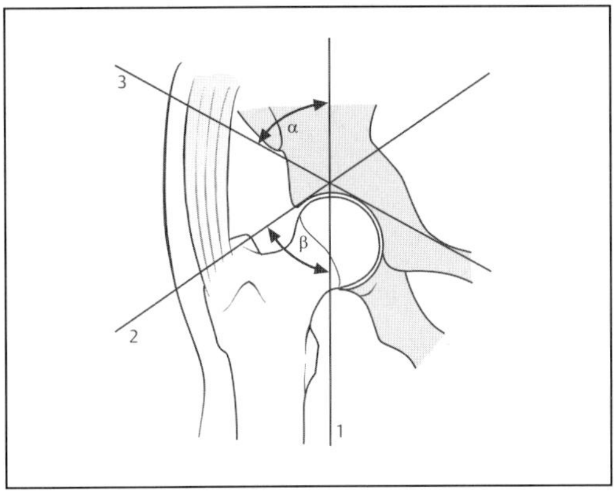

Abb. 8.**2** Sono-Anatomie der Säuglingshüfte:
1 Grundlinie
2 Ausstellungslinie
3 Pfannendachlinie
α = Knochenwinkel
β = Knorpelwinkel
(nach Wirtz)

- Sonographische Hüfttypen nach Graf:
  - Hüft-Typ I: ausgereiftes, gesundes Hüftgelenk (α > 60, β > 55°).
  - Hüft-Typ IIa: physiologisch unreif (< 3 Monate) (IIa+ $\alpha \geq$ 55°, β 65–55°), (IIa– α 50–54°, β 65–55°).
  - Typ IIb: verknöcherungsverzögert (> 3 Monate) (α 50–60°, β 65–55°).
  - Typ IIc: Gefährdungsbereich (α 43–50°, β 77–65°).
  - Hüfttyp D: „am Dezentrieren" (α zwischen 43° und 49°, β > 77°).
  - Typ III: dezentrierte Hüfte, knorpliges Pfannendach „vor sich hergeschoben" (Typ III a), knorplig präformiertes Pfannendach strukturell zerstört (Typ III b) (α < 43°, β > 77°).
  - Typ IV: dezentrierte Hüfte mit muldenförmiger Einziehung des Perichondriums am Pfannendach als Repositionshindernis.

Konventionelle Röntgendiagnostik

- Sichere Beurteilung der Säuglingshüfte erst nach dem 3. Lebensmonat möglich (→ zunehmende Ossifikation). Unverzichtbar nach jeder sonographisch diagnostizierten und therapierten Hüftgelenksdysplasie gegen Ende des 1. Lebensjahres (Ausschluss Hüftkopfnekrose).
- *Quantitative Beurteilungskriterien:* AC-Winkel (Inklination des Pfannendaches), ACM-Winkel (Tiefe der Hüftgelenkspfanne), CE-Winkel (Relation Hüftkopf – Pfannendach), (Abb. 8.**3**).
- *Qualitative Beurteilungskriterien:* Ossifikationsstörungen am Pfannendach und Hüftkopfkern (Grad I–IV nach Tönnis u. Kuhlmann).

Arthrographie

- Bei dislozierten Hüftgelenken unverzichtbar zur Einschätzung der Repositionsbehinderung bei geschlossener Reposition → Grenzen der konservativen Therapie.

CT und MRT

- Indiziert im späteren Kindesalter und Adoleszenz zur 3-dimensionalen Rekonstruktion vor operativen Eingriffen.

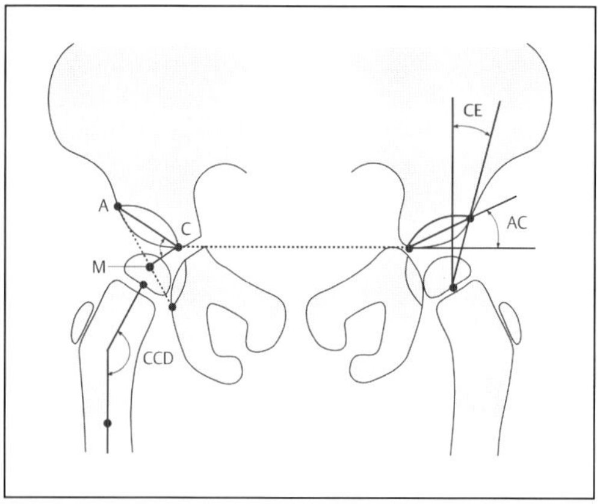

Abb. 8.3 Quantitative Beurteilungskriterien des Hüftgelenkes (nach Wirtz).

Therapie

Tabelle 8.1 Therapieziel

Instabile Hüfte	→ Stabilität	→ Retention, evtl. Immobilisation
Dislokation	→ Zentrierung	→ Reposition
Dysplasie	→ Rückbildung der Wachstumsstörung	→ Retention, funktionelle Behandlung
	↓ stabile, zentrierte Hüfte ohne Wachstumsstörung	

Therapieform und Prognose

- Abhängig vom Schweregrad (Stabilität),
- vom Alter bei Therapiebeginn,
- von Komplikationen (z. B. Hüftkopfnekrose).

Allgemeines Therapieprinzip

- Tiefe Zentrierung des Hüftkopfes in die Pfanne.
- Die Behandlungsdauer ist doppelt so lang wie das Alter zum Zeitpunkt des Behandlungsbeginns. Als zeitliche Grenze der konservativen Therapiemöglichkeit ist der 18. Lebensmonat anzusehen, da sich gegen Ende des 2. Lebensjahres das Wachstum des Hüftgelenkes deutlich verlangsamt. „Je jünger die Kinder, um so günstiger ist die Chance auf eine völlige Ausheilung, aber so empfindlicher auch ist das Hüftgelenk" (Pavlik 1958). Hüftkopfnekroserate bei Spreizhosenbehandlung gesunder Hüftgelenke ca. 2 %.

Konservative Therapie

- Klinisch stabile Hüftgelenke ohne Abspreizhemmung vom Sonotyp I und Typ IIa+: keine spezifische Therapie.
- Klinisch stabile Hüftgelenke ohne Abspreizhemmung vom Sonotyp IIa–: „Breitwickeln", Kontrolluntersuchung in 4 Wochen.

- Klinisch instabile Hüftgelenke oder bei Abspreizhemmung vom Typ I, IIa+ und IIa− sind therapiebedürftig: „Breitwickeln“, Kontrolluntersuchung in 4 Wochen.
- Stabile Hüftgelenke ohne Abspreizbehinderung vom Sonotyp II b: Spreizhosenbehandlung.
- Stabile Hüftgelenke mit Abspreizbehinderung vom Typ IIb: Krankengymnastische Übungsbehandlung auf neurophysiologischer Basis (Vojta-Therapie) zur Senkung des erhöhten Adduktorentonus, Spreizhosenbehandlung. Bei Kindern älter 8 Monate: Vorbehandlung durch Overheadtraktion, Retention durch funktionelle Schienen- oder Bandagenbehandlung.
- Stabile Hüftgelenke ohne Abspreizhemmung vom Sonotyp IIc: Spreizhose vor dem 3. Lebensmonat, Pavlik-Bandage nach dem 3. Lebensmonat.
- Instabile Hüftgelenke mit/ohne Abspreizhemmung vom Sonotyp IIc oder Typ D: 1. Lebensmonat Spreizhosenbehandlung, ab der 5. Woche modifizierter Fettweis-(Sitz-Hock-)Gips. Bei Behandlung mit Pavlik-Bandage muss Zentrierung sicher sein. Stabilität sollte innerhalb 2 Wochen erreicht sein.
- Instabile, reponible Hüftgelenke vom Typ III und IV: Pavlik-Bandage, bei erhöhtem Adduktorentonus KG auf neurophysiologischer Basis, bei deutlicher Hüftkopfdislokation Reposition durch Längs- und Vertikalzug (Overheadtraktion).
- Instabile, irreponible Hüftgelenke vom Sonotyp III und IV: Abklärung durch Arthrographie. Bei Kapselstenose mit kontrakten Hüftgelenksverhältnissen: Vorbehandlung in Traktion, Reposition und Retention in Pavlik-Bandage, bei unsicherer Retention Fettweis-Gips. Bei Repositionshindernis durch Interponat: Offene Reposition mit Gelenkkapseleröffnung, Darstellung der Ursprungspfanne, Entfernung des Repositionshindernisses (elongiertes Lig. capitis femoris, Fettgewebe in der Ursprungspfanne, Kapseleinschnürung durch die Psoassehne). Anschließend Kapselraffung und Retention im Becken-Bein-Gips in Sitz-Hock-Stellung; bei starker Reluxationsneigung: temporäre Sicherung der Reposition durch einen zentral liegenden, transartikulären Kirschner-Draht.

Anmerkung Spreizhose

- *Indikation* in den ersten Lebenswochen bei Hüftdysplasie ohne Subluxation oder Luxation des Hüftkopfes.
- *Vorgehen:* Langsame Einstellung der gewünschten Spreizweite durch vorsichtige Abduktion der Beine, Einbringen des an der gewünschten Spreizweite ausgemessenen Spreizteils zwischen die Kniegelenke und anschließend Fixation über den Oberschenkeln, nachfolgend Höhenfixation durch angelegte Schulterträger. Anfangs wöchentliche Kontrolluntersuchung zur Nachpassung (evtl. größere Spreizhose).

Cave: Bei zu schmaler Spreizhose → Hebeleffekt des Oberschenkels am Spreizteil → dislokationsfördernd. Daher ist beim schnellen Wachstum eine regelmäßige Anpassung der Spreizhosengröße erforderlich.

Anmerkung: Pavlik-Bandage

- *Indikation:* Subluxation und geringgradige Luxation in den ersten Monaten.
- *Vorgehen:* Einstellung der Bandage in der „sicheren Zone“ des Hüftgelenkes, welche in Abhängigkeit vom Grad der Abspreizfähigkeit und vom Grad der Instabilität unterschiedlich ist → Hüfteinstellung in 110° Beugestellung und zwischen submaximaler Hüftgelenksabduktions- und -adduktionsfähigkeit („Human Position“).
- *Vorteil* der Bandagenbehandlung: Funktionelles Verfahren, bei dem es dem Kind möglich ist, Strampelbewegungen durchzuführen, sodass es zu keiner fixierten Belastung des Hüftkopfes („Gefahr der Hüftkopfnekrose“) kommt. Strampelbewegungen mit zirkulärer Beweglichkeit des Hüftgelenkes begünstigen die Entwicklung der Hüfte zum Kugelgelenk. Nur ein in allen Richtungen frei bewegliches Hüftgelenke wird auch ein „rundes“ Gelenk.

Cave: Aufgrund der instabilen Hüftgelenkssituation darf die Pavlik-Bandage zu Beginn der Behandlung nicht ausgezogen werden („Gefahr der Reluxation"). Bei Körperpflege müssen Beinchen unbedingt manuell in erreichter Stellung gehalten werden.

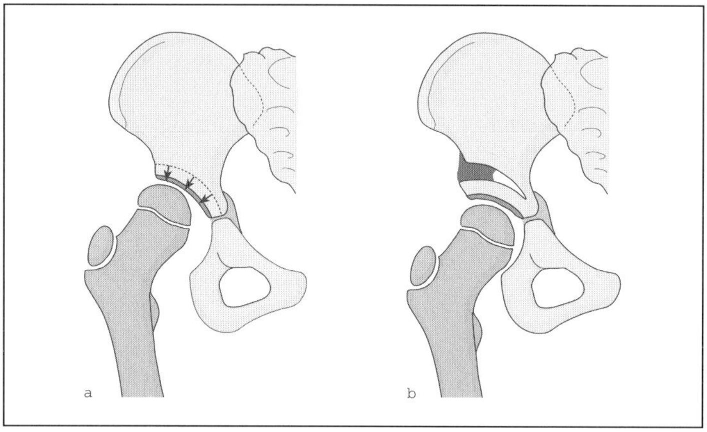

Abb. 8.**4** Pfannendachplastik, Operationsprinzip:
a Sphärische Osteotomie parallel zum Gelenkspalt, den kranialen Anteil des Azetabulums umschneidend,
b Knochenspäne zur Stabilisierung des klaffenden Osteotomiespaltes nach Anmodellieren des Pfannendachs an den Hüftkopf (nach Wirtz).

Operative Therapie

- *Ziel:* Wiederherstellung der Kopf-Pfannen-Relation und dauerhafte Entlastung der wachstumsgestörten Pfannendachbereiche.
- *Pfannendachplastiken (Azetabuloplastiken)* (Abb. 8.**4**): Verschiedene Techniken nach Albee, Dega, Lance.
- *Operation nach Pemberton:*
  - Indikation: Durch die unvollständige Os-ilii-Osteotomie wird der Radius des Azetabulums verkleinert, daher besteht die Indikation primär bei asphärischen Kongruenzen. Hauptindikationsalter: < 6 Jahre.
  - Operationstechnik (Pemberton-Osteotomie): Rückenlage, anterolateraler Zugang, Pfannendach-nahe Osteotomie beginnend zwischen der Spina iliaca anterior superior und inferior, sphärische Durchtrennung des Os ilii parallel zum Gelenkspalt bis hin zur Y-Fuge unter Erhalt

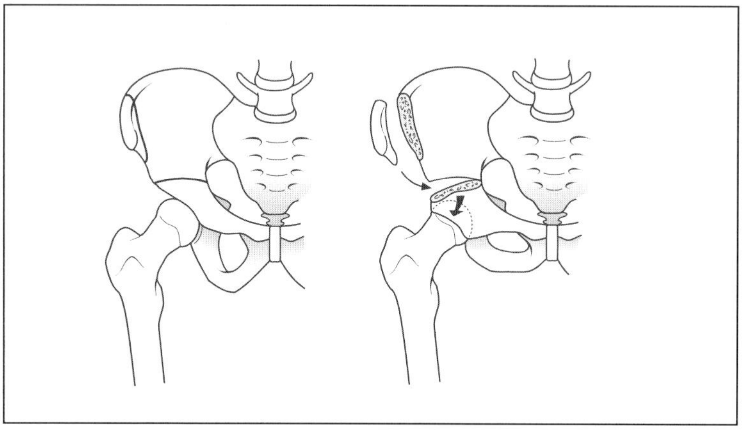

Abb. 8.**5** Beckenosteotomie nach Salter (nach Wirtz).

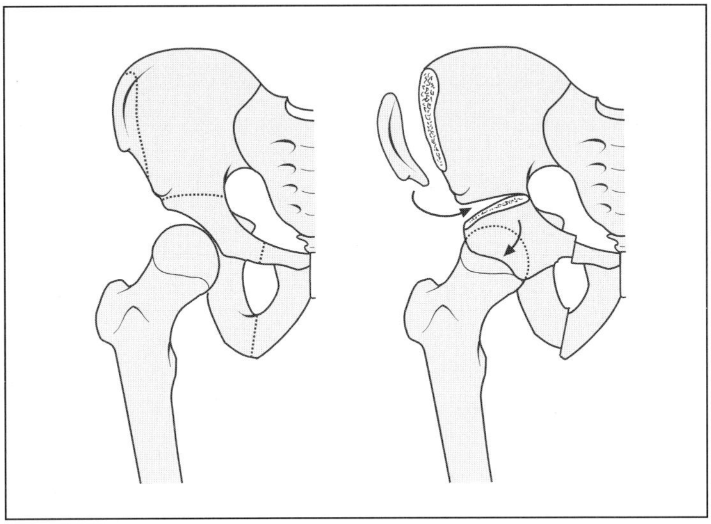

Abb. 8.**6** Triple-Beckenosteotomie (nach Wirtz).

des inneren Beckenrings, Umbiegung des Pfannendachs nach unten außen, Drehpunkt der Osteotomie: Y-Fuge, Einfalzung eines Knochenspans oberhalb des Pfannenerkers. Zumeist keine zusätzliche äußere Fixation erforderlich. Nachbehandlung: Becken-Bein-Gips für 3–6 Wochen, dann Mobilisationsbeginn.

- *Beckenosteotomie nach Salter* (Abb. 8.**5**):
  - Indikation: Ventral ausgeprägte Dysplasie mit sphärischer Kongruenz, Alter < 6 Jahre.
  - Operationstechnik: Rückenlage, ilioinguinaler Zugang, transversale Iliumosteotomie oberhalb der Spina iliaca anterior beginnend, von ventral nach dorsal bis ins Foramen ischiadicum durchgeführt, Drehpunkt: Symphyse, Pfannendach bevorzugt nach ventral und lateral über den Hüftkopf gestülpt, Interposition eines 3-eckigen bikortikalen Beckenkammspans und Fixation mit Kirschner-Drähten. Nachbehandlung: Becken-Bein-Gips für 3–6 Wochen, Röntgenkontrolle, dann Kirschner-Draht-Entfernung und Mobilisationsbeginn. *Cave:* Durch Verkippung des gesamten distalen Beckenanteils → Beinverlängerung, erhöhte Anspannung der pelvitrochantären Muskulatur, des M. iliopsoas und der Adduktoren → evtl. Release in Kombination mit derotierend varisierender Femurverkürzungsosteotomie (DVO).
- *Triple-(Dreifach-)Beckenosteotomie nach Tönnis* (Abb. 8.**6**):
  - Indikation: Ab 7. Lebensjahr bei Kongruenz der Gelenkflächen, freiem Bewegungsspiel und nur geringgradigen Arthrosezeichen. Prinzip: Pfannennahe Osteotomie von Os pubis, Os ilii und Os ischii mit freier Pfannenschwenkung zur Korrektur.
  - Operationstechnik: Primär Seitenlage zur Sitzbeinosteotomie, Hautschnitt 2 cm lateral und parallel zum Lig. sacrotuberale, unter Hohmann-Hebel-Schutz Osteotomie von der kaudalsten Grenze des Foramen ischiadicum bis zur Grenze des Foramen obturatorium, nach Wundverschluss Umlagern zur Rückenlage, Hautschnitt zur Schambeinosteotomie exakt ventral vor dem Os pubis, Osteotomie 45° zur Vorderfläche des oberen Schambeinastes, dann Hautschnitt über dem vorderen Backenkamm bis 4 cm in die Leiste, Platzieren eines Steinmann-Nagels im Pfannendach, dann Darmbeinosteotomie, beginnend 3 cm oberhalb des Pfannendaches, schräg bis zur Incisura ischiadica absteigend durchgeführt, Pfannenschwenkung über den einliegenden Steinmann-Nagel nach ventrolateral, Spongiosazugschrauben oder Kirschner-Draht-Osteosynthese, ggf. in Kombination mit Schambeincerclage.

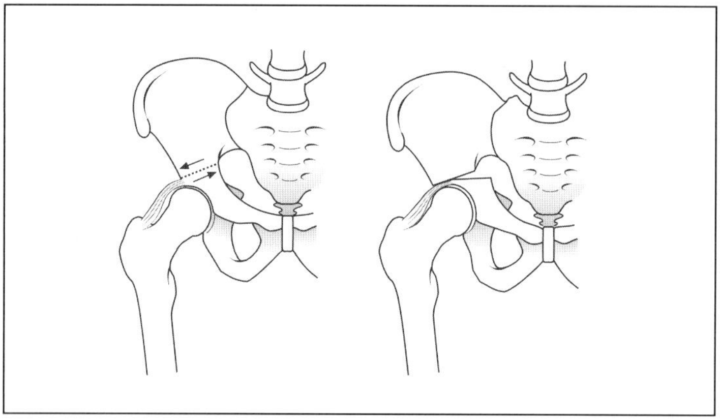

Abb. 8.7 Beckenosteotomie nach Chiari (nach Wirtz).

- *Beckenosteotomie nach Chiari* (Abb. 8.7):
  - Indikation: Bei deutlicher Inkongruenz und Bewegungseinschränkung, Alter > 12 Jahre.
  - Operationstechnik: Rückenlage, anterolateraler Zugang, Beckenosteotomie am Ansatz der Gelenkkapsel nach medial ansteigend, wobei das Hüftgelenk in Relation zum proximalen Darmbein unter Schaffung eines breiten tragfähigen Pfannendaches medialisiert wird. Fixation der Beckenfragmente durch 1–2 Spongiosaschrauben, die den Osteotomiespalt diagonal überkreuzen. Entwicklung einer faserknorpligen neuen Gelenkfläche durch Metaplasie der zwischen Hüftkopf und proximalem Beckenfragment interponierten Gelenkkapsel. Nachbehandlung: Mobilisation mit Sohlenkontakt für 3 Wochen, dann Teilbelastung 20 kp, zunehmende Vollbelastung nach 8–12 Wochen.
- *Intertrochantäre Femurosteotomie:* Als alleiniger Eingriff zur Beeinflussung des Pfannenwachstums nicht indiziert, als begleitender Eingriff bei verstärkter Antetorsion und Valgität des proximalen Femurs als derotierende varisierende Osteotomie intertrochantär durchzuführen.

8.3 Schenkelhalsanomalien

Definition

- Zwischen Hüftkopf und Trochanteren lokalisierte Achsenfehlstellung des Oberschenkels.
- Die physiologische Stellung des Schenkelhalses ändert sich während des Wachstums.
- (Durchschnittswerte: 3. Lebenswoche 148°, 9. Lebensjahr 138°, 15. Lebensjahr 133°, Erwachsenenalter 128°, Greisenalter 120°).

Diagnose

Röntgen beider Hüftgelenke in a.–p. Projektion: Schnittpunkt der Gerade durch den Schenkelhals und die Oberschenkelachse bilden den projizierten Centrum-Collum-Diaphysen-Winkel (CCD). Aufgrund der physiologischerweise bestehenden Antetorsion (ca. 12°) ist der projizierte CCD-Winkel größer als der reelle. Durch Innendrehung der Hüftgelenke (Ausgleich der Antetorsion des Schenkelhalses): realistische Darstellung des CCD-Winkel in der a.–p. Projektion. Zur exakten Bestimmung des reellen CCD-Winkels und Antetorsionswinkels → Röntgen des Hüftgelenkes in 2 Ebenen: Standard-a.–p.-Aufnahme (Hüftgelenk in Extension, beide Kniescheiben nach vorne), Rippstein-II-Aufnahme (90° Flexion und 20° Abduktion der Hüftgelenke) → Vergleich des projizierten Antetorsionswinkels und des projizierten CCD-Winkels in der Umrechnungstabelle nach M. E. Mueller (1957) → Ablesen des reellen CCD- und Antetorsionswinkel mit einer Fehlquote von unter 5 %.

8.3.1 Coxa vara

Definition

Reeller CCD-Winkel unter 120°.

Epidemiologie

- Häufigkeit: 1 : 25.000 Geburten.
- Einseitig in ca. 70 %, doppelseitig in 30 %.

Ätiologie

- *Primäre Form:* Angeborene Fehlbildung, zum Teil kombiniert mit weiteren Fehlbildungen der entsprechenden Extremität bzw. mit generalisierten Knochenerkrankungen (s. Skelettdysplasien), z. B. Achondroplasie.
- *Sekundäre Form:* Erworben nach der Geburt, Coxa vara entwickelt sich unter Einfluss von Scherkräften nach Laufbeginn, fördernd sind Stoffwechselerkrankungen mit Knochenerweichung (z. B. Rachitis, Osteomalazie), nach Hüftkopfnekrose, nach Perthes-Erkrankung, nach Epiphysenlösung und Schenkelhalsfrakturen.

Pathogenese

- Unter Einfluss von Scher- und Biegekräften nach Laufbeginn am Schenkelhals.
- Zunahme der Varusdeformität („Hirtenstabdeformität“).
- Gefahr der Schenkelhalspseudarthrose, sekundär Wachstumsdefizit der Hüftpfanne.

Klinik

- Trochanterhochstand → Insuffizienz der hüftabduktorischen Muskulatur (positives Trendelenburg-Zeichen), bei Einseitigkeit → Beinverkürzung, bei Doppelseitigkeit → Watschelgang.
- Eingeschränkte Abspreizfähigkeit im Hüftgelenk.
- Schmerzen im Kindesalter selten.
- Bei Schenkelhalspseudarthrose deutlich reduzierte Belastungsfähigkeit des Beines.

Diagnostik

Röntgen Beckenübersicht mit 10° innenrotierten Beinen, alternativ Hüfte a.–p. und Rippstein-II-Aufnahme: CCD-Winkel kleiner 120°. Sekundäre Veränderungen: Trochanterhochstand, Deformierung von Hüftkopf und Gelenkpfanne, Pfannendysplasie, Schenkelhalspseudarthrose.

Differenzialdiagnose

Angeborene (Coxa vara congenita) und erworbene Formen (s. o.).

Therapie

- Abhängig von Alter, Ausmaß der Deformität. Ziel: Verhinderung von Sekundärveränderungen (Deformierung von Hüftkopf und Hüftpfanne).
- *Konservative Therapie:* Bei nicht belastungsstabiler Situation: entlastende Orthese mit Aufsitz am Sitzbein.
- *Operative Therapie:* bei CCD-Winkel < 100°, Winkel der Epiphysenfuge zur Horizontalen > 30° → intertrochantäre valgisierende Osteotomie.
  - Operationstechnik: Rückenlage, Hautschnitt von der Trochanterspitze 20 cm nach distal, L-förmiges Ablösen des Vastus lateralis, Kirschner-Draht-Markierung von Klingensitz und Osteotomiehöhe, Einschlagen des Klingensitzinstrumentes, Osteotomie, laterale Keilentnahme, Aufrichtung auf etwa 130°, Stabilisierung mit AO-Winkelplatte. Bei isoliertem Trochanter-major-Hochstand: Distalisierung des Trochanter major (Aufhebung der Hüftabduktoreninsuffizienz). Nachbehandlung: Teilbelastung für 6–8 Wochen.

8.3.2 Coxa valga

Definition

CCD-Winkel über der altersentsprechenden Norm (Neugeborenes über 150°, 8. Lebensjahr über 140°, Erwachsener über 130°).

Ätiologie und Pathogenese

- *Primäre Form:* physiologisches Durchgangsstadium des Hüftgelenkswachstum.
- *Sekundäre Form:* erworben, aufgrund Muskelungleichgewicht der hüftumfassenden Muskulatur bei schlaffen oder spastischen Lähmungen (z. B. MMC, ICP), nach Schädigung der Wachstumsfuge am Schenkelhals bzw. Trochanter major (Trauma, Tumor, Entzündung), bei langer Fixierung des Hüftgelenkes in Abspreizung bei konservativer Therapie der Hüftgelenksdysplasie mit unflexiblen Abspreizschienen.

Klinik

Bei erworbenen Formen Beschwerden in Abhängigkeit vom Grundleiden, die isolierte Coxa valga ist keine präarthrotische Deformität.

Diagnostik

Röntgen Beckenübersicht mit 10° innenrotierten Beinen, alternativ: Hüfte a.–p. in Beinneutralstellung und Rippstein-II-Aufnahme (Bestimmung des AT-Winkels).

Differenzialdiagnose

Coxa antetorta, Coxa valga et antetorta.

Therapie

Während des Wachstums Tendenz zur spontanen Normalisierung. Indikation zur intertrochantären Varisationsosteotomie bei ausgeprägter Coxa valga mit eindeutigen Beschwerden und beginnender Sekundärarthrose.

8.3.3 Coxa antetorta, Coxa retrotorta

Definition

Vermehrte Vor- bzw. Rückwärtstorsion des Schenkelhalses.

Ätiologie und Pathogenese

- Bei Geburt vermehrte Antetorsion des Schenkelhalses zwischen 30–40° (Folge der intrauterinen Lage mit vermehrter Innentorsion der Unterschenkel und Adduktion der Vorfüße).
- Rückbildung der Antetorsion während des ganzen Wachstums, verstärkt während zweier Detorsionsschübe (4.–6., 12.–14. Lebensjahr). Durchschnittlicher AT-Winkel beim Erwachsenen 12°.
- Persistierende oder zunehmende Antetorsion durch Fehlwachstum bei muskulärem Ungleichgewicht → generelle muskuläre Hypotonie, infantile Zerbralparese, Myelomeningozele, peroneale Muskelatrophie Charcot-Marie-Tooth.
- Übernormale Rückbildung der Antetorsion mt AT-Winkel < 10° → Retrotorsion: ursächlich bei Coxa vara, nach Epiphyseolysis capitis femoris.
- Außenrotationskontrakturen des kindlichen Hüftgelenkes → Coxa retrotorta.

Klinik

- Selten subjektive Beschwerden, typisch für Coxa antetorta: Vermehrt innenrotiertes Gangbild, verminderte Außenrotationsfähigkeit (Überprüfung der Rotationsverhältnisse an gestreckten Hüften in Bauchlage!), evtl. Sitzen im umgekehrten Schneidersitz (Najadensitz) möglich.
- Bei Coxa retrotorta typisch vermehrte außenrotiertes Gangbild.

Diagnostik

Röntgen: Hüfte a.–p. in neutraler Rotationsstellung der Beine und Rippstein-II-Aufnahme: Ausmessen des projizierten CCD- und AT-Winkels, Ablesen des reellen AT-Winkels anhand Umrechnungstabelle (M. E. Müller 1957).

Differenzialdiagnostik

Idiopathische isolierte Form meist doppelseitig, Abzugrenzen von Coxa valga et antetorta bei angeborener Hüftluxation und neuromuskulären Erkrankungen, posttraumatische Torsionsfehler, Torsionsfehler im Unterschenkel- und Fußbereich (Pseudoinnentorsion bei kongenitalem Klumpfuß, Sichelfüße).

Therapie

- *Konservative Therapie:* Praktisch nicht möglich. Spontanentwicklung führt fast immer zur Normalisierung der Achsenverhältnisse mit abschließender Formgebung während des pubertären Wachstumsschubs.
- *Operative Therapie:* Intertrochantäre Derotationsosteotomie. Indikation: Nur bei extremer Ausbildung und fehlender Rückbildungstendenz nach langjähriger Verlaufsbeobachtung (Kniestolpern).

8.4 Perthes-Erkrankung

Definition

Aseptische Osteonekrose der Femurkopfepiphyse, meist zwischen dem 5. und 7. Lebensjahr auftretend.

Synonyme

Morbus Legg-Calvé-Perthes, juvenile Hüftkopfnekrose, idiopathische kindliche Hüftkopfnekrose, Perthes-Syndrom, Osteochondrosis deformans coxae juvenilis.

Epidemiologie

- Vorwiegend in der weißen Bevölkerung mit Häufigkeit von 1 : 1200 Kindern.
- Altersgipfel zwischen 5. und 7. Lebensjahr.
- Geschlechtsverhältnis Jungen : Mädchen = 4 : 1, bei 15 % doppelseitiger Befall.
- Erblichkeit mit geringer Penetranz von 1–3 %.

Ätiologie

Unklar, mehrere Theorien werden diskutiert:

- *Gefäßtheorie:* Kongenitale Gefäßanomalie am proximalen Femur bei primär kritischer Blutversorgung durch intraartikulären Verlauf der Gefäße am oberen Schenkelhalsrand.
- *Theorie des Mikrotraumas:* Stauchung mit Mikrofrakturen führen zum Einbruch des fragilen Spongiosagerüstes im künstlichen Hüftkopf (Perthes-Kinder häufig auffallend aktiv!!).

Pathogenese

Epiphysäre Durchblutungsstörung → Ischämie des Knochenkerns der Kopfepiphyse → Knochennekrose → nachfolgend Abbau des nekrotischen Knochens und Wiederaufbau mit typisch stadienhaftem Verlauf. Dabei kann sich die Knocheninfarzierung im Verlauf der Erkrankung wiederholen:

- *Initialstalstadium:*
  - Retardierung der Kopfkernentwicklung, Gelenkerguss, relative Dickenzunahme des synovial ernährten Gelenkknorpels.
  - Zunahme der röntgenologisch erkennbaren Gelenkspaltbreite.
- *Kondensationsstadium:* Verdichtung der Knochenstrukturen durch Abbau nekrotischer Knochenbälkchen und Aufbau neuen Knochengewebes („Creeping Substitution").
- *Fragmentationsstadium:* Fortschreitender Abbau der Knochenbälkchen bedingt Lückenbildung im Knochengerüst des Hüftkopfkernes → „Fragmente".
- *Reparationsstadium:* Zunehmender Ersatz nekrotischer Knochenareale durch neuen vitalen Knochen mit strukturellem Hüftkopfwiederaufbau.
- *Ausheilungsstadium:* Wiederaufbau des Hüftkopfes. Aufgrund der verminderten Belastungsfähigkeit der Femurkopfepiphyse im Rahmen der knöchernen Umbauvorgänge.
- Ausheilung der Erkrankung mit Deformierung möglich. Ausheilung in physiologischer Kongruenz (typisch Abflachung und Vergrößerung des Hüftkopfes = Coxa plana/magna, Pilzform), in pathologischer Kongruenz (gleicher Krümmungsradius von Hüftkopf und Hüftpfanne) und in pathologischer Inkongruenz (ungleicher Krümmungsradius zwischen Hüftkopf und Hüftpfanne = präarthrotische Deformität).
- Dauer der Erkrankung abhängig vom Alter des Kindes und von der Ausdehnung des Hüftkopfbefalles. Je größer das nekrotische Areal, umso länger werden die Wiederaufarbeiten am Hüftkopf andauern und umso mehr ist die Epiphyse durch mechanische Einflüsse verformbar (Dauer bis zum Ausheilungsstadium wenige Monate bis mehr als 5 Jahre).

Klinik

- Belastungsabhängige Hüftschmerzen (75 %), in 25 % ausschließlich Knie- und Oberschenkelschmerz.
- Typisches Schmerzhinken, rasche Ermüdbarkeit.
- Bewegungseinschränkung meist in Innenrotation und Abduktion (positives Vierer-Zeichen).
- Bei 15 % der Kinder: Beidseitiger Hüftgelenksbefall (stets Gegenseite kontrollieren!), wobei zweitbefallene Seite meist geringer betroffen ist.

Diagnostik

Klinische Untersuchung

Kann bei blanden Verlaufsformen völlig unauffällig sein. Mit zunehmender Ausdehnung des Hüftkopfbefalls: Bewegungseinschränkung von Abduktion und Rotation (positives Vierer-Zeichen), bei länger bestehender Erkrankung sind strukturelle Hüftanspreiz- und Beugekontrakturen möglich.

Röntgenuntersuchung

- Pathomorphologische Veränderungen sind im Röntgen sichtbar.
- Pathomorphologische Stadieneinteilungen in Initial-, Kondensations-, Fragmentations-, Reparations- und Ausheilungsstadium (s. o.). Beurteilung der Nekroseausdehnung als wesentliches Kriterium für die Prognose durch Röntgenaufnahmen des Hüftgelenkes in 2 Ebenen:

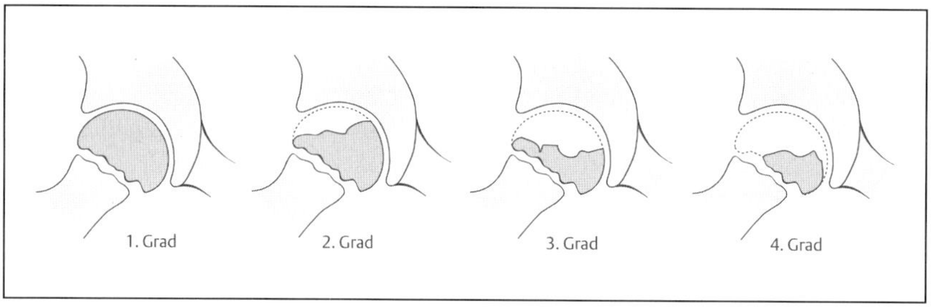

Abb. 8.**8** Klassifikation nach Catterall: 1 Catterall I, 2 Catterall II, 3 Catterall III, 4 Catterall IV.

- *Klassifikation nach Catterall* (Abb. 8.**8**) (Catterall I: anterolateraler Sektor mit ca. 25 % der Epiphyse betroffen, Catterall II: ca. 50 % der Epiphyse nekrotisch, Catterall III: ca. 75 % betroffen, Catterall IV: Totalnekrose).
- *Klassifikation nach Salter und Thomson:* Typ A Ausmaß der Nekrose und einer subchondralen Frakturlinie < 50 % des Hüftkopfkernes, Typ B subchondrale Frakturlinie und Knochennekrose betrifft mehr als 50 % des Hüftkopfes.

- *Lokalisation der Nekrose - Klassifikation von Herring („Lateral-Pillar-Klassifikation")* (Abb.8.**9**): Unterteilung des Femurkopfes in laterale, zentrale und mediale Säule, wobei für die Prognose der Stabilität des lateralen Pfeilers der Hüftkopfepiphyse entscheidende Bedeutung zukommt. Herring A: Äußere Säule intakt, Herring B: Von äußerer Säule stehen noch mehr als 50 %, Hering C: Von äußerer Säule stehen noch weniger als 50 %.
- Radiologische Risikofaktoren mit prognostisch ungünstiger Entwicklung: Lateralisation des Hüftkopfes, laterale Kalzifikation der Epiphysen, metaphysäre Mitbeteiligung.
- „Hinge-Abduction-Phänomen": Anstoßen des lateralen deformierten Kopfbereiches am Pfannenerker.

Sonographie

- Ergussnachweis (*Cave:* Frühe kopfmorphologische Veränderungen nicht nachweisbar, keine Frühdiagnose möglich).

MRT

- Die MRT bildet die Nekrose ab, bevor röntgenologische Veränderungen erkennbar werden, nach KM-Gabe ist eine Aussage über die Vitalität der Hüftkopfregionen möglich, zudem exakte Bestimmung des Ausmaßes der Kopfnekrose. Ist bisher nur für die Diagnose, nicht aber für die Therapie relevant.

Differenzialdiagnostik

Coxitis fugax, septische Arthritis, Dysplasia capitis femoris, multiple epiphysäre Dysplasien (Morbus Ribbing), beidseitige Osteochondrosen der Femurepiphysen bei akuter lymphatischer Leukämie, hochdosierter Corticosteroid-Therapie, nekrotischem Syndrom, selten Hüftkopftuberkulose.

Therapie

Allgemeines Therapieziel

Verhinderung der Hüftkopfdeformierung während der Phase der verminderten Belastbarkeit sowie Wiederherstellung der Gelenkkongruenz bei bereits eingetretener Verformung. Therapeuti-

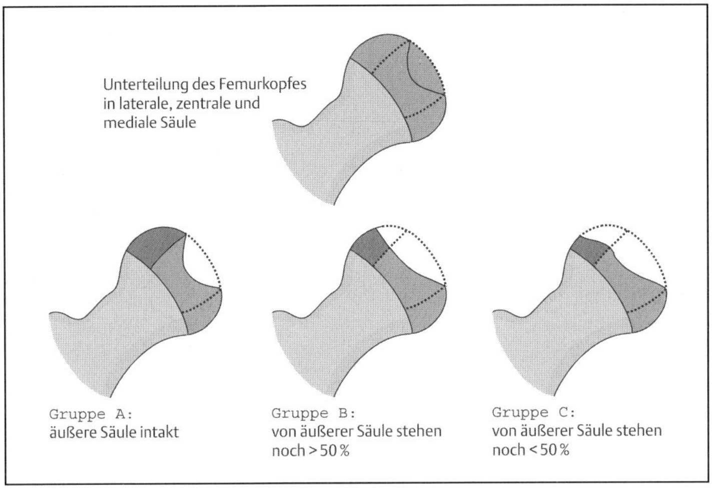

Abb. 8.9 Klassifikation nach Herring (nach Wirtz).

tisches Vorgehen orientiert sich am Alter des Patienten, am klinischen Befund (Bewegungseinschränkung!) und an den röntgenmorphologischen Veränderungen (Röntgenstadium, Ausdehnung des Hüftkopfbefalles und Risikofaktoren). Allgemeines Behandlungsprinzip: Einstellen des Hüftkopfes in Abduktion (Containment) zur Verhinderung eines Hinge-Abduction-Phänomens.

Catterall I–II, Salter-Thompson A, Herring A

- Alter < 5. Lebensjahr, freie Hüftgelenksbeweglichkeit, keine Risikozeichen: alleinige Verlaufsbeobachtung unter Schonung des Hüftgelenkes.
- Kinder > 5 Jahre mit freier oder eingeschränkter Beweglichkeit, aber gutem Containment (keine radiologischen Risikozeichen), zunächst konservativ mit Krankengymnastik zur Erhaltung der Beweglichkeit, Bewegungsbad, Schwimmen, Radfahren, Vermeidung von Sprungbelastungen, ggf. Entlastung durch Stockstützen oder entlastende Orthesen (Thomas-Schiene, Mainzer Orthese).

Catterall III–IV, Salter-Thompson B, Herring B/C

- Bei Patienten ohne Risikofaktoren und guter Beweglichkeit: teilentlastende Orthesen (Thomas-Splint), begleitend krankengymnastische Übungsbehandlung zur Erhaltung der Beweglichkeit.
- Bei Auftreten von Risikofaktoren: Salter-Beckenosteotomie, evtl. in Kombination mit intertrochantärer derotierend varisierender Osteotomie, bei Anspreizkontraktur mit Adduktorentenotomie.
- Bei Risikofaktoren und nicht einstellbarem Hing-Abduction-Phänomen in Narkose und Arthrographie, Spätstadium mit beginnender Sekundärarthrose: Valgisations-Extensionsosteotomie, Beckenosteotomie nach Chiari.

Prognose

Ohne Behandlung heilen immerhin bis zu 60 % aller befallenen Hüftgelenke aus, Ausheilungsergebnis reicht vom völlig normalen kongruenten Femurkopf bis zur schweren walzenförmigen Kopfdeformierung mit sekundärer Koxarthrose. Bei Inkongruenz der Gelenke benötigen ca. 50 % einen künstlichen Gelenkersatz im 5. Lebensjahrzehnt.

8.5 Epiphysiolysis capitis femoris

Definition

Dislokation der proximalen Femurepiphyse.

Synonyme

Hüftkopfepiphysenlösung, Slipped Capital Femoral Epiphysis (SCF).

Epidemiologie

- Häufigkeit 1:10.000.
- Jungen : Mädchen im Verhältnis 3:1, vorwiegend im pubertären Alter und bei konstitutioneller Auffälligkeit (Adipositas, Hochwuchs, Fröhlich-Syndrom mit Stammadipositas und Genitalienunterentwicklung) auftretend.
- In 40 % der Fälle beidseitiger Hüftgelenksbefall.

Ätiologie und Pathogenese

- Ursache der Erkrankung im Einzelnen unklar, vermutlich Kombination biologischer und mechanischer Faktoren im Rahmen der Adoleszenz (schneller Wachstumsschub der Femurepiphysenfuge, Zunahme der Aktivität, Gewichtszunahme).
- Gleitprozess der Femurepiphyse läuft bei 60 % sehr langsam über Wochen und Monate, primär röntgenologische Verbreiterung der Epiphysenfuge (Epiphysiolysis capitis femoris incipiens) mit zunehmender Lockerung der Wachstumsfuge, dann Abgleiten des Schenkelhalses nach kranioventral, die Femurepiphyse verbleibt dorsokaudal (Epiphysiolysis capitis femoris lenta). Das Gleiten kann auf jeder Stufe zum Stillstand kommen (Verknöcherung der Wachstumsfuge), aber auch plötzlich in ein akutes Abgleiten übergehen (Epiphysiolysis capitis femoris acuta).
- Bei der Lenta-Form bleibt die Durchblutung des Hüftkopfes in der Regel ungestört. Dagegen kommt es beim akuten Abrutsch (Acuta-Form bei 10 % der Kinder) oder bei akutem Abrutsch einer Lenta-Form („acute on chronic slip“ bei 30 %) zum Zerreißen der dem Schenkelhals anliegenden Blutgefäße → Gefahr der Hüftkopfnekrose, Chondrolyse (Knorpelnekrose des Gelenkes = Morbus Waldenström) und sekundäre Koxarthrose (Epiphysendislokation = präarthrotische Deformität).

Klinik

- Konstitutionelle Auffälligkeiten: adipöser Hochwuchs, Gonadenunterentwicklung.
- Lenta-Form (häufig): Diskretes Beschwerdebild, Hinken, Leistenschmerz, häufig Schmerzen an Oberschenkelvorderseite und Knieschmerzen, zunehmende Außenrotationshaltung mit eingeschränkter Innenrotationsfähigkeit (positives Drehmann-Zeichen), leichte Beinverkürzung.
- Acuta-Form (selten): Starker, akut aufgetretener Hüftgelenksschmerz mit Belastungsunfähigkeit (klinischer Befund wie bei Schenkelhalsfraktur).

Diagnostik

- *Röntgen:* Beckenübersicht und axiale Lauenstein-Aufnahme (Abb. 8.**10**): Im Frühstadium Verbreiterung der Epiphysenfuge, Stufenbildung an Hüftkopfkonvexität am Übergang zum Schenkelhals, abgerundete Metaphysen (typisch für Lenta-Form), Ausmessen des Epiphysengleitwinkel in der axialen Lauenstein-Aufnahme → Klassifikation: Grad 1: Dislokation bis 30°, Grad 2 bis 50°, Grad 3 > 50°.
- CT und MRT zur Diagnosestellung nicht entscheidend, MRT bei fraglicher Hüftkopfnekrose indiziert.

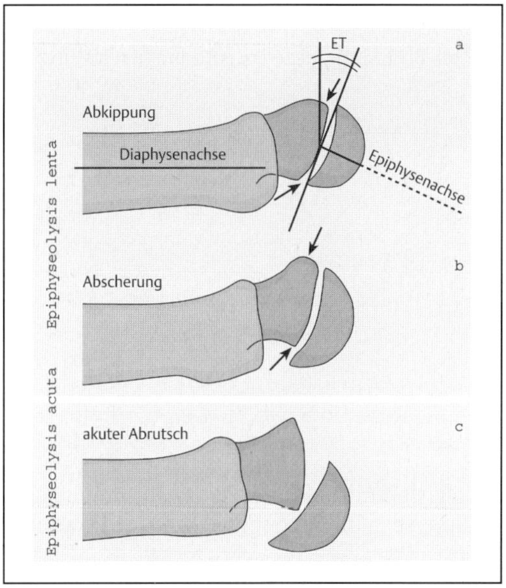

Abb. 8.**10** Nativradiologische Darstellung der Lenta- und Acuta-Form in Lauenstein-Projektion: ET-Winkel = Epiphysengleitwinkel.
a Abkippung als langsamer Gleitvorgang nach dorsal-kaudal.
b Abscherung mit typischer Stufe in der Epiphysenfuge bei gleichzeitigem Nachweis von adaptativen metaphysären Umbauvorgängen.
c Akuter Abrutsch mit klaffendem Spalt zwischen Femurhals und Femurkopf ohne adaptative Umbauvorgänge (nach Wirtz).

Differenzialdiagnostik

Schenkelhalsfraktur, para- und postinfektiöse Arthritiden, benigne und maligne Tumoren mit Häufigkeitsgipfel in der Adoleszenz.

Therapie

- *Therapieziele:* Verhindern des Abrutschens der Epiphyse und/oder Beseitigung der sich aus einer stärkeren Abrutschsituation ergebenden Deformität.
- *Epiphysiolysis capitis femoris incipiens:* Klinische Verlaufskontrollen, Schonung durch Enthaltung von hüftbeanspruchenden Freizeitaktivitäten und Befreiung vom Schulsport.
- *Epiphysiolysis capitis femoris acuta* (akuter Abrutsch und „acute on chronic slip"): orthopädischer Notfall, schonende Reposition und Fixation der Epiphyse.
  – Operationstechnik: Rückenlage, lateraler Hautschnitt vom Trochanter major nach distal, L-förmige Desinsertion des M. vastus lateralis, Einbringen von 3 Kirschner-Drähten oder 1–2 Schrauben senkrecht zur Epiphysenfuge unter BV-Kontrolle in mehreren Ebenen. Umbiegen der Kirschner-Draht-Enden nach kaudal. Kapsulotomie zur Hämatomentlastung. Wundverschluss. In gleicher Technik prophylaktische Spickung der Ggenseite. Nachbehandlung: Teilentlastung 12 Wochen auf Seite der ECF acuta.
- *Epiphysiolysis capitis femoris lenta:*
  – Unter 30° Abrutschwinkel: In-situ-Spickung senkrecht zur Epiphysenplatte mit Kirschner-Drähten, Pins, Schrauben mit kurzem Gewinde → lassen ein weiteres Längenwachstum des Schenkelhalses zu. *Cave:* Keine Perforation des Hüftkopfes und Verletzung des Knorpels der Pfanne → Gefahr Chondrolyse (Morbus Waldenström).

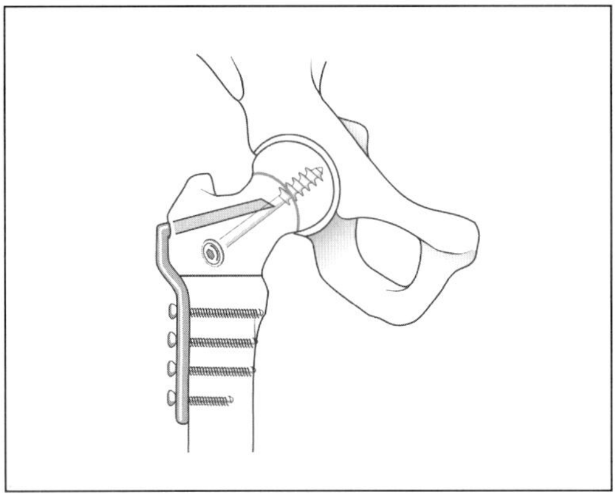

Abb. 8.**11** Imhäuser-Osteotomie (nach Wirtz).

- Dislokation über 30°: Sub- oder intertrochantär, valgisierend-flektierende Osteotomie nach Imhäuser, um die dorsokaudale Dislokation der Epiphyse zu beheben; gleichzeitige Fixation der Epiphyse mit Drähten oder Schraube (Abb. 8.**11**).
- Operationstechnik: Rückenlage, lateraler Zugang mit L-förmigem Ablösen des M. vastus lateralis, intertrochantäre Flexions-Valgisations-Osteotomie mit ventraler Keilentnahme von 20°–40° und lateraler Keilentnahme von 10°–30°, Derotation des Femurschafts bis in eine Innenrotationsstellung von 10° bei rotatorischer Nullstellung des Kopf-Hals-Fragmentes, Fixation mit 90° gekröpfter Kondylenplatte und möglichst kurzer Klingenlänge, Einbringen einer epiphysenfixierenden Spongiosaschraube mit kurzem Gewinde von anterolateral. Wundverschluss. Prophylaktische Kirschner-Draht-Spickung der Gegenseite. Nachbehandlung: 12 Wochen Teilbelastung auf der Seite der Imhäuser-Osteotomie.
- Vorgehen an der Gegenhüfte (40- bis 50-prozentig beidseitiger Befall): Kurz vor Wachstumsende (Alter 13–17 Jahre) bei beginnendem Fugenschluss: Beobachtung, bei noch weit offener Fuge oder noch mehrere Jahre vor dem Wachstumsende: in situ Kirschner-Draht-Fixation.

• *Postoperative Behandlung:*
- Kirschner-Draht-Spickung: Mobilisation mit Teilbelastung für 6 Wochen an Abrutschseite, Vollbelastung der prophylaktisch gespickten Gegenseite, postoperative Röntgenkontrolle nach 6 Wochen, 3 und 6 Monaten, dann alle 6 Monate (Drahtdislokation), evtl. Nachspickung erforderlich (Wachstum), ME nach Epiphysenfugenschluss.
- Imhäuser-Osteotomie: Teilbelastung für 12 Wochen postoperativ, dann zunehmende Vollbelastung je nach Röntgenbefund. ME nach Wachstumsabschluss.

8.6 Formabweichung und Fehlentwicklung

8.6.1 Protrusio acetabuli

Definition

Vermehrte Tiefe der Hüftgelenkspfanne mit fließendem Übergang von der Norm zum Krankhaften.

Epidemiologie

- Verhältnis Männer : Frauen = 10 : 1.
- Primäre Protrusio immer doppelseitig.

Ätiologie

Primär durch endogene Faktoren bedingt. Sekundär bei Osteomalazie, chronischer Polyarthritis, posttraumatisch (zentrale Hüftgelenksluxation mit Pfannenbodenfraktur), nach Hemiendoprothesen. Protrusio acetabuli ist per se eine präarthrotische Deformität

Klinik

Bewegungseinschränkung des Hüftgelenkes in allen Bewegungsrichtungen, bei einseitigem Auftreten Beinverkürzung.

Diagnostik

Röntgen Beckenübersicht a.–p.: Pfannenboden überschreitet die Köhler-Linie nach medial und wölbt sich im fortgeschrittenen Stadium ins kleine Becken vor. Häufig in Kombination mit Coxa vara. Zur Dokumentation der funktionellen Beweglichkeit Anfertigung von Funktionsaufnahmen in maximaler Ad- und Abduktion.

Therapie

Konservativ

- Bei mäßiggradiger Protrusio und mäßigen Beschwerden: krankengymnastische Übungsbehandlung mit Traktionsmobilisation, Entspannung hypertoner Muskelgruppen, Kräftigung insuffizienter atrophischer Muskulatur, Schmerzmedikation, begleitend physikalische Therapiemaßnahmen.

Operativ

- Patienten < 60. Lebensjahr: mäßige Schmerzsymptomatik, deutliche Protrusio und Coxa vara bei noch guter Beweglichkeit und fehlend ausgeprägter arthrotischer Veränderungen: valgisierend intertrochantäre Umstellungsosteotomie (→ Verbesserung der Abspreizfähigkeit).
- Patienten > 60. Lebensjahr mit deutlich degenerativen Veränderungen: H-TEP-Implantation mit autologer Pfannenbodenaufbauplastik.

8.6.2 Coxa saltans

Definition

Schmerzhaftes Springen der Fascia lata (Tractus iliotibialis) über den Trochanter major.

Synonyme

Schnellende Hüfte.

Epidemiologie

Verhältnis Frauen : Männer = 2 : 1, überwiegend junge Mädchen.

Ätiologie

- Mechanische Überbeanspruchung (Sport, Übergewicht).
- Zu starke Vorwölbung des Trochanter major, bei Hüftgelenksasymmetrie, schmalem Becken.

Pathogenese

Tractus iliotibialis ist über den als Hypomochlion wirkenden Trochanter major gespannt. Bei Hüftbeugung gleitet der Tractus von dorsal nach ventral und liegt vor dem Trochanter, mit Anspannen des Tractus am belasteten und sich streckenden Hüftgelenk schnappt dieser über den Trochanter major nach dorsal. Begleitend zum Schnapp-Phänomen häufig Ausbildung einer Bursitis trochanterica bzw. einer Periostitis trochanterica.

Klinik

Fühlbares, oft hör- und sichtbares Überspringen des Tractus über den Trochanter beim Gehen, lokaler Druckschmerz über Trochanter-major-Region (häufig schmerzhafte Bursitis trochanterica).

Therapie

Konservativ

- Krankengymnastische Übungsbehandlung mit Aufdehnen des Tractus iliotibialis, begleitend physikalische Maßnahmen zur Auflockerung des Gewebes (Ultraschall, Iontophorese, Diadynamik).
- Lokale Infiltrationsbehandlung mit LA, evtl. mit Corticosteroidzusatz. Bei Beinlängenunterschied → Beinlängenausgleich.

Operativ

- Operationsindikation nur bei konservativer Therapieresistenz und ausgeprägter Beschwerdesymptomatik.
- Operationstechnik: Seitenlage, Hautschnitt über der dorsalen Begrenzung des Trochater major, Spalten der Fascia lata zwischen Tractus iliotibialis und M. gluteus maximus, Bursektomie und ggf. Abtragung von Trochanterappositionen, periosteale oder transossäre Fixation des Tractus iliotibialis am Trochanter major mit nicht resorbierbarem Nahtmaterial (alternativ: Fixation über doppelarmierte Corkscrew). Alternative zur Fixation: Z-förmige Verlängerung des Tractus iliotibialis mit Transposition des proximalen Teils vor den Trochanter major. Nachbehandlung: Teilbelastung für 6 Wochen, Vermeidung von Adduktionsübungen.

8.6.3 Hüftkopfnekrose des Erwachsenen

Definition

Aseptische Nekrose im Hüftkopfbereich infolge einer lokalen Durchblutungsstörung.

Epidemiologie

- Prävalenz: 3.–4. Lebensdekade.
- Männer : Fauen = 4 : 1.
- In ca. 50 % beidseitig.

Ätiologie

- *Traumatisch:* Nach medialen und lateralen Schenkelhalsfrakturen, nach Hüftgelenksluxationsfrakturen, nach Hüftkopffrakturen.
- *Atraumatisch:* Idiopathisch unklare Genese (ca. 20 % der Fälle), prädisponierende Faktoren (80 % der Fälle): Cortison, Alkohol, Hyperurikämie, Hyperlipoproteinämie, Hepatopathie, Morbus Gaucher, Diabetes mellitus, SLE, Sichelzellanämie, Schwangerschaft, Strahlen-/Chemotherapie.

Pathogenese

Unterschiedlich ätiologisch wirksame Faktoren zeigen bei relativ einheitlich morphologischem Erscheinungsbild eine gemeinsame pathologische Endstrecke → ischämische Zirkulationsstörung des Femurkopfes. Verschiedene pathogenetische Mechanismen werden für die Ischämie diskutiert:

- Störung der arteriellen Zufuhr (Arteriosklerose, Vaskulitis, arterielle Hypertonie, Embolie).
- Störung des venösen Abflusses (Venenthrombose, Gelenkerguss).
- Verlegung der intraossären Kapillaren (Fettembolie, Sichelzellanämie).
- Intraossäre Gefäßkompression durch extravaskuläre Faktoren (Fettzell-/Fettmarkhypertrophie, Mikrofrakturen, Morbus Gaucher).
- Ischämiebedingte Membranschädigung der Gefäße.
- Interstitielles Ödem und intramedulläre Druckerhöhung.
- „Compartment Syndrome of the Hip" (Hungerford 1983).

Cave:

- Nekrose schreitet unbehandelt immer fort, die belastungsbedingte Stressfraktur der nekrotischen Trabekel führt zur Gelenkflächenimpression.
- „Natural History" der Hüftkopfnekrose.

Klinik

Zunehmende belastungsabhängige Hüft-/Leistenschmerzen, zunehmende Bewegungseinschränkung mit Adduktionskontraktur und funktioneller Beinverkürzung, bei Hüftkopfimpression reelle Beinverkürzung.

Diagnostik

- *Röntgen:* Beckenübersicht und Hüftgelenk nach Lauenstein, Tangentialaufnahmen nach Schneider: Beurteilung der Nekroseausdehnung und Nekrosenlage. *Cave:* Konventionelles Röntgen erfasst nicht das präradiologische Stadium (→ Verfahren der Wahl zur Früherkennung MRT).
- *MRT:* Frühe Demarkation durch hypointensen Randsaum der subchondralen Nekrosezone (T1-Wichtung), sogenanntes Double-Line-Sign (in T2-Wichtung), begleitender Gelenkerguss. Vorteil

des NMR: Exakte Bestimmung der Nekrosengröße und Nekrosenlage, Erkennen präradiologischer Stadien (Frühdiagnose), Beurteilung der Hüftkopfvitalität nach Kontrastmittelgabe.

- *CT:* Geringere Wertigkeit in der Frühdiagnose, gute Darstellung einer subchondralen Fraktur.
- *Mehrphasenskelettszintigraphie:* Nekrosezone zunächst mit verminderter Speicherung, mit Beginn der Reparationsvorgänge dann zunehmend vermehrte Speicherung. Sensitivität in Frühstadien ca. 75 % (Sensitivität MR ca. 90 %).
- *Stadieneinteilung:*
  - nach radiologischen Kriterien nach Ficat-Arlet (1980) → Stadium I–IV.
  - nach MR-tomographischen Kriterien nach ARCO (Association Research Circulation Osseous, 1992) in Stadium I–VI:

ARCO 0:	Bildgebende Verfahren negativ/unspezifisch, positive Histologie.
ARCO I:	Röntgen und CT negativ, MRT und/oder Szintigraphie positiv.
ARCO II:	Röntgen und MRT positiv, Hüftkopfkontur erhalten.
ARCO III:	Röntgen: Subchondrale Fraktur ohne Hüftkopfeinbruch (Crescent Sign).
ARCO IV:	Röntgen: Abflachung des Femurkopfes mit Gelenkimpression.
ARCO V:	Hüftkopfimpression mit degenerativen Veränderungen im Azetabulum.
ARCO VI:	Komplette Gelenkdestruktion.

Differenzialdiagnostik

Knochenmarködemsyndrom (transiente Osteoporose) → diffuses Ödem des gesamten Femurkopfes bis zur intertrochantären Region ohne Nekrosebildung, Restitutio ad integrum nach 6–8 Monaten ohne spezifische Therapie. Abgrenzung zur Hüftkopfnekrose mittels MRT, im Röntgen allenfalls lokalisierte Demineralisation nach mehreren Wochen klinischer Beschwerdesymptomatik im Hüftkopfbereich auffällig.

Therapie

- Kausale Therapie nicht möglich! Ohne Therapie führt die Hüftkopfnekrose nach 12–24 Monaten zum Hüftkalotteneinbruch. Entscheidend: frühzeitigste Diagnose → verbessert Langzeitprognose → gelenkerhaltende Therapie möglich.
- Therapeutisches Vorgehen abhängig von: Patientenalter, prädisponierende Faktoren, Ein-/ Beidseitigkeit, Hüftgelenksbeweglichkeit, Ausprägung und Ausdehnung der Osteonekrose (ARCO-Stadien).

Konservativ

- Behandlung ätiologisch bedeutsamer Risikofaktoren → Ausschalten der verursachenden Nekrosennoxe, medikamentöse Behandlung von Stoffwechselstörungen.
- Entlastung an Stockstützen, KG mit Traktionsbehandlung, begleitend physikalische Therapiemaßnahmen, Schmerzmedikation.

Operativ

- ARCO-Stadium 0 und I: Core Decompression (Prinzip: Markraumdekompression zur Beseitigung des erhöhten intraossären Drucks im Kompartiment Hüftkopf), (Abb. 8.**12**).
  - Nach 10 Jahren 82,5 % klinische Erfolgsrate in Präkollapsstadien (Fairbank 1995), Nekroseareal bleibt jedoch weiterhin vorhanden, Restitutio ad integrum nicht möglich, lediglich die Nekroseprogression kann verhindert werden. Prognose umso besser, je kleiner das nekrotische Areal im Hüftkopf und je besser vaskularisiert (positive Kontrastmittelanreicherung im MRT).
  - Operationstechnik Core Decompression: Rückenlage, lateraler Hautschnitt etwas distal des Trochanter major, Spalten der Fascia lata und des M. vastus lateralis, Vorbohren eines 6- bis 8-mm-Bohrers unter BV-Kontrolle in 2 Ebenen bis in den Nekroseherd knapp unterhalb des Gelenkknorpels, erneutes Vorbohren des Bohrers in gleicher Technik in anderes Areal des

Nekroseherdes. Nachbehandlung: für 6 Wochen postoperativ Teilbelastung, schrittweise steigern bis zur Vollbelastung nach 12 Wochen.

- ARCO II mit Nekrose < 30 % Hüftkopfbefall: Core Decompression oder Stanzzylinderumkehrplastik (Prinzip: Markraumdekompression mit Hohlfräsen, Entfernen nekrotischer Hüftkopfanteile und umgekehrtes Einbringen vitaler autologer Trochanterspongiosa in „ehemaliges Nekroseareal").
  - Operationstechnik Stanzzylinderumkehrplastik: Rückenlage, Zugang wie bei Core Decompression, Vorbohren einer 8- bis 12-mm-Hohlfräse unter BV-Kontrolle in 2 Ebenen in den Nekroseherd knapp unterhalb des Gelenkknorpels, Entfernen des Bohrzylinders mit dem Extraktionsinstrumentarium, Abtrennen des nekrotischen Areals vom Bohrzylinder und umgekehrtes Einfalzen bis unter den Gelenkknorpel mit einem Stößel unter BV-Kontrolle in 2 Ebenen. Nachbehandlung: 6 Wochen Teilbelastung, dann schrittweise zunehmend bis zur Vollbelastung nach 12 Wochen.
- ARCO II mit Nekrosebefall im Hüftkopf > 30 %: Core Decompression, Stanzzylinderumkehrplastik und gefäßgestielter Beckenkammspan: bisher keine guten Langzeitergebnisse. Therapieverfahren der Wahl: intertrochantäre Umstellungsosteotomie (Prinzip: Herausdrehen des Nekroseherdes aus der Hauptbelastungszone mit Senkung des intraossären Druckes und Anregung der Vaskularisation).
- ARCO III mit Nekrosewinkel < 200°, Patient < 50 Jahre: Intertrochantäre Umstellungsosteotomie, je nach Lage des Nekroseareals varisierend extendierend oder valgisierend flektierend.
- ARCO IV mit Nekrosewinkel > 200°, Patient > 50. Lebensjahr sowie ARCO V und VI: Totalendoprothese. *Cave:* Hohe Rate von frühen Prothesenlockerungen und PAO-Bildung, keine statistisch signifikanten Unterschiede zwischen zementierten und zementfreien Prothesen.

Druckscheibenprothese nach Huggler/Jakob bedingt aufgrund der schlechten Primärverankerungsstabilität hohe Lockerungsraten → kein Verfahren der Wahl bei Hüftkopfnekrose.

Arthrodese: Nur in absoluten Ausnahmefällen indiziert, hohe Pseudarthrosenrate (ca. 50 %) Problem des bilateralen Befalles in 40–60 % der Fälle.

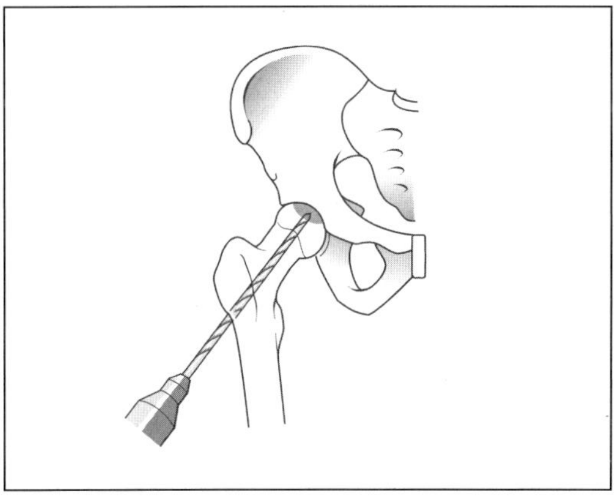

Abb. 8.**12** Core Decompression des Hüftkopfes.

8.7 Degenerative Erkrankungen

8.7.1 Koxarthrose

Definition

Verschleiß des Hüftgelenkes mit schmerzhafter Funktionsminderung.

Synonym

Osteoarthrose, Osteoarthritis des Hüftgelenkes.

Epidemiologie

- Ca. 2 % der Bevölkerung im Alter von 65–74 Jahren.
- Insgesamt steigende Zahl von Koxarthrosen bedingt durch erhöhte Lebenserwartung.

Ätiologie

- Primäre (idiopathische) Form (ca. 25 %): Ursache im Einzelfall nicht bekannt, sowohl mechanische als auch biologische Faktoren i. S. von Alterungsprozessen von Knorpel, Knochen und Bindegewebe (Knorpeldegeneration bedingt sekundäre knöcherne Läsionen und sekundäre Synovialitiden, die zu langsamer progredienter Gelenkzerstörung führen, begleitend entzündlich dystrophe Kapselschrumpfung).
- Sekundäre Form (ca. 75 %): Entwicklung aus nicht vollständig ausgeheilten Hüftgelenkserkrankungen (Defektheilung) i. S. einer präarthrotischen Deformität. Häufigste Ursache: Angeborene Hüftluxation (ca. 30 %), Epiphysiolysis capitis femoris (ca. 20 %), rheumatische und bakterielle Koxitis (ca. 10 %), Morbus Perthes (ca. 5 %), Gelenkfrakturen (ca. 5 %), idiopathische Hüftkopfnekrose (5 %), seltener: metabolisch, endokrinologisch und neurogene Arthropathien, Gelenkchondromatose, Chondrokalzinose.

Pathogenese

Pathologische Drucksteigerung an den tragenden Gelenkflächen durch Inkongruenz oder mechanische Überbeanspruchung → Schädigung des Gelenkknorpels mit Alterung der Chondrozyten und der Knorpelmatrix → verstärkter Knorpelabrieb, Sklerosierung und Zystenbildung des subchondralen Knochens, Bildung von randständigen Osteophyten → begleitende Synovialitis führt zur Autodestruktion der Knorpelmatrix → zunehmende Deformierung und Inkongruenz des Gelenkes durch Knorpelerosion und subchondrale Substanzdefekte, Kontraktur des Kapsel-Band-Apparates bei eingeschränktem Bewegungsstil.

Klinik

Anamnese

- Gehäuftes familiäres Auftreten, frühere Hüftgelenkserkrankung/Operation? Hüftgelenksfrakturen? rheumatische Erkrankungen? Stoffwechselerkrankungen?
- Typische Schmerzlokalisation in Leiste und Gesäßregion, Schmerzausstrahlung in Oberschenkel bis Knie. Je nach Ausprägungsstadium Anlauf-, Einlauf-, Belastungs-, Ruheschmerz. Maximale Gehstrecke? Notwendigkeit von Gehhilfen? Probleme beim Schuhe- und Strümpfeanziehen? Probleme beim Treppensteigen?

Klinischer Befund

- Gangbild: Schmerz/Schonhinken? Verkürzungshinken? Trendelenburg-Zeichen? Duchenne-Zeichen? Beinlängendifferenz? Muskelatrophie der betroffenen Extremität?
- Palpationsschmerz in Leistenmitte bei aktivierter Koxarthrose (Kapseldruckschmerz bei Gelenkerguss). *Cave:* Immer mituntersuchen LWS und gleichseitiges Kniegelenk.
- Bewegungsprüfung in Flexion/Extension, Abduktion/Adduktion, Innenrotation/Außenrotation mit frühzeitiger Einschränkung der Innenrotation und Adduktion. Thomas-Handgriff (kompensatorische Hyperlordose der LWS?) zur Bestimmung des Extensionsdefizites des Hüftgelenkes.

Diagnostik

Röntgen Beckenübersicht und Hüfte axial nach Lauenstein

- Typische Arthrosezeichen: Gelenkspaltverschmälerung, subchondrale Sklerosierung, osteophytäre Randzackenbildung, Geröllzystenbildung. Bei ausgeprägten Arthrosen Hüftkopfdeformierung und Stellungsanomalie (Subluxation, Adduktion, Außenrotation). Im Allgemeinen keine Korrelation zwischen Schmerzen und röntgenologischen Veränderungen.
- Zusätzlich zur differenzialdiagnostischen Abgrenzung in Abhängigkeit von Anamnese und klinischem Befund Röntgenaufnahmen der LWS in 2 Ebenen und des gleichseitigen Kniegelenkes in 2 Ebenen.
- In Abhängigkeit von Ausprägung der Arthrose und Alter des Patienten zur Planung des weiteren therapeutischen Vorgehens (z. B. Umstellungsosteotomie) Funktionsaufnahmen in maximaler Ab- und Adduktion.

Labor

- Differenzialdiagnostische Abgrenzung von rheumatischen Erkrankungen, Entzündungen, Stoffwechselstörung.
- *Skelettszintigraphie:* Nur zur DD bei V. a. entzündliche Erkrankungen, Tumorerkrankungen, multilokulären Osteonekrosen.

Konservative Therapie

- *Indikation:* Beginnende Koxarthrose ohne wesentliche Beschwerden bei regelrechter Biomechanik; Inoperabilität, Ablehnung einer Operation, Koxarthrose des jüngeren Menschen (< 50 Jahre) ohne gelenkserhaltende Operationsmöglichkeit.
- *Ziele der konservativen Therapie:* Schmerzminderung, Verbesserung der Beweglichkeit, Verbesserung der Kontrakturen und Funktion, Steigerung der Belastbarkeit, Vermeidung der Progredienz.
- *Konservative Therapiemaßnahmen:*
  - Allgemeine Maßnahmen: Motto: „Viel bewegen – wenig belasten". Vermeidung mechanischer Überbeanspruchung (z. B. Sprünge bei verschiedenen Sportarten, langes Stehen/Gehen, schweres Heben/Tragen), regelmäßige Bewegungsübungen in teilbelasteten Stellungen, Gesundheitssport (Radfahren, Hometrainer, Schwimmen, gezielte Gymnastik), Gewichtsreduktion, Vermeidung von Kälte und Nässe.
  - Entlastung durch orthopädisch-technische Versorgung: Handstock auf der Gegenseite, 2 UA-Stockstützen, Schuhe mit guter Puffer- und Abrollfunktion, Anziehhilfen für Schuhe und Strümpfe, Arthrodesenstuhl, Erlanger Orthesenbandage (beckenumgreifende Orthesenbandage mit mechanischem Hüftgelenk, Oberschenkelführung und Kondylenkorb zur distalen Abstützung).
  - *Physikalische Therapie:* Wärme- und Kälteanwendungen, Elektrotherapie, Ultraschall, Bäder (Bewegungsbadtherapie).

- *Manuelle Therapie:* Dehnung verkürzter Muskulatur, Kräftigung insuffizient atrophischer Muskulatur, Entspannung hypertoner Muskelgruppen, Gangschulung, neuromuskuläre Techniken.
- *Medikamentöse Therapie:* Analgetika, Antiphlogistika, Corticosteroide (u. a. bei chronisch entzündlich-rheumatischen Arthrosen).

Operative Therapie

Hüftnahe Femurkorrekturosteotomien

- *Indikation* für gelenkerhaltende Eingriffe (Umstellungsosteotomien), wenn die gestörte Mechanik des Hüftgelenkes dauerhaft gebessert werden kann.
- *Ziel:* Verbesserung der Gelenkkongruenz, der Lastübertragung im Gelenk und der Hüftgelenksbeweglichkeit.
- Zur präoperativen Planung immer Röntgen Beckenübersicht und Funktionsaufnahmen in max. Ab- bzw. Adduktion der Hüfte: In welcher Einstellung verbessert sich die Gelenkkongruenz? Für die differenzierte Indikationsstellung auch computertomographisch/kernspintomographisch 3-dimensionale Hüftgelenksrekonstruktion hilfreich.
- *Operatives Vorgehen* orientiert sich an klinischem Bewegungsausmaß und an der Pathologie der Biomechanik.
- *Operationstechniken:* Intertrochantäre Varisations-, Valgisations-, Flexions-, Extensionsosteotomie mit teilweise kombiniertem Vorgehen.
  - Operationstechnik intertrochantäre Varisationsosteotomie: Rückenlage, lateraler Hautschnitt vom Trochanter major nach distal, L-förmiges Abtrennen des proximalen M. vastus lateralis distal vom Tuberculum innominatum, Markieren des Klingensitzes mit Kirschner-Draht entsprechend berechnetem Varisationswinkel (gewünschte Varisation = 180° Plattenwinkel + Korrekturwinkel), Einschlagen des Klingensitzinstrumentes, intertrochantäre Osteotomie mit medialer Keilentnahme, Einschlagen einer 90°-Winkelplatte nach Entfernen des Setzinstrumentes, Reposition mit Knochenfasszangen, Plattenspanngerät, Besetzen der Schraubenlöcher, BV-Kontrolle, Bewegungsprüfung, Wundverschluss. Nachbehandlung: Mobilisation mit Teilbelastung für 6 Wochen, dann zunehmende Vollbelastung je nach Röntgenbefund, begleitend aktiv assistive Bewegungsübung zur Kräftigung der hüftumgreifenden Muskulatur, Beinverkürzung durch Schuhausgleich korrigieren.

Beckenosteotomie (Triple- bzw. Chiari-Osteotomie)

- Bei beginnender *Dysplasiekoxarthrose*: individuell differenzierte Indikationsstellung unter Berücksichtigung aller anamnestischer, klinischer und radiologischer Befundkriterien erforderlich.
- Bei *sphärisch kongruenten Dysplasiekoxarthrosen* operative Reorientierung des Pfannendaches durch Tripleosteotomie nach Tönnis, periazetabuläre Osteotomie nach Ganz oder sphärische Pfannenosteotomie nach Wagner.
- Bei *pathologischer Kongruenz* häufig Kombinationseingriff erforderlich mit Beckenosteotomie und intertrochantärer Umstellungsosteotomie.
- Bei *Gelenkinkongruenz* und/oder Dezentrierung operative Reorientierung nicht geeignet, hier nur noch Palliativeingriff (Chiari-Beckenosteotomie), evtl. in Kombination mit Umstellungsosteotomie oder künstlicher Gelenkersatz indiziert.

Endoprothetischer Gelenkersatz

- Ca. 150.000 H-TEPs pro Jahr in Deutschland.
- *Operationsprinzip:* Entfernung zerstörter Gelenkstrukturen und alloplastischer Ersatz (Abb. 8.**13**).

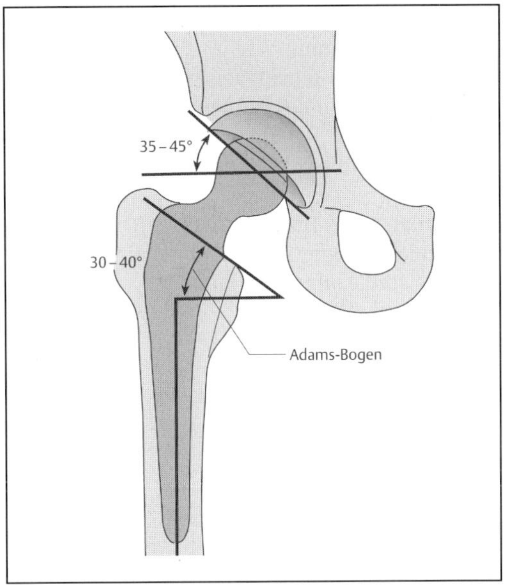

Abb. 8.**13** Korrekter Sitz einer Hüfttotalendoprothese, Pfanneninklinationswinkel 45°, Pfannenanteversionswinkel 10–15°, Osteotomie-Schaftachsenwinkel 40°, Trochanterspitze auf einer Ebene zum Kopfmittelpunkt (nach Wirtz).

- *Zementfreie Implantationstechnik:* Implantation von metallischer Pfannen- und Schaftkomponente (meist Titanlegierung), Prothesenkopf aus Keramik oder Metall mit Artikulation im Kunststoff (Polyethylen-Inlay).
- *Zementierte Implantationstechnik:* Verankerung von metallischem (CoCr-Legierung) Femurschaft und Polyethylenpfanne mit Knochenzement (Polymethylmethacrylat = PMMA).
- *Roboterimplantation:* Schaftfräsung durch Operationsroboter. Bisher kein Vorteil für Haltbarkeit der Prothese nachgewiesen.
- *Indikation:* Zementierte TEP: Biologisches Alter > 65 Jahre, fortgeschrittene Osteoporose, Unfähigkeit einer mehrwöchigen Teilbelastung. Zementfreie TEP: Biologisches Alter < 65 Jahre, gute Knochenqualität, guter Allgemeinzustand, Zumutbarkeit einer mehrwöchigen Teilbelastung.
- *Kontraindikationen zur TEP:* Nicht ausgeheilte lokale Infekte (nach septischem TEP-Ausbau), Allgemeininfekte (z. B. Harnwegsinfekt, beginnende Pneumonie, Panaritien), unvertretbar hohes Operationsrisiko.
- *Präoperative Aufklärung:* Neben allgemeinen Operationsrisiken → Hinweis auf periprothetische Frakturen, Implantatbruch, Prothesenluxation, aseptische/septische Prothesenlockerung mit Prothesenausbau (Girdlestone-Situation). *Cave:* Durchschnittliche Standzeit zementierter und zementfreier Prothesen ca. 15 Jahre, bisher keine dauerhafte Verankerung von Endoprothesen.
- *Operationstechnik* zementierte TEP: Rückenlage, transglutäaler Zugang, ventrale Kapselentfernung, Umfahren des Schenkelhalses mit Federhaken, Schenkelhalsosteotomie, Kopfextraktion, Ausfräsen der Pfanne, Schaffung von Verankerungsbohrungen im Pfannendach, Jet-Lavage, Einbringen des Zementes (vorgekühlt, vakuumangerührt) unter Druckapplikation, Einsetzen der PE-Pfannenkomponente in 10° Anteversion und 45° Inklination, Abwarten des Aushärtens unter Druck, Femurmarkraumeröffnung, schrittweises Aufraspeln des Markraumes, Spülung, Probereposition mit Probeimplantat, Setzen des Markraumstoppers, Jet-Lavage, retrogrades Auffüllen des Markraumes mit PMMA (vorgekühlt, vakuumangerührt), Einbringen der Prothese in Neutraltorsion bzw. 5–10° Anteversion unter proximaler Druckbeaufschlagung, Abwarten des Aushärtens, Aufstecken des Keramikkugelkopfes, Reposition, Röntgenkontrolle, Wundverschluss.

- *Nachbehandlung:* Zementierte TEP: Frühfunktionelle Mobilisation mit Vollbelastung, 2 UA-Gehstützen bis ausreichende Glutealkraftrekompensation. Zementfreie H-TEP: Teilbelastung für 4–6 Wochen postoperativ (Osteointegrationsprozess), dann schrittweiser Übergang bis zur Vollbelastung. Passive und aktiv assistive Bewegungsübungen, Vermeiden von Übungen am langen Hebel gegen große Widerstände.
- *Zur Luxationsprophylaxe:* Keine Adduktions- und Außenrotationsbewegungen, erhöhtes Sitzen auf Arthrodesenstuhl und Toilettenaufsatz.
- *Sport nach H-TEP:* Geeignet: Schwimmen (*cave* Beinschlag beim Brustschwimmen), Radfahren, Gymnastik, Wandern. Eingeschränkt geeignet: Skilanglauf, Joggen (nur auf weichen Böden), Golf. Nicht geeignet: Kontakt- und Kampfsportarten, Ballspiele, alpiner Skilauf.

8.8 Periarthrosis coxae

Definition

Hüftnahe Tendinosen am Ansatzbereich der hüftumgreifenden Muskelgruppen.

Ätiologie und Pathogenese

- Chronische Überbelastung, rezidivierende Mikrotraumen (z. B. Grazilis- und Adduktorensyndrom beim Sportler).
- Beinlängendifferenzen.
- Entzündlich rheumatische Systemerkrankungen (Sitzbeintendinose bei Morbus Bechterew bzw. Morbus Reiter).
- Stoffwechselerkrankung (z. B. Diabetes mellitus).

Klinik

- Druckschmerz an perikoxalen Insertionsstellen (insbesondere am Trochanter-major- und Symphysenbereich), Dehnschmerz und abnorme Tonussteigerung der betroffenen Muskelgruppen.
- Lokalisation typischer Tendinosen bei Periarthrosis coxae: Glutealtendinose an Trochanterspitze, Bursitis trochanterica über dem lateralen Rollhügel, Adduktorentendinose, Grazilistendinose, Ischiokruraltendinose, Rectus-femoris-Tendinose an Spina iliaca anterior superior.

Diagnostik

- Klinische Untersuchung entscheidend, zur differenzialdiagnostischen Abgrenzung immer Röntgen Beckenübersicht und Hüfte axial nach Lauenstein. Fakultativ im Insertionsbereich der Muskulatur Nachweis diffuser Verkalkungen.
- Labordiagnostik: Entzündungsserologie, Rheumaserologie, Harnsäurebestimmung.
- DD: Koxarthrose, arthritische Gelenkveränderungen.

Therapie

- Im akuten Stadium: Schonung, lokale Infiltration (Lokalanästhetikum, Corticosteroide), Eismassagen, Ultraschall oder Hochvolttherapien.
- Im subakuten/chronischen Stadium: Wärmebehandlung, Elektrotherapie, lokale Injektionsbehandlung, dosierte Dehnungsübungen der betroffenen Muskelgruppen.

8.9 Koxitis

Entzündliche Hüftgelenkserkrankung. Differenzierung zwischen bakteriellen, rheumatischen und aseptischen Koxitiden aus therapeutischen und prognostischen Gesichtspunkten entscheidend:

8.9.1 Infektiöse Koxitis

Definition

Hüftgelenksentzündung verursacht durch spezifische oder unspezifische Erreger.

Klinik

- Unspezifische Koxitis mit meist extrem schmerzhafter Beugeadduktionsstellung und akutem Verlauf.
- Säuglingskoxitis häufig im Rahmen aseptischer Allgemeinerkrankungen mit hämatogener Aussaat.
- Spezifische (tuberkulöse) Koxitiden mit meist chronischem Verlauf, führen in der Regel zur totalen Gelenkversteifung.

Diagnostik

- *Röntgen Beckenübersicht und axiale Hüfte nach Lauenstein:* Im Anfangsstadium möglicherweise unauffällig, bei massivem Pyarthros Verbreiterung des Gelenkspaltes, bei Fortschreiten des Entzündungsprozesses typisch arthritische Gelenkdestruktion.
- *Sonographie:* Quantifizierung der intraartikulären Flüssigkeitsansammlung durch Abhebung der Gelenkkapsel. Beurteilung immer im Seitenvergleich.
- *Mehrphasenskelettszintigraphie:* Ausgeprägte Mehrspeicherung, bei septischem Geschehen Beurteilung weiterer entzündlicher Foci möglich.
- *MRT:* Verfahren der Wahl zur Darstellung einer begleitenden Osteomyelitis (Ausdehnung des Befundes → wichtig für therapeutisches Vorgehen).
- *Hüftgelenkspunktion:* Entlastung des Hüftgelenkes (*Cave:* intraartikulärer Verlauf der hüftkopfversorgenden Blutgefäße, insbesondere bei Säuglingskoxitis beachten!), Erreger- und Resistenzbestimmung im Punktat → Antibiose nach Antibiogramm.
- *Labor:* Deutliche Erhöhung der Entzündungsparameter, DD-Abgrenzung (mit Hüftpunktatergebnis) von aseptischer/rheumatischer Koxitis.

Therapie

- *Akut eitrige Koxitiden:* Operative Entlastung, ausgiebige Gelenkspülung, parenterale Antibiose nach Resistenzbestimmung. Postoperativ kurzfristige Ruhigstellung im Gips in arthrodesegerechter Position, dann zur Vermeidung von Verklebungen intermittierend passives Durchbewegen und Traktionsbehandlung.
- *Bei Coxitis tuberculosa:* Tuberkulostatikatherapie in Dreierkombination für 3–6 Monate (INH, Rifampicin, Pyracinamid), danach Zweierkombination (INH + Riphympicin bis zum Ende des 1. Jahres). – *Cave:* Kontrolle der unerwünschten Nebenwirkung auf Leber, Augenhintergrund und Nervensystem.

8.9.2 Rheumatische Koxitis

Definition

Hüftgelenksentzündung bei entzündlich rheumatischen Erkrankungen.

Klinik und Diagnose

Symptomatik nicht von der aktivierten Koxarthrose zu unterscheiden. Differenzialdiagnostische Abgrenzung bei unklaren Fällen durch Gelenkpunktion und Synoviaanalyse (Fibrinnachweis, positiver Rheumafaktornachweis).

Therapie

- Medikamentöse Behandlung der entzündlich rheumatischen Grunderkrankung, bei ausgeprägten Gelenkergüssen Gelenkpunktion (Druckentlastung).
- Zur Vermeidung von Gelenkkontrakturen mobilisierende Krankengymnastik (s. konservative Therapiemaßnahmen Koxarthrose).
- Bei fortgeschrittener Destruktion des Hüftgelenkes: totalendoprothetischer Gelenkersatz.

8.9.3 Coxitis fugax

Definition

Flüchtige abakterielle Koxitis im Kindesalter.

Synonyme

„Hüftschnupfen", transitorische Synovitis des kindlichen Hüftgelenkes, Coxitis simplex, transiente Synovitis, Irritable Hip.

Epidemiologie

- Inzidenz von 1 : 1000.
- Überwiegend die Altersgruppe zwischen 5 und 7 1/2 Jahren betreffend.
- Jungen : Mädchen wie 3 : 1, jahreszeitliche Häufung im Frühjahr.

Ätiologie und Pathogenese

Ätiologie nicht eindeutig geklärt, anamnestisch bei 40–50 % der Kinder im Anschluss an einen grippalen „Infekt" auftretend, darüber hinaus allergische Diathesen, Traumen durch Stauchungen des Hüftgelenkes oder zuvor bestehende Hüftdysplasie mit vermindert mechanischer Belastungsfähigkeit des Gelenkes.

Klinik

Wechselnder Schmerzcharakter, insbesondere bei körperlicher Belastung im Hüft-, Oberschenkel- und Kniegelenksbereich, in 70–80 % Schonungshinken, Bewegungseinschränkung der Hüfte, insbesondere der Rotation und Abduktion (positives Vierer-Zeichen), palpatorisch Leistendruckschmerz.

Diagnostik

- *Labor:* Entzündungsserologie nur geringgradig ausgeprägt, Leukozytose in 10–20 %, laborchemische Auffälligkeiten stehen eher im Zusammenhang mit dem durchgemachten Allgemeininfekt als mit dem Hüftgelenksbefund.
- *Sonographie:* Ergussnachweis und/oder Kapselschwellung im Seitenvergleich.
- *Röntgen Beckenübersicht und Hüfte axial nach Lauenstein:* Meist unauffälliger Befund, bei 25 % Gelenkspaltverbreiterung, bei 30 % regionale Osteoporose.

Differenzialdiagnostik

- Eitrige Koxitis (Punktion)
- Morbus Perthes (Stadium 1)

Therapie

- *Leichte bis mäßiggradige Symptomatik:* 2–3 Tage Bettruhe, Beobachtung („Observation Hip"), Antiphlogistika, Analgetika. Klinische, laborchemische und sonographische Verlaufskontrollen. Bei länger anhaltender Beschwerdesymptomatik unter Therapie > 10–14 Tage: MRT zur DD Morbus Perthes.
- *Deutliche Beschwerdesymptomatik:* Stationäre Aufnahme, Hüftgelenkspunktion mit mikrobiologischer und klinisch chemischer Punktatuntersuchung, analgetisch antiphlogistische Medikation.
- *Bei eitrigem Erguss:* Notfallmäßige Arthrotomie, Gelenkspülung, Nekroseentfernung, Drainageeinlage, systemische Antibiose.

8.10 Neurogene Erkrankungen

8.10.1 Affektion des Nervus obturatorius

Ätiologie

N. obturatorius aus Teilen der Nervenwurzeln L2–L4, aus dem Foramen obturatorium des kleinen Beckens austretend und die Adduktorengruppen sowie sensible Oberschenkelinnenseite bis Kniegelenk versorgend. Kapselreizung des Hüftgelenkes sowie Prozesse im kleinen Becken → Obturatoriusirritation.

Klinik

Schmerzausstrahlung an der Oberschenkelinnenseite bis Kniegelenk, Obturatoriusirritation erklärt insbesondere bei kindlichen Hüftgelenkserkrankungen deren Schmerzprojektion am Kniegelenk.

8.10.2 Affektion des Nervus femoralis und des Nervus cutaneus femoris lateralis

N. femoralis bestehend aus Teilen der Nervenwurzel L2–L4, motorisch: Oberschenkelstreckmuskulatur, sensibel: Oberschenkelvorderseite und über N. saphenus Unterschenkelinnenseite. N. cutaneus femoris lateralis: rein sensible Innervation der Oberschenkelaußenseite.

Ätiologie

Raumfordernde Prozesse des kleinen Beckens, indirekte Verletzungen am Durchtritt durch das Leistenband (Haken bei Hüft-TEP-Implantation!) bedingen Femoralisläsion. Hüftbeugekontrakturen bedingen meist eine schmerzhafte Überdehnung des N. cutaneus femoris lateralis (Meralgia paraesthetica).

Klinik

- *N.-femoralis-Schädigung:* Lähmung der Kniegelenksstreckmuskulatur mit Ausfall des Patellasehnenreflexes, Sensibilitätsstörung an Oberschenkelvorderseite.
- *Schädigung des N. cutaneus femoris lateralis:* Sensibilitätsstörung an Oberschenkelaußenseite, Überdehnungsschmerz im Sinne Meralgia paraesthetica häufig als brennende Schmerzsymptomatik mit Parästhesien an Oberschenkelaußenseite, bei länger bestehender Überdehnung bzw. Schädigung umschriebene Sensibilitätsausfälle. Nach mechanischer Entlastung der Leistenbandregion häufig komplette Rückbildung des Beschwerdebildes.

Diagnostik

Neben klinisch neurologischer Untersuchung EMG Verfahren der Wahl.

Therapie

Bei Ausfall der Oberschenkelstreckmuskulatur → Stabilisierung des Kniegelenkes durch Orthesen, bei Meralgia paraesthetica → mechanische Entlastung der Leistenbandregion (zu enger Gürtel!), therapeutische Lokalanästhesie.

8.10.3 Affektion des Nervus ischiadicus

N. ischiadicus von den Nervenwurzeln L4–S3 gebildet, verläuft an der Oberschenkeldorsalseite, teilt sich in Kniegelenkshöhe in N. tibialis und N. peroneus auf. Versorgt motorisch an der Hüfte die Außenrotatoren, die Kniebeugemuskulatur und alle Unterschenkel- und Fußmuskeln, sensibel den größten Teil von Unterschenkel und Fuß (außer dem Saphenusversorgungsgebiet).

Ätiologie

Mächtigster Nerv des Körpers, durch gute Weichteildeckung geschützt, Schädigung des Ischiadikushauptstammes möglich bei Becken-/Femurfrakturen, Hüftgelenksfrakturen, Endoprothesenimplantationen, Schussverletzung, intramuskuläre Spritzenapplikationen, Druckschädigung (Lagerung bei Narkose).

Klinik

Motorische Ausfallssymptomatik durch Schädigungshöhe gekennzeichnet, bei inkompletter Lähmung häufig ausschließlich Peronäusanteil betroffen. Spontane Reinnervation je nach Schädigung im Verlauf bis zu 2 Jahren möglich.

8.11 Verletzungen und Verletzungsfolgen

8.11.1 Azetabulumfraktur

Definition/Synonyme

Pfannenfraktur, Protrusionsfraktur, Hüftgelenksfraktur.

Unfallmechanismus

Direkte oder indirekte Gewalteinwirkung, Stellung des Oberschenkels zum Zeitpunkt des Traumas bestimmt Frakturform.

Klinik

Schmerzhafte Bewegungseinschränkung Hüfte, Beinverkürzung, Nervenschädigung bei ca. 15 % (peronäale Anteile des N. ischiadicus), präarthrotische Deformität.

Relevante Anatomie

- N. ischiadicus verläuft dorsal Pfannennah aus dem Foramen infrapiriforme.
- A. glutealis superior kommt aus dem Foramen suprapiriforme und versorgt alle 3 Gesäßmuskeln.

Diagnostik

- Beckenübersicht.
- Ala- (vorderer Pfannenrand/hinterer Pfeiler), Obturatoraufnahmen (vorderer Pfeiler, hinterer Rand).
- CT, ggf. 3-D-Rekonstruktion.
- Neurologische Untersuchung: N. ischiadicus.
- Urologisches Konsil: bei begleitender Verletzung des Urogenitaltraktes.

Differenzialdiagnose

- Reine Hüftluxation, komplexe Beckenfraktur.
- Einteilung: gemäß Frakturverlauf oder Anzahl der Pfeiler gemäß Judet/Letournel, häufigste Form ist die dorsale Pfannenrandfraktur (ventrales Gegenstück ist die seltenste Form).
- AO-Klassifikation (A: Bruch von einem Pfeiler; C: Bruch beider Pfeiler).

Sonderform

Zentrale Hüftluxation oder Protrusionsfraktur: Pfannenboden durch Hüftkopf in das kleine Becken disloziert.

Konservative Therapie

- *Indikation:* Nicht oder gering dislozierte Frakturen (< 2 mm), aber auch nicht rekonstruierbare Trümmerfrakturen.
- *Verfahren:* Traktion für 3 Wochen (Knorpelentlastung; 1/7 Körpergewicht), Teilbelastung bis 9.–12. Woche post Trauma.

Operative Therapie

- *Indikation:* Junger Patient, große Dislokation, Beteiligung des dorsalen Pfeilers (Luxationsgefahr).
- *Operationstechnik:* Osteosynthese mit Schrauben und/oder Rekonstruktionsplatte.
- *Lagerung:* je nach Position des Hauptfragmentes.
- *Zugang:* Kocher-Langenbeck-Zugang für hinteren Pfeiler, ilioinguinaler Zugang für ventralen Pfeiler, ggf. erweiterte Zugänge oder „Doppelinzision". Darstellung der Fraktur, offene Reposition, ggf. unter Einsatz von Femurdistraktor, Beckenrepositionszange oder Schanz-Schraube mit T-Griff. Stufenfreie Reposition der Gelenkpfanne, Hauptfragmente mit Zugschraube fixieren, 3,5- oder 4,5-mm-Rekonstruktionsplatte frakturüberbrückend anmodellieren, Osteosynthese vervollständigen, BV-Kontrolle, Hörprobe bei Bewegungsprobe, Wundverschluss über Redon-Drainagen.
- *Nachbehandlung:* Teilbelastung für 9–12 Wochen, periartikuläre Ossifikation-(PAO-)Prophylaxe (Nachbestrahlung, Antiphlogistika).

Cave: Posttraumatische Bewegungseinschränkung, intraartikuläre Schraubenlage, Ischiadikus-Läsion, Blutverlust (v. a. traumatische/iatrogene Läsion der A. glutealis superior), heterotope Ossifikationen.

8.11.2 Schenkelhalsfraktur und -pseudarthrose

Definition

- Bruch des Femurs proximal des Trochanter major.

Unfallmechanismus

- Direktes und indirektes Trauma, bei jüngeren Patienten massive Gewalteinwirkung (Begleitverletzungen).

Epidemiologie

- Vor allem ältere Menschen.
- Entspricht ca. 70 % aller Femurfrakturen.

Klinik

- Betroffenes Bein liegt verkürzt (Trochanterhochstand) und in Außenrotation.
- Relevante Anatomie: Hüftgelenkskapsel ist am knöchernen Pfannenrand und Lig. transversum fixiert und setzt ventral an der Linea intertrochanterica und dorsal ca. 1,5 cm von der Crista intertrochanterica entfernt an. Ein rein intrakapsulärer Frakturverlauf ist also möglich (Hämatom-bedingte Druckerhöhung!).

Diagnostik

- Becken-Übersicht, proximales Femur in 2 Ebenen.
- Differenzialdiagnose: pathologische Fraktur, Begleitverletzungen, Koxitis, HKN, Ermüdungsfrakturen.

Einteilung

- Nach anatomischer Lage des Frakturspaltes (intrakapital, medial, lateral).
- Nach Verlaufsebene des Spaltes (nach Pauwels).
- Nach Unfallmechansimus (Ab- oder Adduktionsfraktur).

Konservative Therapie

- *Indikation:* Stabile/eingekeilte Abduktionsfrakturen (10–20 % aller medialen Schenkelhalsfrakturen), falls Mobilisation unter Teilbelastung möglich.
- *Verfahren:* Keine Ruhigstellung, 10 kg Teilbelastung.

Operative Therapie

- *Indikation:* alle dislozierten Frakturen, sekundär dislozierte Abduktionsfrakturen.
- *Zeitpunkt:* bei Kopf-erhaltenden Eingriffen Notfalloperation.
- *Operationstechnik:*
  - Zugschraubenosteosynthese
  - Dynamische Hüft-Schraube
  - Kopf- oder Hemiendoprothesen
  - Totalendoprothese (bei entsprechendem Alter und begleitender Koxarthrose)
  - Lagerung: Rücken-, ggf. Seitlagerung
  - Zugang: lateral, transglutäal
  - Vor-, Nachbehandlung: präoperative Abklärung/Optimierung des Gesundheitszustandes, Teilbelastung nach Osteosynthesen

- Bei Pseudarthosen (ca. 10 % der operativ stabilisierten Frakturen):
  sekundäre TEP
  Umstellungsosteotomie nach Pauwels
  Knochentransplantation
- *Versorgungsbeispiel*: Laterale Schenkelhalsfraktur mit dynamischer Hüftschraube: Rückenlage, im Bedarfsfall unter Verwendung eines Extensionstisches. Reposition unter BV-Kontrolle, dann erst abdecken. Lateraler Zugang mit direktem Eingehen auf den Knochen. Vorlegen eines Kirschner-Drahtes als präliminäre Fixation. Einbringen der DHS-Schraube über weiteren Kirschner-Draht. Verwendung des Spezialinstrumentariums. Einbringen der Schraube (Abb. 8.**14a**). Entfernung des Handgriffes bei korrekter Ausrichtung und Einführen der DHS-Platte (Abb. 8.**14b**). Vervollständigung der Osteosynthese. Anlage eines Becken-Spikaverbandes.
- Nachbehandlung: Frühzeitige Mobilisation der Hüfte. Je nach Frakturform Vollbelastung um dynamische Komponente der DHS auch auszunutzen.

Cave: Hüftkopfnekrosen (bis zu 2 Jahre post Trauma; bis zu 1/3), thromboembolische Komplikationen, sekundäre Dislokation (auch nach osteosynthetischer Versorgung), Pseudarthrosen.

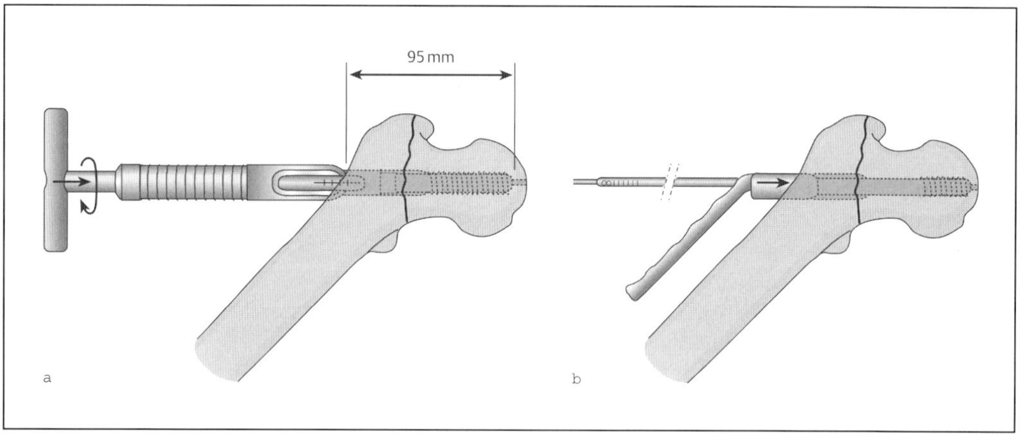

Abb. 8.**14 a–b** Versorgungsbeispiel Schenkelhalsfraktur.

8.11.3 Frakturen der Trochanterregion

Definition

- Pertrochantäre Frakturen.
- Extraartikuläre/-kapsuläre Brüche des proximalen Femurendes.

Unfallmechanismus

Direktes und indirektes Trauma.

Epidemiologie

Häufig im hohen Alter.

Klinik

- Schmerzhafte Bewegungseinschränkung mit Fehlstellung.
- *Relevante Anatomie:* Trochanter minor dient als Ansatz für Iliopsoas, welches die häufige Dislokation erklärt.

Diagnostik

- Beckenübersicht; proximales Femur in 2 Ebenen.
- *Differenzialdiagnose:* Luxation/Luxationsfraktur, subtrochantäre Schaftfraktur, pathologische Fraktur.

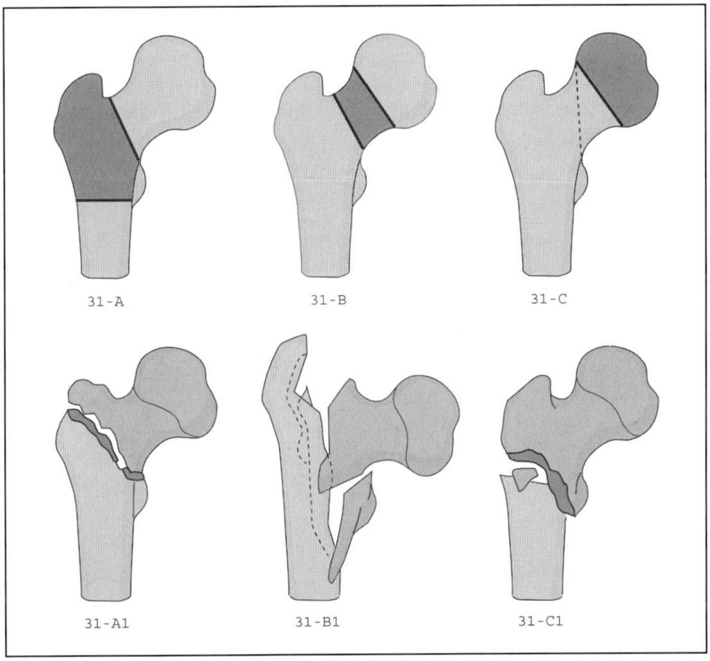

Abb. 8.**15** AO-Klassifikation der Frakturen im Bereich des proximalen Femurs, unter besonderer Berücksichtigung der Trochanterregion.
31-A Frakturen der Trochanterregion
31-B Schenkelhals-frakturen
31-C Femurkopffrakturen

Einteilung der Frakturen der Trochanterregion:
31-A1 einfache pertrochantäre Fraktur
31-B1 pertrochantäre Mehrfragment-fraktur
31-C1 intertrochantäre Fraktur

- *Einteilung:*
  - AO-Klassifikation (Abb. 8.**15**)
  - einfache, stabile Fraktur
  - instabile Mehrfragmentfraktur (Verlust der medialen Abstützung am Adam-Bogen aufgrund des Ausrisses des Trochanter minor)
  - „Reverse Fracture" höchste Instabilität, subtrochantärer Verlauf

Konservative Therapie

- *Indikation:* keine vitale Gefährdung.

Operative Therapie

- *Indikation:* alle Frakturformen, Bettlägerigkeit häufig vital gefährdend.
- *Operationstechnik:*
  - DHS/DCS (Abb. 8.**16**), (s. a. Schenkelhalsfrakur und suprakondyläre Frakturen)
  - *Gamma-Nagel:* Lagerung und Reposition auf Extensionstisch, Hautschnitt beginnend 2 cm proximal des Trochanters (6–8 cm Länge), Eröffnung des Markraumes mit Pfriem etwas ventral versetzt, Platzierung des Führungsspießes, BV-Kontrolle, schrittweise Eröffnung des

Markraumes, Überbohren, Einbringen des Nagels von Hand, BV-Kontrolle, Platzierung der Führungshülse, Führungsdraht für Verriegelung bis Mitte Femurkopf, BV-Kontrolle, Schenkelhalsschraube mit Spezialinstrumentarium einbringen. Über getrennte Stichinzisionen distale Verriegelung mit Zielinstrumentarium. Spülung, schichtweiser Wundverschluss über Redon nach abschließender BV-Kontrolle.
  - Winkelplatte
  - TEP, ggf. Langschaft-Prothese
  - ggf. Verbundosteosynthese
- *Lagerung:* Rücken.
- *Zugang:*
  - anterolateral
  - transglutäal nach Bauer
- *Vor-, Nachbehandlung:* je nach Versorgungsform.

Cave: allgemeinmedizinische Komplikationen (Pneumonie, Thrombose), Sekundärdislokation, Pseudarthrose (ca. 4 %), Femurkopfnekrose (ca. 2 %).

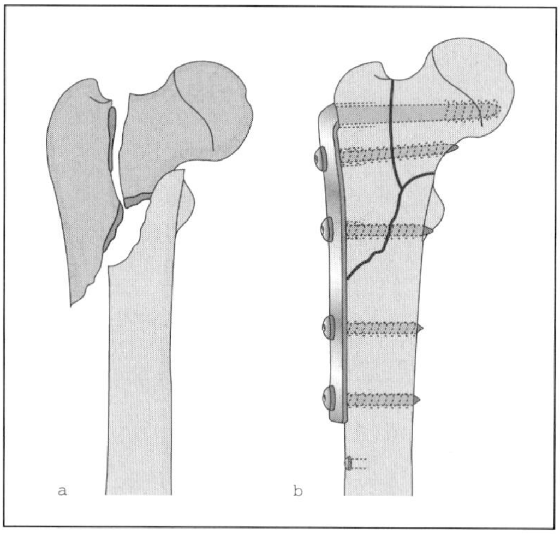

Abb. 8.**16 a–b** Operationsprinzip DHS/DCS-Verfahren.

8.11.4 Femurschaftfrakturen

Unfallmechanismus

Direktes und indirektes Trauma, häufig Mehrfachverletzungen.

Epidemiologie

V. a. bei Hochrasanztraumen.

Klinik

- Frakturzeichen mit Verkürzung, Fehlstellung in Abhängigkeit von Frakturhöhe (s. Muskelzug).

- *Relevante Anatomie:* Längster Röhrenknochen (= ca. 25 % der gesamten Körpergröße); A. femoralis verläuft Knochen-nah im Adduktorenkanal, Knochen wird meist exzentrisch belastet, Medialseite ist v. a. Druckkräften, die Lateralseite v. a. Zugbelastungen ausgesetzt.
- *Muskelgruppen:* medialseitig Adduktoren; proximal am Trochanter minor M. iliopsoas; dorsal ischiokrurale Muskulatur, ventralseitig M. quadriceps.

Diagnostik

- Röntgen in 2 Ebenen mit angrenzenden Gelenken,
- ggf. Kompartmentdruckmessung,
- ggf. Angiographie,
- neurologische Untersuchung.

Differenzialdiagnose

- Pathologische Fraktur, Luxationsfraktur.
- Einteilung: AO-Klassifikation (A: einfache Fraktur; B: Keilfraktur; C: komplexe Fraktur).

Konservative Therapie

- *Indikation:* ggf. geschlossene kindliche Frakturen.
- *Verfahren:*
  - Weber-Bock
  - Traktion

Operative Therapie

- *Indikation:* Alle Frakturen beim Jugendlichen und Erwachsenen.
- *Operationstechnik:*
  - Fixateur externe
  - Plattenosteosynthese
  - ante- oder retrograde Marknagelung (zu bevorzugen als definitive Versorgung)
  - elastische Markraumschienung (Prévot)
- *Lagerung:* Rücken, ggf. Extensionstisch.
- *Zugang:* lateral oder kranial.
- *Nachbehandlung:* Anfänglich Teilbelastung mit Steigerung in Abhängigkeit von Versorgungsverfahren und Kallusreaktion, Mobilisation zur Vermeidung von Gelenksteife.
- *Versorgungsbeispiel*: B3-Fraktur: Operationstechnik: antegrade Marknagelung.
  - Lagerung auf Extensionstisch. Reposition unter BV-Kontrolle. Sicherstellung des Platzes zum Einbringen des Nagels proximal des Trochanters. BV einstellen und dann erst abdecken. Lateraler Zugang direkt auf die Trochanterspitze. Kritisch ist die korrekte Einschlagstelle. Eröffnen des Markraumes. Einbringen des Bohrdornes und Vorschieben unter BV-Kontrolle. Je nach System Aufbohren des Markraumes, Einbringen des Nagels und Verriegelung. Nicht das Ersetzen des Bohrdornes durch den Führungsdraht vergessen, da der Dorn sich häufig durch den eigentlichen Nagel nicht zurückziehen lässt.
- *Nachbehandlung:* Frühfunktionelle Nachbehandlung der angrenzenden Gelenke. Sohlenkontakt. Falls erforderlich nach 4–6 Wochen entriegeln.

Cave: Blutverlust, Fettembolie, Rotationsfehler (v. a. bei Nagelung), ipsilaterale Schenkelhalsfraktur.

8.11.5 Suprakondyläre Frakturen

Definition

Distale Schaftfraktur, extraartikulär kniegelenksnahe Oberschenkelfraktur.

Unfallmechanismus

Direkte (wie z. B. Armaturenbrettverletzung) und indirekte Gewalteinwirkung.

Epidemiologie

Etwa 40 % offene Verletzungen.

Klinik

- Fehlstellung, verändertes Knieprofil.
- Relevante Anatomie: Ursprünge des M. gastrocnemius setzen dorsal an (*cave* Rekurvation).

Diagnostik

- Röntgen in 2 Ebenen, ggf. CT,
- ggf. Angiographie,
- vaskuloneurologischer Status.

Differenzialdiagnose

Luxationsfraktur.

Einteilung

Gemäß Frakturform (einfach; Mehrfragment etc.).

Konservative Therapie

- *Indikation:* nicht dislozierte Frakturen (äußerst selten).
- *Verfahren:* Gipstutor.

Operative Therapie

- *Indikation:* fast alle Frakturformen.
- *Operationstechnik* (ggf. unter Zuhilfenahme einer intraoperativen Traktion oder Fixateur externe):
  - Schraubenosteosynthese
  - dynamische Kondylen-Schraube (DCS)
  - retrograde Nagelung
  - Winkelplatte
  - Abstützplatte
  - ggf. primäre Spongiosaplastik
- *Lagerung:* Rückenlage; Kniebeugung (!).
- *Zugang:* lateral bzw. medial.
- *Vor-, Nachbehandlung:* Anfänglich Teilbelastung mit Steigerung in Abhängigkeit von Versorgungsverfahren und Kallusreaktion, Mobilisation zur Vermeidung von Gelenksteife, Bewegungsschiene.

- *Versorgungsbeispiel:* A3-Fraktur (Abb. 8.**17**):
  - Operationstechnik: Dynamische Condylen-Schraube (DCS): Rückenlage, wahlweise Blutsperre. Möglichkeit zur Knieflexion berücksichtigen, da durch die Entspannung der Gastroknemiusköpfe die Reposition deutlich einfacher wird. Platzierung des Implantates häufig einfacher als Kondylenplatte, da es eingeschraubt und nicht eingeschlagen wird (*Cave:* osteoporotische Knochen). Korrekte Wahl der Eintrittsstelle ist kritisch – genug vom lateralen Kondylus freilegen. 2 Kirschner-Drähte – einer in Höhe des Gelenkspaltes, der zweite entlang des ventralen Aspektes des medialen und lateralen Kondylus – vereinfachen die Orientierung und das Einbringen des Führungsdrahtes. DCS-Schraube mit Spezialinstrumentarium platzieren und korrekt einstellen, wie bei DHS. Einbringen der DCS-Platte. Vervollständigung der Osteosynthese ggf. unter Verwendung eines Plattenspanners. Abschließende BV-Kontrolle.
- *Nachbehandlung:* Frühfunktionelle Nachbehandlung v. a. im Kniegelenk, inklusive Bewegungsschiene. Sohlenkontakt bis Ende der 4. postoperativen Woche auch aufgrund der Knorpelläsionen.

Cave: Verkippung des Kondylenmassivs, Begleitverletzungen.

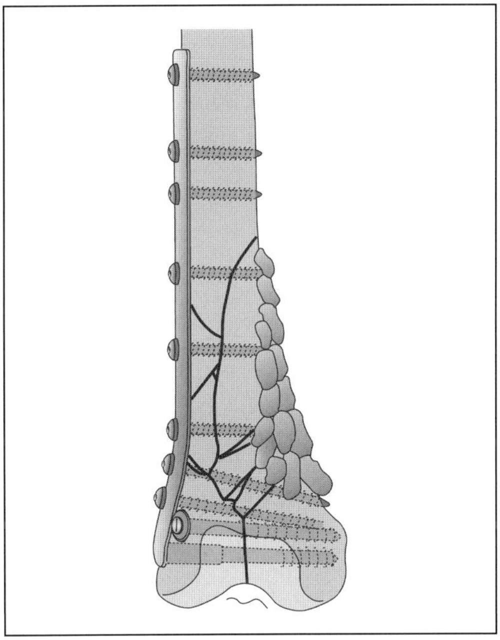

Abb. 8.**17** Versorgungsbeispiel suprakondyläre Fraktur.

8.11.6 Femurkondylenfraktur

Definition

Intraartikuläre Fraktur des Kondylenmassiv, auch Sonderform: Hoffa-Fraktur.

Unfallmechanismus

Dash Board Injury, direktes/indirektes Trauma.

Epidemiologie

- 40 % offene Frakturen.
- 15 % mit begleitenden Patellafrakturen.
- Etwa 10 % begleitende Bandverletzungen.

Klinik

- Hämarthros des Kniegelenkes, Fehlstellung, begleitender Weichteilschaden häufig.
- Relevante Anatomie: s. auch suprakondyläre Frakturen; am Tuberculum adductorium des medialen Kondylus inseriert Adductor-magnus-Sehne.

Diagnostik

- Röntgen Kniegelenk in 2 Ebenen, ggf. Schrägaufnahmen.
- Neurologisches Konsil (Peronäus-Läsion).

Differenzialdiagnose

Luxationsfraktur, Morbus Ahlbaeck.

Einteilung

AO-Klassifikation (gemäß Anzahl der betroffenen Kondylen und Frakturverlauf).

Konservative Therapie

- *Indikation:* Nicht-dislozierte Frakturen.
- *Verfahren:* Oberschenkelgips für 6–8 Wochen.

Operative Therapie

- *Indikation:* Dislozierte Frakturen, Weichteilschaden.
- *Operationstechnik:*
  - Spongiosaschrauben
  - Plattenosteosynthesen: Darstellung der Fraktur, stufenfreie Rekonstruktion der Gelenkfläche unter Sicht und mit BV, vorübergehende Fixation mit Kirschner-Drähten, Stabilisierung des Kondylenmassives mit z. B. 6,5-mm-Spongiosaschrauben, bei Schraubenplatzierung Lage des weiteren Osteosynthesematerials berücksichtigen, Wiederherstellung der Verbindung zum Femurschaft je nach Frakturtyp mit Plattenosteosynthese, Kondylenplatte oder DCS (s. o.), ggf. mit primärer Spongiosaplastik, BV-Kontrolle, Achsen überprüfen, Spülung, Wundverschluss über Redon.
- *DCS:*
  - Lagerung: Rücken.
  - Zugang: Frakturabhängig, meist lateral; Blutsperre.
  - Vor-, Nachbehandlung: Anfänglich Teilbelastung mit Steigerung in Abhängigkeit von Versorgungsverfahren, Mobilisation zur Vermeidung von Gelenksteife, ggf. Bewegungsschiene.

Cave: Traumatischer Knorpelschaden, Fehlstellung, Gelenksstufe, Gelenkssteife.

8.12 Amputation und Prothetik

Indikation zur Amputation im Hüft- und Beckenbereich

- Arterielle Verschlusskrankheiten (ca. 25 %, im Hüftbereich sehr selten, dann als Nachamputation bei Wundheilungsstörung nach Oberschenkelamputation).
- Unfallfolgen mit schweren Knochen- und Weichteilverletzungen im Oberschenkel-/Beckenbereich (ca. 25 %).
- Gasbrand.
- Dekubitalulzera nach Querschnittslähmung.
- Tumoren im Hüft-/Beckenbereich (bis zu 50 %).

Allgemeiner Aspekt

Die Sitzfläche verringert sich mit jeder Zunahme der Amputationshöhe im Oberschenkel- und Hüftbereich. Besonders entscheidend ist der Verlust des Trochantermassivs und des Sitzbeines. Bei Hüftexartikulation konzentriert sich die gesamte Last auf die relativ kleine Fläche des Sitzbeines. Daher ist immer eine möglichst distale Amputationshöhe zu bevorzugen (Abb. 8.**18**).

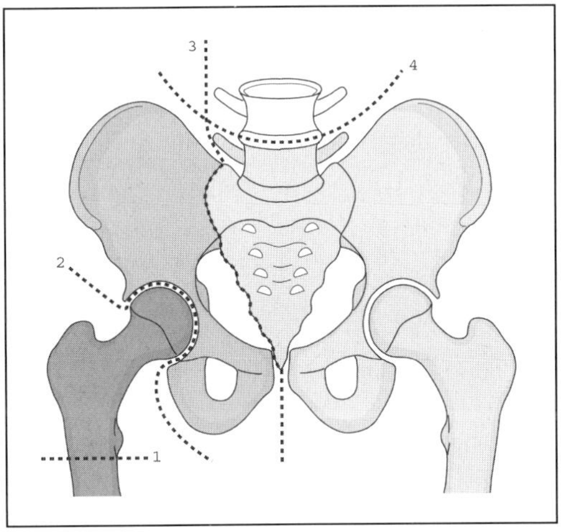

Abb. 8.**18** Amputationen im Hüftbereich:
1 Oberschenkelamputation proximal des kleinen Trochanters
2 Exartikulation im Hüftgelenk
3 Hemipelvektomie
4 Hemikorporektomie
(nach Wirtz)

8.12.1 Hüftexartikulation

Ziel

Bildung eines voll endbelastbaren schmerzfreien, prothetisch versorgbaren Stumpfes.

Vorgehen

Deckung des Stumpfes mit dem nach vorne geschlagenen Hautweichteillappen des M. gluteus maximus. Operationserweiterung mit Sitzbeinresektion und Anteilen der Darmbeinschaufeln → Hemipelvektomie, doppelseitige Hemipelvektomie → Hemikorporektomie.

Prothetische Versorgung

Einbettung des Rumpfes in einem hochgezogenen Kunststoffkorb (Beckenkorb), Krafteinleitung über Tuber ischiadicum (Tubersitz). Gehfähigkeit mit der Prothese bei älteren Patienten eingeschränkt.

8.12.2 Pertrochantäre Amputation

Ziel

Kurzer Oberschenkelstumpf unter Erhaltung des Trochantermassivs mit schmerzfreier und voller Belastbarkeit.

Vorgehen

Weichteilpolsterung des Stumpfendes mit dem nach vorne geschlagenen Gluteus maximus (analog wie bei der Hüftexartikulation) unter Erhaltung der ventralen Muskulatur zum spannungsfreien Wundverschluss. Wenn möglich transossäre Verankerung der Muskulatur mit dem Knochenstumpf bei guter Durchblutung. Durchtrennung des N. ischiadicus proximal des Azetabulums. *Cave:* Immer zuverlässige Drainage der großen Wundhöhle.

Orthoprothetische Versorgung (wie bei Hüftexartikulation)

Angepasster Kunststoffbeckenkorb mit Krafteinleitung über das Tuber ischiadicum durch leichtgewichtige oberschenkelhohe Skelettprothese.

8.12.3 Oberschenkelamputation

Indikation

Nur, wenn keine Möglichkeit besteht, im Kniegelenksbereich zu exartikulieren. Auch langer Oberschenkelstumpf ist jeder Amputation im Kniebereich funktionell unterlegen (Endbelastbarkeit!).

Operationstechnik

Rückenlage, Fischmaulschnitt bis zur Faszie, schrittweises Durchtrennen der Quadrizeps-, Adduktoren- und Bizepsmuskulatur, dabei Ligatur von Gefäß-Nerven-Bündeln (A. und V. femoralis superficialis, V. saphena magna, N. saphenus, N. ischiadicus), zirkuläre Inzision des Periostes in Höhe der Amputationsstelle und Abschieben nach proximal, Femurosteotomie, Kantenglättung, Myoplastik vor dem knöchernen Stumpf zwischen Abduktoren und Adduktoren sowie Beugern und Streckern, Wundverschluss, steriler Verband, Stumpfwicklung unter dosierter Kompression.

Cave: Nur ein ausreichend weichteilgepolsterter Stumpf erlaubt Endbelastbarkeit, bei ungestörter Durchblutung ist die Verankerung der Muskelstümpfe am Stumpfende und Deckung des Stumpfendes durch den am besten erhaltenen längeren Muskel indiziert (in der Regel M. quadriceps oder adductor magnus → myoplastische Stumpfdeckung). – Bei Gefäßpatienten prinzipiell auf jede Muskelnaht verzichten, da Gefahr von Muskelnekrosen → myoplastische Stumpfdeckung nicht um jeden Preis!

Orthoprothetische Versorgung

Oberschenkelstumpf aufgrund des engen Querschnitts des röhrenförmigen Femurs trotz guter Muskeldeckung nur zu ca. 20–30 % endbelastungsfähig. → Orthoprothetische Oberschenkelstumpfversorgung geht nicht ohne zusätzliche Abstützung am Becken. Eine Übertragung aller axialen Kräfte am Stumpfende ist nicht möglich → Oberschenkelprothese immer mit Tuberaufsitz, Stumpfbettung mit verschiedenen Methoden (lockere Stumpfbettung, Haftprothese ohne Endkontakt, Haftprothese mit Vollkontakt ohne Endbelastung, Haftprothese mit Vollkontakt und maximal möglicher Endbelastung).

8.13 Prothetik und Orthetik

8.13.1 Stützapparate

Stützapparate dienen der Teilentlastung des Beines (auch Hüftgelenkes) und Erhaltung bzw. Wiederherstellung der Steh- und Gehfähigkeit.

Entlastungsapparate

Prinzip: Bewegungseinschränkende, die Lastaufnahme beeinflussende und über starre Grundelemente vorwiegend fixierende Funktion. Hauptsächlich in Hülsenbauweise mit Tuberaufsitz oder Belastungsaufnahme über Kniebettung.

Indikation

- Alle die Belastungsfähigkeit des Beines und des Hüftgelenkes herabsetzenden Erkrankungen: z. B. Pseudarthrosen, destruierende Gonarthrosen, Knochenstoffwechselerkrankungen, inoperable/frakturgefährdete Situation bei Tumoren und Metastasen.
- Typische Entlastungsorthese zur Teilentlastung der Beinsäule, insbesondere des Hüftgelenkes (bei Morbus Perthes) → Thomas-Splint. Bei Verordnung eines Thomassplints immer Längenausgleich der Gegenseite, dabei auf Beckengeradstand achten, Wachstumskontrollen je nach Alter alle 4 Wochen bis 2 Monate.

Lähmungsapparate

- *Indikation:* Neurogen bedingte Funktionseinschränkung der unteren Extremität, z. B. ICP, Poliomyelitis, Querschnittslähmung.
- *Prinzip:* Oberschenkelschienenhülsen- oder Oberschenkelschienenschellenapparat mit Abstützung am Tuber ossis ischii → Führungs-, Stabilisierungs- und Korrektureigenschaften. Fakultativ frei bewegliches oder durch Fallschloss bzw. Schweizersperre sperrbares Kniegelenk, frei bewegliches oder teil- bzw. vollgesperrtes Sprunggelenk und eine Hessing-Sandale zur Fixierung des Fußes und zur Apparatebefestigung in Steckgelenken.
- *Alternativ:* Stehapparate zur Führung und Korrektur, jedoch ohne Entlastung → Nietschke-Orthese: Unilaterale Knie- und Knöchelgelenkschiene mit Schuheinsteckhülse, Schienbeinkopfkunststoffschelle und zugehöriger Gurtfixierung, Oberschenkelmanschette und Beckenbandage. Besonders geeignet für Spina bifida oder poliomyelitisgelähmte Kinder.

8.14 Begutachtung

Alle nachfolgend angeführten Bewertungen entsprechen einer allgemeinen Einschätzung und bedürfen jeweils einer individuellen Überprüfung auf Übertragbarkeit.

Tabelle 8.**2** Verluste an einer unteren Gliedmaße

	SER/SchwbG MdE/GdB	GUV MdE	PUV Gliedertaxe
Exartikulation im Hüftgelenk	80	70	7/10 B
Oberschenkelamputations-Kurzstumpf	80	70	7/10 B
über Mitte Oberschenkel	70	70	7/10 B
bis Mitte Oberschenkel	70	60	7/10 B
langer Oberschenkelstumpf	70	60	6/10 B
Knieexartikulation	60	50	6/10 B

Tabelle 8.**3** Bewegungseinschränkung, Versteifung

	SER/SchwbG MdE/GdB	GUV MdE	PUV Gliedertaxe
Hüftversteifung, einseitig	40	30	2/5 B
Hüftversteifung, doppelseitig	100	100	4/5 B
Bewegungseinschränkung Flex./ Ext. 90–10–0	10	10	1/10 B
Bewegungseinschränkung Flex./Ext. 90–30–0	30	20	1/4 B
H-TEP	20	20	1/3 B

Tabelle 8.**4** Lähmungen

	SER/SchwbG MdE/GdB	GUV MdE	PUV Gliedertaxe
N. gluteus superior	20	15	2/7 B
N. gluteus inferior	20	20	2/7 B
N. femoralis	40	30–40	1/2 B
N. ischiadicus	60	40–50	4/5 B
N. tibialis	30	25	1/3 B
N. peroneus communis	30	30	2/5 B
N. peroneus profundus	30	25	1/3 B
N. peroneus superficialis	20	15	1/10 B

Literatur

Bauer R, Kerschbaumer F, Poisel S. Orthopädische Operationslehre. Bd. 2/1. Becken und untere Extremität. Stuttgart: Thieme; 1994.

Fairbank AC, Bhatia D, Jinnah RH, Hungerford DS. Long-term results of core decompression for ischaemic necrosis of the femoral head. J Bone Jt Surg. 1995;77-B:42-9.

Ficat P, Arlet J, Vidal R, Ricci A, Fournial JC. Resultats therapeutiques du forage-biopsie dans les osteonecroses femoro-capitales primitives (100 cas). Rev Rhum Mal Osteoartic. 1971;38:269.

Graf R. Sonographie der Säuglingshüfte. Ein Kompendium. 4. Aufl. Stuttgart: Enke; 1993.

Harkess JW. Arthroplasty of the hip. In: Canale ST (ed.). Campbell's Operative Orthopaedics. St. Louis: Mosby; 1998.

Herberts P, Malchau H. Long-term registration has improved the quality of hip replacement. A swedish THR register comparing 160.000 cases. Acta Orthop Scand. 2000;71:111-21.

Herring JA: The treatment of Legg-Calve-Perthes disease. JBJS Am. 1994;74:448-58.

Imhäuser G. Spätergebnisse der sogenannten Imhäuser-Osteotomie bei der Epiphsenlösung. Z Orthop. 1977;716.

Letournel E, Judet R. Les Fractures du Cotyle. Paris: Masson; 1974.

McRae R. Practical Orthopaedic Exposures. Edinburg: Churchill-Livingstone; 1987.

Malchau H, Soderman P, Herberts P. Swedish Hip Registry: Results with 20-year follow-up with validation clinically and radiographically. 67th Annual Meeting of the AAOS. Orlando; 2000.

Mont MA, Carbone JJ, Fairbank AC. Core decompression versus nonoperative management for osteonecrosis of the hip. Clin Orthop. 1996;324:169-78.

Müller ME, Allgöwer M, Schneider R, Willenegger H. Manual der Osteosynthese – AO-Technik. 3. Aufl. Berlin: Springer; 1992.

Parsch K, Wiedemann H. Diagnose und Therapie der septischen Arthritis (Coxitis). Z Orthop. 1990;128:396-403.

Pauwels F. Biomechanics of the normal and diseased hip. New York: Springer; 1976.

Pauwels F. Atlas zur Biomechanik der gesunden und kranken Hüfte. Berlin: Springer; 1973.

Pipkin G. Treatment of grade IV fracture-dislocations of the hip. J Bone Jt Surg. 1957;39-A:1027.

Schneider R. Die intertrochantäre Osteotomie bei Coxarthrose. Berlin: Springer; 1979.

Schulitz KP, Dustmann HO. Morbus Perthes – Äthiopathologie, Differentialdiagnose, Therapie und Prognose. Berlin: Springer; 1991.

Siebert CH, Lehrbaß-Sökeland K-P, Rinke F, Arens S, Hansis M. Lokales und systemisches Träume bei der Plattenosteosynthese der Femurschaftfraktur. Unfallchirurg. 1993;96:541.

Siebert CH, Simon L, Kortmann H-R, Wolter D. Die posttraumatische Fehlstellung im Bereich des Femur – Fehleranalyse, Korrekturindikation und -verfahren. Akt Traumat. 1999;29:17.

Siebert CH, Pauschert R, Schoening B, Lurz G, Niethard FU. Management of acute fratures of the proximal femur in older patients – Timing of surgery and mortality. Europ J Orthop Surg Traumatol. 2000;10:57.

Tschauner C. Die Hüfte. Stuttgart: Enke; 1997.

Weber M, Schröder S, Wirtz DC, Niedhart C. Die Oligohydramniesequenz als morphologisches Modell der Hüftgelenkdysplasie und -luxation. Z Orthop. 2001;139:131.

Willert HG, Buchhorn HG. The biology of the loosening of hip implants. In: Jakob RP, Fulford P, Horan F (eds). European instructional lectures courses. Vol. 4, EFORT 1999. London: The British Editorial Society of Bone and Joint Surgery; 1999:58-82.

Willert HG, Buchhorn GH. Histological analysis of the interface. In: Learmonth IA (ed.). Interfaces in Arthroplasty. London: Springer; 2000.

Wirth CJ. Praxis der Orthopädie. Bd. 2: Operative Orthopädie. Stuttgart: Thieme; 2001.

Wirtz DC, Niethard FU. Ursachen, Diagnostik und Therapie der aseptischen Hüftendoprothesenlockerung – Eine Standortbestimmung. Z Orthop. 1997;135:270-80.

Wirtz DC, Zilkens KW, Adam G, Niethard FU. MRT-kontrollierte Ergebnisse nach Core Decompression des Hüftkopfes bei aseptischer Osteonekrose und transientem Marködem. Z Orthop. 1998;136:146-54.

Wirtz DC: Knochenmarködemsyndrom der Hüfte. In: Peters KM (Hrsg.). Knochenerkrankungen kurzgefaßt. Klinik – Diagnostik – Therapie. Darmstadt: Steinkopff; 2002:112-4.

Wroblewski BM. Cementless versus cemented total hip arthroplasty. A scientific controversy. Orthop Clin North Am. 1993;24:591-7.

9 Knie

9.1 Praktische Anatomie und bildgebende Verfahren

9.1.1 Praktische Anatomie

- Das Kniegelenk ist das größte Gelenk des Menschen. Es setzt sich aus drei Gelenkanteilen zusammen: dem lateralen und medialen Gelenkkompartiment sowie dem Femoropatellargelenk.
- Jedes Gelenkkompartiment kann isoliert erkranken.
- Roll-Gleit-Bewegung im femorotibialen Gelenk mit Schlussrotation von ca. 10° nach außen bei maximaler Kniestreckung aufgrund ungleichmäßiger Formgebung der medialen und lateralen Femurkondylen sowie durch Anspannung des vorderen Kreuzbandes und unterstützt durch den Tractus iliotibialis.
- Reine Gleitbewegung der Patella im femoropatellaren Gelenk (Facies patellaris).
- Geringe knöcherne Führung des Kniegelenkes. Somit sind aktive (Muskulatur) und passive (Sehnen, Bänder, Gelenkkapsel) Stabilisatoren von großer Bedeutung. In Extension straffe Seitenbandführung, mit zunehmender Flexion geringe Lockerung. Somit ist die Seitenbandstabilität immer in Extension sowie in leichter Beugung (30°) zu testen.
- Die Kreuzbänder (Lig. cruciatum anterius und posterius) dienen vor allem der Kontakterhaltung bei Drehbewegungen im femorotibialen Gelenk. Sie liegen intrakapsulär aber extraartikulär. In Flexion sind die beiden Seitenbänder (Lig. collaterale fibulare et tibiale) entspannt, das vordere und hintere Kreuzband gespannt. Bei Innenrotation wickeln sich die Kreuzbänder umeinander, bei Außenrotation auseinander. In Extension sind die beiden Seitenbänder und das vordere Kreuzband gespannt, das hintere Kreuzband entspannt.
- Die Menisken bestehen aus Bindegewebe mit reichlich kollagenem Fasermaterial. Sie sind auf ihrer Unterlage der Tibia verschieblich. Der mediale Meniskus ist halbmondförmig und mit dem Lig. collaterale tibiale fest verwachsen und ist daher im Vergleich zum lateralen Meniskus weniger beweglich. Bei Außenrotation des Unterschenkels wird er am stärksten beansprucht, bei Innenrotation entlastet. Der laterale Meniskus ist nahezu kreisförmig und nicht mit dem Lig. collaterale fibulare verwachsen. Somit ist er beweglicher und bei Rotationsbewegungen weniger stark belastet.
- Die Oberschenkelstreckmuskulatur (M. quadriceps) inseriert über den proximalen Patellapol mit seiner nach distal auslaufenden Patellasehne (Lig. patellae) an der Tuberositas tibiae. Vornehmlich mit zunehmender Flexion ist das femoropatellare Gleitlager und das Lig. patellae an seinem knöchernen tibialen Ansatz extremen Belastungen ausgesetzt (parapatellares Schmerzsyndrom). Durch nach medial vom M. vastus medialis und nach lateral vom M. vastus medialis auslaufende straffe bindegewebige Fasern (Retinaculum mediale und laterale) wird die Patella zusätzlich in ihrer seitlichen Führung im femoropatellaren Gleitlager stabilisiert.
- Durch die exponierte Lage des Kniegelenkes mit geringem paraartikulären Weichteilmantel lassen sich Reizerscheinungen (Synovialitis, Erguss) palpatorisch leicht diagnostizieren und differenzieren. Die verstrichenen Gelenkkonturen (Seitenvergleich!) erklären sich beim Erguss durch die intraartikuläre Flüssigkeitsansammlung vor allem im oberen Gelenkrezessus (Rezessus suprapatellaris) (tanzende Patella), bei der Synovialitis durch die Hypertrophie der Synovialis.
- Verklebung des suprapatellaren Rezessus (Verschiebeschicht zwischen M. rectus femoris und distalem Femur) im Rahmen von reaktiv entzündlichen oder traumatischen intraartikulären Ergüssen limitieren die Gelenkbeweglichkeit bis hin zur fibrösen Ankylose.

- Meniskusläsionen können neben belastungsabhängigen Schmerzen akute federnde Gelenkblockierungen oder chronisch rezidivierende Reizergüsse (seröser Gelenkerguss) bewirken. Kreuzbandläsionen bedingen vor allem eine horizontale Instabilität und Gangunsicherheit („giving way“), während Seitenbandläsionen eine insuffiziente seitliche Führung des Kniegelenkes zur Folge haben. Die hieraus resultierende Gangunsicherheit mit Subluxationsphänomenen sowie Gelenkinstabilität führt zu einem frühzeitigen Gelenkverschleiß.
- Alle knöchernen Verletzungen mit Gelenkbeteiligung und posttraumatisch geänderter Biomechanik führen zur frühzeitigen Gelenkdegeneration.

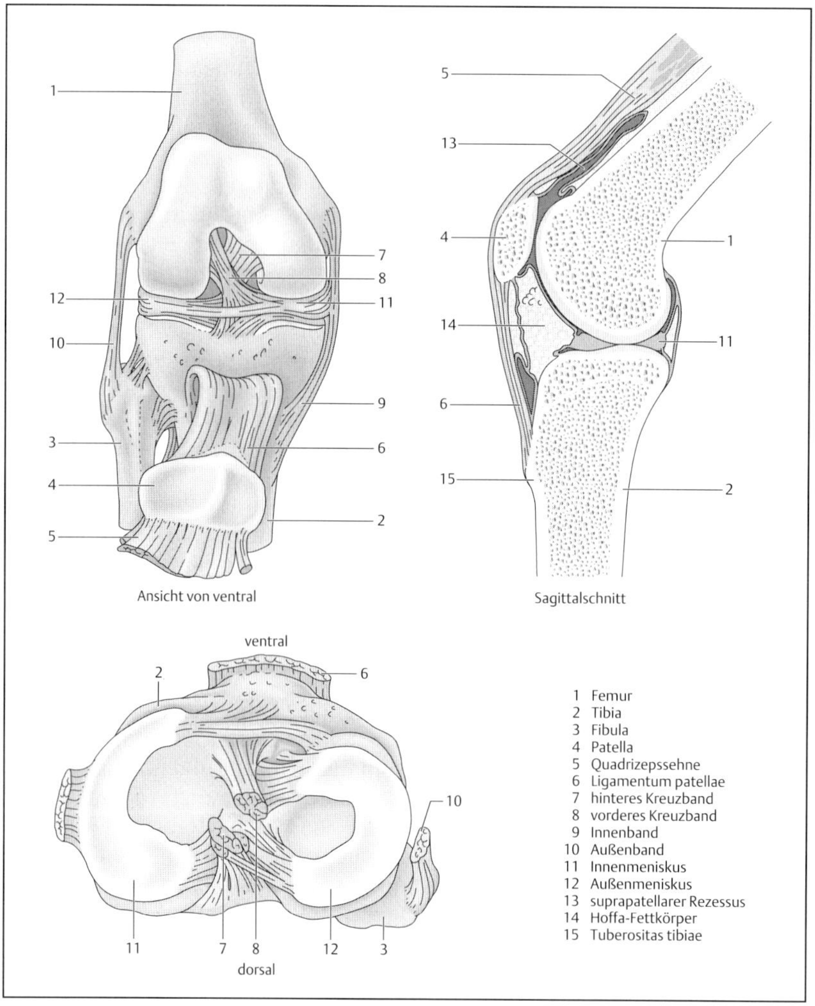

Abb. 9.**1** Anatomie des rechten Kniegelenkes (nach Niethard u. Pfeil).

9.1.2 Bildgebende Verfahren

Röntgenuntersuchung

- Routinediagnostik: Kniegelenk in zwei Ebenen und Patella axial.
- Deformitäten mit Achsabweichungen: Ganzbeinaufnahme im Stand (im a.–p. Strahlengang) zur Beurteilung der Gelenktragachse (Miculicz-Linie).
- Patelladeformität mit fraglicher Luxation: Patelladefileeaufnahmen.
- Tunnelaufnahme nach Frik (Kniegelenk 45° flektiert, a.–p. Strahlengang): Indikation: knöcherner Kreuzbandausriss, Ausschluss einer Osteochondrosis dissecans.
- Gehaltene Aufnahmen mit Varus-/Valgusstress: Indikation: Seitenbandinstabilität (mit vermehrter lateraler oder medialer Aufklappbarkeit).
- Gehaltene Aufnahme mit ventralem/dorsalem Schub: Indikation: vordere oder hintere Kreuzbandläsion (mit vermehrter ventraler oder dorsaler Translation).

Kernspintomographie (MRT, NMR)

Darstellung aller Weichteile (insbesondere Kreuzbänder, Menisken und Seitenbänder) inklusive Knorpel.

Basis-Untersuchungsprogramm:

- T1-gewichtete Spinecho-Sequenzen:
  - Fett (hohe [hell] Signalintensität), Flüssigkeiten (niedrige [dunkel] Signalintensität).
- T2-gewichtete Spinecho-Sequenzen:
  - Flüssigkeiten (hohe [hell] Signalintensität), Fett (niedrige [dunkel] Signalintensität).
- Sequenzen mit Kontrastmittel (Gadolinium-DTPA):
  - Erhöhung der Signalintensität in gut vaskularisierten/pathologischen Gewebearealen.
  - Indiziert zur Beurteilung von unklaren tumorösen, entzündlichen und vaskulären Prozessen (u.a. von aseptischen Knochennekrosen (Morbus Ahlbaeck).
- Exakte Beurteilung der Ausdehnung und Lokalisation von Entzündungen und Tumoren.

Szintigraphie

- Lokalisation und Differenzierung von destruierenden Prozessen (große Sensitivität, geringe Spezifität):
  - Skelettszintigraphie: Indikation: Skelettmetastasen, primäre Knochentumoren, Knochennekrosen, (Ermüdungs-)Frakturen.
  - Mehrphasen-(Leukozyten-)Szintigraphie: Indikation: Differenzierung zwischen septischer oder aseptischer Endoprothesenlockerung.
  - Algodystrophie (Morbus Sudeck).
  - Weichteilszintigraphie: Indikation: speziellen Fragestellungen vorbehalten (z. B. zur Abgrenzung von Weichteiltumoren).

9.2 Fehlbildungen

9.2.1 Angeborene Kniegelenksluxation

Definition

- Angeborene Verrenkung des Unterschenkels im Kniegelenk nach vorne.

Ätiologie

- Die seltene Erkrankung tritt häufig doppelseitig auf.
- Die doppelseitige Form ist in über der Hälfte der Fälle mit anderen Fehlbildungen vergesellschaftet.
- Ursache einer einseitigen Luxation kann auch eine intrauterine Lageanomalie sein (z. B. nach Amniozentese und Fruchtwasserverlust).

Klinik und Diagnostik

- Der Tibiakopf ist nach ventral luxiert.
- Das Kniegelenk steht bei aufgehobener Beugefähigkeit überstreckt.
- Die Fehlstellung wird röntgenologisch gesichert.

Einteilung

- Grad 1: Beugehemmung, Grad 2: Subluxation, Grad 3: Luxation.

Therapie

- *Konservativ:* Unmittelbar nach der Geburt Beginn einer dynamischen Redressionsbehandlung: Täglich KG auf neurophysiologischer Basis, zwischen den Behandlungen Oberschenkelredressionsgips in maximaler Beugung (bis 90° Beugung), anschließend Pawlik-Bandage (bis 110° Beugung), dann kniestablisierende Orthesen. Abschluss der Redressionsbehandlung vor dem 1. Lebensjahr. Hohe Rezidivgefahr.
- *Operativ:* Bei Luxation Grad 3, fehlgeschlagener Redression oder verspäteter Diagnose. Geschlossenes Vorgehen: Schrittweise Reposition über Ringfixateur (Weichteilverlängerung 1 mm/Tag, Korrektur der Translationsfehlstellung, Redression Beugedefizit 1°/Tag, offenes Vorgehen (Arthrotomie nach King): Weichteilrelease, Quadrizepssehnenverlängerung, Separierung von Beuge- und Streckmuskulatur, ggf. Kapselplastik.

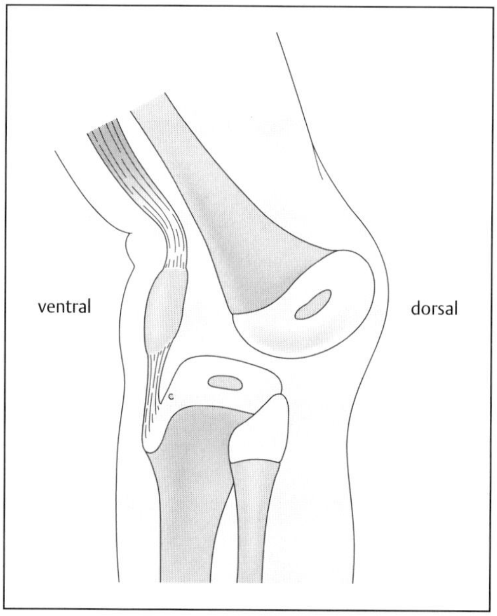

Abb. 9.**2** Angeborene Kniegelenksluxation. Beachte die Überstreckung des Kniegelenks und Dislokation der Tibia nach ventral (nach Niethard u. Pfeil).

9.2.2 Angeborene Patellaluxation

Definition

- Angeborene Verrenkung der Patella, meist beidseitig.

Ätiologie

- Die Erkrankung tritt häufig doppelseitig auf.
- Es besteht eine familiäre Häufung.
- Eine Kombination mit weiteren Fehlbildungen ist möglich.
- Durch eine Entwicklungsstörung des muskulären Streckapparates mit Verkürzung kommt es zur Luxation nach lateral.
- Häufig sind die Patella und das femorale Gleitlager dysplastisch.

Klinik und Diagnostik

- Die Patella ist nach lateral mit dem gesamten Streckapparat luxiert.
- Es besteht ein Genu valgum, welches sich im Wachstum durch den asymmetrischen Zug noch verstärken kann.
- Die aktive Streckfähigkeit ist aufgehoben.
- Eine manuelle Reposition gelingt wegen der muskulären Kontraktur nicht.

Therapie

- Operative Reposition, laterales Weichteilrelease, ggf. mediale Fesselung (unterschiedliche Verfahren).
- Postoperativ erfolgt die Ruhigstellung im Gipsverband und anschließend eine krankengymnastische Therapie.
- Achsenkorrektur bei ausgeprägtem Genu valgum.

9.2.3 Angeborene Kontrakturen

Definition

- Angeborene, muskulär bedingte Gelenksteife.

Ätiologie

- Strecksteife: angeborene Veränderungen des M. vastus lateralis und M. rectus femoris. Häufig liegt eine Kombination mit anderen Fehlbildungen vor.
- Beugesteife: seltener als die Strecksteife, z. B. bei infantiler Zerebralparese.

Klinik und Diagnostik

- Gelenksteife mit Aufhebung der passiven Beugefähigkeit/Streckfähigkeit.
- Röntgen: zeigt möglicherweise knöcherne Fehlbildungen/Entwicklungsstörungen des Kniegelenkes.

Therapie

- Operative Verlängerung des Streckapparates (Strecksteife) im Vorschulalter mit anschließend intensiver krankengymnastischer Therapie.

9.3 Formabweichungen und Fehlentwicklungen

9.3.1 Genu valgum, Genu varum

Definition

- Abweichung der frontalen Kniegelenksachse nach lateral (X-Bein-Stellung) (Genu valgum) oder nach medial (O-Bein-Stellung) (Genu varum).
- Physiologisch verläuft die Gelenktragachse (Miculicz-Linie) (physiologische Valgusstellung von 5–7°) vom Hüftgelenkszentrum mittig durch das Kniegelenk (Area intercondylaris) bis zur Mitte des oberen Sprunggelenkes.
- Beim Genu valgum wird vermehrt das laterale, beim Genu varum vermehrt das mediale Kniegelenkkompartiment belastet.

Ätiologie

- Während der Wachstumsphase sind die Beinachsen äußerst variabel. Im Säuglingsalter besteht ein Genu varum, das sich in den ersten Lebensjahren zum Genu valgum verwächst. Mädchen haben vergleichsweise zu Jungen eine häufigere X-Bein-Stellung (sog. umgekehrte Beinachsenentwicklung).
- Das Längenwachstum der unteren Extremität erfolgt vornehmlich aus den kniegelenksnahen Wachstumsfugen (proximaler:distaler Femur = 30:70 %, proximale:distale Tibia = 60:40 %). Jede frühzeitige unilaterale Schädigung (traumatisch, entzündlich, tumorös) der Wachstumsfugen führt daher zu einer ausgeprägten Achsenfehlstellung, jede symmetrische Schädigung (traumatisch, entzündlich, tumorös) zur hochgradigen Beinverkürzung.
- Bei Stoffwechselerkrankungen (z. B. renale Osteopathien, Rachitis) entwickeln sich häufig bilaterale Achsfehlstellungen.
- Durch unilaterale Arthrose begleitendes Genu valgum oder varum, das wiederum die Beanspruchung des geschädigten Gelenkareals erhöht und den Fortgang der Arthrose beschleunigt („Valgus- bzw. Varusgonarthrose“).
- Bei ausgeprägtem X-Bein Dislokation der Patella nach lateral und eventuelle laterale Femoropatellararthrose.

Klinik und Diagnose

- Achsendeviation, evtl. mit Seitenbandinstabilität und Schmerzen.
- Die quantitative Beurteilung der Beinachsenabweichung erfolgt klinisch am stehenden Patienten durch den Abstand der medialen Kondylen (Genu varum) oder der Innenknöchel (Genu valgum).
- Die nativ radiologische Beurteilung der Beinachse bzw. der Gelenktragachse (Miculicz-Linie) erfolgt mittels Ganzbeinaufnahmen im Stand (im a.–p. Strahlengang); insbesondere wichtig zur präoperativen Planung von Korrekturosteotomien.

Therapie

- Die physiologische X- und O-Bein-Stellung während der Wachstumsphase benötigt keine therapeutischen Maßnahmen.
- Durch kausale Therapie der zugrunde liegenden Stoffwechselerkrankung(en) kommt es häufig zur spontanen Korrektur der Achsfehlstellung.
- Im Wachstumsalter lässt sich durch entsprechende orthopädietechnische Hilfsmittel (Nachtlagerungsschienen, speziell geformte/angepasste Orthoprothesen) das Fehlwachstum lenken und entsprechende Achsfehlstellungen korrigieren. Nach Abschluss des Längenwachstums ist durch konservative Maßnahmen keine Achskorrektur mehr zu erzielen.
- Höhergradige Fehlstellungen müssen nach Abschluss des Längenwachstums durch operative Maßnahmen korrigiert werden. Dieses erfolgt je nach Ort der Fehlstellung durch eine kniegelenknahe suprakondyläre oder Tibiakopfosteotomie. Bei ausgeprägter Instabilität

interligamentär, evtl. aufklappend. Tibiakopfosteotomie: bei valgisierender Osteotomie zunächst Fibulaosteotomie in Unterschenkelmitte (Cave: Peronäusläsion). Kurzer Schrägschnitt über dem lateralen Tibiakopf. Markierung der Osteotomieebene mit kurzen Kirschner-Drähten unmittelbar proximal der Tuberositas tibiae. Osteotomie entlang der Drähte mit der oszillierenden Säge, Zuklappen der Osteotomie und Fixation mit Klammern, Drähten, winkelstabiler (Platten-)Osteosyntheseverfahren oder Fixateur externe, Wundverschluss.

- Fehlstellungen im Rahmen von einseitigen Epiphysenfugenverschlüssen oder durch einseitiges überschießendes Wachstum benötigen häufig mehrmalige korrigierende operative Maßnahmen. Begleitende einseitige Beinverkürzungen können durch beinverlängernde Korrekturen ausgeglichen werden.
- Bei geringer Fehlstellung Schuhaußenranderhöhung (Genu varum), Schuhinnenranderhöhung (Genu valgum).

9.3.2 Genu recurvatum

Definition

- Überstreckbarkeit des Kniegelenkes.
- Meist erworben; sehr selten kongenital (dann meistens beidseitig).

Ätiologie

- Konnatale Fehlentwicklung („hyperextended knee") bei intrauteriner Zwangslage.
- Schädigungen der proximalen Tibiaepiphysenfuge (traumatisch, entzündlich, tumorös) im ventralen Anteilen führen durch das vermehrte dorsale Wachstum zur zunehmenden Ventralverkippung des Tibiaplateaus mit konsekutiver Überstreckung des Kniegelenkes.
- Auch durch einen unphysiologischen Bewegungsablauf mit persistierender Überstreckung des Gelenkes (kompensatorisch bei kontraktem nicht ausgeglichenem Spitzfuß, bei kontralateraler Beinverkürzung, bei Muskelschwäche [Poliomyelitis]) kann es zur Ausbildung eines Genu recurvatum kommen.

Klinik und Diagnose

- Eventuelle Gang- und Standunsicherheit.
- Blickdiagnose.
- Nativ radiologische Darstellung des Kniegelenkes in zwei Ebenen: Abflachung des Tibiaplateaus nach ventral.

Therapie

Operativ:

- Fehlstellung im Rahmen von Epiphysenwachstumsstörungen: Operative Korrekturosteotomie nach *Lexer* (Anheben des Tibiaplateaus durch einen kortikospongiösen Keil von ventral) oder nach *Lange* (Absenken des Tibiaplateaus durch Entnahme eines dorsalen Keiles) (mögliche osteosynthetische Stabilisierung u.a. mittels Fixateur externe).

Konservativ:

- Kongenitale Fehlstellungen: redressierende Gipsverbände (bis zu 90° Flexion), ggf. operative Verlängerung der Quadrizepssehne (mit Durchtrennung der ventralen Gelenkkapsel und des Tractus iliotibialis).
- Lähmungsbedingte Fehlstellungen: Oberschenkelorthese mit Extensionssperre (Schweizer Sperre).
- Kompensatorische Fehlstellung: Versuch der kausalen Therapie (Spitzfuß beseitigen, Beinlängenausgleich).

- Individuell ist die Extensionsstellung zur Gelenkstabilisierung für den Patienten essenziell, sodass weder eine konservative noch eine operative Therapie indiziert ist (Poliomyelitis, Quadrizepslähmung).

9.3.3 Erworbene Kontrakturen

Definition

- Sekundär entstandene Verkürzungen der periartikulären Weichteilstrukturen (Muskulatur und/oder Kapsel-Band-Apparat) durch Immobilisation, Fehlhaltung, Fehlstellung, Denervation oder postoperativ mit Bewegungseinschränkung.

Ätiologie

- Unfallfolgen, operative Eingriffe.
- Immobilisation.
- Akute und chronische Entzündungen.
- Morbus Sudeck, Hämophilie, chronische Polyarthritis.
- Beugekontrakturen sind häufiger als Streckkontrakturen.

Klinik und Diagnose

- Bewegungseinschränkung, eingeschränkte Mobilität der Patella, funktionelle Beinverkürzung bei Beugekontraktur, ggf. mit kompensatorischer Spitzfußstellung
- Klinische Untersuchung, Bewegungseinschränkung exakt dokumentieren.
- Harter, weicher oder federnder Anschlag bei Bewegung?
- Röntgen: Ausschluss von knöchernen Ankylosen und freien Gelenkkörpern. Aufnahmen in maximaler Beuge- und Streckstellung.
  Differenzialdiagnostik: angeborene Kontrakturen, meist mit Deformierung der Gelenkfläche.

Therapie

Konservativ:

- Durch Krankengymnastik (Bewegungsschiene, „continous passive motion"), manuelle Therapie, lokal Eis bei Reizzustand, Gangschulung, Hydro- und Elektrotherapie und intra-/extra-artikuläre Infiltrationen.

Operativ:

- Durch manuelle Narkosemobilisation, Arthrolyse.
- Arthroskopisch bei leichter bis mittelschwerer intraartikulärer Ursache.
- Offen intraartikulär mit Mobilisation der Rezessus und Narkosemobilisation.
- Extraartikulär mit Resektion von Narbengewebe, ggf. Verlängerung des M. quadriceps.
- In schweren Fällen knöcherne Stellungskorrektur, Endoprothese oder Arthrodese.
- Ziel der Mobilisation ist ein Bewegungsmaß von mindestens 90° Beugung und voller Streckung. Konsequente Nachbehandlung!

9.3.4 Patella partita

Definition

- Anlagebedingte, geteilte Patella (Patella bi-, tri-, multipartita).

Ätiologie

- Fehlende Verschmelzung der mehrfach angelegten Knochenkerne (bis zu 6 Segmente).
- Häufig beidseitig, glatte Ränder.
- In über 90 % der Fälle fehlende Verschmelzung des lateralen, oberen Quadranten (Patella bipartita).
- Differenzialdiagnostisch von der Patellafraktur abzugrenzen (einseitig, scharfkantige Frakturränder, anamnestisch adäquates Trauma).

Klinik und Diagnostik

- Meist Zufallsbefund (symptomlos).
- Zur Abgrenzung gegenüber der Patellafraktur ggf. beide Kniegelenke röntgen.

Therapie

- In der Regel keine therapeutische Intervention notwendig.
- Ggf. Exzision der „akzessorischen Patella".

9.3.5 Patella alta

Definition

- Hochstehende Patella.

Ätiologie

- Lageanomalie der Patella.
- Anlagenbedingt durch dysplatischen lateralen Femurkondylus (habituelle Patellaluxation).
- Wachstumsbedingt durch muskuläre Imbalancen (infantile Zerebralparese).
- Posttraumatisch (Ruptur des Lig. patellae).

Klinik und Diagnostik

- Patella steht in Kniestreckung oberhalb der Femurkondylen.
- Bei frischer Verletzung meist einseitig bedingter traumatischer Hochstand im Seitenvergleich (plötzliches, schmerzhaftes Ereignis), palpable Delle im Bereich der Rupturstelle des Lig. patellae (häufig beim älteren Patienten mit degenerativen Vorschäden), eingeschränkte/aufgehobene aktive Knieextension; sonographischer Nachweis eines Hämatoms und einer Konturunterbrechung des Lig. patellae.
- Nativ radiologische Darstellung des Kniegelenkes in zwei Ebenen: Ausschluss eines knöchernen Bandausrisses (häufig beim jungen Patienten) (distaler Patellapol, Tuberositas tibiae), Bestimmung des Patellahöhenindex nach Insall-Salvati (in der seitlichen Projektion): Patellalänge (PL) : Sehnenlänge (SL) = 1:1 (Patella alta: PL:SL 0,8; Patella baja/infera: PL : SL 1,2).

Therapie

Konservativ:

- Durch Physiotherapie. Bei den wachstumsbedingten Formen der Patella alta ist eine operative Versorgung nicht indiziert.

- Durch Orthesenversorgung bei muskulären Imbalancen kann sich der Hochstand beim Kind langsam zurückbilden (z. B. Unterschenkelorthesen mit Rückstellwirkung auf das Kniegelenk bei ICP).

Operativ:

- Bei dem frischen, traumatisch bedingten Patellahochstand erfolgt die Rekonstruktion des Lig. patellae (absolute Indikation zur primären Rekonstruktion) nach Mac Laughlin (Adaptation der Rissstelle und Sicherung durch transossäre Drahtcerclage), bei knöchernem Sehnenausriss: Schraubenrefixation.
- Die veraltete degenerative Ruptur des Lig. patellae wird mittels Semitendinosus- und Grazilissehnenplastik (Überbrückungsplastik nach Kelikian) oder alternativ durch freien Transfer der Rektussehne (inklusive proximalen kortikospongiösem Block aus der Patella) rekonstruiert.

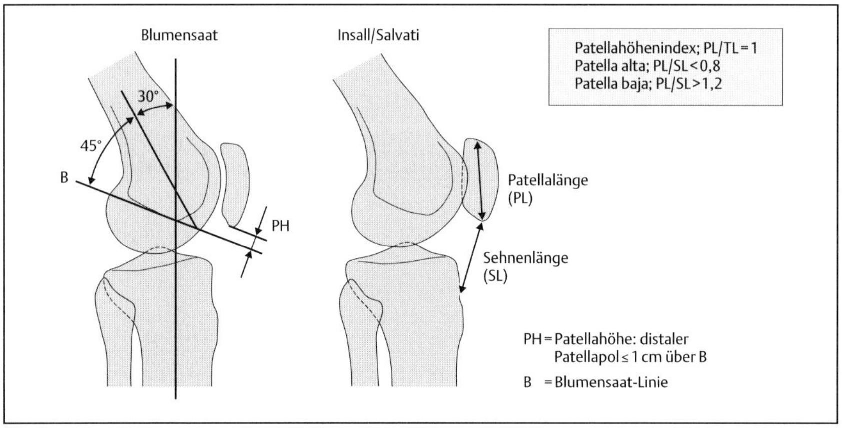

Abb. 9.**3** Kniegelenk seitlich: Patellastand (nach Krämer et al.).

9.3.6 Patella baja/infera

Definition

- Tiefstehende Patella (Patellahöhenindex nach Insall-Salvati LP/LT 1,5).

Ätiologie

- Anlagebedingte Lageanomalie der Patella (Achondroplasie).
- Posttraumatisch (intraartikuläre Verwachsungen nach Arthrotomie, Hämarthros, Verletzung des Hoffa-Fettkörpers [infrapatellares Kontraktursyndrom]).
- Postinfektiös.

Klinik und Diagnostik

- Patellaandruckschmerz.
- Meist einseitig bedingter traumatischer Tiefstand im Seitenvergleich (plötzliches, schmerzhaftes Ereignis), palpable Delle im Bereich der Rupturstelle der Quadrizepssehne, eingeschränkte/aufgehobene aktive Knieextension.
- Progrediente Schmerzen beim Treppensteigen, evtl. Gelenkkrepitation.
- Sonographischer Nachweis eines Hämatoms und einer Konturunterbrechung der Quadrizepssehne.

- Nativ radiologische Darstellung des Kniegelenkes in zwei Ebenen: Ausschluss eines knöchernen Bandausrisses (häufig beim jungen Patienten) (proximaler Patellapol), Bestimmung des Patellahöhenindex nach Insall-Salvati (s. 9.3.5).

Therapie

Konservativ:

- Konsequente Krankengymnastik. Da femoropatellare Schmerzen und retropatelläre Knorpelschäden nur bedingt mit der Patellahöhe korrelieren steht die operative Therapie im Hintergrund.

Operativ:

- In seltenen Fällen Versetzung der Tuberositas tibiae.
- Bei dem frischen, traumatisch bedingten Patellatiefstand erfolgt die Rekonstruktion der Quadrizepssehne (absolute Indikation zur primären Rekonstruktion) (Adaptation der Rissstelle und Sicherung durch transpatellaren Polyesterfaden in Kirchmayr-Kessler-Technik), bei knöchernem Sehnenausriss: Schraubenrefixation des knöchernen Fragmentes.
- Die operative Reparation der veralteten degenerativen Ruptur der Quadrizepssehne erfolgt mittels Umkehrplastik nach Scuderi.

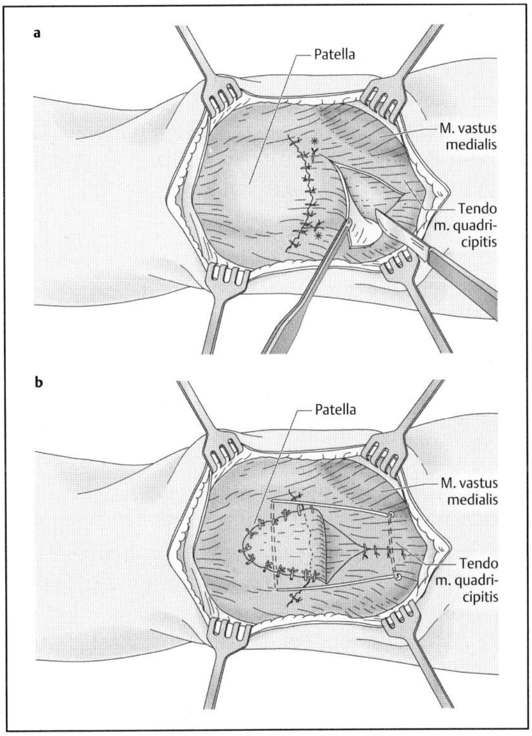

Abb. 9.**4** **a** Nach Naht der Rissstelle Gewinnung eines V-förmigen Lappens aus der Rektussehne. Sicherungsnähte (Sterne).
b Der umgeklappte Lappen wurde auf die Patellavorderfläche genäht, die proximale Hälfte der Entnahmestelle verschlossen. Sicherung durch kräftige transossäre Rahmennaht.
1 Patella
2 M. vastus medialis
3 Tendo m. quadricipitis
(nach Bauer et al.)

9.3.7 Rezidivierende Patellaluxationen

Definition

- Luxation der Kniescheibe nach lateral.

Epidemiologie

- Erstluxation meistens vor dem 20. Lebensjahr.
- F > M.

Ätiologie

- Angeborene, habituelle Luxation bei luxationsbegünstigenden anatomischen Anomalien: (1) hypoplastisch ausgebildete Patella mit Verlagerung des Kniestreckapparates nach lateral bei gleichzeitig bestehendem Genu valgum, (2) dysplastische Patella („Jägerhut"-Patella; Patellaformen nach Wiberg III und IV), (3) Genu recurvatum, (4) dysplastischer lateraler Femurkondylus, (5) vermehrte Lateralisation der Tuberositas tibiae, (6) Patella alta, (7) Bandlaxität, (8) insuffizientes (eingerissenes) Retinakulum mediale (posttraumatisch?), (9) Atrophie des M. vastus medialis.

Pathogenese und Klassifikation

- Kongenital: Patella bereits bei Geburt luxiert, meist neuromuskuläre Störungen, ungünstige Prognose.
- Habituell: Erstluxation im Kindes- und Jugendalter bei Kniegelenkdysplasie (Dysplasie des femoropatellaren Gelenkes), Kombination von knöchernen und ligamentären Störungen.
- Posttraumatisch rezidivierend: Erstluxation im Jugend- oder frühen Erwachsenenalter, Riss der medialen Kniegelenkkapsel, evtl. mit knöchernem Ausriss der Patellakante und tangentialer Knochen-Knorpel-Abscherung an der lateralen Femurkondyle („flake-fracture").

Klinik und Diagnostik

- Im Kindesalter bis zu 4 Jahren ist die Patella nur knorpelig angelegt. Somit ist die angeborene Patellaluxation eine klinische Diagnostik (Palpationsbefund, eingeschränkte Extensionsfähigkeit, Genu valgum).
- Bei der habituellen Luxation verbleibt die Patella in Extension im femoropatellaren Gleitlager, während sie bei zunehmender Flexion spontan (habituell) aus diesem luxiert (beschwerdearm).
- Traumatische Luxation im luxierten Zustand leicht zu diagnostizieren (Blickdiagnose). In der Regel aber Spontanreposition, dann gezielte Anamnese notwendig: plötzliches Wegknicken, Innenrotationstrauma, Kniegelenkserguss.
- Klinische Untersuchung: intraartikulärer Erguss (Hämarthros?), positives Apprehension Sign, Q-(Quadrizeps-)Winkel zwischen der Linie von der Spina iliaca anterior superior zur Patellamitte sowie von dieser zur Tuberositas tibiae physiologisch: M < 10°, F < 15° ± 5°.
- Sonographische Untersuchung der knorpeligen Patella in den ersten Lebensjahren (Größe, Lokalisation).
- Röntgen des Kniegelenkes in zwei Ebenen und Patelladefileeaufnahme: Patelladysplasie („Jägerhut"-Patella, Klassifikation nach Wiberg I–IV), dysplastischer lateraler Femurkondylus, Patella alta (Patellahöhenindex nach Insall).
- Ggf. diagnostische Arthroskopie zum Ausschluss osteochondraler Läsionen (Hämarthros?).

Therapie

- Habituelle Luxation: In leichten Fällen konservative Therapie mit Auftrainieren des M. vastus medialis (evtl. Patellaführungsbandage). Bei ausgeprägten operative Maßnahmen mit Verlagerung des Kniestreckapparates nach medial: Vor Abschluss des Wachstums weichteilzügelnde Eingriffe, z. B. Teilversetzung des Lig. patellae nach Goldthwait (Verlagerung der lateralen Hälfte der längsgespaltenen Patellasehne nach medial, zusätzliche laterale Retinakulumspaltung), z. B. statische Patellafesselung nach Ali-Krogius (ein aus dem medialen Retinakulum entnommener gefäßgestielter Lappen (10–15 mm breit) wird in die nach lateraler Retinakulumspaltung entstandene Lücke eingenäht, mediale Retinakulumraffung durch Verschluss der Entnahmestelle). – Nach Abschluss des Wachstums zusätzliche knöcherne Eingriffe: Operation nach Elmslie-Trilat (Versatz der distal gefäßgestielten Tuberositas tibiae nach medial, zusätzliche laterale Retinakulumspaltung und mediale Kapselraffung), bei ausgeprägter valgischer Beinachse sind ggf. korrigierende Umstellungsosteotomien (nach Lokalisation der Fehlstellung: suprakondylär oder tibial) indiziert. – Die traumatische Patellaluxation muss sofort unter Extensionsbewegung und medialem Druck reponiert werden. Ggf. Punktion eines intraartikulären Ergusses. Bei Hämarthros immer Kniegelenksarthroskopie zur Festellung intraartikulärer/ossären Begleitverletzungen/Knorpelschäden (Flake-fracture retropatellar und/oder laterale Femurkondyle). Bei fehlenden knöchernen Begleitverletzungen Ruhigstellung in Extensionsstellung für 3 Wochen. Anschließend physiotherapeutische Nachbehandlung (insbesondere Auftrainieren des M. vastus medialis).

9.3.8 Scheibenmeniskus

Definition

- Persistierende Scheibenform des Meniskus, zumeist des lateralen Meniskus.

Ätiologie

- Die Menisken sind beim Neugeborenen scheibenförmig angelegt. Bei einem Scheibenmeniskus bleibt die Regression dieser Form zu der Halbmondform des erwachsenen Meniskus aus.
- Häufiges Vorkommen in der asiatischen Bevölkerung.

Einteilung

- Kompletter Scheibenmeniskus.
- Inkompletter Scheibenmeniskus.
- Wrisberg-Ligament-Typ (gelockerte periphere Anheftung mit erhöhter Luxationstendenz).

Klinik und Diagnostik

- Die Erkrankung verläuft häufig asymptomatisch.
- Es können Schnappphänomene, Einklemmungserscheinungen, Streckhemmung, reaktive Synovialitis bestehen.
- Röntgen: verbreiterter Gelenkspalt lateral.

Therapie

- Beim symptomatischen Patienten erfolgt die arthroskopische Meniskusteilresektion mit Herstellung der typischen Halbmondform.

9.3.9 Meniskusganglion

Definition

- Randständig am Meniskus liegendes Ganglion mit geleeartigem Inhalt.

Ätiologie

- Unklar, Gewebeektopie?
- Sekundärveränderung nach Meniskustrauma und -degeneration.

Klinik und Diagnostik

- Schmerzen zumeist im lateralen Gelenkspalt.
- Tastbare Vorwölbung, meist an der Basis des Außenmeniskus.
- Außenmeniskus-Provokationstests (s. u.) positiv.
- In der Kernspintomographie kann das Ganglion dargestellt werden.

Therapie

- Vollständige Resektion, um ein Rezidiv zu vermeiden.
- Liegt ein Schaden des Außenmeniskus vor, so wird dieser entsprechend den Regeln der Meniskuschirurgie versorgt (s. u.).

9.3.10 Baker-Zyste

Definition

- Zystische Aussackung in der Kniekehle, ausgehend von der dorsalen Kniegelenkskapsel (meist medial gelegen).

Ätiologie

- Durch einen chronischen Reizerguss verursachter erhöhter intraartikulärer Druck führt zur Aussackung der dorsalen Kniegelenkskapsel an zuvor bestehender Schwachstelle. Stielartige intraartikuläre Verbindung mit eventueller Ventilfunktion. Ursächlich hierfür können chronisch degenerative, rheumatische Erkrankungen sein (z. B. chronischer Meniskusschaden, Polyarthritis, Gonarthrose).
- Auch mechanische Reizungen von Sehnenscheiden der in der Kniekehle inserierenden Muskulatur (M. gastrocnemius, M. semimembranosus) sowie ihren Schleimbeuteln können Aussackungen in der Poplitealregion verursachen. Verglichen mit der eigentlichen Baker-Zyste haben diese Aussackungen/Ganglien keine nach intraartikulär reichende Verbindung.

Klinik und Diagnostik

- Palpabler prallelastischer Tumor in der Kniekehle (gut tastbar in Extension).
- Uncharakteristisches Spannungsgefühl.
- Unterschiedliche Größe (im Rahmen von Kontrolluntersuchungen) durch sogenannten Ventilmechanismus.
- Bei möglicher Ruptur der Zyste kommt es zu heftigsten Schmerzen im betroffenen Bein (DD: Phlebothrombose).
- Bei lateralen Zysten sollte man differenzialdiagnostisch einen malignen Tumor ausschließen.
- Sonographie: zur Abgrenzung der Lokalisation und Größe, Echo-/Schallmuster.
- Röntgen des Kniegelenkes in zwei Ebenen: Arthrose?
- Arthrographie: intraartikuläre Verbindung?
- Arthroskopie: zur Verifizierung von ursächlichen Kniebinnenerkrankungen (und ggf. gleichzeitiger Therapie).
- MRT: bei unklaren Fällen, zum Ausschluss eines malignen Prozesses.

Therapie

- Häufig spontane Rückbildung der Zyste bei Sanierung der ursächlichen Kniebinnenerkrankung.
- Bei funktioneller Beeinträchtigung Exstirpation der Zyste. Präparation der Zyste bis zur Verbindung zur Gelenkkapsel und Ligatur der intraartikulären Verbindung. Vollständiges Entfernen der Zyste, um Rezidive zu vermeiden.
- *Operationstechnik:* Transpoplitealer Zugang zwischen Mm. semimebranosus und semitendinosus. Darstellung der Zyste bis auf die Gelenkkapsel. Exzision der Zyste in toto und Kapselnaht.

9.3.11 Osteochondrosis dissecans

Synonym: Osteochondritis dissecans, OCD.

Definition

- Aseptische Osteochondrose im Kniegelenk, zumeist am medialen Femurkondylus.

Ätiologie

- Die Ätiologie ist unklar. Am wahrscheinlichsten ist eine repetitive mikrotraumatische Belastung des subchondralen Knochens. Vaskuläre, genetische und hormonelle Einflüsse werden diskutiert.
- Überwiegend sind männliche Patienten am Ende des Wachstumsalters betroffen. Nicht selten bilaterales Vorkommen.

Pathogenese / Klassifikation

- Stadium 1: subchondrale Osteonekrose mit Induktion reparativer Prozesse.
- Stadium 2: bei erfolgloser Reparation kommt es zu einer zunehmenden Sklerosezone.
- Stadium 3: vollständige Demarkation eines subchondralen Bezirkes (Dissekat, „Maus"), welcher noch in situ (im „Mausbett") liegt, aber bereits instabil und avital sein kann. Es kommt zu einer Knorpelerweichung oder einem Knorpeldefekt.
- Stadium 4: ausgelöstes Dissekat mit verbleibendem Gelenkflächendefekt.
- Basierend auf dem pathogenetischen Verlauf sind eine Reihe von Klassifikationen beschrieben. Eine allgemein anerkannte Einteilung fehlt bisher. Zur Festlegung einer stadiengerechten Therapie müssen die Befunde aus Röntgen, MRT und Arthroskopie vor dem Hintergrund der Beschwerden und der klinischen Untersuchung berücksichtigt werden.

Klinik

- In frühen Stadien oft symptomlos.
- Uncharakteristische Beschwerden, insbesondere nach Belastung, rezidivierende Schmerzen und Ergussbildung.
- Blockierung bei Dissekatlösung (freier Gelenkkörper), DD: Innenmeniskusschaden.

Diagnostik

- Röntgen: je nach Stadium: subchondrale Aufhellung, Sklerosezone, Dissekat mit „Mausbett", freies „Mausbett" nach Dissekatlösung.
- Ggf. Messaufnahmen zur Operationsplanung (Achsenfehlstellung?).
- MRT: exakte Lokalisation des OCD-Herdes, Signalveränderungen bereits im Frühstadium erkennbar, Beurteilung der Vitalität des demarkierten Areals durch Gadolinium-Gabe, Darstellung der Knorpelverhältnisse (knorpelsensitive Sequenzen).

Therapie

Konservativ:

- Bei Kindern mit offenen Wachstumsfugen (< 10 Jahre) bestehen bei intakter Knorpeloberfläche gute Heilungschancen durch konservative Therapie mit Entlastung.
- Bei Erwachsenen kann im Initialstadium (subchondrale Osteonekrose mit intakter Knorpeloberfläche) ein konservativer Therapieversuch mit Entlastung erfolgen. Bei erfolgloser konservativer Therapie ist eine operative Therapie indiziert.

Operativ:

- Bei intakter Knorpeloberfläche (Arthroskopie): retrograde Anbohrung (Methode nach Beck) zur Durchbrechung der subchondralen Sklerosezone mit dem Ziel der Revaskularisierung, retrograde Spongiosaplastik zum Ersatz des nekrotischen Gewebes durch Beckenkammspongiosa oder Umkehrplastik.
- Ein in situ liegendes Dissekat sowie ein frisch gelöstetes Dissekat sollte nach Anfrischung des Mausbettes refixiert werden (Stifte, Fibrinkleber).
- Bei einem Knorpeldefekt stehen die folgenden Therapieoptionen zur Verfügung: (1) Knochenmarkstimulation (antegrade Anbohrung [nach Pridie] oder Mikrofracture): Débridement des Defektes und Eröffnen des subchondralen Knochens mit Bildung von faserknorpeligem Ersatzgewebes, (2) Knorpel-Knochen-Transplantation/Mosaikplastik: Transfer eines oder mehrerer osteochondraler Zylinder zumeist vom lateralen Rand des femoralen Gleitlagers in die ausgebohrte Defektzone, (4) autologe Chondrozytentransplantation: Entnahme einer Knorpelbiopsie in einer ersten Operation. Isolation und Vermehrung der Chondrozyten. In einer zweiten Operation werden die Chondrozyten in Lösung unter einen Periostlappen oder eine Kollagenmembran, die den Defekt abdeckt, injiziert. Alternativ können die Zellen in einer dreidimensionalen Matrix (z. B. Kollagenvlies, Kollagengel) angezüchtet und mit dieser als Zellträger in den Defekt implantiert werden.
- Eine Achsenfehlstellung, die zu einer Mehrbelastung des OCD-Herdes führt (z. B. Genu varum bei OCD am medialen Femurkondylus) sollte gleichzeitig durch eine Umstellungsosteotomie aufgehoben werden.
- Nachbehandlung nach Operation: Teilbelastung für 6–12 Wochen, dann Belastungsaufbau, Physiotherapie mit CPM.

9.3.12 Morbus Sinding-Larsen-Johansson

Definition

- Aseptische Osteochondrose des distalen Patellapols.

Ätiologie

- Mögliche Krankheitsursache ist eine mechanische Überlastung (vermehrter Zug des Lig. patellae am distalen Patellapol).
- Gehäuftes Auftreten während des präpubertären Wachstumsschubes (im Alter von 10–14 Jahren, bevorzugt ist das männliche Geschlecht betroffen).

Klinik und Diagnostik

- Belastungsabhängige Schmerzen am distalen Patellapol.
- Inspektorisch ist das Knie bzw. die Patella unauffällig, ggf. lokal isolierte druckschmerzhafte Schwellung am unteren Patellarand sowie schmerzhafte Knieextension gegen Widerstand.
- Nativ radiologische Darstellung des Kniegelenkes in zwei Ebenen: Strukturunregelmäßigkeiten am Patellaunterrand, losgelöste Dissekate finden sich nicht.
- MRT: eventuelle Knochennekrosen, -ödeme.

Therapie

- Sportpause, antiphlogistische lokale Salbentherapie.
- Bei therapieresistenter Beschwerdesymptomatik ggf. kurzfristige Ruhigstellung des Kniegelenkes in Extension.
- In der Regel völlig problemlose Ausheilung.
- Bei therapierefraktären Nekrosen eventuelle Anbohrung.

9.3.13 Morbus Osgood-Schlatter

Synonym: Osteochondrosis deformans juvenilis der Tuberositas tibiae.

Definition

- Aseptische Osteochondrose der knorpeligen Tuberositas-tibiae-Apophyse.

Ätiologie

- Auslösendes Moment ist eine mechanische Überlastung (vermehrter Zug des Lig. patellae an der Tibiaapophyse) mit möglicher verzögerter Verknöcherung der Apophyse und konsekutiv prominenter Tuberositas tibiae (gelegentliche Fragmentation und Abhebung kleinerer Apophysenareale durch osteochondronekrotische Vorgänge).
- Gehäuftes Auftreten während des präpubertären Wachstumsschubes (im Alter von 10–14 Jahren, bevorzugt ist das männliche Geschlecht betroffen).

Klinik und Diagnostik

- Belastungsabhängige Schmerzen an der Tuberositas tibiae.
- Inspektorisch ist das Knie bzw. der proximale Unterschenkel unauffällig, ggf. lokal isolierte druckschmerzhafte Schwellung an der Tuberositas tibiae sowie schmerzhafte Knieextension gegen Widerstand.
- Im fortgeschritteneren Stadium gelegentliche Prominenz der Tibiaapophyse.
- Nativ radiologische Darstellung des Kniegelenkes mit proximalem Unterschenkel in zwei Ebenen: Strukturunregelmäßigkeiten/-auflockerungen im Bereich der Tuberositas tibiae.

Therapie

- Sportpause, antiphlogistische lokale Salbentherapie.
- Bei therapieresistenter Beschwerdesymptomatik ggf. kurzfristige Ruhigstellung des Kniegelenkes in Extension sowie Entlastung an zwei Unterarmgehstützen.
- In der Regel völlig problemlose Ausheilung.
- Operative Intervention zur Exstirpation von ossären Fragmenten nur nach Abschluss des Längenwachstums und bei kausalem Beschwerdezusammenhang.
- Kein Auf-/Anbohren der Apophyse (obsolet!).

9.3.14 Morbus Ahlbaeck

Definition

- Aseptische Osteonekrose des medialen Femurkondylus.

Ätiologie

- Weitestgehend unbekannt; diskutiert werden lokale Durchblutungsstörungen und konstitutionelle Prädispositionen.

- Vorkommen u. a. nach Bestrahlungen, bei Kortikoiddauertherapie, nach Verbrennungen, nach Erfrierungen, nach Infarkten in ossären Gefäßen (u.a. Hyperlipidämie, Caisson-Krankheit), bei Nikotin- und Alkoholabusus.
- Meist einseitig lokalisiert, vorwiegend medial.
- Erkrankung vornehmlich des fortgeschritteneren Alters (60.–70. Lebensjahr).
- Betrifft vermehrt das weibliche Geschlecht.
- Verglichen mit der Osteochondrosis dissecans des jugendlichen Patienten kommt es bei der Osteonekrose des älteren Patienten zu keiner Abstoßung des nekrotischen Bezirkes in den Gelenkraum (freier Gelenkkörper/Gelenkmaus), sondern aufgrund des ausgedehnten Bezirkes zu einer Sinterung des nekrotischen Areals mit Gelenkflächendeformierung und zunehmender Achsenfehlstellung. (Systematisiert nach Aglietti.)

Pathogenese

- Absterben eines Anteils der gewichttragenden Fläche des Femurkondylus, subchondrale Fraktur und Zusammenbruch der Trabekelstruktur mit konsekutivem Zusammenbruch der betroffenen Gelenkfläche, Ausbildung einer Fehlstellung.
- Einteilung des pathologischen Vorganges in vier kernspintomographische Stadien:
  Stadium I: umschriebene Knorpelzone erweicht, Ränder dieser Zone gegenüber der Umgebung demarkiert.
  Stadium II: Ausbildung eines Knorpellappens mit subchondralem Knochenstück.
  Stadium III: mit Faserknorpel bedeckter Knochenkrater.
  Stadium IV: sekundäre Osteoarthrose.
- Erkrankung verläuft schnell progredient.
- Kofaktoren: Meniskusschäden, chronische Fehlbelastung des Gelenkes, Z. n. Meniskektomie.
- Prognose ist abhängig von (1) der im Röntgenbild messbaren Größe der Läsion, (2) dem Verhältnis der Größe der Läsion zur Kondylenbreite, (3) dem Stadium der Läsion.
- Gute Prognose: Nekrosen kleiner als 3,5 cm^2, weniger als 40 % der Femurkondyle einnehmen und in einem frühen Stadium der Erkrankung erkannt werden.
- Schlechte Prognose: Nekrosen größer als 5 cm^2, mehr als 50 % der Femurkondyle einnehmen und sich in einem späteren Stadium befinden.

Klinik und Diagnose

- Plötzlicher Krankheitsbeginn mit starkem Belastungs- und Ruheschmerz, meist im medialen Gelenkkompartiment; schnell progredienter Krankheitsverlauf.
- Mögliche begleitende Synovialitis, Gelenkkapselschwellung, Gelenkerguss (serös).
- Zunehmende Gelenkdeformierung und Bewegungseinschränkung.
- Nativ radiologische Darstellung des Kniegelenkes in zwei Ebenen: vermehrte Sklerosierung im osteonekrotischen Bereich (Frühstadium), Einbruch der medialen Gelenkfläche (Spätstadium).
- MRT: Frühdiagnose möglich (Knochenödem, Demarkierung des avitalen ossären Prozesses), ggf. zusätzliche Sequenzen nach Gadoliniumapplikation).
- Knochenszintigraphie: Frühdiagnose möglich (vermehrte Anreicherung im medialen Femurkondylus).
- Ggf. diagnostische Arthroskopie: zum Ausschluss tumoröser, entzündlich destruierender Prozesse.

Therapie

- Entlastung an zwei Unterarmgehstützen, orale Antiphlogistikagabe.
- Entlastende Tibiakopfumstellungsosteotomie und Anbohrung des nekrotischen Bezirkes (im Frühstadium ohne medialen Gelenkflächeneinbruch).
- Unikondyläre Schlittenprothese oder total endoprothetischer Kniegelenkersatz (im Spätstadium mit medialem Gelenkflächeneinbruch).

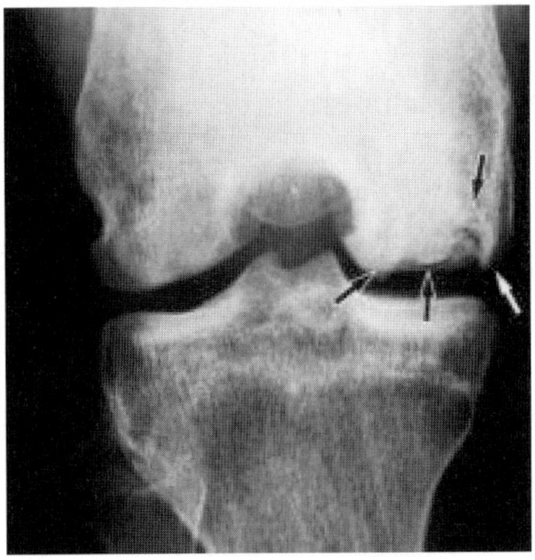

Abb. 9.5 Morbus Ahlbaeck. Die mediale Femurkondyle zeigt ausgeprägte Usurierungen. Bei dieser 62-jährigen Patientin kam es binnen 6 Wochen zum völligen Zsammenbruch der Kondylen (aus: F. U. Niethard, J. Pfeil: Orthopädie, 4. Aufl. Thieme, Stuttgart 2003).

9.3.15 Sogenannter „Wachstumsschmerz“

Definition

- Ausschlussdiagnose, vor allem bei Kindern mit Schmerzen ohne klinisch objektivierbaren Befund.

Ätiologie

- Typischerweise vor dem 10. Lebensjahr nächtliche Knie- und Beinschmerzen, besonders vor dem Einschlafen.
- Knie- und Beinschmerz sind im Kindes-/Wachstumsalter relativ häufig. Mannigfaltige Ursachen: vom Bagatelletrauma bis zum destruierenden, malignen tumorösen Prozess.
- Sorgfältige differenzialdiagnostische Abklärung: Morbus Perthes, Epiphysiolysis capitis femoris, Hüftdysplasie, Trauma, Meniskopathie, Morbus Osgood-Schlatter, Morbus Sinding-Larsen-Johansson, Entzündung (infektiöse Arthritiden, Osteomyelitis), Hämophilie, pigmentierte villonoduläre Synovialitis (PVNS), Beinlängendifferenz, Tumor.

Klinik und Diagnostik

- Uncharakteristischer Schmerz mit Projektion auf das Kniegelenk/Bein.
- Symptomatisch vor allem vor der Bettruhe bei anderntags normaler körperlicher Aktivität.
- Mit zunehmendem Lebensalter immer seltener (< 10. Lebensjahr).

Therapie

- Beruhigende Aufklärung der Eltern unter Berücksichtigung der Differenzialdiagnose (cave: sicherer Ausschluss!).
- Verlaufskontrollen bei Beschwerdepersistenz.

9.4 Degnerative Erkrankungen

9.4.1 (Para-)patellares Schmerzsyndrom, vorderer Knieschmerz

Definition

- Auf den Bereich der Patella projizierte Schmerzen.
- Der Begriff Chondropathia patellae ist in seiner Nomenklatur nicht korrekt: der nerval nicht innervierte Knorpel kann bei fehlenden Schmerzafferenzen und -efferenzen keinen Schmerz verursachen. Er sollte entsprechend durch den Begriff des parapatellaren oder femoropatellaren Schmerzsyndroms ersetzt werden.
- Synonym: Chondropathia patellae.

Ätiologie

- Multifaktoriell: (1) mechanische Überlastung der para-/peripatellaren muskulären und sehnigen Strukturen (Lig. patellae, Quadrizepssehne, Retinaculum laterale und/oder mediale, Reizung des Hoffa-Fettkörpers, insuffiziente Quadrizepsmuskulatur/verkürzte ischiokrurale Muskulatur), (2) Hypertensionssyndrom der Kniescheibe (erhöhter intraossärer Druck [> 25 mmHg] der Patella aufgrund eines gestörten venösen Abflusses mit der Symptomatik des vorderen Knieschmerzes), (3) knöcherne Formvarianten (Patellaformen nach Wiberg I–IV, dysplastischer lateraler Femurkondylus, Genua vara/valga), (4) ligamentäre Insuffizienzen, (5) Mikro-/Makrotrauma (Knorpelkontusion).
- Gehäufte Inzidenz bei Sportlern und bei rezidiviernd kniender Tätigkeit (mechanische Überlastung!) sowie während des präpubertären Wachstumsschubes.

Klinik und Diagnostik

- Meist Spontanschmerz lokalisiert auf den ventralen Bereich der Kniegelenkes.
- Schmerzverstärkung beim Treppen absteigen > Treppen aufsteigen.
- Ruheschmerz nach langer Flexionshaltung (Motorradfahren, Kinobesuch).
- Patellverschiebe-/-anpressschmerz; positives Zohlen-Zeichen (nicht obligat!).
- Differenzialdiagnostisch auszuschließen: (1) Meniskopathie, (2) Medial-Shelf-Syndrom, (3) Entzündungen/Tumoren, (4) Chondromalacia patellae, (5) Synovialitiden, (6) Morbus Sinding-Larsen-Johansson, (7) Morbus Osgood-Schlatter, (8) Patellaspitzensyndrom, (9) posttraumatische Instabilität.
- Nativ radiologische Darstellung des Kniegelenkes in zwei Ebenen, Patelladefileeaufnahmen: Arthrosezeichen? Formvarianten? Subluxations-/Luxationstendenz? (Röntgenbefund ist nicht richtungweisend!).
- Patellaprovokationstest (Installation von 1–2 ml physiologischer Kochsalzlösung über eine intraossär platzierte kanülierte Nadel in die Kniescheibe [unter sterilen Kautelen]).

Therapie

- *Konservativ* unter Berücksichtigung der kausalen Zusammenhänge: (1) Auftrainieren der Quadrizepsmuskulatur, Dehnen der ischiokruralen Muskulatur, (2) Verhaltensregeln (Sportkarenz, Vermeiden von kniender/hockender Tätigkeit), (3) physikalische Therapiemaßnahmen, (4) ggf. kurzfristige Ruhigstellung in Extension, (5) orale und lokale antiphlogistische Therapie, (6) entlastende/stabilisierende Kniegelenksbandagen.
- *Operativ:* patellare Druckentlastung (Anbohrung) bei Hypertensionssyndrom.

9.4.2 Chondromalazia patellae

Definition
- Erweichung des retropatellaren Knorpels.

Ätiologie
- Weitestgehend ungeklärt.
- Inzidenz vermehrt im mittleren Lebensalter.
- Als mögliche Ursache kommen eine mechanische Überbeanspruchung und biologische Schwäche (z. B. Menopause der Frau) des retropatellaren Knorpels in Betracht, prädisponierend ist u. a. (1) eine Lateralisation der Patella (laterales Hyperkompressionssyndrom) bei dysplastischem femoropatellarem Gleitlager, (2) Genua valga, (3) Patella alta/baja, (4) insuffiziente Quadrizepsmuskulatur/verkürzte ischiokrurale Muskulatur, (5) ligamentäre Insuffizienzen, (6) Mikro-/Makrotrauma (Knorpelkontusion).
- Endstadium ist häufig die Femoropatellararthrose.
- Einteilung nach der Outerbridge-Klassifikation:
  - I lokale Schwellung/Erweichung des Knorpels
  - II lokal begrenzter Defekt von < 1,3 cm Durchmesser
  - III lokal begrenzter Defekt von > 1,3 cm Durchmesser, Knorpelrisse
  - IV Knorpel-Knochen-Glatze, freiliegender subchondraler Knochen

Klinik und Diagnostik
- Retropatellarer Schmerz.
- Retroparellare Krepitationen.
- Patellverschiebe-/-anpressschmerz; postives Zohlen-Zeichen.
- Schmerzverstärkung beim Treppen absteigen > Treppen aufsteigen.
- Ruheschmerz nach langer Flexionshaltung (Motorradfahren, Kinobesuch).
- Begleitende sekundäre Synovialitis mit verstrichenen Gelenkkonturen (ggf. seröser Gelenkerguss), hervorgerufen durch freigesetzte Enzyme (vasoaktive Substanzen, Kinine).
- Differenzialdiagnostisch muss man ausschließen: (1) Meniskopathie, (2) Medial-Shelf-Syndrom, (3) Entzündungen/Tumoren, (4) Synovialitiden, (5) Morbus Sinding-Larsen-Johansson, (6) Morbus Osgood-Schlatter, (7), Patellaspitzensyndrom.
- Nativ radiologische Darstellung des Kniegelenkes in zwei Ebenen und Patella axial: ggf. arthrotische retropatellare Veränderungen, Lateralisation der Patella, dysplastische laterale Femurkondyle.
- MRT: Nachweis eines retropatellaren Knorpelschadens (knorpelspezifische Sequenzen!).
- Diagnostische Arthroskopie.

Therapie

Konservativ:
- Bei 20–30 % völlig symptomlos.
- Im Frühstadium ist zunächst die Vermeidung von schmerzauslösenden Faktoren indiziert
- Krankengymnastische und physikalische Therapiemaßnahmen (Auftrainieren der Quadrizepsmuskulatur, Dehnen der ischiokruralen Muskulatur, Iontophorese, Elektrotherapie).
- Bei begleitender Synovialitis ggf. lokale und orale antiphlogistische Therapie.
- Ggf. intraartikuläre Injektion von Hyaluronsäure/Kortikoiden.

Operativ:
- Nach Versagen/Ausschöpfung der konservativen Therapie operative Interventionen: (1) laterale Retinakulumspaltung und ggf. mediale Raffung nach Viernstein und Weigert (bei Lateralisation der Patella), (2) arthroskopische „Gelenktoilette“/Abrasio mit glätten der Knorpeldefektränder, Resektion hyperthropher Knorpelzotten, ggf. Pridie-Bohrung/Mikrofrakturierung, (3) zirkuläre retropatellare Denervierung zur Verödung der afferenten/

efferenten Schmerzfasern (mit dem Elektrokauter), (4) druckentlastende Patellabohrungen (3–4 tangentiale Bohrungen von distal nach proximal (3,2 mm), (5) Facettektomie nach O'Donoghue (Resektion des betroffenen lateralen oder medialen Patelladrittels bei unilateraler vollständiger Knorpelzerstörung), (6) Ventralisierung der Tuberositas tibiae nach Maquet/ Bandi (retropatellare Druckentlastung durch Vorverlagern der Patella), (7) sagittale Patellaosteotomie nach Morscher bei fehlendem oder zu geringem medialen Patellaflächenpressdruck (Längsosteotomie der Patella ohne Verletzung des Knorpels mit Interposition eines kortikospongiösen Beckenkammspans), (8) (matrix-gekoppelte) autologe Chondrozyten-Transplantation (ACT).

9.4.3 Plica mediopatellaris

Defintion

- Hypertrophie und Fibrosierung einer Synovialisfalte mit klinischer Symptomatik.
- Synonym: Medial-Shelf-Syndrom.

Ätiologie

- Die Plica synovialis mediopatellaris ist eine synoviale Umschlagfalte.
- Bei Hypertrophie bzw. Fibrosierung schnappt bzw. reibt diese Falte über den medialen Femurkondylus.
- Am medialen Femurkondylus kann ein korrespondierender Knorpelschaden entstehen.

Klinik und Diagnostik

- Kein typisches klinisches Bild. Schmerzen und Schnappgefühl über dem medialen Femurkondylus (s. DD: parapatellares Schmerzsyndrom).
- Gelegentlich kann die verdickte Plica palpiert werden.
- Ein traumatischer Plikaeinriss kann bei einer Kniegelenkdistorsion wie eine Innenmeniskusläsion imponieren.
- Diagnosesicherung im Rahmen einer Arthroskopie.

Therapie

- *Konservativ:* antiphlogistische Therapie, Physiotherapie, Infiltration der Plica mediopatellaris mit Lokalanästhetikum, intraartikuläre Infiltration mit Glukokortikoid/Lokalanästhetikum.
- *Operativ:* arthroskopische Resektion nach Ausschluss möglicher Differenzialdiagnosen.

9.4.4 Gonarthrose

- Alle degenerativen Erkrankungen des Kniegelenkes, die durch eine progressive Zerstörung des Gelenkknorpels unter Mitbeteiligung der Gelenkstrukturen wie Knochen, synovialer und fibröser Gelenkkapsel sowie periartikulärer Muskulatur gekennzeichnet sind; die arthrotischen Veränderungen können isoliert das mediale, laterale sowie das retropatellare Gelenkkompartiment (Retropatellararthrose) oder alle Kompartimente betreffen (Pangonarthrose).

Ätiologie

- Neben der Spondylarthrose die häufigste orthopädisch-degenerative Erkrankung.
- Mit zunehmendem Lebensalter (> 65. Lebensjahr) weisen alle Menschen nachweisliche arthrotische Kniegelenksveränderungen auf.
- Primäre Gonarthrosen: idiopathisch (gehäuft bei Frauen).
- Sekundäre Gonarthrosen: (1) posttraumatisch (intraartikuläre Frakturen, Luxationen mit osteochondralen Läsionen, Kapsel-Band-Läsionen mit Gelenkinstabilität, Meniskusläsionen),

(2) mechanische Überlastungen (Übergewicht, Gelenkinstabilitäten, Beinachsenabweichungen, Gelenkdysplasien), (3) entzündliche Ätiologie (rheumatologisch, spezifisch, unspezifisch), (4) erworbene Formstörungen (Morbus Ahlbaeck), (5) endokrine Ätiologie (Hämophilie, Hyperurikämie, Chondrokalzinose, Hyperparathyreoidismus, Hypothyreose, Diabetes mellitus).

Klinik und Diagnostik

- Zunächst uncharakteristischer Gelenkschmerz, Anlauf-, Belastungsschmerz, Steifigkeitsgefühl.
- Mit zunehmender Progredienz Schwellneigung (Kapselmuster, seröser Reizerguss), Nacht-, Ruheschmerz.
- Eingeschränktes Gelenkspiel, retropatellares Reiben.
- Bei unilateraler Varus- oder Valgusgonarthrose zunehmende Beinachsendeformität.
- Beinlängendifferenz, Muskelatrophie.
- Schonhinken, reduzierte schmerzfreie Gehstrecke.
- Ggf. Bandinstabilität (Varus-/Valgusgonarthrose).
- Nativ radioligische Darstellung des Kniegelenkes in zwei Ebenen, Patella axial: Arthrosezeichen?
- Ganzbeinaufnahme im Stand (a.–p.): Achsfehlstellung? Präoperative Planung.
- Ggf. Punktion (diagnostisch, therapeutisch).
- Differenzialdiagnose: (1) Meniskopathie, (2) Osteochondrosis dissecans, (3) Gichtarthropathie, (4) Morbus Ahlbaeck, (5) rheumatische Arthritis, (6) Hüftgelenkspathologie (in ca. 20 % der Fälle ursächlich für Knieschmerzen), (7) Tumoren/Metastasen, (8) Insertionstendinopathien/Bursitiden, (9) gefäßbedingte Erkrankungen, (10) neurogene Störungen, (11) bakterielle Infektionen.

Therapie

- *Konservative Therapie* zur Schmerzreduktion und Verbesserung des Gelenkspiels, ggf. antiphlogistische Maßnahmen bei der aktivierten Arthrose: (1) physiotherapeutische und physikalische Maßnahmen (Bewegungstherapie, -bäder, Unterwassergymnastik, Kryotherapie, Elektrotherapie), (2) lokale und orale Antiphlogistika, (3) intraartikuläre Applikation von Kortikoiden, Chondroprotektiva, (4) mechanische Entlastung (Gehstock, Unterarmgehstützen, Pufferabsatz, mediale (Valgusgonarthrose), laterale (Varusgonarthrose) Schuhranderhöhung, Orthese).
- *Operativ (gelenkerhaltend):* in Abhängigkeit vom Stadium: (1) Arthroskopie (Gelenktoilette, Abrasio, Débridement, ggf. Pridie-Bohrungen): indiziert im Frühstadium der Arthrose, (2) additive/subtrahierende Korrekturosteotomie (suprakondylär, tibial) (Fixateur externe, winkelstabile (Platten-)Osteosynthese, Klingenplatte): indiziert bei unikompartimenteller Arthrose, Extension/Flexion > 0–10–90°, aktiver Patient < 60. Lebensjahr (cave: Peronäusparese!, Kompartimentsyndrom!).
- *Operativ (gelenkersetzend):* (1) unikondyläre Schlittenprothese (zementiert, zementfrei, constrained, unconstrained, „mobile bearing"): indiziert bei medialer oder laterale unikompartimentelle Gonarthrose, straffe Bandführung (inklusive Kreuzbänder), Morbus Ahlbaeck, Flexion > 90°, Valgus-/Varusfehlstellung < 10–15° (passiv korrigierbar), Patientenalter 60 Jahre (cave: keine Überkorrektur der Beinachse!), (2) Total-Knie-Endoprothese (zementiert, zementfrei, unconstrained (bei stabiler Seitenbandführung), semi-constrained (bei insuffizienter Seitenbandführung), fully-constrained (bei schwerer Seitenbandinsuffizienz, im Revisionsfall) (ggf. „MIS" minimal invasive surgery): indiziert bei Pangonarthrose, schwerer Femoropatellararthrose, (3) Arthrodese (10° Flexion, 5° Valgus, neutrale Rotation, Beinverkürzung von 2 cm) nach Charnley und M. E. Müller (die resezierten femoralen und tibialen Gelenkflächen werden durch einen Fixateur externe unter Kompression gebracht), nach Lucas und Murray (Gelenkflächen werden durch eine längere mediale und eine kürzere ventrale Platte (DCP) komprimiert (Plattenspanner!), Marknagelarthrodese: indiziert bei operativ nicht zu korrigierender Instabilität (z. B. schlaffer Lähmung), posttraumatisch, bei misslungener Arthroplastik (Rückzugsmöglichkeit) (cave: sekundäre Anschlussarthrosen!).

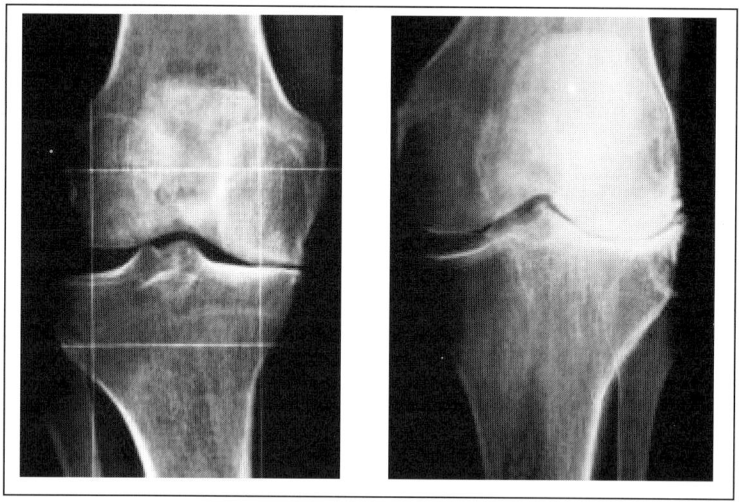

a b

Abb. 9.**6** Röntgenbefunde bei Varus- (**a**) und Valgusgonarthrose (**b**). Beachte die weitgehend auf ein Gelenkkompartiment beschränkten degenerativen Veränderungen, insbesondere die Gelenkspaltverschmälerung durch Knorpelverlust, sowie die begleitende Achsabweichung (aus: F. U. Niethard, J. Pfeil: Orthopädie, 4. Aufl. Thieme, Stuttgart 2003).

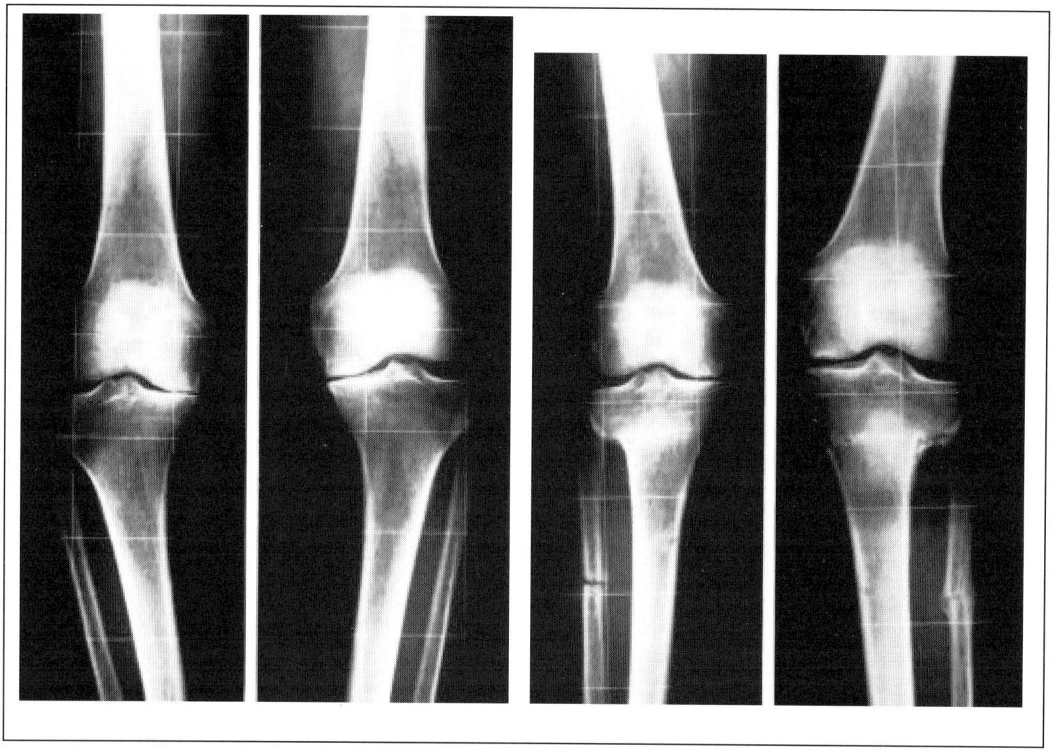

a b

Abb. 9.**7** Varusgonarthrose bei einer 63-jährigen Patientin. **a** Präoperativer Befund, **b** postoperativer Befund (aus: F. U. Niethard, J. Pfeil: Orthopädie, 4. Aufl. Thieme, Stuttgart 2003).

9.5 Entündliche Erkrankungen

9.5.1 Gonitis

Definition
- Entzündung des Kniegelenkes.

Ätiologie
- Bakteriell (s. u.).
- Entzündlich-rheumatisch.
- Reaktiv (bei aktivierter Gonarthrose).
- Systemisch (z. B. bei Kristallarthropathie).

Pathogenese
- In Abhängigkeit der Ätiologie und Aktivität Destruktion der Gelenkstrukturen mit Ankylose.

Ätiologie der bakteriellen Gonitis (Kniegelenkempyem)
- Endogen/hämatogen, v.a. im Säuglings- und Kleinkindalter.
- Exogen bei offener Verletzung, postoperativ, nach Infiltration/Punktion.
- Fortgeleitet bei angrenzender Osteomyelitis.
- Über 90 % Infektion durch Staphylokokken.

Klinik, Diagnostik und Klassifikation
- Gelenkerguss, Rötung, Schmerz, Überwärmung, Bewegungseinschränkung, Allgemeinsymptome.
- Labor: CRP und BSG erhöht, Leukozytose.
- Gelenkpunktion: trübes/putrides Sekret, bakteriologische und mikroskopische Untersuchung.
- Blutkulturen bei septischem Krankheitsbild.
- Röntgen: bei fortgeschrittenem Befund unscharfe Gelenkflächen, gelenknahe Osteopenie/ Osteolysen.
- Einteilung nach Gächter (1988):
  - Stadium 1: trüb-seröser Erguss, Rötung der Synovialis, petechiale Blutungen
  - Stadium 2: eitriger Erguss, verdickte Synovialmembran, fibrinöse Exsudationenn
  - Stadium 3: hypertrophierte Synovialitis mit Zottenbildung, Knorpelzerstörung, Abkammerung
  - Stadium 4: röntgenologische Läsionen wie subchondrale Zysten

Therapie
- Gelenkpunktion (s.o.).
- Parenterale Antibiose (erst nach Punktion, Anpassen der Antibiose an Antibiogramm nach Abstrich).
- Die Therapie eines Kniegelenkempyems erfordert immer eine zügige operative Therapie. Bei unbehandelter eitriger Gonitis droht eine Gelenkdestruktion mit Ankylose. Das Vorgehen ist abhängig von der Befundausprägung. Eine konservative Therapie erfolgt nur bei der nichtbakteriellen Gonitis.
- Arthroskopische Spülung, Drainageneinlage, Kontrollarthroskopie nach 2 Tagen (second-look), ggf. Synovektomie.
- Bei fortgeschrittenem Befund, Rezidiv oder prothrahiertem Verlauf: Arthromie, Spülung, Drainageneinlage, Synovektomie.
- Nachbehandlung: Gelenkmobilisation mit CPM (continuous passive motion).

9.5.2 Bursitis praepatellaris

Definition

- Entzündung des präpatellaren Schleimbeutels.

Ätiologie

- Durch mechanische Überbelastung, z. B. bei beruflicher Exposition (Fliesenleger). Bei wiederkehrender Belastung kann sich eine chronisch-rezidivierende Bursitis entwickeln.
- Eitrige Bursitis.
- Traumatische Bursitis (offen/geschlossen).

Klinik und Diagnostik

- Präpatellare Schwellung, Schmerz, Rötung. Beugung des Kniegelenkes schmerzhaft eingeschränkt.
- Ausschluss einer intraartikulären Pathologie.
- Ggf. Punktion der Bursa.

Therapie

- Eitrige Bursitis: Inzision, Gegeninzision, Drainage, Ruhigstellung, parenterale Antibiose, lokale Kühlung, Bursektomie im Intervall.
- Traumatische Bursitis: Bursektomie bei offener Bursaverletzung, bei geschlossener Bursatraumatisierung: Punktion, Kühlung, Ruhigstellung.
- Chronische, mechanische Bursitis: antiphlogistische Therapie, Kühlung, ggf. kurzfristige Ruhigstellung, ggf. Punktion und Steroidinfiltration, Bursektomie bei chronisch rezidivierendem Verlauf.

9.6 Verletzungen und Verletzungsfolgen

9.6.1 Patellafraktur

Synonym: Kniescheibenbruch.

Ätiologie

- Direktes Trauma: Anprall bei Sturz auf das Knie, Dash Board Injury: Fraktur der Patella bei Anprall des gebeugten Kniegelenkes an das Amaturenbrett im Rahmen eines PKW-Unfalls.
- Indirektes Trauma: maximale Anspannung des Streckapparates.

Klinik und Diagnostik

- Schwellung, Schmerz, Einschränkung der Beweglichkeit, ggf. offene präpatellare Verletzung (Bursabeteiligung?).
- Bei dem o. g. Verletzungsmechanismus an weitere Verletzungen denken (Ruptur hinteres Kreuzband, osteochondrale Läsion).
- Röntgen Kniegelenk und Patella axial. Differenzialdiagnostisch ist eine Patella bipartita zu berücksichtigen.

Einteilung

- Nach Frakturform und Fragementanzahl.

Therapie

Konservativ:

- Bei stabiler Fraktur, Fragmentdislokation < 2 mm, intakter Reservestreckapparat: initiale Ruhigstellung, dann Bewegungstherapie mit limitierter Beugung, ggf. Gipstutor für 6 Wochen.

Operativ:

- Indikation zur operativen Therapie: Instabile Fraktur, dislozierte Fraktur > 2 mm, zerstörter Streckapparat, Stufe in der retropatellaren Gelenkfläche, Begleitverletzungen, offene Fraktur.
- Operationsverfahren je nach Fragmentanzahl: Zugschraubenosteosynthese, Zuggurtungsosteosynthese, (Teil-Resektion), ggf. Bursektomie, bei V. a. osteochondrale Läsion: Arthroskopie.
- Operationstechnik: Zuggurtosteosynthese bei Patellaquerfraktur: Rückenlagerung, keine Blutsperre (erschwert Reposition), medianer Zugang, retrogrades Vorlegen des Bohrkanals. Danach erfolgt Reposition der Fragmente. Vervollständigung des Kanals nach distal und Besetzen mit 2,0-mm-Kirschner-Draht, Anlage der Zuggurtung und Versenken der Drahtenden.
- Nachbehandlung: Bei stabiler Versorgung, sofortiger Beginn mit Bewegungsübungen, inkl. Bewegungsschiene.
- Komplikationen: präarthrotische Deformität, Pseudarthrose, Knochennekrose. Traumatischer Knorpelschaden, Bewegungseinschränkung.

9.6.2 Meniskusläsion

Definition

- Kontinuitätsunterbrechung des Meniskus, je nach anatomischer Lokalisation (Innen- oder Außenmeniskus).

Ätiologie

- Scheibenmeniskus.
- Traumatische Meniskusläsion: Rotation des flektierten und belasteten Kniegelenkes. Der Innenmeniskus ist häufiger betroffen, da er fest mit dem Innenband verwachsen ist. (Altersgipfel 10–30 Jahre.)
- Wiederholtes Mikrotrauma: Bei Arbeiten in der Hocke oder im Sport kommt es zur rezidivierenden Mikrotraumatisierung. Bei chronischer anteriorer Instabilität nach einer Ruptur des vorderen Kreuzbandes wird das Innenmeniskushinterhorn vermehrt belastet.
- Primäre Degeneration des Meniskusgewebes mit Rissbildung (Altersgipfel 40–60 Jahre).
- Aufgrund der fehlenden Durchblutung der zentralen 2/3 des Meniskus fehlt die Fähigkeit zur spontanen Heilung von Meniskusläsionen in dieser Region.

Klinik und Diagnostik

- Typische Unfallanamnese.
- Klinische Zeichen: Schmerzen im Gelenkspalt, Kniegelenkerguss, Gelenkblockaden, Streckhemmung.
- Klinische Untersuchung: Druckschmerz im Gelenkspalt, Payr-Zeichen: Schmerz im inneren Gelenkspalt im Schneidersitz, Steinmann-I-Zeichen: Schmerz bei Außenrotation (Innenmeniskusriss) bzw. bei Innenrotation (Außenmenikus) bei 90° Kniebeugung, Apley-Test: In Bauchlage wird bei 90° gebeugtem Knie der Unterschenkel unter axialer Kompression und anschließend unter Distraktion rotiert. Schmerzen bei Distraktion sprechen für einen Bandschaden.
- Röntgen: dient dem Ausschluss knöcherner Verletzung, Beurteilung einer Gonarthrose.
- MRT: eine lineare Signalintensitätserhöhungen im Meniskus mit Kontakt zu einer Oberfläche entspricht dem arthroskopisch sichtbaren Meniskusriss.

Einteilung

- Nach Rissform: Längsriss, Radiärriss, Horizontalriss, Lappenriss, Korbhenkelriss.
- Nach Lokalisation: Vorderhorn, Hinterhorn, Pars intermedia.
- Nach Ätiologie: traumatisch, degenerativ.

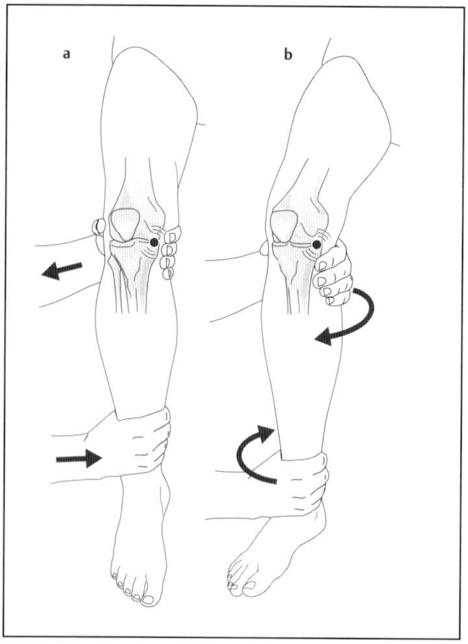

Abb. 9.**8** Meniskuszeichen, dargestellt für die Prüfung des Innenmeniskus. Die Schmerzprovokation bei Meniskus-affektionen erfolgt durch Kompression des Gelenkspaltes. **a** Böhler (Varusstress), **b** Steinmann I (ruckartige Außenrotation bei 30° Knieflexion), (nach Niethard u. Pfeil).

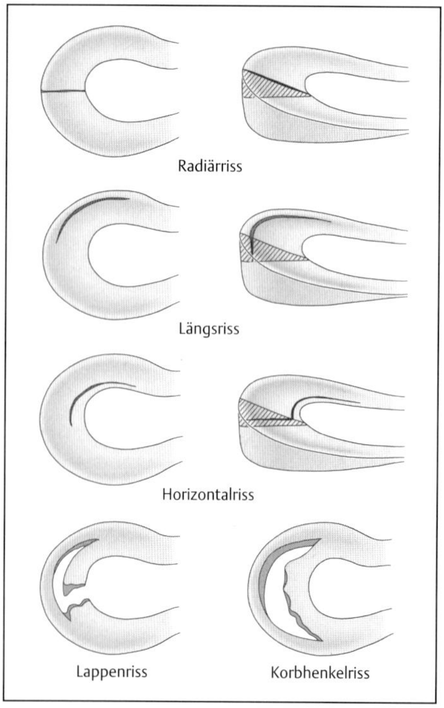

Abb. 9.**9** Einteilung Meniskusläsion (nach Rupp et al.).

Therapie

Konservativ:

- Nur selten indiziert. Die Symptomatik kann durch Kühlen, Schonung, Hochlagerung und antiphlogistische Therapie gebessert werden.

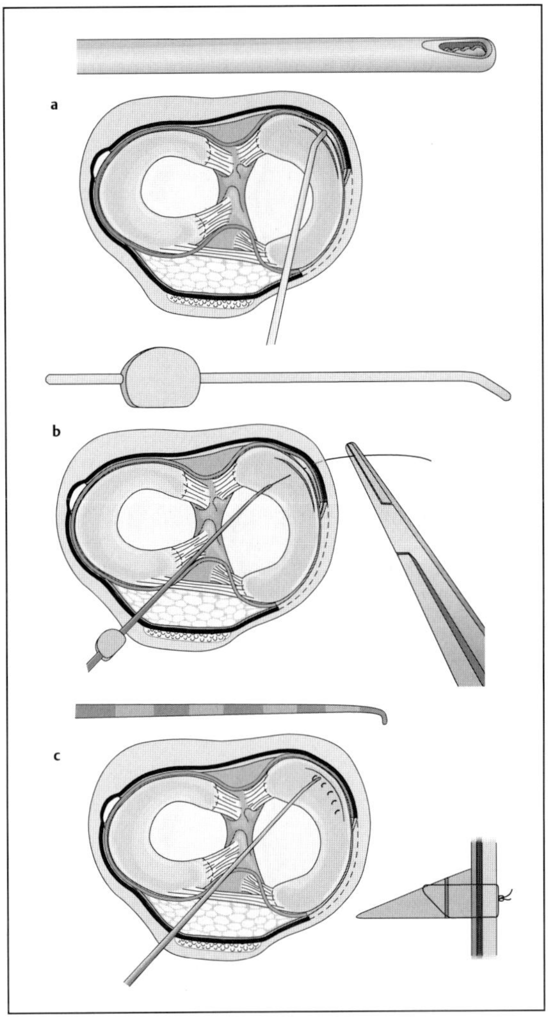

Abb. 9.**10 a–c** Meniskusrekonstruktion am Beispiel der horizontalen Inside-out-Naht (nach Rupp et al.).

Operativ:

- Bei eingeklemmtem Meniskusriss (Streckhemmung): Reposition durch Zug/Rotation, akute Arthroskopie (weiteres Vorgehen s. u.).
- Bei Hämarthros: ggf. Punktion.
- Arthroskopische partielle/subtotale Meniskusresektion: falls eine Rekonstruktion nicht indiziert ist (s. u.), Entfernung mobiler Fragmente und Schaffen eines stabilen Resektionsrandes.
- Nachbehandlung nach Resektion: zügige Rückkehr zur Vollbelastung, freies Bewegungsausmaß, Sportfähigkeit nach 4–6 Wochen.
- Als Indikationen/Voraussetzung zur arthroskopischen Meniskusrekonstruktion gelten: Längsriss, instabiler Riss, Riss in peripherem Meniskusdrittel, gute Gewebequalität (junger Patient).
- Techniken der Meniskusrekonstruktion: immer Gewebeanfrischung, Meniskusnaht (inside-out, outside-in, all-inside), resorbierbare Implantate (Schrauben, Anker etc.) oder Kombination aus Naht und Implantat.
- Bei gleichzeitiger VKB-Ruptur: Kombination mit VKB-Ersatzplastik.
- Komplikationen der Meniskusrekonstruktion: neurovaskuläre Schädigung bei Inside-out-Naht (N. saphenus), Implantatdislokation, Knorpelschädigung durch Implantat, Reruptur.

- Nachbehandlung nach Rekonstruktion: Einschränkung der Belastung und des Bewegungsausmaßes für 6 Wochen (abhängig von der Rissform), pivotierende Sportarten (Laufsportarten mit plötzlichen Richtungswechseln) sollten erst nach 6 Monaten wieder ausgeführt werden.

9. 6. 3 Kniebandverletzungen

Definition

- Riss der Seiten- oder Kreuzbänder.

9.6.3.1 Klinische Untersuchung und Beurteilung der Kniebandstabilität

- Grundlagen: Unmittelbar nach einer Bandverletzung ist die klinische Untersuchung häufig durch die Schmerzhaftigkeit nur eingeschränkt beurteilbar. Alle Tests werden im Seitenvergleich durchgeführt. Es muss der Weg und das Endgefühl (Anschlag) beschrieben werden. Nur ein weicher oder fehlender Anschlag kennzeichnet eine Bandruptur.
- Einteilung: Grad 1 (leichte Instabilität): 3–5 mm, Grad 2 (mittelgradige Instabilität): 5–10 mm, Grad 3 (schwere Instabilität): > 10 mm.
- Kollateralbänder: Prüfung von medialer Instabilität (Valgusstress – Innenband) und lateraler Instabilität (Varusstress – Außenband) in 0° und 20° Beugung. Eine vermehrte mediale Aufklappbarkeit ohne festen Anschlag bei 20° spricht für eine isolierte Seitenbandruptur. Bei Instabilität in 0°-Stellung sind weitere Stabilisatoren zerstört (Kapsel, VKB).

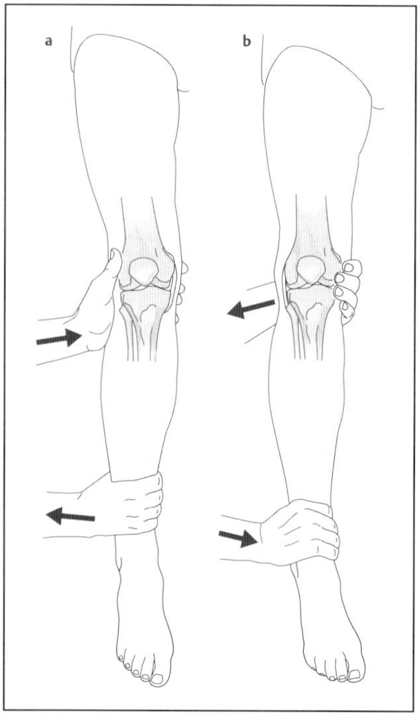

Abb. 9.**11** Untersuchung des Seitenbandapparates.
a Valgusstress (Prüfung Innenband), **b** Varusstress (Prüfung Außenband), (nach Niethard u. Pfeil).

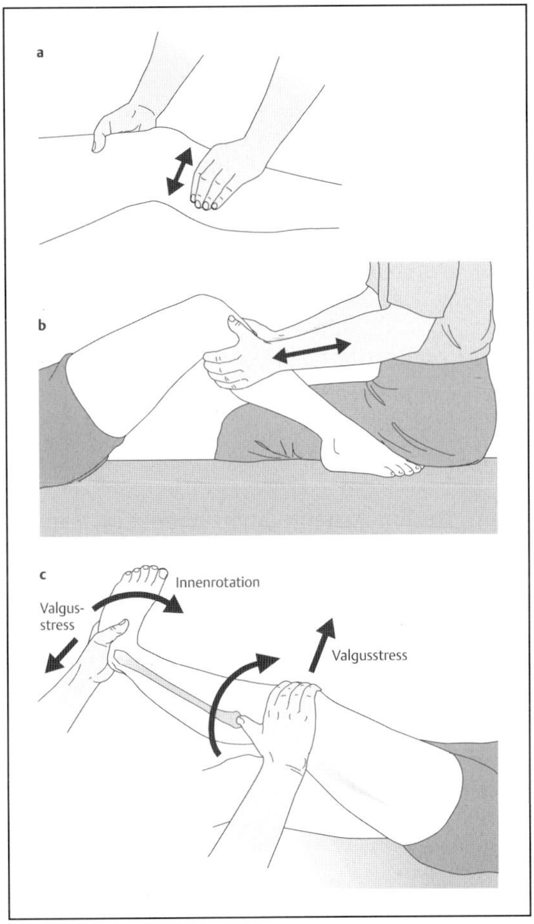

Abb. 9.**12** Untersuchung des vorderen Kreuzbandes.
a Lachmann-Test,
b Prüfung der vorderen Schublade,
c Pivot-Shift-Test (Valgusstress, Innenrotation, Beugung)
(nach Niethard u. Pfeil).

- Vorderes Kreuzband (VKB): Prüfen einer anterioren Instabilität in 20°–30° Beugung (Lachmann-Test) und 90° Beugung (vorderer Schubladentest), cave: Jede vordere Schublade ist bis zum Beweis des Gegenteils eine hintere Schublade (s. u.), bei chronischer Instabilität: Pivot-Shift-Test (Nachweis einer Subluxation).
- Hinteres Kreuzband (HKB): Überprüfung einer hinteren Instabilität in 90° Beugung (hinterer Schubladentest), Posterior Sag Sign (spontane hintere Schublade bei 90° Beugung in Hüft- und Kniegelenk des liegenden Patienten).
- Nicht selten finden sich kombinierte Instabilitäten. Eine anteromediale Instabiltität bei kombinierter Innenband- und VKB-Ruptur ist am häufigsten.

9.6.3.2 Seitenbandruptur

Ätiologie

- Isolierte Verletzungen bei seitlicher oder rotatorischer Krafteinwirkung bei fixiertem Kniegelenk. Innenbandverletzung bei Valgusstress, Außenbandverletzung bei Varussstress. Häufig Kombinationsverletzungen mit Ruptur des vorderen Kreuzbandes und Meniskusläsion.

Klinik und Diagnostik

- Typische Unfallanamnese.
- Klinische Untersuchung: Schmerzen im Bandverlauf, Kniegelenkerguss nicht obligat, reflektorische Streckhemmung möglich. Mediale/laterale Instabilität (s. o.).
- Röntgen zum Ausschluss eines knöchernen Bandausrisses, Stieda-Pellegrini-Schatten: Verknöcherung am proximalen Innenbandansatz nach alter Ruptur, ggf. MRT zur Differenzialdiagnose (Meniskusläsion?) und Beurteilung der Rupturhöhe.

Therapie

- *Konservative* Therapie auch bei höhergradiger Instabilität: Physiotherapie, physikalische Therapie, antiphlogistische Therapie, ggf. Limitierung des Bewegungsausmaßes über 6 Wochen in einer Orthese.
- *Operative* Therapie bei knöchernem Sehenenausriss (Refixation) und ggf. bei Komplextrauma.

9.6.3.3 Ruptur des vorderen Kreuzbandes

Ätiologie

- Knieverdrehtrauma, typische Unfallmechanismen: Flexion-Außenrotation-Abduktion, Flexion-Varus-Innenrotation, Hyperextension, Hyperflexion.

Verlauf

- Eine spontane Heilung des vorderen Kreuzbandes mit funktioneller Restitution oder eine vollständige muskuläre Kompensation einer vorderen Instabilität sind nicht möglich.
- Instabilitäten nach vorderer Kreuzbandruptur führen zu einer Störung des Roll-Gleit-Mechanismus des Kniegelenkes. Degenerative Schäden am Gelenkknorpel sowie am Meniskus können die Folge sein.

Klinik und Diagnostik

- Typische Unfallanamnese.
- Chronische Instabilität nach Kreuzbandruptur: Instabilitätsgefühl und Giving-way (plötzliche Instabilität mit Sturzgefahr).
- Klinische Untersuchung: Gelenkerguss (kann bei subsynovialer Ruptur auch fehlen), eingeschränkte Beweglichkeit. Pseudoblockierung, anteriore Instabilität (s.o.).
- Apparative Stabilitätstest (z. B. KT 1000): bei chronischer Instabilität, postoperative Verlaufsdokumentation.
- Röntgen zum Ausschluss eines knöchernen Bandausrisses (zumeist tibial) und Beurteilung des Femoropatellargelenkes (Transplantatwahl!), Segond-Fraktur: anterolaterales Tibiakantenfragment bei VKB-Ruptur, Frik-Tunnelaufnahme zur Beurteilung der Fossa intercondylaris (notch), ggf. MRT bei unklarer klinischer Diagnose, zur Operationsplanung, Erkennen weiterer intraartkulärer Verletzungen (Meniskusläsion?, Knorpelläsion?). Zeichen der VKB-Ruptur im MRT: direkte Zeichen: Kontinuitätsunterbrechung, diffuse Signalveränderung, indirekte Zeichen: vermehrte Angulation des hinteren Kreuzbandes, subchondrale Kontusion (bone bruise) im lateralen Tibiakopf und lateralen Femurkondylus.

Therapie

Konservativ:

- Konservative Therapie der isolierten vorderen Kreuzbandruptur: antiphlogistische Therapie, Physiotherapie, physikalische Therapie, medizinische Trainingstherapie, ggf. Orthese.

Operativ:

- Indikation zur Operation: knöcherner Bandausiss, gleichzeitige Meniskusrekonstruktion, kombinierte Instabilität, erhebliche Instabilität, junger, sportlich ambitionierter oder beruflich exponierter Patient.

- Operation bei knöchernem Ausriss: arthroskopische oder offene Refixation mit Schrauben oder transossärer Ausziehnaht.

Vordere Kreuzbandplastik:

- Operationszeitpunkt: primäre Operation nach dem Unfallereignis oder verzögerte Operation nach Abschwellen und einem Bewegungsausmaß von 0–0–90°.
- Operationsverfahren: Arthroskopie des Kniegelenkes und Kreuzbandersatz mittels Patellarsehnentransplantat oder Semitendinosus-Grazilis-Sehnentransplantat. Alternative Transplantate: Quadrizepssehne, allogenes Sehnentransplantat. Bohrkanallage: femoral: posterosuperiorer Bereich der medialen Wand des lateralen Femurkondylus, tibial: anteromedial hinter der Verankerung des Meniskusvorderhorns.
- Spezielle Operationsrisiken: Patellafraktur, vorderes Knieschmerzsyndrom (bei Patellarsehnenplastik), Arthrofibrose, Bewegungseinschränkung und erhöhte Gefahr der Reruptur durch falsche Bohrkanalanlage, Restinstabiliät, lange Rehabilitationsdauer, Sport- und Arbeitsunfähigkeit.
- Nachbehandlung: 1. Phase: Therapie von Erguss und Schmerzen, Erreichen der vollen Streckung, 2. Phase: freie Beweglichkeit, Vollbelastung, propriozeptives Training, 3. Phase: medizinische Trainingstherapie: Krafttraining (zunächst in der geschlossenen Kette), 4. Phase: sportartspezifische Therapie, Rückkehr in den Sport, wenn 80 % der Kraft der Gegenseite erreicht sind (frühestens nach 6 Monaten).

9.6.3.4 Ruptur des hinteren Kreuzbandes

Ätiologie

- Typische Unfallmechanismus: dorsale Translation des Tibiakopfes (Sturz auf das gebeuge Knie, dash board injury), Begleitverletzung bei Femurfrakturen und Tibiakopffrakturen.

Klinik und Diagnostik

- Typische Unfallanamnese, Instabilitätsgefühl bei chronischer hinterer Instabilität.
- Klinische Untersuchung: Gelenkerguss (kann auch fehlen), Druckschmerz in der Kniekehle.
- Röntgen zum Ausschluss eines knöchernen Bandausrisses, MRT: fehlende Darstellung des HKB, gehaltene Röntgenaufnahmen in hinterer Schublade.

Therapie

Konservativ:

- Bei geringer Instabilität: Immobilisation in Streckstellung für 6 Wochen in Orthese (mit dorsaler Unterstützung des Tibiakopfes), Physiotherapie in Bauchlage aus der Schiene heraus, physikalische Therapie, NSAR.

Operartiv:

- Indikationen zur operativen Therapie: deutliche Intabilität, Komplexverletzung, knöcherner Bandausriss.
- Operationsverfahren: offene Reinsertion bei knochennaher distaler oder proximaler Ruptur, offene Refixation eines knöchernen Ausrisses, arthroskopische oder offene hintere Kreuzbandplastik bei intraligementärer Ruptur oder chronischer hinterer Instabilität mittels autologem Sehnentransplantat (Semitendinosus-Grazilis, Quadrizepssehne, Patellarsehne).

9.6.3.5 Kniegelenksnahe Frakturen

- Patellafraktur.
- Femurkondylenfraktur.
- Tibiakopffraktur.

9.6.3.6 Kompartimentssyndrom

Definition

- Druckerhöhung in einer Muskelloge/Kompartment, welche zu einer irreversiblen Gewebeschädigung mit funktionellem Defizit führen kann.

Ätiologie

- Äußere Fraktoren, die zu einer Verkleinerung des Kompartimentes führen können (z. B. Verband, Gips, Verschüttung).
- Volumenzunahme im Kompartiment, z. B. durch Ödem, Hämatom.

Klinik und Diagnostik

- Muskeldehnungsschmerz als frühes Zeichen, erst in der Spätphase distale Sensibililtätstörung.
- Invasive Druckmessung mittels perkutan in das Kompartiment eingeführter Sonde.

Differenzialdiagnose

- Tiefe Venenthrombose, primäre Gefäß-/Nervenverletzung.

Therapie

Konservativ:

- Bei drohendem Kompartiment (Kompartimentdruck < 30 mmHG): Lagerung, abschwellende Maßnahmen, engmaschige klinische und apparative Befundkontrolle!

Operativ:

- Bei bestehendem Verdacht auf Erhöhung des Kompartimentdrucks, ggf. auch prophylaktisch bei Mehrfachverletzten.
- Operationsverfahren: Spaltung aller betroffener Muskellogen, Resektion von nekrotischem Gewebe, intraoperative Kontrolle der vier K (Kolorit, Kontraktilität, Konsistenz, Kappilardurchblutung), sekundärer Wundschluss, ggf. Anlage einer dynamischen Hautnaht, ggf. Second-Look-Operation.

9.7 Amputation und Prothetik

Ätiologie

- (1) angeborene Fehlbildungen, (2) Trauma, (3) Infekt/(chronische) Osteomyelitis, (4) arterielle Durchblutungsstörung (pAVK, Diabetes mellitus), (5) Tumoren.

Allgemeines

- *Amputationshöhe:* wird definiert durch die zugrunde liegende Ätiologie und nach funktionell-anatomischen Gesichtspunkten (individuelle Beurteilung der vorliegenden Situation/des Krankheitsbildes erforderlich!). Unter der Prämisse der spannungsfreien Weichteildeckung ist der längere Stumpf primär der Bessere (längerer Hebelarm mit besserer Kontrolle über die Prothese bei gleichzeitig reduziertem Kraftaufwand für den Prothesengang).
- *Operative Techniken:* (1) spannungsfreie Weichteildeckung des Stumpfendes (sensibilisierte Vollhaut) (cave: Narbenkontraktur!), (2) Narbe außerhalb der Belastungszone legen, (3) Wundverschluss mit durchgreifenden Einzelknopfnähten, keine Subkutannaht, (4) Abrunden des ossären Stumpfendes, Markraum unversehrt lassen, (5) Absetzen des/der Nerven wenige Zentimeter proximal der Amputationshöhe (kein Hervorziehen des Nerven wegen möglicher Plexusirritation), Ligatur vor Durchtrennung (ggf. nach Quetschen nach Lenggenhager) (cave: Nervende darf nicht in der Belastungszone liegen!), (6) Absetzen der Gefäße soweit distal wie möglich (Durchstechungsligatur) (um keine Endäste zu opfern, Hautnekrose),

(7) Myodese der Muskulatur am Stumpf, Adaptation von agonistischer und antagonistischer Muskulatur (Myoplastik), (8) Drainageneinlage, (9) offene Grenzzonenamputation bei Infekten und Durchblutungsstörungen, (10) Knochen-Knorpel-Transplantat als Stumpfkappenplastik bei Kindern (zur Vermeidung einer späteren Stumpfdurchspießung im weiteren Wachstumsverlauf).

- *Postoperativ:* (1) druckfreies Lagern des Stumpfendes, Stumpfödemprophylaxe (wenn möglich immer hochlagern, cave: Gefäßpatienten!), (2) Drainage entfernen am 2.–3. postoperativen Tag, (3) Entfernen der Hautnähte am 12.–14. postoperativen Tag, (4) Kontrakturprophylaxe, (5) konisches Wickeln (besser: Stumpfkompressionsstrümpfe) und Abhärten des Stumpfendes (bei reizfreier Wundheilung ca. ab dem 10. postoperativen Tag), (6) ggf. unmittelbare postoperative Mobilisierung des Patienten mit Interimsprothese (cave: tägliches Anpassen durch den Orthopädietechniker notwendig!), (7) Anpassen der definitiven Prothese nach Wundheilung und endgültiger Formgebung des Stumpfes (wenn Stumpfverhältnisse soweit stabilisiert, dass der Interimsprothesenschaft während 3–4 Wochen nicht nachgebessert werden musste, tägliches beschwerdefreies Tragen für mehrere Stunden).

9.7.1 Knieexartikulation

- Endbelastbarkeit.
- Vollkontaktprothese ohne Tuberaufsitz.
- Cave: spezielle Kondylenbettung erforderlich (z. B. Weichwandinnenschaft und Gießharzschaft nach Botta)!
- *Operationstechnik:* In Abhängigkeit von der Hautqualität Auswahl eines langen Hautlappens an der Vorder- oder Hinterseite des Gelenkes. Schrittweise Präparation des Unterschenkels und Durchtrennen der Kniebinnenstrukturen unter Zug nach anterior. Nach Versorgung der Poplitealgefäße wird der N. ischiadicus ohne Zug glatt oberhalb der Kondylen durchtrennt. Resektion des Unterschenkels. Spannungsfreier Verschluss des Stumpfes. Dabei ist darauf zu achten, dass die Hautnaht nicht in der Hauptbelastungszone des Stumpfes gelegt wird.

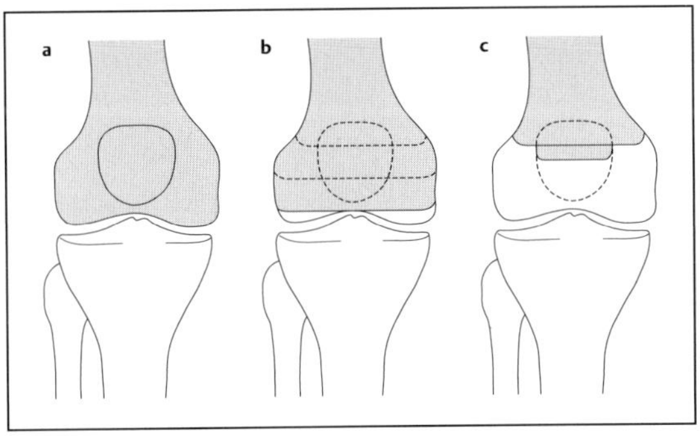

Abb. 9.**13** Operative Technik am Kniegelenk: **a** Exartikulation, **b** transkondyläre Amputation, **c** Amputation nach Gritti (nach Baumgartner u. Botta).

- Methode nach Gritti: suprakondyläre Femurresektion, Verschluss der Femurmarkhöhle durch die Patella, gewisse Endbelastbarkeit des Stumpfes (gilt beim heutigen Stand der Prothesenversorgung aber als veraltet).

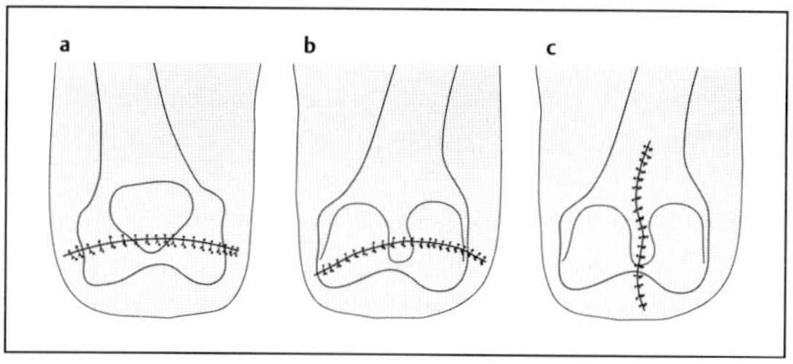

Abb. 9.**14** Drei Möglichkeiten der Lappenbildung mit einer außerhalb der Belastungszone gelegenen Hautnaht:
a Hinterlappen nach vorne geschlagen.
b Vorderlappen nach hinten geschlagen.
c Zwei seitliche Lappen; Narbe liegt dorsal zwischen den Kondylen.
Die Lösungen **a** und **c** sind besser als **b** (nach Baumgartner u. Botta).

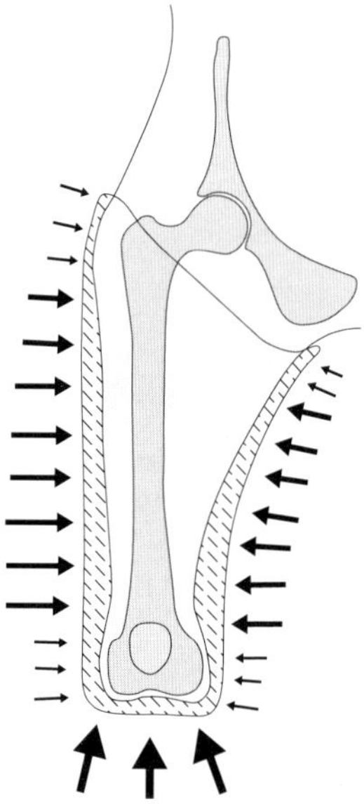

Abb. 9.**15** Knieexartikulation. Prinzip der Schafteinbettung mit innerem Weichwand- und äußerem Gießharzschaft. Volle Endbelastung und Rotationsstabilität bei exakter Abformung, jedoch kein Druck auf Kniescheibe und seitlich auf die Femurkondylen (nach Baumgartner u. Botta).

9.7.2 Umkehrplastik nach Borggreve

- Indiziert bei malignen Tumoren des distalen Femurs.
- Alternative zur Oberschenkelamputation.
- Replantation des um 180° rotierten Unterschenkels nach Resektion des distalen Femurs inklusive des Kniegelenkes an den verbleibenden Femurstumpf (das obere Sprunggelenk [OSG] wird zum Neo-Kniegelenk umfunktioniert, OSG-Dorsalflexion = Knieflexion, OSG-Plantarflexion = Knieextension).
- *Operationstechnik:* Halbseitenlagerung, Markierung der Hautinzisionen (Reservehaut einplanen), Darstellen des Gefäß-Nerven-Stranges durch posterolateralen Schnitt, Separierung von evtl. bestehendem Tumor, Resektion des Knochenabschnittes entsprechend Grunderkrankung (mit oder ohne Kniegelenk), 180° Drehung des distalen Segmentes und Osteosynthese bzw. Fixation in der Hüftpfanne. End-zu-End-Anastomose der Gefäße, Einlegen des N. ischiadicus in eine ventrale Hauttasche. Wundverschluss. Postoperative Thromboseprophylaxe und Behandlung der Ödemneigung.

9.8 Prothetik und Kniegelenksorthesen

9.8.1 Knieprothetik

- Formschlüssige druckfreie Stumpfeinbettung in den Prothesenschaft ist essenziell für die Krafteinleitung (Belastungsphase) und die Haftung (Entlastungsphase).
- Konventionelle Schäfte, Saugschäfte, Vollkontaktschäfte.
- Material: (1) Kunststoffe, Kunstharze, Karbon, (2) Holz, (3) Leder, (4) Metall.
- Bauweise: (1) Schalenbauweise, (2) modulare Bauweise (Rohrskelettkonstruktion) (mit flexiblem/festem „Kniegelenk“).
- Knieexartikulation: In der Regel bei voll endbelastungsfähigem Stumpf Vollkontaktschaft ohne Tuberaufsitz (z. B. Weichwandinnenschaft und Gießharzschaft nach Botta).
- Computergesteuerte Kniegelenksmechanik („C-leg“) für unterstützungsfreies Treppensteigen möglich.

9.8.2 Knieorthetik

- Orthopädische Hilfsmittel zur (1) Führung/Stabilisierung, (2) Entlastung, (3) Immobilisierung, (4) Mobilisierung, (5) Korrektur.
- (1) Statisch wirksame Orthese, (2) dynamisch-funktionelle Orthese.
- Indikationen: (1) postraumatische/operative Bandinstabilitäten/-rekonstruktionen, (2) Patellasubluxationen/-luxationen, (3) arthrosebedingte/angeborene Instabilitäten, (4) Achsdeformitäten im Wachstumsalter.
- Zahlreiche Kniegelenksorthesen auf dem Markt (Rücksprache mit dem Orthopädietechniker bezüglich der individuell indizierten Orthese sinnvoll!).

9.9 Begutachtung

9.9.1 Meniskusschäden

Die Definition der Berufskrankheit (BK) 2102 umfasst „chronische Meniskusschäden durch mehrjährige andauernde oder häufig wiederkehrende, die Knieglenke überdurchschnittlich belastende Tätigkeiten“. Berufe mit überdurchschnittlicher Kniebelastung sind z. B.: Bergmann, Fliesenleger, Berufsfußballer.

9.9.2 Meniskusverletzungen

Plötzliche Verdrehmechanismen des Kniegelenkes sind als Unfall zu werten. Im Rahmen einer Kapsel-Band-Verletzung kann ebenso eine unfallbedingte Meniskusläsion entstehen. Degenerative Veränderungen des Meniskusgewebes sind als unfallfremde Vorschädigungen im Rahmen der Arthroskopie zu dokumentieren und ggf. durch eine histologische Untersuchung zu bestätigen.

Tabelle 9.**1** Typische MdE/GdB

Erkrankung	**MdE/GdB Grad**
Versteifung beider Kniegelenke	80 %
Versteifung eines Kniegelenkes	
– in *günstiger* Stellung (0–15°)	30 %
– in *ungünstiger* Stellung	40–60 %
Lockerung des Kniebandapparates,	
– muskulär kompensierbar	10 %
– unvollständig kompensierbar	20 %
Versorgung mit Stützapparat	30–50 %
Kniescheibenbruch	
– nicht knöchern geheilt, *ohne* Funktionseinschränkung	10 %
– nicht knöchern geheilt, *mit* Funktionseinschränkung	20–40 %
Habituelle Kniescheibenverrenkung,	
– seltener	0–10 %
– häufiger	20%
Bewegungseinschränkung im Kniegelenk	
gering	
– einseitig	0–10 %
– beidseitig	10–20 %
mittel	
– einseitig	20 %
– beidseitig	40%
stark	
– einseitig	30 %
– beidseitig	50 %
Ausgeprägte Knorpelschäden	
– *ohne* Bewegungseinschränkung	10–30 %
– *mit* Bewegungseinschränkung	20–40 %

10 Unterschenkel und oberes Sprunggelenk

10.1 Praktische Anatomie und Radiologie

(Abb. 10.**1**)

- Paarige Knochen:
  - Wachstum (Achsdeformität, Längendefizit)
  - Reposition und Heilung nach Frakturen
- Tibia unter der Haut:
  - gut erreichbar, aber auch Durchspießung
  - offene Frakturen
- Fibula in der Tiefe.
- Beziehung zum N. peroneus bei proximalen Verletzungen oder operativen Eingriffen.
- Syndesmosenkomplex mit Knöchelgabel: Stabilität Sprunggelenk nach Frakturen.

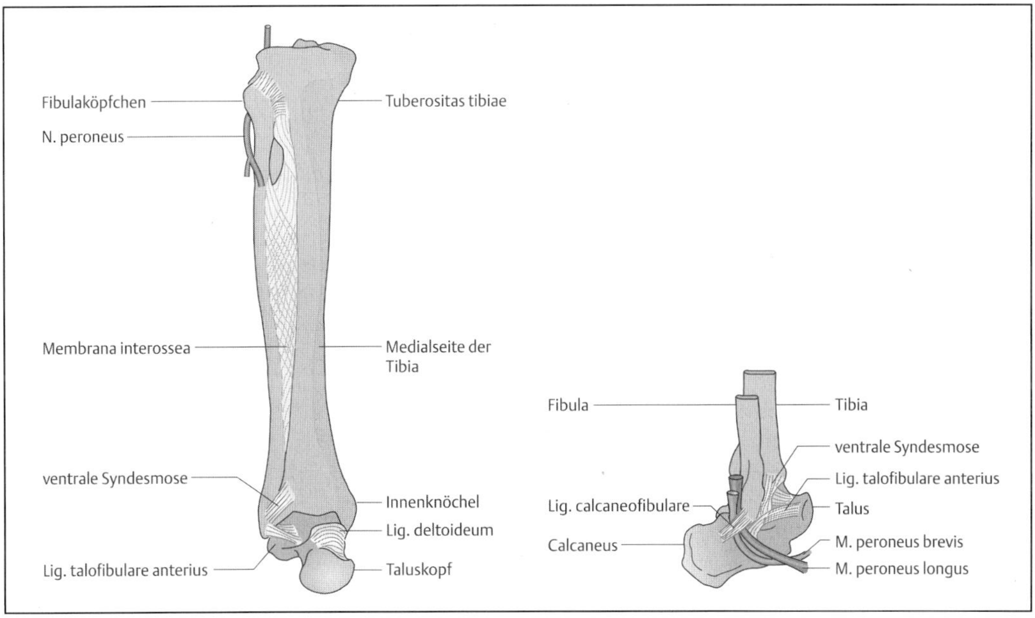

Abb. 10.**1** Anatomie des Unterschenkels (nach Niethard u. Pfeil).

10.2 Formabweichung und Fehlentwicklung

10.2.1 Kongenitale Unterschenkelpseudarthrose

Definition

Bei Geburt bestehende oder sich im Verlaufe der ersten frühkindlichen Lebensjahre entwickelnde Verbiegung und spätere Pseudarthrose der Tibia und/oder der Fibula mit Ausbildung eines zumeist Crus varum antecurvatum.

Ätiologie

- Bislang unbekannt.
- Zusammenhang mit Morbus v. Recklinghausen und fibröser Dysplasie.

Epidemiologie

Inzidenz: ca. 1/140.000 Lebendgeborene.

Klinik

- Bei Geburt zunächst meist einseitige Deformierung am distalen Unterschenkeldrittel in Antekurvation und Varusstellung.
- Im Säuglings- oder Kleinkindesalter Spontanfraktur und Entwicklung einer Pseudarthrose von Tibia, eventuell auch Fibula.
- Dann Verkürzung des Unterschenkels mit pathologischer Beweglichkeit.

Diagnostik

- Antekurvations-Varusdeformität mit Verkürzung des Unterschenkels (insbesondere im Präfrakturstadium).
- Pathologische Beweglichkeit (im Frakturstadium).
- Radiologisch:
  - *Präfrakturstadium:* Antekurvations-Varusfehlstellung mit Sklerosierung des Markraumes im Krümmungsbereich.
  - *Pseudarthrosenstadium:* Pseudarthrose zumeist im mittleren bis distalen Fibuladrittel mit zugespitzten, sklerosierten Knochenenden. Zystische Strukturen. Eventuell größerer Defekt.

Differenzialdiagnose

- Osteogenesis imperfecta (blaue Skeren).
- Tibia vara et recurvata.
- Rachitis (doppelseitige Deformierung)
- Fibulaaplasie (Antekurvations-Valgusfehlstellung, Hypoplasie, Aplasie oder Agenesie der Fibula, häufig begleitende Defekte des Fußes).

Therapie

- Bei Pseudarthrosenbildung nur operativ möglich.

Konservative Therapie

- *Präfrakturstadium:*
  - Im Säuglingsalter: Achsenkorrekturen mittels Wachstumslenkung durch Gips- oder Softcastverbände möglich.

- Im Klein- bis Kindesalter: Wachstumslenkung durch Oberschenkel-Nachtlagerungsschalen. Während der täglichen Belastung Orthesen zur Frakturprophylaxe.
- *Pseudarthrosenstadium:* entlastender Unterschenkelapparat.

Operative Therapie

- Schlechte Heilungstendenz, daher häufig Probleme bei konventioneller operativer Therapie (z. B. Plattenosteosynthese). Stabilität der Fixation ist heilungsentscheidend.
- Operationstechnik: Verfahren der Wahl in erster Linie externe Osteosynthese mit Ringfixateur (Ilizarov-System). Nach vollständiger (!) Entfernung der Pseudarthrose des sklerosierten Knochens und des Periostes wird in Abhängigkeit vom Defekt entweder eine akute Verkürzung der Fragmente mit proximaler Tibiadistraktionsosteogenese (Defekt kleiner als 5 cm) oder ein innerer Segmenttransport mit flexiblen Drähten und Kabelrollen nach Weber (Defekt größer als 5 cm) durchgeführt.
- Interpositionsplastik mit gefäßgestielter kontralateraler Fibula (Nachteil: hohe Frakturrate, Unterschenkelverkürzung bleibt bestehen, Läsion des gesunden Beines).
- Unter Umständen mehrfache Operationen zur Heilung notwendig.
- Als Ultima Ratio Amputation. (Zur Vermeidung einer Stumpfdurchspießung im Kindesalter bei herkömmlichen Techniken empfiehlt sich eine Amputation mit gleichzeitiger Stumpfkappenplastik nach Weber. Hierbei wird nerven- und gefäßgestielt die komplette Ferse an den Unterschenkelstumpf angenäht. Nach knöcherner Konsolidierung zwischen Tibia und Kalkaneus resultiert ein voll sensibler und endbelastbarer Unterschenkelstumpf.

10.2.2 Morbus Blount

Definition

Osteochondrose der proximalen medialen Tibiametaphyse.

Synonyme

Blount Disease, Tibia vara, Osteochondrosis deformans tibiae Blount.

Epidemiologie

Relativ seltene Erkrankung, gehäuft in Finnland und Jamaika beobachtet.

Ätiologie

Vermutlich Vaskularisationsstörung der proximalen medialen Tibiametaphyse.

Pathogenese

- Wachstumsstörung der medialen proximalen Tibiametaphyse führt zum Wachstumsdefizit, wodurch es zu einer O-Bein-Deformität kommt.
- Gelegentlich auch Mitbefall der medialen Tibiaepiphysenfuge mit vorzeitigem Fugenverschluss und stark progredienter Varusdeformierung.
- Unterschieden werden nach dem Manifestationsalter 2 Typen:
  - die häufige *infantile Form* mit Manifestation zwischen dem 2. und 4. Lebensjahr (in 65 % doppelseitig)
  - die seltenere *juvenile* (4.–10. Lj.) und *adoleszente Form* ab dem 11. Lj. (20 % doppelseitig)

Klinik

- Crus varus mit Krümmungsscheitel an der proximalen Tibia.
- Bei starker Ausprägung Bandinsuffizienz und Innendrehfehler.

Diagnostik

- Klinisch und radiologisch erkennbare Achsdefomität der proximalen Tibia.

Differenzialdiagnostik

- Crus varum congenitum mit Krümmungsscheitel im distalen Drittel der Diaphyse.
- Chondrodystrophe O-Beine.
- Rachitische O-Beine.
- Traumatische Epiphysenwachstumsstörung.

Konservative Therapie

- Bei der infantilen Form zunächst Beobachtung und korrigierende Orthesen bis zum Tibiofemoralwinkel von 15°, bei Zunahme des Crus varum operative Therapie.

Operative Therapie

- Abhängig vom Alter Achskorrektur und ggf. gleichzeitige Verlängerungsosteotomie mit Fixateur externe.
- Beim Adoleszententyp ggf. valgisierende Korrekturosteotomie und ggf. laterale Epiphysiodese.

10.2.3 Rotationsfehler am Unterschenkel

Definiton

Vermehrte Innen- oder Außendrehung der Knöchelgabel gegenüber der queren Kniegelenkachse.

Ätiologie

Exogen mechanisch:

- intrauterine Zwangslagerung
- postpartal einseitige Lagerung vor allem bei hypotonen Kindern: Bauchlagerung in Froschstellung → Außentorsion,
- Bauchlagerung bei Antetorsionssyndrom → Innentorsion
- posttraumatisch nach Frakturen

Klinik

- Bei *Kindern* Gangunsicherheit mit Fußstolpern zu Laufbeginn: Füße werden in Rotationsfehlstellung nach innen oder außen gedreht aufgesetzt.
- Im *Erwachsenenalter* auch Schmerzen am Knie-/Hüftgelenk und Überbeanspruchung der Muskulatur.

Diagnostik

- Untersuchung in sitzender oder liegender Stellung mit herabhängendem Unterschenkel oder in Bauchlage bei 90° Kniebeugung, um Rotationsfehler des Hüftgelenkes bei der Untersuchung auszuschließen.

Differenzialdiagnostik

- Antetorsions- oder Retrotorsionsstellung der Schenkelhälse.

Konservative Therapie

- Vermeiden der einseitigen Lagerung des Kindes.
- Entlastung des Fußauflagedruckes durch Schaumstoffringe. Bei ausgeprägtem Rotationsfehler ggf. temporäre Oberschenkelnachtlagerungsschalen.
- Posttraumatisch nur im Kindesalter Teilerfolg durch korrigierende OS-Nachtlagerungsschale möglich.

Operative Therapie

- Supramalleoläre Derotationsosteotomie bei deutlichen Gangstörungen, sofern kein Erfolg durch o. g. Maßnahmen.

10.2.4 Fibularis-Sehnenluxation (Peronäussehnenluxation)

Definition

Habituell oder durch Trauma entstehende Luxation oder Subluxation der Peronäalsehne am Außenknöchel bei Schädigung des Retinaculum superius.

Ätiologie und Pathogenese

Abscherung des proximalen Haltebandes der Peronäalsehnen am Außenknöchel mit Bildung einer Luxationstasche für die Peronäalsehnen.

Klinik

- Schmerz bei Dorsalextension und Pronation des Fußes mit Schnappen der Peronäalsehne über den Außenknöchel.
- Subluxation oder Luxation der Peronäalsehnen.

Diagnostik

- Reproduzierbares Luxations- oder Subluxationsphänomen, in weniger ausgeprägten Fällen Abdrängen der Peronäalsehne an die äußere Kante der Außenknöchelrinne bei Dorsalextension.
- Im CT nachweisbare flache Malleolarrinne mit z. T. feiner Knochenschale am Periost im Bereich der Luxationstasche.

Therapie

- Konservativ symptomatisch lokale Behandlung, evtl. Bandagen.
- Operatives Vorgehen bei persistierender schmerzhafter Luxation durch Rekonstruktion des Retinakulums durch einen nach dorsal gerichteten Verschiebespan (Kelly) oder durch Periostlappenplastik.
- *Operationstechnik:* Verschiebespan nach Kelly: bogenförmiger Hautschnitt hinter dem Außenknöchel, Darstellung der Sehnengleitrinne. Tangentiale Osteotomie des Außenknöchels und Verschiebung des Fragments mit Periostanhaftung nach dorsal, bis die Rinne gedeckt ist. Fixation mit 2 Kleinfragmentschrauben. Wundverschluss.
- Postoperativ kurzfristige Ruhigstellung und anschließende frühfunktionelle Beübung.

10.2.5 Osteochondrosis dissecans des Talus

Definition

Aseptische Osteochondronekrose des Talus.

Epidemiologie

Seltene Erkrankung, meist mediale Taluskante betroffen, selten beidseitiger Befall. Alle Altersgruppen betroffen.

Ätiologie

- Posttraumatisch nach Stauchung der Gelenkfläche.
- Rezidivierende Mikrotraumen.
- Idiopathisch (Ursache unbekannt).

Klinik

Gelegentlich ausgeprägte Schmerzen des OSG, insbesondere bei Dorsalextension und unter stärkerer Belastung, häufig auch Zufallsbefund.

Diagnostik

- Nativröntgen, ggf. MR mit Gadolinium zur Beurteilung der Vaskularisation und Vitalität.

Differenzialdiagnostik

- Posttraumatisch degenerative Veränderungen im Bereich des OSG, frische knöcherne Verletzungen (Flake Fracture).

Konservative Therapie

- Entlastung der betroffenen unteren Extremität für 12 Wochen.

Operative Therapie

- Sofern konservative Therapie erfolglos (radiologische Verlaufskontrollen), operative Revision mit Anbohren und Auffüllen des nekrotischen Bezirkes.
- *Operationstechnik:* Bei gut erreichbarem Herd arthroskopische Sanierung, bei kleineren dorsalen Herden transmalleoläre Sanierung, bei größeren evtl. Innenknöchelosteotomie erforderlich. Anbohren oder Impaktion der subchondralen Schicht, evtl. Einkleben des Gelenkknorpels. Wundverschluss.
- Postoperativ Entlastung für mindestens 6 Wochen.

10.3 Degenerative Erkrankungen

10.3.1 Arthrose des Talokruralgelenkes

Definition

Meist sekundäre Arthrose des OSG nach Trauma oder Infekt, CP und metabolischer Osteopathie.

Ätiologie

Primäre Arthrose des Talokruralgelenkes ist selten. Meistens Entstehung auf dem Boden einer in Fehlstellung verheilten Luxationsfraktur des OSG oder nach Empyem.

Klinik

Anlauf- und Belastungsschmerzen, Schwellneigung nach Belastung. Bewegungseinschränkung, Abrollbehinderung, z. T. Fehlstellung.

Diagnostik

- Nativröntgen in 2 Ebenen zeigt typische Arthrosezeichen mit z. T. erkennbarer Stufenbildung bei posttraumatischen Arthrosen.

Konservative Therapie

- Versuch der Schmerzlinderung durch orthopädietechnische Mittel: Sohlenrolle – Pufferabsatz – elastischer Fersenkeil – Knöchelbandage. Ggf. Versorgung mit US-Orthese oder orthopädischem Schuh.

Operative Therapie

(Abb. 10.**2**)

- Bei Impingement der Talusrolle an der Tibiakante arthroskopische Revision.
- Bei schmerzhafter Arthrose Kompressionsarthrodese (bei Versagen der konservativen Therapie):
  - *Operationstechnik:* Hautschnitte vor dem Innen- und Außenknöchel, Abtragung des Innenknöchels und horizontale Osteotomie der Gelenkflächen des OSG, schräge Osteotomie des Außenknöchels, Anfrischen der lateralen Gelenkflächen und Proximalverschiebung des AK, Retroposition des Talus, bei Frauen evtl. geringe Spitzfußstellung von 10°, Einbringen von Steinmann-Nägeln in Talus und Tibia, externe Verspannung, Wundverchluss.
  - Postoperative Nachbehandlung beim Fixateur externe mit TB von 20 kg für 6 Wochen postoperativ, Fixateur für 12–16 Wochen postoperativ je nach knöcherner Konsolidierung. Anschließende ME und Versorgung mit Arthrodesenschuh.
- Operative Versorgung mit endoprothetischen Ersatz nur bei gutem Knochenlager.

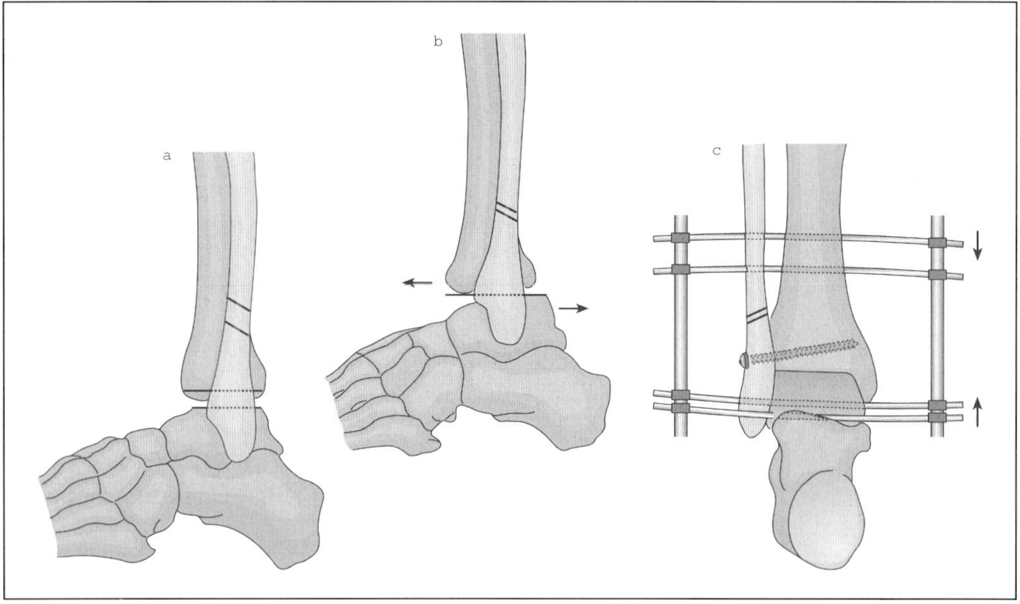

Abb. 10.2 **a–b** Arthrodese des OSG mit Versatz des Talus nach dorsal (1 cm). Die distale Tibia soll gegenüber dem Talus etwas nach ventral verschoben werden. **c** Arthrodese nach Montage des Fixateur externe, schematische Darstellung.

10.3.2 Achillodynie

Definition

Meist belastungsunabhängige Schmerzen im distalen Anteil der Achillessehne.

Synonyme

Paratenonitis der Achillessehne.

Ätiologie

- Chronische Überlastung im Sinne einer Insertionstendopathie der Achillessehne bzw. des umgebenden Gleitgewebes (Paratendinitis).
- Stoffwechselerkrankungen wie Hypercholesterinämie, Gicht oder eine Hypertriglyzeridämie durch kristalline Ablagerungen.

Klinik

- Beim akuten Entzündungsschub z. T. massive Schmerzen mit lokalem Druck- und Bewegungsschmerz besonders bei Dorsalextension. Reflektorische Spitzfußstellung, die Achillessehne ist z. T. am Kalkaneus verdickt, gerötet und stark druckschmerzhaft. Bei Palpation ist z. T. schneeballartiges Knirschen (Fibrineinlagerung) palpabel.
- Bei chronischer Entzündung Verdickung des Paratenons.

Diagnostik

- Klinische Diagnose.
- Radiologisch gelegentlich kleinere Kalkablagerungen im Bereich der distalen Achillessehne.
- Laborchemische Untersuchungen zum Ausschluss einer Gicht, Hypercholesterinämie oder Hypertriglyzeridämie.

Differenzialdiagnostik

- Tumoröse Knochenerkrankungen.
- Haglund-Exostose, Apophysitis calcanei.
- Erkrankungen des OSG und USG.

Konservative Therapie

- Sportkarenz.
- Vorsichtige passive Dehnung und KG, Lockerungsmassage sowie im akuten Stadium Ruhigstellung durch US-Gipsschale.
- Kurzfristige Gabe von NSAR, Injektionen von Lokalanästhetika. Die intraligamentäre Injektion von Corticosteroiden ist wegen der Gefahr einer Nekrose im Sehnengewebe kontraindiziert.
- Gegebenenfalls kurzfristige Ruhigstellung in Tapeverbänden, Absatzerhöhung und Iontophorese.

Operative Therapie

- Nur bei Versagen der konservativen Therapie über einen Zeitraum von ca. ½ Jahr, Resektion des peritendinösen Gleitgewebes, evtl. mit Exstirpation nekrotischer Sehnenareale.

10.4 Venöses Beinleiden

Definition

Sichtbare Erweiterung und Schlängelung der subkutanen Venen, wobei eine stammbetonte Varikosis (V. saphena) und eine retikuläre Varikosis im Bereich der kleineren Perforansvenen unterschieden werden müssen.

Synonym

Varicosis cruris.

Epidemiologie

- In Industrienationen sehr häufiges Krankheitsbild.
- Patienten im mittleren/höheren Lebensalter.

Ätiologie

Individuell prädisponierende Faktoren (Bindegewebsschwäche, Übergewicht, Bewegungsarmut, stehende Tätigkeit), nach Phlebothrombosen oder Schwangerschaften.

Klinik

- Stammvarikose ausgehend von der V. saphena magna und parva.
- Retikuläre Varikose mit gleichmäßig verteiltem S-förmigem Venengeflecht (aus Perforansvenen gespeist).
- Besenreiservarikose mit kapillären Teleangiektasien.
- Schweregefühl der Beine sowie rezidivierende Schwellneigung beim Stehen.
- Bei längerem Bestehen häufig trophische Schäden mit Hyperpigmentation und Vulnerabilität der Haut („offene" Beine).

Diagnostik

- Dopplersonographische Darstellung des Venensystems mit dopplersonographischer Refluxprüfung bei Valsava-Manöver sowie pletysmographische Untersuchung.
- Perthes-Test, bei dem eine Staubinde am Oberschenkel angelegt wird, die die oberflächlichen Venen verschließt. Bei intaktem tiefem Venensystem werden die vorher prall gefüllten Venen trotz angelegtem Stauchschlauch durch die Muskelpumpe entleert. Diese Entleerung der Krampfadern ist Voraussetzung zur operativen Therapie und Entfernung der Venen, da sie, falls sie sich nicht entleeren, als ein notwendiger Umgehungskreislauf bei z. B. einer tiefen Beinvenenthrombose bzw. dem postthrombotischen Syndrom anzusehen sind.

Konservative Therapie

Kompressionsstrümpfe (individuell angepasst), Gewichtsreduktion, Vermeidung stehender Tätigkeiten, vermehrt sportliche Tätigkeit.

Operative Therapie

Kleinere Varizen können lokal exstirpiert werden, Ligatur der Perforansvenen. Bei Stammvarikosis und positivem Perthes-Test „Venenstripping", kleinere Venen können durch lokale hochdosierte Alkoholinjektionen sklerosiert werden.

10.4.2 Ulcus cruris venosum

Definition

Durch trophische Störung der Haut hervorgerufene Ulzeration, meist durch chronisches venöses Beinleiden hervorgerufen.

Epidemiologie

1 % der Patienten mit einem venösen Beinleiden.

Ätiologie

- Gleicher Entstehungsmechanismus wie beim venösen Beinleiden.
- Postthrombotisches Syndrom.

Klinik

- Ähnlich wie beim venösen Beinleiden.
- Deutliche Hyperpigmentierung (Hämosiderose) in Bereichen, die depigmentiert sind (Atrophie blanche).

- Häufig Induration der Haut (Dermatosklerose).
- Lokalisation am Innenknöchel und proximal davon.

Diagnostik

- Siehe venöses Beinleiden.

Konservative Therapie

- Tägliche Wundkontrolle, granulationsfördernde Maßnahmen, wobei die häufige Applikation von Salben vermieden werden sollte, da dies zu einer zusätzlichen Allergisierung der Patienten führen kann.
- Behandlung bakterieller Superinfektionen durch entsprechende systemisch antibiotische Therapie.
- Prophylaxe erneuter Reulzerationen durch Polsterung und Optimierung der Behandlung der chronisch venösen Insuffizienz durch Kompressionsstrümpfe.

Operative Therapie

- Bei tiefen Defekten plastische Deckung nach Débridement, wobei dies nur erfolgversprechend ist, sofern der venöse Abfluss zu nicht mehr als 80 % verlegt ist (Phlebographie, Pletysmographie).

10.5 Verletzungen und Verletzungsfolgen

10.5.1 Tibiakopffrakturen

Definition

Fraktur der proximalen Tibia (Einteilung nach AO-Klassifikation; Abb. 10.**3**):

- Extraartikuläre Frakturen im Metaphysenbereich sowie Abrissfrakturen der Eminentia intercondylica, der Tuberositas tibiae und des Fibulaköpfchens.
- Brüche mit einer Gelenkteilläsion.
- Gelenkfrakturen mit vollständiger Separation der Metaphyse von der Diaphyse der Tibia.

Ätiologie

- Folge von axial einwirkenden Kräften in der Regel in Kombination mit Valgisierung, Varisierung, Torsion oder Scherkräften. Bei mäßiger Stauchung nur umschriebene Impression der tibialen Gelenkfläche unter Erhalt des Randniveaus, bei stärkerer Kompression tiefere Gelenkeinbrüche (Depressionsbrüche).
- Tibiakopffrakturen sind häufig Komponenten eines komplexen Knietraumas, worunter man Verletzungen von mindestens 2 der 4 funktionellen Komponenten des Kniegelenkes versteht (Weichteilmantel, Bandstabilisatoren, Femurkondylen, Tibiakopf).
- Patienten im mittleren/höheren Lebensalter.
- Bei jüngeren Patienten häufiger Spaltbrüche, bei Patienten über 50 Jahre häufiger Depressions- und Impressionsfrakturen.

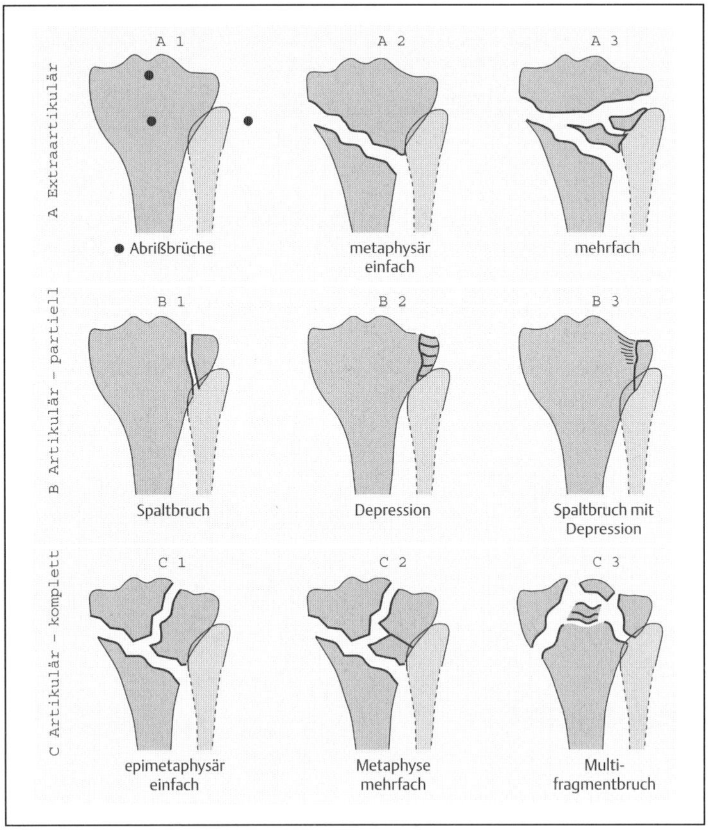

Abb. 10.**3** AO-Klassifikation der Tibiakopffraktur.

Klinik

Entsprechende Unfallanamnese mit Schwellung, deutlichem Belastungsschmerz und Deformierung des Kniegelenkes.

Diagnostik

Röntgen des Kniegelenkes in 2 Ebenen und entsprechende Einordnung gemäß der AO-Klassifikationskriterien (siehe Synopsis 2 der Bruchtypen). Gegebenenfalls konventionelle Tomographie oder CT.

Konservative Therapie

Bei nicht dislozierten bzw. minimal dislozierten Tibiakopffrakturen oder bei inoperablen Patienten: Punktion des Hämarthros, Hochlagerung, Bewegungsübungen auf CPM-Schiene, isometrisches Muskeltraining, bei stabil impaktierter Tibiakopffraktur Beginn mit 15 kg TB wenige Tage nach dem Unfallereignis (in der Regel knöcherne Konsolidierung nach 6–8 Wochen).

Operative Therapie

- Indiziert bei allen irreponiblen oder instabilen Frakturen, bei neurovaskulären Verletzungen und offenen Frakturen sowie bei ausgedehnteren Kapsel-Band-Verletzungen.
- Operative Verfahren (Abb. 10.**4**):
  - Bei isolierten Spaltfrakturen des Tibiaplateaus: offene Reposition und Osteosynthese mit Spongiosazugschrauben.
  - Bei isolierten Impressionsfrakturen des Tibiaplateaus: Anheben und Unterfüttern der Impressionsfraktur über ein kortikales Fenster in der Metaphyse, Sicherung durch horizontal eingebrachte Schraube gegen sekundäres Absinken des Gelenkfragmentes (bei sehr kleinen Verletzungen ggf. auch arthroskopisches Vorgehen möglich).
  - Bei Spaltbruch mit Depression: Operationstechnik: Anhebung des Fragmentes und Unterfütterung mit autologer Spongiosa über dem Hauptfrakturspalt, ggf. Auffüllung der Defekthöhle mit autologem kortikospongiösem Span. Stabilisierung mittels Spongiosazugschraube oder Abstützplatte, je nach Ausdehnung des Defektes. Bei bikondylären Frakturen zunächst Reposition und Fixation des größeren Fragmentes am Tibiaschaft (meist mediales Fragment).
  - Luxationsfrakturen: Abstützplatte und Spongiosazugschrauben. Bei verbleibender Bandinstabilität erfolgt die Versorgung der verletzten Bandstrukturen entsprechend den Kriterien der Kniegelenkschirurgie, wobei die notwendigen Bandrekonstruktionen in der Regel nicht primär durchgeführt werden sollten, da der Wiederaufbau der ossären und kartilaginären Strukturen zunächst Vorrang hat (mehrzeitiges Vorgehen).

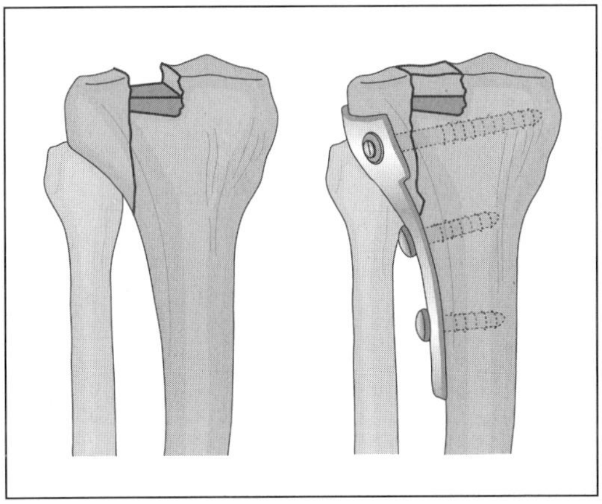

Abb. 10.**4** Osteosynthetische Versorgung bei Spaltbruch mit Depression.

  - Bei Komplextraumen bzw. Trümmerfrakturen: 2-zeitiges Vorgehen – zunächst Grobreposition und Débridement bei offenen Verletzungen und Versorgung mit kniegelenkübergreifendem Fixateur externe. Gelegentlich perkutane Minimalosteosynthese mit Kirschner-Drähten, um die Gelenkflächen zu adaptieren. Sobald der Patient bezüglich der allgemeinen Situation stabilisiert ist, kann die definitive Versorgung erfolgen.
  - Bei offenen Verletzungen: ggf. mehrmalige „Second-Look"-Eingriffe notwendig mit vorübergehender Kunsthautdeckung. Definitive Rekonstruktion und Stabilisierung nach Abklingen des Wundödemes sowie bei infektfreier Gesamtsituation, idealweiser jedoch vor Ablauf der 2.–3. Woche nach dem Unfallgeschehen.
- *Nachbehandlung:* Ab 1. postoperativem Tag Beginn mit isometrischem Muskeltraining und Beübung auf Motorschiene (CPM-Schiene). Vollbelastung ist bei einfachen Frakturen nach 8–10 Wochen möglich, bei Impressionsfrakturen sowie Trümmerfrakturen und Komplextraumen in der Regel TB für 12 Wochen. Bei Luxationsfrakturen Nachbehandlung abhängig vom Ausmaß der Bandverletzungen.

10.5.2 Tibiaschaftfrakturen

Definition

Durch direktes oder indirektes Trauma entstehende Fraktur der Tibia häufig mit Weichteilverletzungen und Gefäß-/Nervenverletzungen.

Ätiologie

- Durch Auto- oder Motorradunfall (Stoßstangenverletzungen) bzw. Sporttraumen (Fußball) entstehende Fraktur, häufig in Kombination mit Fibulafrakturen (komplette Unterschenkelfraktur).
- Klassifikation (AO-Klassifikation; Abb. 10.**5**).

Klinik

Klassische Frakturzeichen mit Bewegungsschmerz, Schwellung und Druckschmerz. Bei direktem Trauma häufig begleitende Weichteilverletzungen bzw. offene Fraktur.

Diagnostik

Röntgen des Unterschenkels in 2 Ebenen sowie Befunderhebung des neurovaskulären Status, ggf. dopplersonographische Untersuchung oder Angiographie. Ausschluss von begleitenden Knie-/OSG-Verletzungen.

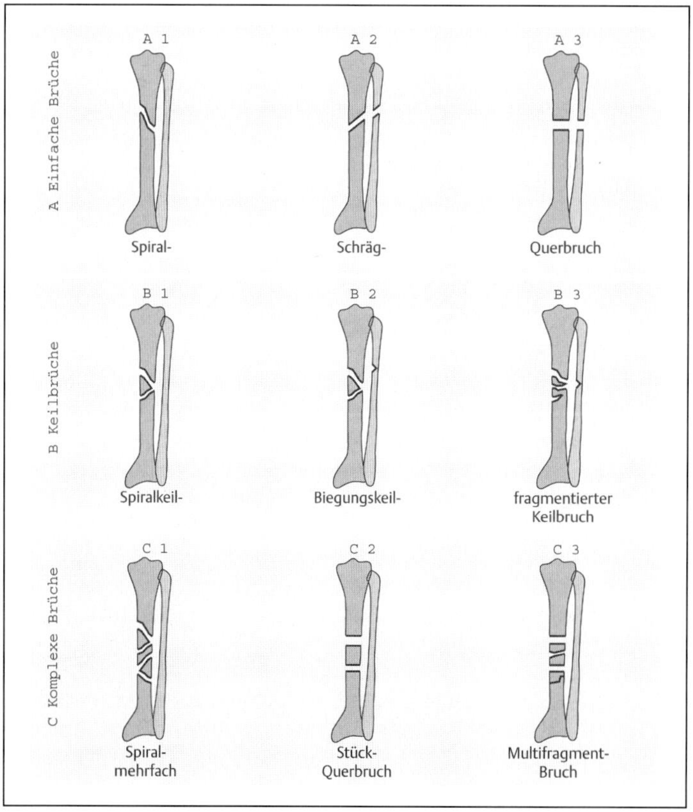

Abb. 10.**5** AO-Klassifikation der Tibiaschaftfraktur.

Konservative Therapie

- Bei nicht dislozierter Fraktur der Tibia bzw. kompletter Unterschenkelfraktur mit geringer Dislokation oder bei Unterschenkelfrakturen im Wachstumsalter: OS-Liegegips für 2 Wochen, dann Übergang auf Oberschenkelgehgips und entsprechende Röntgen-Kontrolle. Konsolidierungszeit für einfache Drehbrüche 8–10 Wochen, für Quer- und Biegungsbrüche bis 14 Wochen.

Operative Therapie

- *Indikation* besteht immer bei:
  - begleitenden Gefäß-/Nervenverletzungen
  - offenen Frakturen II. und III. Grades
  - instabilen Frakturen mit stärkerer Dislokation
  - interponierten Muskel- oder Sehnenanteilen
  - primär konservativ behandelten Frakturen, die sekundär disloziert sind
  - polytraumatisierten Patienten, die eine Intensivbehandlung benötigen
- *Operative Verfahren:*
  - Operationstechnik: Marknagelung: Indiziert bei geschlossenen Schrägfrakturen sowie Querfrakturen, insbesondere im mittleren Tibiabereich: am Traktionstisch wird unter BV-Kontrolle der Marknagel nach Eröffnung des Tibiakopfes mit dem Pfriem und Aufbohren der Tibia der Marknagel entsprechend der aufgebohrten Größe eingebracht. Unter BV-Kontrolle „Auffädeln" des distalen Fragmentes bis zur definitiven Stellung des Marknagels. Bei Mehrfragmentfrakturen ggf. statische bzw. dynamische Marknagelung mit Rotationssicherung (Verriegelungsnagel).
  - Fixateur externe: Indikation bei offenen Frakturen sowie bei Frakturen mit ausgedehnten geschlossenen Weichteilschäden oder Trümmerfrakturen bzw. polytraumatisierten Patienten die sehr rasch primär versorgt werden müssen.
  - Plattenosteosynthese: Dreh- und Spiralfrakturen sowie längere Schrägfrakturen, Schaftfrakturen mit Gelenkbeteiligung, bei begleitenden Gefäß-/Nervenverletzungen sowie bei Z. n. vorausgegangenen Korrekturosteotomien. Wichtige Voraussetzung ist eine gute Weichteildeckung des Plattenlagers (mediale Tibia). Übungsstabil ab Operation.
  - Isolierte Verschraubung: Nur bei längeren Dreh- oder Drehkeilfrakturen indiziert (Bruchlinie länger als der doppelte Knochendurchmesser). Hierbei wird durch eine Schraubenosteosynthese ein interfragmentärer Druck erzeugt. Postoperativ lediglich übungsstabil, daher empfiehlt sich die Anlage eines Oberschenkelgipses, hauptsächlich bei jüngeren Patienten indiziert.
  - Gedeckte Cerclage: Indikation genau wie bei isolierter Verschraubung. Unter Traktion wird die Fraktur reponiert und unter BV-Kontrolle eine perkutane Drahtcerclage durchgeführt. Postoperativ Anlage eines Oberschenkelgipses und Entlastung 3 Wochen postoperativ, anschließend sukzessive Steigerung auf Vollbelastung bis zur 12. postoperativen Woche.
- Bei allen genannten Operationsverfahren postoperativ Mobilisation der angrenzenden Gelenke.
- Häufigste Komplikationen postoperativ sind die Entstehung eines Kompartmentsyndroms, die Sudeck-Dystrophie und eine Pseudarthrosenbildung.

10.5.3 Sprunggelenksfrakturen

Definition

Frakturen im oberen Sprunggelenk, häufig als kombiniert knöchern-ligamentäre Verletzung.

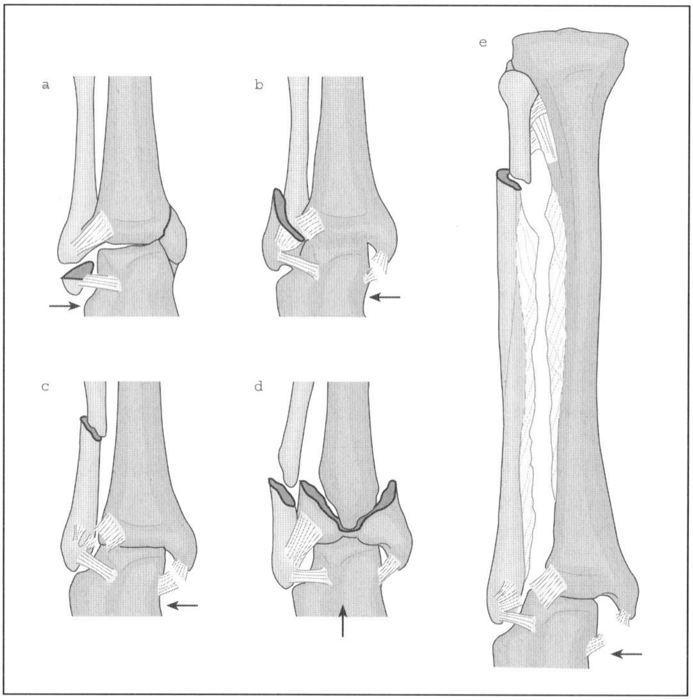

Abb. 10.**6** Klassifikation der Sprunggelenksfrakturen.
Die Klassifikation der Luxationsfrakturen (nach Weber) richtet sich nach der Höhe der Fibulafraktur (Weber Typ A/B/C), unabhängig von der Art der medialseitigen Verletzung (Innenbandruptur oder Innenknöchelbruch). Differenziert hiervon wird der Stauchungsbruch (Pilon-tibial-Fraktur). Die Maisonneuve-Fraktur stellt eine Sonderform der Luxationsfrakturen dar.
a Fraktur der Fibula distal der Syndesmose (Typ A).
b Fraktur der Fibula in Höhe der Syndesmose (Typ B).
c Fraktur der Fibula proximal der Syndesmose (Typ C).
d Stauchungsfraktur (Pilon tibial).
e Maisonneuve-Fraktur (Kombination der hohen Fibulafraktur mit Verletzung am Innenknochen).

Ätiologie

In der Regel durch indirekte Gewalteinwirkung (Umknicken) oder durch direkte Traumen (Sturz aus größerer Höhe) mit Zertrümmerung der distalen tibialen Gelenkfläche (Pilon-tibial-Fraktur). Luxationsfrakturen entstehen durch Torsions- und Biegekräfte, die entsprechend der Stellung des Fußes zu unterschiedlichen Bruchformen führen.

Epidemiologie

- Neben Radius- und Schenkelhalsfraktur häufigste Fraktur.
- Klassifikation (Abb. 10.**6**)
  - nach Weber A, B, C
  - nach Lauge-Hansen: Supination–Eversion, Supination–Adduktion, Pronation–Eversion, Pronation–Abduktion
  - Pilon tibial
  - Tillaux-Chaput

Klinik

Typische Frakturzeichen mit Schmerzen und starker Schwellung, ggf. Durchspießung der Haut und bei Luxationsfrakturen die Luxationsstellung.

Diagnostik

Radiologische US (zur besseren Beurteilung der Knöchelgabel im a.–p. Bild IRO des Fußes um 20° notwendig). Bei geringstem V. a. eine hohe Fibulafraktur (Maisonneuve-Fraktur) Anfertigung von Unterschenkel-Ganzaufnahmen. Anhand der Lokalistion der Fibulafraktur können Rückschlüsse auf eine möglicherweise vorhandene Syndesmosenruptur gezogen werden können.

Konservative Therapie

- Bei undislozierten Frakturen (Weber-A- oder isolierte Innenknöchelfraktur).
- Immer frühestmögliche Reposition, um einen inneren Dekubitus zu verhindern: Reposition in entgegengesetzter Richtung der Frakturentstehung (s. Klassifikation nach Lange-Hansen).
- Nach Abschwellen für 6 Wochen Gehgips. Immer Röntgenkontrolle nach Reposition sowie als Verlaufskontrolle. Dann bei Gipsanlage unbedingt auf gute Polsterung achten (Fibulaköpfchen – *Cave* N. peroneus superficialis).

Operative Therapie

(Abb. 10.7)

- Indiziert bei allen dislozierten Frakturen mit einer Stufenbildung der gelenkbildenden Flächen von mehr als 2 mm sowie bei offenen Frakturen, Frakturen mit Gelenk-/Nervenverletzungen und Pilon-tibial-Frakturen.
- Idealer Operationszeitpunkt: Möglichst sofort oder aber erst nach Abschwellen (4–5 Tage nach dem Trauma).
- *Operationstechnik:*
  - *Weber-A-Fraktur* (disloziert): Zugschraubenosteosynthese der Fibula und postoperativ Anlage eines Unterschenkelgipses mit relativ rascher Belastbarkeit.
  - *Weber-B-Fraktur:* Isolierte Zugschraube oder Plattenosteosynthese durch Fibula-Versorgung mit Drittelrohrplatte, ggf. adaptierende Naht der Syndesmose.
  - *Weber-C-Fraktur:* Plattenosteosynthetische Versorgung, bei Instabilität der Knöchelgabel Einbringen einer Stellschraube nach Syndesmosennaht und exakter Reposition (Entfernung der Stellschraube nach 6 Wochen).
  - *Maisonneuve-Frakturen:* Exakte Reposition und Einstellen der Fibulalänge und indirekte Osteosynthese (direkte Osteosynthese gefährdet den N. peroneus zu sehr), Naht der Syndesmose.
  - *Innenknöchelfraktur:* Exakte Reposition und Versorgung mit Kleinfragmentschraube, ggf. Zuggurtung.
  - *Volkmann-Fraktur:* Reposition und Versorgung mit Kleinfragmentschraube mit Unterlegscheibe.
  - *Pilon-tibial-Fraktur:* Auffüllen des Spongiosadefektes und möglichst exakte Rekonstruktion der Gelenkfläche.
  - Offene Verletzungen, stärkere Verletzung des Weichteilmantels, Infektsituation: Anlage eines Fixateur externe, ggf. späterer Verfahrenswechsel auf interne Osteosynthese. Bei ausgedehnten Trümmerfrakturen ggf. primäre Arthrodese.
- *Nachbehandlung:* Bei einfachen Frakturen nach 6–8 Wochen Vollbelastung, bei ausgedehnteren Gelenkflächenrekonstruktionen Vollbelastung erst nach 12–16 Wochen.

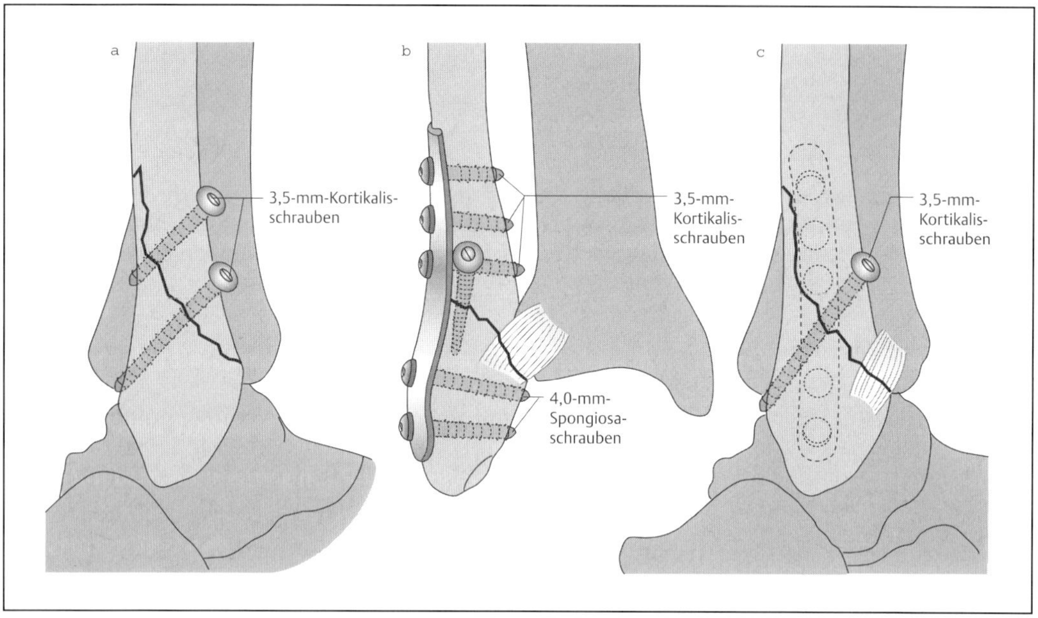

Abb. 10.**7** Operative Versorgung von OSG-Frakturen (Schema). Osteosynthese der Fibula bei der Weber-B-Fraktur. **a** Mittels 2 Zugschrauben, die in qualitativ gutem Knochen fassen, lässt sich eine suffiziente Osteosynthese erreichen. **b–c** Häufiger jedoch ist eine Neutralisationsplatte erforderlich, die zur Abstützung des Malleolenfragments lateral angebracht wird.

10.5.4 Achillessehnenruptur

Definition

Durch direkte oder indirekte Gewalteinwirkung hervorgerufenes Zerreißen der Achillessehne.

Ätiologie

Meist durch eine indirekte Gewalteinwirkung hervorgerufene Kontinuitätsdurchtrennung der Achillessehne bei in aller Regel zuvor bestehender degenerativer Schädigung.

Klinik

- In der Regel vollständige Aufhebung der aktiven Plantarflexion mit z. T. stärkerer Schwellung und deutlicher Druckschmerzhaftigkeit im Bereich der Achillessehne.
- Palpable Delle oberhalb des Achillessehnenansatzes.
- Bei Kompression der Wadenmuskulatur bleibt die Plantarflexion des Fußes bei der Untersuchung in Bauchlage aus (Thompson-Test).

Diagnose

- Klinisch.
- Sonographisch.

Differenzialdiagnostik

- Muskelfaserriss des Gastroknemius (eher proximale Lokalisation, sonographisch gut zu differenzieren), Achillodynie (Plantarflexion schmerzhaft, jedoch nicht aufgehoben).

Konservative Therapie

Initial Kühlung und Ruhigstellung in OS-Liegegips mit Spitzfußstellung von 30° für insgesamt 2 Wochen. Für weitere 2 Wochen dann US-Liegegips in etwa 10–20° Spitzfußstellung. In der 5.–6. Woche US-Gips für weitere 2 Wochen in jetzt plantigrader Fußstellung und zunehmender Vollbelastung. 6 Wochen nach Unfallereignis Abnahme des Gipses und Intensivierung der mobilisierenden Krankengymnastik. Sportkarenz für 4 Monate. Temporäre Absatzerhöhung zur Sehnenentlastung. Rerupturrate bei konservativer Therapie ca. 10 %.

Operative Therapie

- *Frische Ruptur:* Operative Versorgung durch End-zu-End-Naht (Kirschmeier, Bunell). Bevorzugung der End-zu-End-Naht ohne primäre Entflechtungsnaht mit der Plantaris-longus-Sehne, es sei denn, es liegen ausgedehnte degenerative Vorschäden vor, die eine Sehnenplastik notwendig machen (Fibrinklebung).
- *Ältere Ruptur:* Versorgung in der Regel mit Sehnenplastik (Peroneus-brevis-Plastik nach Blauth). Griffelschachtelplastik oder Z-Plastik wegen stärkerer Retraktion der Stumpfenden. Bei einem knöchernen Ausriss in der Regel Verschraubung mit Spongiosazugschraube.
- *Operationstechnik:* Griffelschachtelplastik: Längsschnitt über der Achillessehne, Darstellung der Sehnenruptur, aus dem proximalen Sehnenstumpf wird U-förmig ein Sehnenteil mobilisiert und im Sehnenverbund nach kaudal zur Überbrückung des Defektes gezogen, Sehnennaht, Wundverschluss.
- *Nachbehandlung:*
  - analog zur konservativen Therapie zunächst mit OS-Gips und nach Weichteilabschwellung Übergang auf US-Gips in Spitzfußstellung.
  - Rerupturrate ca. 3–5 %, meistens innerhalb der ersten 3 postoperativen Monate.
  - Infektionsrate 4–5 %. Sportkarrenz für 4 Monate postoperativ. Temporäre Absatzerhöhung zur Sehnenenttlastung, KG-Therapie nach Gipsabnahme.

10.5.5 Außenbandruptur

Definition

Ruptur der Ligg. talofibulare anterius und posterius sowie des Lig. calcaneofibulare sowie der lateralseitigen Gelenkkapsel je nach Ausmaß des zugrunde liegenden Traumas.

Epidemiologie

Häufigste Bandverletzung überhaupt.

Ätiologie

- Supinations-/Inversionstrauma, kombinierte Kapsel-Band-Ruptur, selten isolierte Ruptur des Lig. calcaneofibulare.
- Pathogenese.
- Varisches Umknicken des oberen Sprunggelenkes.

Klinik

- Schwellung vor und unter dem Außenknöchel mit lokalem Druckschmerz und Einschränkung der Gehfähigkeit.
- Typische Klinik mit Schmerzverstärkung unter Varusstress, ggf. klinische Bandinstabilität mit Talusvorschub und seitlicher Aufklappbarkeit.

Röntgen

- Röntgen des OSG in 2 Ebenen zum Frakturausschluss, ggf. US-Aufnahme (Ausschluss Maisonneuve-Fraktur) – sog. „gehaltene Aufnahme" nur notwendig, wenn das Ausmaß der Bandinstabilität als Entscheidungskriterium zur operativen Versorgung gewählt wird (Seitenvergleich). Bei Taluskippung von mehr als 25° liegt in der Regel eine komplette Instabilität mit Ruptur aller o. g. Bänder vor.
- Die Arthrographie ist selten indiziert.

Differenzialdiagnostik

Chronische Bandinstabilität nach vorausgegangener OSG-Distorsion, Malleolarfraktur (Röntgendiagnostik!).

Konservative Therapie

Bringt zumindest gleich gute Resultate wie Operation. Primärtherapie mit Hochlagerung, Kühlung und mäßiger Kompression. Funktionelle Orthesen, die die Pronationsstellung des Rückfußes halten (Aircastschiene, Tapeverbände).

Operative Therapie

Die Indikation zur operativen Therapie wird noch immer kontrovers diskutiert. Mehr und mehr wird jedoch auch bei stärkerer Aufklappbarkeit des OSG bis zur Subluxation die konservative Therapie bevorzugt, da vergleichende langfristige Studien weitgehend identische Ergebnisse gezeigt haben. Insgesamt gute Prognose bei adäquater Therapie.

10.5.6 Außenbandinstabilität des oberen Sprunggelenkes

Definition

Chronische Außenbandinsuffizienz des OSG mit Neigung zum Umknicken.

Ätiologie

- Habituell (konstitutionelle Bindegewebsschwäche).
- Nach unzulänglich behandelten oder nicht erkannten Außenbandrupturen.

Klinik

- Gangunsicherheit auf unebenem Boden, gehäuftes Umknicken (Supinationstrauma), Belastungsschmerz und rezidivierende Schwellung. Anamnestisch vorausgegangene Supinationstraumen mit typischer Klinik.

Diagnostik

- Gehaltene Aufnahme des OSG im Seitenvergleich.

Differenzialdiagnostik

- Peronäussehnenluxation.

Konservative Therapie

- Auftrainieren der Peronäalmuskulatur, Tape- und Stützverbände, insbesondere bei Sportausübung.

Operative Therapie

- Bandersatzplastik mit Plantarissehnentransplantat nach Weber oder Periostplastik nach Kuhner.
- Operationstechnik: Bandplastik nach Watson-Jones: hälftige Abspaltung der Peroneus-brevis-Sehne und Verankerung im Talushals.
- Postoperative Nachbehandlung: 3 Wochen Liegegips, anschließend 3 Wochen Gehgips mit TB.

10.5.7 Tibialis-anterior-Syndrom

Definition

Durch Drucksteigerung hervorgerufene Ischämie der Muskulatur mit Muskulatur- und Nervenschädigung in der Tibialis-anterior-Loge.

Synonym

Kompartmentsyndrom.

Ätiologie und Pathogenese

Trauma oder muskuläre Überbeanspruchung führt zu Muskelödem/Entzündung und damit zur Drucksteigerung in der Muskelloge. Es resultiert eine Muskelnekrose/Nervenläsion und sukzessiv eine Kontraktur.

Klinik

Muskelschmerzen, Muskeldehnungsschmerzen bei Überstreckung der Zehen bzw. des Fußes, Verhärtung der entsprechenden Muskulatur. Sensibilitätsstörungen/Ausfall der peripheren Pulse gelten als Spätsyndrome.

Diagnostik

- Gewebsdruckmessung der betroffenen Muskelloge.

Differenzialdiagnostik

- Phlebothrombose, Lumboischialgie, Muskelfaserriss, akute Nervenlähmung.

Konservative Therapie

Prophylaktisch nach US-Traumen bzw. Frakturen und operativer Versorgung Hochlagerung sowie intraoperativ Einlage einer Redon-Drainage und nicht „wasserfester" Verschluss der Faszie. Bei V. a. Kompartimentsyndrom sofortige operative Therapie.

Operative Therapie

- Bei V. a. Tibialis-anterior-Syndrom immer breite Fasziotomie indiziert.
- Hautinzision parafibulär anschließend Spaltung des anterioren Kompartimentes. Analoges Vorgehen in den 3 anderen Kompartimenten am US (Peronäusloge, oberflächliches dorsales Kompartiment und tiefes dorsales Kompartiment).

10.6 Amputationen

10.6.1 Grundlagen der Amputationschirurgie am Unterschenkel

- Amputationshöhe: distaler US eignet sich schlecht für prothetische Versorgung, daher möglichst Übergang proximales/mittleres Drittel.
- Möglichst spannungsfreier Wundverschluss (wenn möglich tibiofibuläre Synostosen- bzw. Brücken-Bildung zur Stumpfverbreiterung) und darauf achten, dass die Narbe möglichst außerhalb der Belastungszone liegt.
- Gute muskuläre Deckung des Knochenstumpfes (Ausnahme: Patienten mit ausgedehnter pAVK).
- Nerven im Unterschenkelbereich wegen Begleitgefäßen 2fach ligieren und ca. 3–4 cm proximal des Knochenstumpfes abtrennen. Durchtrennung der Nerven möglichst dort, wo sich Neurome bei Entstehung möglichst wenig nachteilig für den Patienten auswirken (Vermeidung einer oberflächennahen Lage in der Belastungszone).
- Ligatur von Blutgefäßen möglichst weit distal mit doppelter Ligatur und Umstechung.
- Offene Wundbehandlung bei nicht vollständig auszuräumender Infektsituation.
- Gute Polsterung des Stumpfes bei pAVK.
- Bei postoperativer Nachbehandlung engmaschige Verbandswechsel und leichte Hochlagerung des Stumpfes (Ausnahme pAVK). Bei offener Wundbehandlung wiederholtes Débridement und granulationsfördernde Salbenbehandlung. Ggf. flankierende Antibiotikatherapie und optimale Einstellung des Blutzuckerspiegels bei Diabetikern. KG zur Vermeidung von Kniegelenkskontrakturen.

Komplikationen

- Insbesondere bei Patienten mit pAVK und Diabetikern häufig Wundheilungsstörungen.
- *Phantomschmerzen:* Optimierung der Stumpfeinbettung, Analgetika, Therapie mit Kalzitonin (Karil). Gegebenenfalls Behandlung mit Elektrostimulation, z. B. TENS-Gerät.

Früh- oder Interimsprothese

Prothesen, die dem Patienten am 1. oder 2. postoperativen Tag angelegt werden können (Ausnahme pAVK-Patienten erst nach 3 Wochen) mit dem Ziel einer frühzeitigen Mobilisierung und einer Vorbereitung des Stumpfes auf die spätere Belastung. Prinzip ist es, den Patienten möglichst früh zu mobilisieren, um seine Gehfähigkeit zu erhalten (ältere Patienten). Die Prothesen können entsprechend dem abnehmenden US-Volumen (Wundödem) angepasst werden. Bei einigen Modellen können Teile der Frühprothese bzw. Interimsprothese bei der Definitivprothese wieder verwandt werden.

10.6.2 Unterschenkelamputation

Indikation

- pAVK mit entsprechender Minder- bzw. Nicht-Durchblutung des US.
- Osteomyelitis mit entsprechender Ausdehnung (kein Erfolg durch Sanierung).
- Traumatische US-Verletzung ohne erfolgversprechende Erhaltungsmöglichkeit der unteren Extremität, Gangrän der unteren Extremität mit Progredienz, funktionslose untere Extremität bei kompletter Nervendurchtrennung (Elektivoperation).

Operative Technik

- Amputationstechnik nach Burgess: fischmaulförmiger Hautschnitt am US, der hintere Weichteillappen ist ca. 12 cm länger als der ventrale Schnitt. Durchtrennung der Muskeln der Streckerloge und der Peronäalloge und Ligatur der Gefäße sowie Kürzen der Begleitnerven. Präparation des Knochens und Abschieben der Weichteile nach distal bzw. kurzstreckig proximal. Anschließend Durchtrennung der Fibula ca. 5–10 mm proximal der Tibia, welche anschließend durchtrennt wird, Abrunden der Vorderkante. Abtrennung der dorsalen Weichteile von der Rückseite. Resektion bzw. Ausdünnung des M. soleus (Minderdurchblutung), Präparation der Gefäße und Nerven entsprechend den allgemeinen Amputationskriterien (s. 10.6.1). Möglichst spannungsfreier Hautverschluss mit Einzelknopfnähten, Stumpfverband mit entsprechender Bandagierung.
- Postoperative Nachbehandlung: s. allgemeine Grundlagen der Amputationschirurgie (10.6.1).

10.7 Prothetik und Orthetik

- Ausreichende Stumpflänge (mehr als 10 cm Tibialänge): Kurzprothese:
  - Botta (Kondylenbettung)
  - PTB (patella tendon bearing prothesis)
- Kurzer Stumpf: US-Prothese mit OS-Schaft.
- Herabgesetzte Stumpfbeschaffenheit: US-Prothese mit OS-Schaft und Tuberaufsitz.

10.8 Begutachtung

Bei der Begutachtung des US sowie des Sprunggelenkes und Fußes sind der plantigrade Auftritt und die Abrollmöglichkeit des Fußes von entscheidender Bedeutung für die funktionelle Leistungsfähigkeit. Eine Wackelbeweglichkeit im Bereich des oberen Sprunggelenkes oder eine in Rotationsfehlstellung verheilte US-Fraktur sind ebenso wie neurologische Defizite und Durchblutungsstörungen von vorrangiger Bedeutung für die funktionelle Gebrauchsfähigkeit der unteren Extremität. Entsprechend den allgemeinen Begutachtungskriterien wird die Gebrauchsminderung des US bzw. Sprunggelenkes in Bruchteilen des Gesamt-/Beinwertes angegeben.

Tabelle 10.**1**

	SER/SchwbG MdE/GdB	**GUV MdE**	**PUV Gliedertaxe**
Exartikulation im Kniegelenk	60 %	70 %	60 %
Verlust des Beines im Unterschenkel	50 %	50 %	45 oder 50 %

Tabelle 10.**2** Bewegungseinschränkung, Versteifung

	SER/SchwbG MdE/GdB	**GUV MdE**	**PUV Gliedertaxe**
Versteifung des Kniegelenkes in 0–5–5	30 %	30 %	2/5 Bein
Versteifung des Kniegelenkes in 20° Beugestellung	40 %	–	½ Bein
Versteifung des Kniegelenkes in 30° Beugestellung	50 %	–	3/5 Bein
Versteifung beider Kniegelenke	80 %	80 %	2/5 + 2/5 Bein
Kniebeweglichkeit 0–10–60, stärkere Beinschwäche	30 %	–	3/10 Bein
Kniebeweglicheit 0–0–90, leichte Beinschwäche	10 %	0–10 %	1/7 Bein
Wackelknie, Stützapparat nötig, starke Beinschwäche	30–50 %	30–50 %	½ Bein
Leichtes Wackelknie	20 %	10–20 %	1/10–1/5 Bein
Versteifung des OSG und USG in günstiger Stellung	20 %	30 %	3/7 Bein
Totalendoprothese des Kniegelenkes	30–40 %	30 %	2/5 Bein
Chronische Osteomyelitis am Unterschenkel	20–40 %	–	–

Tabelle 10.**3** Lähmungen

	SER MdE/GdB	**GUV MdE**	**PUV Gliedertaxe**
N. tibialis	30 %	25 %	1/3 Bein
N. peroneus communis	30 %	30 %	2/5 Bein
N. peroneus profundus	30 %	25 %	1/3 Bein
N. peroneus superficialis	20 %	15 %	1/10 Bein

Literatur

Bauer R, Kerschbaumer F, Poisel S (Hrsg.). Orthopädische Operationslehre. Bd. 2. Stuttgart: Thieme; 1994f.

Krueger-Franke M, Siebert CH. Sports-related two-plane fractures of the distal tibia. Arch Orthop Trauma Surg. 1991;110:316-7.

Mahnken AH, Staatz G, Hermanns B, Gunther RW, Weber M. Congenital pseudarthrosis of the tibia in pediatric patients: MR Imaging. Am J Roentgenol 2001;177:1025-9.

Müller ME, Allgöwer M, Schneider R, Willenegger H. Manual der Osteosynthese – AO-Technik. 3. Aufl. Berlin: Springer; 1992.

Siebert CH, Rinke F, Lehrbaß-Sökeland K-P, Hansis M. Sekundäre Versorgung von Tibiafrakturen mittels Plattenosteosynthese – Einsatzmöglichkeiten für ein altes, aber bewährtes Verfahren. Akt Traumatol. 1993;23:307.

Siebert CH, Lehrbaß-Sökeland K-P, Rinke F, Hansis M. Compression plating of tibial fractures following primary external fixation. Arch Orthop Trauma Surg. 1997;116:390.

Tscherne H. Prinzipien der Primärversorgung von Frakturen mit Weichteilschaden. Orthopäde. 1983;12:9.

Weber BG. Verletzungen des oberen Sprunggelenkes. 2. Aufl. Bern: Huber; 1972.

Weber M. Segmenttransport des Knochens mittels Kabelrollen und flexiblem Draht - Eine neue Technik am Ringfixateur. Med Orth Techn. 1998;118:134-40.

Weber M, Siebert CH, Heller KD, Birnbaum K, Kaufmann A. Segmental transport utilizing cable wires and pulleys mounted on an Ilizarow frame - A new technique. J Bone Jt Surg, Suppl. 1999;81-B:148.

Weber M. Eine neue Technik der Stumpfkappenplastik am Unterschenkel. Orthop-Techn. 2001a;4:240-6.

Weber M. Der Segmenttransport. Z Orthop. 2001b;139:111.

Weber M. Neurovascular calcaneo-cutaneus pedicle graft for stump capping in congenital pseudarthrosis of the tibia: Preliminary report of a new technique. J Pediatr Orthop. 2002;11-B:47-52.

11 Fuß

11.1 Praktische Anatomie

- Der Fuß ist als doppelte Gewölbekonstruktion aufgebaut. Im Vorfuß zwischen dem 1. und 5. Strahl befindet sich im unbelasteten Zustand das Quergewölbe, dessen Abflachung als Spreizfuß bezeichnet wird. Das Längsgewölbe ist zwischen Vor- und Rückfuß ausgeformt, entsteht durch die Torsion der Fußwurzel und ist medialseitig höher ausgebildet als am Fußaußenrand.
- Unter statischen Aspekten wird im Stand von einem 3-Punkt-Konzept ausgegangen, wobei die Mittelfußköpfchen des 1. und 5. Strahles sowie die Ferse die Hauptbelastungspunkte des Fußes sind. Während des dynamischen Gangablaufes kommt es jedoch zur Hauptlastübernahme durch die Mittelfußköpfchen II und III, die dynamische Druckverteilung der Strahlen 1–5 entspricht der Formal 1,5 zu 3 zu 3 zu 1,5 zu 1. Die Hornhautbeschwielung der Fußsohle ermöglicht somit Rückschlüsse auf die individuelle Fußsohlendruckverteilung. Eine Abflachung des Längsgewölbes wird als Pes planus oder Plattfuß bezeichnet.
- Für die Entwicklung und Ausprägung des Fußskelettes hat eine ausgewogene Muskelfunktion einen wesentlichen Einfluss.
- Bei lähmungsbedingtem Ausfall einzelner Muskeln entstehen paralytische Fußdeformitäten.
- Aufgrund der hohen Varianz der individuellen Fußform ist eine „normale“ Fußform nicht exakt definierbar.

11.2 Deformitäten

11.2.1 Klumpfuß

Synonyme

Pes equinovarus, excavatus et adductus.

Definition

- Komplexe Fußdeformität mit 4 Komponenten:
  - Equinus (Spitzfuß)
  - Varus (Varusstellung des Kalkaneus)
  - Exkavatus (Hohlfuß)
  - Adduktus (Sichelfuß)

Funktionell liegt eine Verkürzung der Achillessehne sowie eine Subluxation im Chopart- und Subtalargelenk vor, wobei der M. tibialis posterior als sogenannter Klumpfußmuskel einen entscheidenden Anteil hieran trägt.

Epidemiologie

- Inzidenz: 1 pro 1000 Lebendgeborene.
- In der Hälfte der Fälle beidseitig.
- 2/3 der Erkrankten sind Jungen.

Hypothesen zur Ätiologie

- Intrauterine Anomalien als mechanische Ursachen.
- Muskelungleichgewichte bei neuromuskulären Erkrankungen (Spina bifida, infantile Zerebralparese etc.).
- Fehlentwicklung von Muskelgruppen (wie bei Arthrogryposis multiplex congenita).
- Durchblutungsstörungen im Bereich des medialen Fußrandes.
- Hereditär, da häufig eine erhöhte Inzidenz des Klumpfußes bei Verwandten festgestellt wurde.
- Im Einzelfall multifaktorielle Ursachen.

Pathogenese

- Einwärtsdrehung der Fußwurzel im Subtalargelenk führt zu einer talonavikulären Subluxation. Talus und die Malleolengabel rotieren nach außen. Die Weichteile sind medialseitig derb verbacken und am Fußinnenrand, Talus, Kalkaneus, Navikulare und Innenknöchel aneinander fixiert.
- Prognose ist entscheidend vom Ausmaß der Deformität, der Rigidität und der Grunderkrankung abhängig.

Klinik

- Typische Deformität mit Spitzfuß, Rückfußvarus, Hohlfuß und Adduktion des Vorfußes bereits vor Geburt (Sonographie) oder postpartal erkennbar.
- Verschmächtigung der Wadenmuskulatur (Klumpfußwade).
- Unterschiedliche Redressierbarkeit der Fehlstellungen wegen Kontraktur der Weichteilstrukturen.
- Passiv vollständige Korrektur möglich: Klumpfußhaltung nach intrauteriner Zwangslage → gute Prognose.
- Klumpfuß als Ausdruck intrauterinen Platzmangels häufig mit Hüftdysplasie, Schiefhals, Säuglingsskoliose kombiniert, Siebener-Syndrom).
- Einteilung in 3 Schweregrade nach Korrigierbarkeit des Rück-/Vorfußes:
  - Grad I passiv über die Nullstellung korrigierbar
  - Grad II mit Mühe bis zur Nullstellung korrigierbar
  - Grad III nicht korrigierbar

Klassifikation nach Dimeglio

- Die Einteilung erfolgt nach Rigidität des Fußes (Dimeglio 1997):
  - soft - soft
  - soft - stiff
  - stiff - soft
  - stiff - stiff

Röntgen

- Durchführung von Röntgen-Funktionsaufnahmen in maximaler Dorsalextension a.-p. und seitlich. Dann Analyse der Winkelverhältnisse im Vergleich zum Normalfuß sowie Beurteilung des Fersenhochstandes (Abb. 11.**1**).

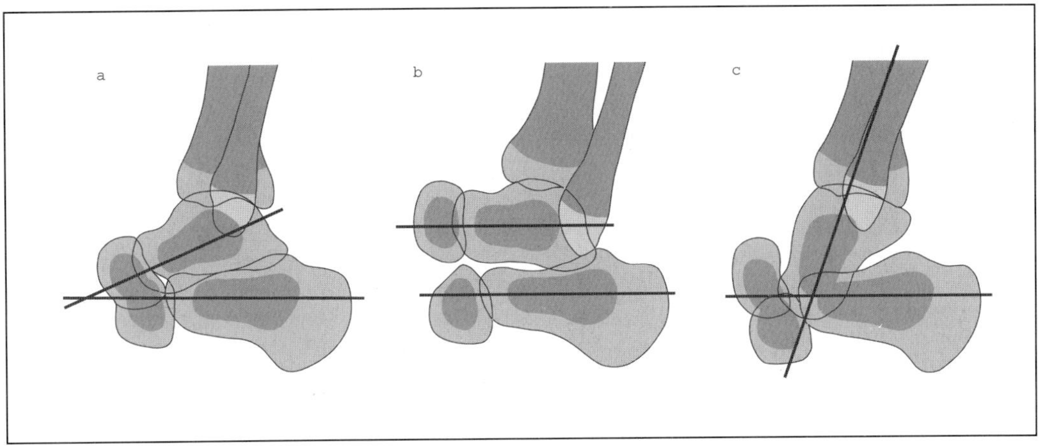

Abb. 11.1 Röntgenologische Darstellung des seitlichen Fußskeletts nach Kite beim Neugeborenen.
a *Normalfuß:* Der Winkel zwischen Talus und Kalkaneus beträgt ca. 30°. **b** *Klumpfuß:* Durch den Fersenhochstand kommt es zur Parallelstellung des Talus und Kalkaneus. **c** *Angeborener Plattfuß:* Der Talus steht in der Verlängerung der Tibia. Das Talonavikulargelenk ist luxiert.

Konservative Therapie

- Redressierende Behandlung des angeborenen Klumpfußes ab dem 1. Lebenstag. Zunächst Wickelung (empfindliche Haut), dann Anlage von Oberschenkel-Klumpfußgipsen in 90° Kniebeugestellung zunächst täglich, dann 2- bis 3-mal wöchentlich. Ab dem 2. Lebensmonat in 14-tägigen Abständen bis zur gewünschten Korrektur im 5.–6. LM.
- Zusätzlich kann im Rahmen des Gipswechsels eine manualtherapeutische Mobilisierungs- und Dehnungsbehandlung der verkürzten Weichteilstrukturen vorgenommen werden.
- Redressionsbehandlung ist auch als Kombination von Schalenbehandlung und funktioneller Therapie in Bewegungsschiene möglich (CPM, continuous passive motion).
- *Cave* bei Redression des Spitzfußes, da durch die Hebelwirkung am Vorfuß ein Schaukelfuß entstehen kann.
- Zudem Gefahr der Talusnekrose.

Operative Verfahren

- Bei einer Fußlänge von mindestens 8 cm (Alter ca. 5–6 Monate).
- *Operationstechnik:* Peritalares Release unter Verwendung des Cincinnati-Zuganges. Dabei werden sowohl Fußinnen- als auch Fußaußenrand korrigiert, wichtig ist die Korrektur einer bestehenden Medialverschiebung des Os cuboideum sowie komplette talonavikulare Reposition.
- Zusätzlich Verlängerung von Tibialis posterior und der Achillessehne. Bei Bedarf werden auch die Zehenbeuger verlängert. Fakultativ Sicherung des Repositionsergebnisses über Kirschner-Drähte, zusätzlich Gipsruhigstellung.

Nachbehandlung

- Fadenentfernung nach 3 Wochen, ME nach 4–6 Wochen. Gipsruhigstellung für insgesamt 6–8 Wochen, danach Versorgung mit Einlagen, Therapieschuhen und Oberschenkel-Klumpfuß-Nachtlagerungsschalen sowie Krankengymnastik mit Manualtherapie.
- Klumpfüße müssen bis Wachstumsabschluss regelmäßig kontrolliert werden.

- Klumpfußrezidiv des älteren Kindes: Ilizarov-Methode mit einem Unterschenkel- und Fuß-integrierenden Ringfixateur und sukzessiver multiplanarer Distraktionsbehandlung, evtl. in Kombination mit Osteotomien (z. B. Kalkaneusosteotomie).
- Restdeformitäten werden nach Abschluss des Wachstums durch eine T-Arthrodese korrigiert (Entnahme eines lateralseitigen Keiles im unteren Sprunggelenk sowie eines dorsalbasigen Keiles im Chopart-Gelenk.)

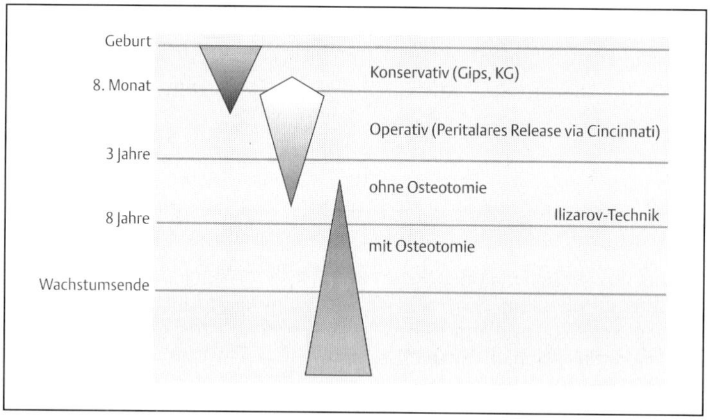

Abb. 11.**2** Klumpfuß: Therapieschema nach Weber, Abhängigkeit vom Patientenalter.

11.2.2 Spitzfuß

Synonyme

Pes equinus.

Definition

Plantarflexion des Fußes im OSG, sodass primär der Vorfuß belastet wird.

Ätiologie

- Bei neuromuskulären Erkrankungen (bei der Zerebralparese häufigste Deformität).
- Nach immobilisierenden Verbänden in Spitzfußstellung durch Kontrakturen der dorsalen Unterschenkelmuskelweichteile.
- Bei längerfristig bettlägerigen Patienten ohne Spitzfußprophylaxe entwickeln sich muskuläre Kontrakturen und Verkürzungen.
- Nach operativen Unterschenkelverlängerungen.
- Posttraumatisch.

Klinik

- Plantigrades Aufsetzen des Fußes nicht möglich, spitzfüßiges Gangbild entsprechend eingeschränkte Dorsalextension bei der aktiven und passiven Untersuchung. Eine verminderte Redressierbarkeit des Spitzfußes bei gestrecktem Kniegelenk ist hinweisend auf eine Verkürzung des M. gastrocnemius (2-gelenkiger Muskel, Ursprung am distalen Femur, Silverskjöld-Test).

- Häufige Kombination des Spitzfußes mit Rückfuß-Valgusstellung, die sich beim Versuch der Redression verstärkt. Durch die Spitzfüßigkeit ergibt sich eine funktionelle Beinverlängerung, die zum Genu recurvatum führen kann.
- Radiologisch Ausschluss von strukturellen knöchernen Veränderungen.

Konservative Therapie

- Entscheidende Bedeutung hat die Prophylaxe. Bei jeder länger dauernden Immobilisation im OSG und Bettlägerigkeit Vermeiden einer Spitzfußstellung (Ausnahme Achillessehnenruptur).
- Bei Kindern mit tonischen Spitzfüßen Therapiegipsserie mit Unterschenkelgehgipsen zur Redressionsbehandlung, evtl. in Kombiniation mit Botulinustoxin-Injektionen.
- Bei geringgradigem Spitzfuß des Erwachsenen konservativ durch eine beidseitige Absatzerhöhung.

Operative Therapie

- Geringgradiger Spitzfuß im Kindesalter: Operation nach Hoke (perkutane ASV).
- Mäßiggradiger Spitzfuß (Silverskjöld 15° pos.): Operation nach Baumann (intramuskuläre Gastroknemiusrezession).
- *Operationstechnik nach Baumann:* Dorsaler longitudinaler Hautschnitt am Unterschenkel am muskulotendinösen Übergang. Darstellen des distalen M. gastrocnemius. Dabei Schonung von V. saphena parva und N. suralis. Quere Gastroknemiusdurchtrennung, manuelle Hyperextension im oberen Sprunggelenk.
- Mäßiggradiger Spitzfuß (Silverskjöld neg.): Achillotenotomie, ggf. Kapseldiszision.
- Posttraumatisch mit Gelenkdestruktion: Arthrodese im OSG/USG, Operation nach Lambrinudi.

11.2.3 Hängefuß

Definition

Lähmungsbedingter, passiv korrigierbarer Spitzfuß.

Synonym

Fallfuß.

Ätiologie

- Infektionskrankheiten wie Poliomyelitis, Diphtherie.
- Läsionen der Nervenwurzel L5.
- Druckschädigung des N. peroneus am Fibulaköpfchen.
- Distale Schädigung des N. peroneus.

Klinik

- Aktive Fußhebung ist nicht möglich.
- Steppergang. Dabei schleift die Fußspitze auf der Erde, der betroffene Fuß wird durch vermehrte Kniebeugung nach vorne gesetzt.

Konservative Therapie

- Hängefußschiene (Peronäusfeder, Heidelberger Winkel).
- Innenschuhversorgung.
- Orthopädischer Schuh mit hochgezogenem Schaft.

Operative Therapie

- Bei lokaler N.-peroneus-Läsion ist eine neurochirurgische Rekonstruktion mit Nerventransplantation möglich.
- Beim Erwachsenen dauerhafte Stabilisierung durch T-Arthrodese mit ventralbasiger Keilentnahme (Operation nach Lambrinudi) oder Arthrorise (extraartikuläre knöcherne Anschlagsperre durch Einfalzen eines Knochenspanes in den Kalkaneus).

11.2.4 Hackenfuß

Definition

Vermehrte Dorsalextension des Fußes mit Steilstellung der Ferse.

Synonym

Pes calcaneus.

Ätiologie

- Beim Neugeborenen aufgrund einer intrauterinen Zwangslage. Dabei liegt der Fußrücken der Vorderseite des Unterschenkels an → günstige Prognose.
- Insuffizienz der Wadenmuskulatur (z. B. Schädigungen des N. tibialis).
- Überdosierte Achillessehnenverlängerung.

Klinik

- Deutlich vermehrte Dorsalextensionsfähigkeit des Fußes, eingeschränkte Plantarflexion.
- Lokal Überlastung unter dem prominenten Kalkaneus, dadurch lokale Beschwerden und bei gleichzeitig aufgehobener Sensibilität Gefahr von Drucknekrosen.

Konservative Therapie

- Versorgung mit orthopädischem Schuh. Dabei Rückverlagerung des Absatzes und Teilentlastung des Kalkaneus durch eine Fußbettung.

Operative Therapie

- Bei isoliertem Ausfall der Wadenmuskulatur Transposition des M. tibialis anterior auf die Ferse.
- Im Erwachsenenalter korrigierende T-Arthrodese mit dorsaler Keilentnahme.

11.2.5 Hohlfuß

Definition

Fußdeformität mit Verstärkung des Fußlängsgewölbes und Steilstellung der Metatarsalia. Rückfuß-Varusstellung (Abb. 11.**3**).

Synonym

Pes cavus.

Ätiologie

- Lähmung oder Atrophie der Fußbinnenmuskulatur sowie neurologische Systemerkrankungen, wie die spinale Muskelatrophie, Spina bifida und die Friedreich-Ataxie.
- Konstitutionell.

Klinik

- Verstärkung des Fußlängsgewölbes mit Steilstellung der Metatarsalia, dadurch hoher Rist. Dabei stärkste Steilstellung des 1. Mittelfußknochens, im seitlichen Röntgenbild Überkreuzung des 1. und 5. Metatarsale.
- Durch diese Steilstellung entwickelt sich eine Überbelastung der Mittelfußköpfchen, durch die Überkreuzung der Metatarsalia kann eine Rückfuß-Varusstellung resultieren.
- Begleitend dorsale Subluxation in den Zehengrundgelenken sowie häufig rigide Krallenzehen.

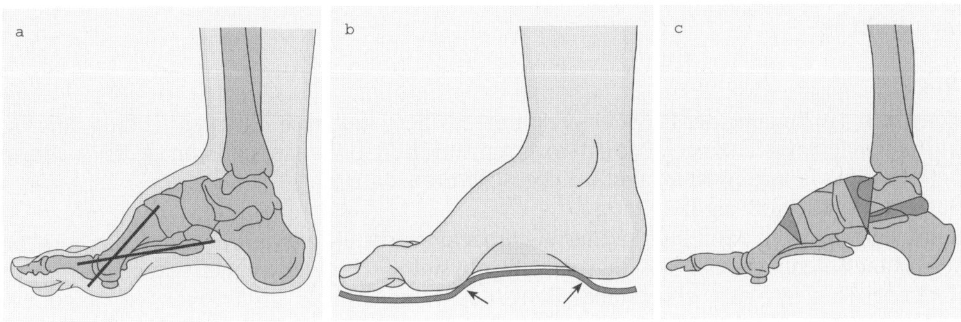

Abb. 11.**3** Hohlfuß: Schema der Deformität.
a Die deformität ist gekennzeichnet durch den hohen Rist. Das Fußgewölbe ist medialseitig am höchsten, deshalb kommt es zur Überkreuzung von Metatarsale I und V.
b Die Hohlfußeinlage wirkt korrigierend durch die Abstützung am Rande des Fußgewölbes.
c Die korrigierende T-Arthrodese wird oft mit einer basisnahen Metatarsale-I-Osteotomie kombiniert.

Konservative Therapie

- Kausale Therapie der neurologischen Grunderkrankung selten möglich → orthopädietechnische Versorgung.
- Bei Kindern korrigierende Einlagen (nach Marquardt) oder Innenschuhe (Längsgewölbe wird nicht abgestützt, sondern soll abgeflacht und gleichzeitig der Hohlfuß proniert werden), (Abb. 11.**3b**).
- Beim Erwachsenen orthopädische Maßschuhe mit hohem Rist und Weichbettung der Krallenzehen. Abstützung des gesamten Fußlängsgewölbes, um eine Entlastung der Metatarsalköpfchen zu erzielen. Zusätzlich Ballenrolle.

Operative Therapie

- Bei Progredienz oder ausgeprägter Deformität Tenotomie der Plantaraponeurose. Zusätzlich Osteotomie zur Rückfußkorrektur (valgisierende Kalkaneusosteotomie, korrigierende dorsal extendierende Basisosteotomie des Metatarsale I) (Abb. 11.**3c**). An der Großzehe bei Subluxationsstellung Arthrodese im Interphalangealgelenk mit Verlagerung der Großzehenstrecker auf die Beugeseite oder Proximalverlagerung des Ansatzes. Im Bereich der Zehen korrigierende Arthrodesen der PIP-Gelenke.

11.2.6 Angeborener Plattfuß

Definition

Abflachung oder Aufhebung des Fußlängsgewölbes bei Steilstellung des Talus und Luxation im Talonavikulargelenk.

Synonyme

Talus verticalis, Tintenlöscherfuß.

Ätiologie

- Neurologische Erkrankungen, z. B. Myelomeningozele, Arthrogryposis multiplex congenita.
- Syndromerkrankungen.
- Idiopathisch.

Klinik

- Konvexbogige Biegung der Fußsohle. Fersenhochstand, steil nach unten gerichteter Talus sowie im Talonavikulargelenk nach kranial luxierter Mittelfuß. Unbehandelt kann es durch vermehrte Belastung im Taluskopf zu lokalen Druckgeschwüren kommen.
- Begleitende Rückfußvalgusstellung.
- Beim Säugling kann der Tintenlöscherfuß zunächst verkannt werden, da durch das ausgeprägte subkutane Fettgewebe das Fußlängsgewölbe physiologischerweise abgeflacht erscheint.
- Radiologisch zeigt sich eine Steilstellung des Talus oftmals in direkter Verlängerung der Tibiaschaftachse. In Abhängigkeit vom Fersenhochstand ergibt sich ein talokalkanearer nach dorsal offener Winkel zwischen 50 und 90°, begleitend Subluxation oder Luxation im Talonavikulargelenk.

Konservative Therapie

- Ähnlich der Klumpfußbehandlung direkt postpartal Einleitung einer korrigierend redressierenden Gipsbehandlung.

Operative Therapie

- Bei 8 cm langem Fuß peritalares Release (Cincinnati-Zugang).
- *Operationsprinzip:* U-förmiger, peritalarer Zugang zur vollständigen medialen, dorsalen und lateralen Darstellung des Rück- und Mittelfußes mit anschließender Korrektur der Fehlstellung im Talokalkanealgelenk, Talonavikulargelenk und Kalkaneokuboidalgelenk (subtalarer Gelenkkomplex). Beseitigung der fehlerhaften Rotation zwischen Kalkaneus und Talus mit gleichzeitiger Reposition des talonavikularen und kalkaneokuboidalen Gelenkes durch ausgedehntes kapsuloligamentäres Release, einschließlich Durchtrennung des Lig. calcaneofibulare. Erhalt des Lig. talofibulare posterius. Achillessehenverlängerung, Verlängerung von M. tibialis posterior sowie M. flexor digitorum longus sowie M. flexor hallucis longus. Passagere Kirschner-Draht-Fixation des Talonavikular- und Kalkaneotalargelenkes. Retention im Oberschenkel-Klumpfuß-Gips.
- Analog zur Klumpfußbehandlung Nachbehandlung sowie Versorgung mit Innenschuhen und Nachtlagerungsschalen.
- Nach Wachstumsabschluss werden verbliebene Restdeformitäten mit einer T-Arthrodese korrigiert.

11.2.7 Sichelfuß

Definition

Meist flexible Adduktionsstellung des Vorfußes bei gleichzeitiger Neutral- oder Valgusstellung des Rückfußes.

Synonyme

Pes adductus, Metatarsus varus, Metatarsus adductovarus.

Ätiologie

- Intrauterine Zwangslage in Fußadduktion → flexibler Sichelfuß; häufige Kombination mit einem Hallux varus.
- Bei Säuglingen mit bevorzugter Bauchlage durch stetige Auflage des Vorfußes in Innenrotation des Fußes.
- Nach Klumpfußbehandlung als Restdeformität.

Klinik

- Der 1. Strahl (Metatarsus primus varus) oder alle Zehen stehen nach innen. Neutralstellung des Rückfußes oder Valgusstellung.
- Beim flexiblen Sichelfuß Korrektur des Vorfußes bis über die Neutralstellung hinaus möglich.
- Kontrakter Sichelfuß ohne Korrekturmöglichkeit.
- Radiologisch Durchführung von Belastungsaufnahmen a.-p. und seitlich zur Dokumentation des Fehlstellungsausmaßes.

Konservative Therapie

- Beim flexiblen Sichelfuß in 80–90 % spontane Korrektur: Bei Bauchliegern und geringer flexibler Deformität reicht die Freilagerung der Füße in Schaumstoffringen aus.
- Bei den rigiden Formen Behandlung mit redressierenden Oberschenkelgipsverbänden, später Oberschenkel-Nachtlagerungsschalen sowie fersenumfassende Einlagen mit vorgezogenem Innenrand.

Operative Therapie

- Operative Maßnahmen bei fixierten Sichelfußdeformitäten, wenn die Redressionsgipsbehandlung keine Besserung erbrachte, dann Durchführung einer aufklappenden Osteotomie des Os cuneiforme I und II mit einem autologen Beckenkammspan, evtl. Kombination mit einer zuklappenden Keilresektion aus dem Os cuboideum. Alternativ valgisierende metatarsale Basisosteotomien.

11.2.8 Knickfuß

Definition

Abflachung des Fußlängsgewölbes mit Valgusstellung des Rückfußes, Innenrotation der Knöchelgabel und Abduktion sowie Pronation des Vorfußes, aber ohne talonavikuläre Luxation.

Synonyme

Pes planovalgus, Senkfuß, Knick-Senkfuß.

Ätiologie

- Häufige Deformität als normale Entwicklungsstufe nach Beginn des Laufenlernens („kindlicher Knick-/Senkfuß"). Aufgrund der hohen Formvarianz ist der Übergang vom Physiologischen zum Pathologischen fließend.
- Insuffizienz des aktiven und passiven Halteapparates des Fußes (hypotone Kinder).
- Neuromuskuläre Ursachen (z. B. infantile Zerebralparese).
- Fibulahypoplasie mit Instabilität im oberen und unteren Sprunggelenk.

Klinik

- Kinder mit Knick-/Plattfüßen sind meist beschwerdefrei.
- Visuelle Ganganalyse: Hebt die Ferse beim Abrollvorgang vom Boden ab oder schleift am Boden („Schlurfer") → Schuhsohlenabrieb.
- Radiologisch Aufnahmen des Fußes in 2 Ebenen im Hängen und im Stehen.

Konservative Therapie

- Beim flexiblen muskulären Plattfuß mit ausreichendem Fersenhub ist keine Behandlung erforderlich.
- Bei ungenügender Aufrichtung des Längsgewölbes während des Gangablaufes Fußbettungen aus Weichschaum sowie Schaleneinlagen in Korrekturstellung und Schuhwerk mit guter Fersenkappe.
- Bei verkürzter Wadenmuskulatur detonisierende Therapiegipsserie, anschließend Versorgung mit Einlagen und Schuhtechnik.

Operative Therapie

- Bei dekompensierter Plattfußfehlstellung und Schmerzen mit Beeinträchtigung des Abrollvorganges sowie Prominenz des Taluskopfes und des Os naviculare am Fußinnenrand: Vom 4.–10. Lj. extraartikuläre subtalare Arthrodese nach Grice (autologe Spaneinbolzung in den Sinus tarsi) mit Stabilisierung des Talus gegen den Kalkaneus bei neurogenen Deformitäten. Beim dysmetrischen Knick-Plattfuß: Ab 6. Lj. Kalkaneusverlängerungsosteotomie nach Evans (Verlängerung der lateralen Fußsohle durch anteriore Kalkaneusosteotomie und Spaneinbolzung), (Abb. 11.**4**).

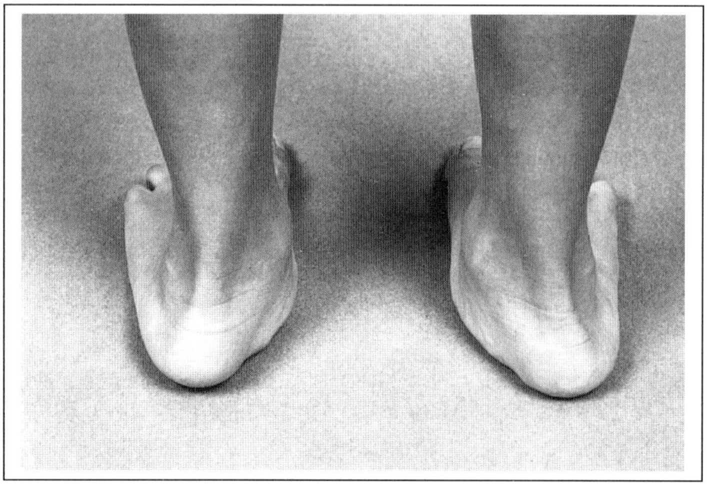

Abb. 11.**4** Knickfuß, (Anatomie dorsolateral, Operation nach Evans).

- Ansonsten kann eine Arthrorise des Subtalargelenkes durch Einbringen einer Schraube in den Sinus tarsi erfolgen (Kalkaneus-Stopp nach Pisani). Dabei addieren sich der mechanische Arthroriseeffekt der Schraube mit einer Stimulierung propiozeptiver Elemente im Sinus tarsi, die zu einer aktiven muskulären Korrektur beitragen.
- Im Erwachsenenalter bei hochgradigen Deformitäten und ausgeprägten Beschwerden korrigierende T-Arthrodese (lateralseitige Keilentnahme am Kalkaneus und eine plantarseitige Keilentnahme im Talonavikulargelenk), (Abb. 11.**5**).
- *Operationstechnik T-Arthrodese* (Abb. 11.**5**): Lateraler Zugang distal der Außenknöchel-spitze bogenförmig zur Basis von MT IV ziehend. Schonung des N. suralis, Abpräparation des M. extensor digitorum brevis, Ausräumung des Sinus tarsi. Quere Eröffnung des Kalkaneokuboidalgelenkes, Aufspreizen mit einem Laminaspreizer, Entknorpelung mittels Klingenmeißel. Distraktion des Subtalargelenkes, das in allen Facetten entknorpelt wird. Schnitt über dem medialen Fußrand etwas medial der Tibialis-anterior-Sehne. Darstellen des Talonavikulargelenkes, konvex-konkave Entknorpelung und Reposition des Fußes. Stabiliserung mit Spongiosazugschrauben oder alternativ Blount-Klammern talonavikular und kalkaneokuboidal. Stabilisierung des Subtalargelenkes mit einer vom ventralen Talushals eingebrachten 6,5-mm-Spongiosazugschraube, die über einen Kirschner-Draht eingebracht wird. Hilfsmittel hierzu: ACL-Zielgerät.

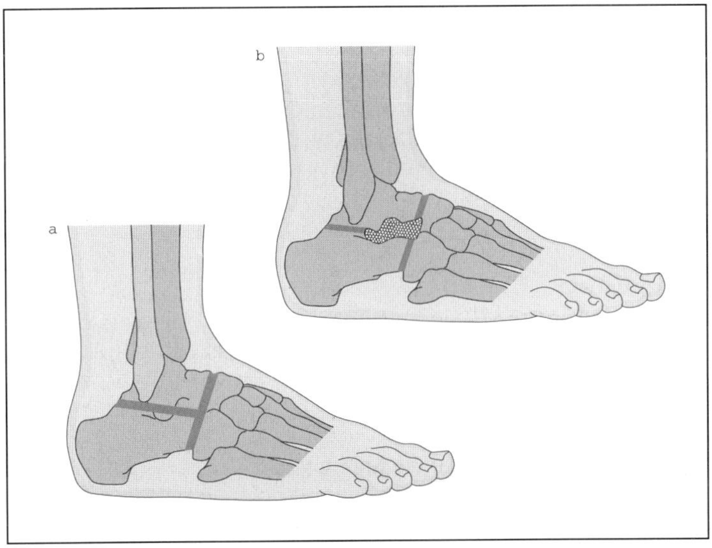

Abb. 11.**5** T-Arthrodese beim Knickfuß. Sie umfasst das untere Sprunggelenk sowie die Talonavikulargelenke und das Kalkaneokuboidgelenk. Durch Keilentnahme und Rotation des Vorfußes erfolgt die Korrektur der Fußdeformität.
a Resektion der Gelenkfläche.
b Spongiosaanlagerung.

- 6 Wochen Entlastung im US-Walker. Aktive Bewegungen der Zehen. Bei beginnendem Durchbau Belastungsaufbau bis zur 12. Woche postoperativ.

11.3 Degenerative Erkrankungen

11.3.1 Spreizfuß

Definition

Absenkung des Fußquergewölbes durch Auseinanderweichen der Metatarsalköpfchen.

Synonym

Pes transversoplanus.

Ätiologie

- Übergewicht.
- Unzweckmäßiges Schuhwerk (hohe Absätze, bei Frauen gehäuft).
- Formveränderungen im Tarsometatarsalgelenk I. Zudem können Deformitäten des Rück- und Mittelfußes ebenfalls zu vermehrter Belastung der Metatarsalia und so zum Spreizfuß führen.
- Entzündlich rheumatische Erkrankungen durch progrediente Insuffizienz der ligamentären Strukturen.

Klinik

- Häufigste schmerzhafte Fußdeformität.
- Durch Absenken des Fußquergewölbes (Abb. 11.**6**) und Insuffizienz des Lig. metatarsale transversum kommt es zu einer Verbreiterung des Vorfußes mit Divergenz der Mittelfußknochen. Dadurch resultiert eine vermehrte Druckbelastung der Metatarsale-Köpfchen II–IV, wodurch sich plantare hyperkeratoische Schwielen ausbilden. Klinisch zeigt sich zudem ein zwischen den Mittelfußköpfchen auslösbarer Druckschmerz.
- Beim aktivierten Spreizfuß liegt ein Vorfußkompressionsschmerz vor.
- Durch die Divergenz der Mittelfußknochen verändert sich die Zugrichtung der an den Zehen inserierenden Sehnen, sodass sekundäre Zehendeformitäten entstehen (Hallux valgus, Digitus quintus varus).
- Durch die Fehlstatik entstehen belastungsabhängige Schmerzen im Bereich des Fußes, die Fußverbreiterung verursacht über knöchernen Prominenzen Druckstellen im Schuh.
- Radiologisch Belastungsaufnahmen des betroffenen Fußes in 2 Ebenen im Stand zeigen die Divergenz der Metatarsalia.

Konservative Therapie

- Beim aktivierten Spreizfuß Analgetika, Antiphlogistika, physikalische Maßnahmen. Passagere Entlastung. Individuelle Einlagenversorgung (Fußbettung aus Korkleder oder Weichschaum mit retrokapitaler Abstützung); ggf. gedeckte Schmetterlingsrolle als Schuhzurichtung.

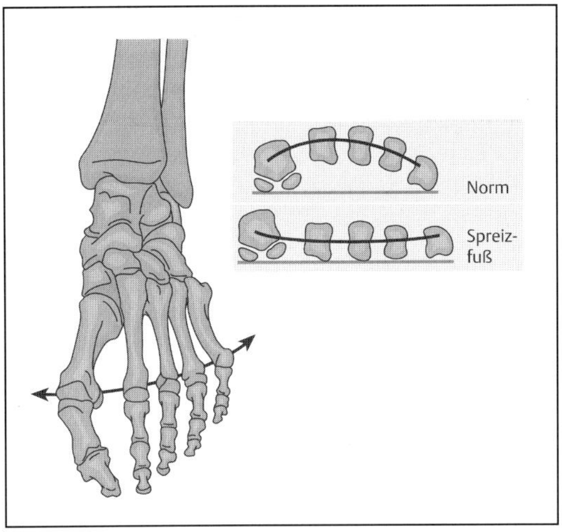

Abb. 11.**6** Spreizfuß. Durch das Absinken der Metatarsalköpfchen verschwindet das Fußquergewölbe. Dies bedingt ein Auseinanderweichen des Mittelfußes. Die Metatarsalköpfchen II–IV werden vermehrt (unphysiologisch!) belastet.

11.3.2 Hallux valgus

Definition

Lateraldeviaton der Großzehe mit Subluxation im Grundgelenk bei varischer Stellung des Os metatarsale I. Zusätzlich pronatorische Verdrehung der Großzehe.

Ätiologie und Pathogenese

- Meist sekundär als Folge eines Spreizfußes (häufig durch enges, modisches Schuhwerk).
- Genetische Disposition beim kindlichen Hallux valgus.
- Durch die Divergenz der Metatarsalia kommt es zur varischen Einstellung des Metatarsale I. Dadurch verlagert sich die Zugrichtung der Zehenstrecker und -beuger und diese wirken zusätzlich lateralisierend.
- Die Sehne des M. abductor hallucis rutscht nach plantar und zieht die Großzehe in eine Pronationsfehlstellung.
- Chronisch entzündliche Erkrankungen (chronische Polyarthritis).

Klinik

- Die Großzehe steht in Valgusposition, das Os metatarsale I ist varisch eingestellt (Metatarsus primus varus), bei Abflachung des Fußquergewölbes zeigt sich ein verbreiterter Vorfuß.
- Sekundäre Arthrose des Großzehengrundgelenks mit schmerzhafter Bewegungseinschränkung.
- Durch die varische Einstellung des 1. Mittelfußknochens entwickelt sich eine Pseudoexostose. Über dem 1. Mittelfußköpfchen sowohl an der Grundgliedbasis als auch am Metatarsale-Köpfchen entstehen arthrotische Randanbauten.
- Der Schleimbeutel über dem Großzehengrundgelenk medial ist verdickt und mit einer Hornhautschwiele bedeckt. Es kann zur Ausbildung einer hoch schmerzhaften Bursitis kommen, sodass die Patienten keine geschlossenen Schuhe mehr tragen können.
- Bei hochgradiger Lateraldeviation der Großzehe kann es zu Unter- oder Überschlagung über die 2. Zehe führen (Super-/Subduktion).

- *Radiologisch:* Standaufnahmen des Vorfußes in 2 Ebenen, auf denen das Ausmaß der Subluxation, Lateraldeviation sowie der sekundär arthrotischen Veränderungen nachgewiesen werden kann. Zudem Sesambein-Tangentialaufnahme.

Konservative Therapie

- Konservative Behandlung des ursächlichen Spreizfußes (Einlagen mit retrokapitaler Abstützung, ggf. Vorfußweichbettung).
- Weites Schuhwerk.
- Bei akuter Bursitis lokal abschwellende und kühlende Verbände.
- Hallux-valgus-Nachtlagerungsschalen haben keinen dauerhaften Therapieeffekt.

Operative Therapie

- *Operative Indikation:*
  - Abhängig vom Alter des Patienten, vom Ausmaß der degenerativen Veränderungen im Großzehengrundgelenk sowie von der Gelenkkongruenz. Prinzipiell werden gelenkerhaltende Techniken bevorzugt.
  - Bei hochgradigen arthrotischen Veränderungen und hohem Lebensalter: Resektionsarthroplastik nach Keller-Brandes.
  - Bei kongruentem Großzehengrundgelenk subkapitale gelenkerhaltende Umstellungsosteotomie am Metatarsale I in der Technik nach Chevron.
- *Operationstechnik nach Keller-Brandes:* Dorsomedialer Hautschnitt, längsgestellte Kapseleröffnung und Exposition des MT-I-Köpfchens. Tangentiales Abtragen der medialseitigen Exostose am MT I. Basisnahe Resektion von 1/3 der Gesamtlänge des Grundglieds. Interposition eines distal gestielten Kapselperiostlappens. Raffung und Refixation der Sesambeinschlinge. Anheften des M. flexor hallucis longus an die Sesamoidalplatte. – Postoperativ Traktionsbehandlung, damit sich ein fibrotisches Ersatzgewebe im Grundgelenkbereich ausbilden kann.
  - Bei inkongruentem Grundgelenk (laterale Subluxation) Durchführung eines distalen Weichteileingriffs (laterales Release), modifiziert nach McBride/Du Vries.
  - Bei einem Intermetatarsalwinkel von > 16° Durchführung einer proximalen MT-I-Umstellung.
- *Operationstechnik Chevron-Osteotomie:* Dorsomedialer oder medialer Zugang zum MTP-I-Gelenk. Präparation in den 1. Interdigitalraum und laterale Kapsulolyse sowie Tenotomie der Adduktorsehne. Dorsomediale Kapselinzision und retrokapitale MT-I-Osteotomie in Form eines „liegenden“ V, Spitze nach distal. Verschiebung des Köpfchens nach lateral, Osteosynthese mit Minischraube und Resektion des medialen Knochenüberstandes. Raffende Kapselplastik, Hautverschluss.
- *Nachbehandlung:*
  - Bei distalen Osteotomien: langsohliger flacher Verbandschuh.
  - Bei proximalen Osteotomien: langsohliger Fersen-Verbandschuh.
  - Beginn mobilisierende Krankengymnastik bei sicherer Wundheilung; ggf. Einlagenversorgung.

11.3.3 Hallux rigidus

Definition

Arthrose des Großzehengrundgelenkes mit zunehmender Gelenkeinsteifung.

Ätiologie

- Endogene Disposition.
- Posttraumatisch, OCD.
- Rezidivierende Mikrotraumen (Fußballspieler, Balletttänzerin).
- Biomechanische Faktoren: Elevation, Überlänge MT I.
- Arthritis urica (Gicht), chronische Gichtarthropathie führt zu Gelenknorpeldestruktion.

Klinik

- Abrollen des Fußes ist durch zunehmend eingeschränkte Dorsalextension erheblich eingeschränkt.
- Impingement des streckseitigen Gelenkspaltes → lokalisierte Bewegungsschmerzen. Zehenspitzenstand ist kaum möglich.
- Dorsomediale Exostose, Bursitis.

Röntgen

- Vorfußaufnahmen im Stand in 2 Ebenen zeigen klassische Arthrosezeichen mit stadienabhängig reduziertem Gelenkspalt, Osteophytenbildung.

Konservative Therapie

- Mit vorgezogenen starren Einlagen (Metall oder Carbonfaserlaminat), zudem Sohlenversteifung sowie Schuhzurichtung mit einer Ballenrolle.

Operative Therapie

- Resektionsarthroplastik nach Brandes oder Großzehengrundgelenksarthrodese im Endstadium. Im Frühstadium dorsale Cheilektomie.
- *Operationstechnik Cheilektomie:* Dorsaler Hautschnitt über dem Großzehengrundgelenk, medial der Extensor-hallucis-longus-Sehne. Längsgestellte Kapseleröffnung, Exposition von Köpfchen und Grundphalanx. Von distal tangentiales Abmeißeln des dorsalen Osteophyten, die Resektion sollte ca. 1/3 der gesamten Gelenkfläche umfassen. Entfernen der medialen und lateralen Osteophyten, vorsichtige Adhäsiolyse der Sesambeine. Osteophytenresektion im Bereich der Grundgliedbasis. Manuelle Traktion, Dorsalextension von 70° sollte erreicht werden. Ansonsten zusätzlich: Basisnah dorsalextendierende Grundgliedosteotomie nach Moberg (Entnahme eines kleinen dorsalbasigen Keiles und Fadenosteosynthese. Wundverschluß, sofortige Mobilisation sowie Traktionsbehandlung der Großzehe.

11.3.4 Hammer- und Krallenzehen

Definition

- *Hammerzehe:* Hammerartige Verformung der Zehe durch Beugekontraktur im Endgelenk.
- *Krallenzehe:* Beugekontraktur im Mittel- und Endgelenk bei Subluxation im Grundgelenk.

Ätiologie

- Sekundär bei Spreizfuß und Hohlfuß.
- Neuromuskuläre Erkrankungen (infantile Zerebralparese sowie Muskel- und Nervenverletzung des Unterschenkels/Fußes).
- Kompartment-Syndrom mit ischämischer Schädigung der Muskulatur.
- Zu kurzes und enges Schuhwerk.

Klinik

- Lokale Hornhautschwielen (Clavi) über den prominenten Köpfchen des Mittel- und Grundgliedes.
- Die Beugekontrakturen sind passiv nicht vollständig ausgleichbar.
- Lokale Beschwerden durch prominente Druckstellen sowie durch sekundäre degenerative Veränderungen im Bereich der fehlgestellten Gelenke.
- Bei der Krallenzehe findet sich radiologisch häufig eine Subluxation oder Luxation im überstreckten Grundgelenk.

Konservative Therapie

- Zur Vermeidung weiterer Druckschäden ist bequemes, ausreichend langes und weites Schuhwerk erforderlich.
- Druckentlastende Filzringe über den knöchernen Vorsprüngen.
- Bei noch weichen Fehlstellungen Zehenkorrekturorthesen aus Siliconmaterial.

Operative Therapie

- Korrigierende PIP-Arthrodese, modifiziert nach Hohmann.
- *Operationstechnik PIP-Arthrodese:* Dorsaler Längsschnitt über der Kleinzehe von der Grundphalanx über das PIP-Gelenk ziehend. Längsspaltung der Strecksehne, subperiostales Einsetzen von kleinen Hohmann-Haken und Exposition des PIP-Gelenkes. Resektion der korrespondierenden Gelenkflächen, Stabilisierung mit axial eingebrachtem Kirschner-Draht. Z-Naht der Strecksehne, Hautverschluss. Kirschner-Draht-Entfernung 3 Wochen postoperativ.
- Bei Luxationen im Grundgelenk Weil-Osteotomie.
- *Operationstechnik Weil-Osteotomie:* Längsschnitt über dem Grundgelenk, Z-förmige Strecksehnenverlängerung, dorsale Kapsulotomie. Exposition des Metatarsale-Köpfchens unter maximaler Plantarflexion der Zehe. An der dorsalen Knorpel-Knochen-Grenze Osteotomie, nach proximal diaphysär schräg verlaufend. Verkürzende Verschiebung des distalen Fragmentes unter Erhalt des Köpfchens, der dorsale Osteotomieüberstand wird abgetragen. Stabilisierung mit einer selbstbohrenden, selbstschneidenden Abdreh-Titan-Minischraube.
- Die Debasierung des Grundgliedes nach *Gocht* führt zu einer Instabilität im Grundgelenk mit Rezidiv und sekundärer Cock-up-Deformität.

11.3.5 Digitus quintus varus superductus

Definition

Überkreuzen der 4. Zehe durch die Kleinzehe.

Ätiologie

- Begleitende Zehendeformität bei Spreizfuß.
- Selten kongenital.

Therapie

- Bei Kindern Versuch der Wuchslenkung durch Pflasterzügelverbände.
- Bei Therapieresistenz subkapitale Osteotomie des Metatarsale V nach Kramer oder Chevron. Alternativ diaphysäre Schrägosteotomie mit korrigierender Umstellung der Knochenachse (Ludloff).

11.3.6 Klavus

Definition

Hornhautschwiele über unmittelbar unter der Haut liegender Knochenvorwölbung.

Synonym

Hühnerauge, Hornhautschwiele.

Ätiologie

Chronischer Druck.

Klinik

- Hornhautschwielen liegen bevorzugt unter den Metatarsaleköpfchen am Großzehenballen (Pseudoexostose) sowie bei Krallen- und Hammerzehen dorsal über den Mittel- oder Endgelenken.
- Durch Wachstum des Dornes nach zentral Schmerzen.

Konservative Therapie

Konservativ Druckentlastung durch angepasstes Schuhwerk, Versorgung mit Filzringen sowie Schuhzurichtung mit Zehenweichbettung und Ballenrolle. Lokale Keratolyse mit Salicylat in Kombination mit druckentlastenden Maßnahmen.

11.3.7 Dornwarze

Definition

Durch Viren hervorgerufene Hautveränderung.

Synonym

Verruca plana.

Ätiologie

Infektion im Nassmilieu (Schwimmbadbereich).

Klinik

Lokale Schmerzen beim Gehen.

Therapie

- Lokale Keratolyse mit Salicylatlösung, nach Vorbehandlung mechanische Exkochleation mit scharfem Löffel oder Skalpell.
- Alternativ Elektrokoagulation. Insgesamt hohe Selbstheilungsrate, jedoch häufige Rezidive.

11.3.8 Unguis incarnatus

Definition

Eingewachsener Nagelrand.

Ätiologie

Ungenügende Nagelpflege, chronische Irritation im Schuh.

Klinik

- Umschriebene Schmerzen.
- Lokale Hypergranulation mit nässender Sekretion.
- Bei bakterieller Infektion Paronychien (bakterielle Nagelfalzinfektion). Überwärmung, Rötung.

Therapie

- Korrekte Nagelpflege. Bei Infektionen Bäder und antiseptische Salben.
- Nagelspange.
- Bei Rezidiv keilförmige Nagelexzision mit Nagelbett und -wurzel (Emmet-Plastik). Dabei Sekundärheilung des entstandenen Weichteildefektes.
- *Operationstechnik Emmet-Plastik:* Längsspaltung des Nagels unter Entfernung eines Viertels des randständigen Anteiles. Umschneidung des entzündeten Nagelwalles V-förmig bis zur Nagelmatrix. Komplettes Entfernen des anhängenden Nagelteiles sowie Nagelwalles. Scharfes Débridement bis zum Knochen mit scharfem Löffel, Spülung, proximal Entfernen der gesamten Nagelmatrix, lockere subtotale Weichteilreadaptation, offene Wundbehandlung mit Sekundärheilung des entstandenen Weichteildefektes.

11.3.9 Dorsaler Fußhöcker

Definition

Fußwurzelarthrose mit knöcherner Prominenz am Fußrücken.

Synonym

Morbus Silverskjöld.

Ätiologie

- Posttraumatisch.
- Idiopathisch.

Klinik

- Prominente Osteophyten über dem Tarsometatarsalgelenk zwischen Os cuneiforme I und Metatarsale I.
- Bei vermehrtem Druck im Schuh gegebenenfalls schmerzhafte Bursitis.

Konservative Therapie

Konservativ Druckentlastung, lokales Ausweiten bei weichem Schuhoberleder.

Operative Therapie

Operative Entfernung der knöchernen Exophyten in Kombination mit keilförmiger Resektion der ventralen Gelenkanteile bei schmerzhafter Fußwurzelarthrose ggf. in Kombination mit einer Arthrodese im 1. Tarsometatarsalgelenk.

11.4 Entzündliche Erkrankungen

11.4.1 Der rheumatische Fuß

Definition

Fußveränderungen bei chronisch entzündlich rheumatischen Erkrankungen infolge Gelenkdestruktion und Weichteilschädigung.

Ätiologie und Pathogenese

- Destruktionen an Ligamenten und Sehnen.
- Spontanrupturen, ligamentäre Insuffizienzen, Fehlstellungen im Bereich des gesamten Fußes.
- Schmerzhafte Bursitiden.
- Spreizfußbildung durch destruierende Lockerung der Kapsel-Band-Strukturen.

- Arthritis von OSG und USG, evtl. knöcherne Ankylosierung.
- Sekundärarthrotische Veränderungen.

Klinik

- Schmerzen und Schwellungen in den betroffenen Gelenken und Weichteilen.
- Deformierungen (rheumatischer Spreizfuß, Subluxation und Luxation von Zehengelenken, Weichteilläsionen).
- Diese Veränderungen können bis zur Gehunfähigkeit führen.

Röntgen

- Hochgradige Gelenkspaltverschmälerungen durch lytische Prozesse an der Knorpel-/Knochenlamelle, sekundär arthrotische Veränderungen, Luxationen.
- Zehenfehlstellung sowie stanzartige kleinzystische Veränderungen im Sinne von Usuren. Knochendystrophie und Inaktivitätsosteoporose, vermehrte Strahlentransparenz des Fußskelettes.
- Einteilung nach Larsen.

Konservative Therapie

- Medikamentöse Basistherapie der Grunderkrankung.
- Orthopädietechnisch Entlastung der Hautdruckpunkte am Fußskelett (weichbettende druckentlastende Einlagen).
- Schuhzurichtung mit Mittelfußrolle.
- Intraartikuläre Injektionen mit Cortisonzusatz.

Operative Therapie

- Tenosynovektomien, Bursektomien.
- Arthrodesen.
- Resektions-/Interpositionsarthroplastiken (Realignement durch Resektion der MT-Köpfchen).
- *Operationstechnik Realignement* durch MT-Köpfchen-Resektion: Plantarer bogenförmiger Hautschnitt über den Grundgelenken, medial über das Mittelfußköpfchen nach proximal umschwenkend. Präparation eines plantaren Lappens, Resektion der chronischen Bursen. Nach Eröffnung der plantaren Platte subkapitale Resektion der einzelnen Mittelfußköpfchen, Schonung der Interdigitalarterien. Kapsuloligamentäres Interponat und axiales Auffädeln der einzelnen Strahlen unter Reposition im MTP-Gelenk durch Kirschner-Drähte. C-förmige Resektion der überschüssigen plantaren Hautweichteile und primärer Wundverschluss. Dadurch adjuvanter Dermodeseeffekt.
- *Operation nach Hueter-Mayo:* Resektion des Metatarsale-1-Köpfchens, Kapselinterposition.
- *Operation nach Hoffmann:* Resektion der Metatarsaleköpfchen an den Zehen II–V.
- Das operative Realignement des rheumatischen Fußes durch Resektion aller Mittelfußköpfchen entspricht also einer Kombination der Hueter-Mayo-Operation an der Großzehe mit der Operation nach Hoffmann an den Kleinzehen.
- Gegebenenfalls kann die korrigierende MTP-I-Arthrodese mit der Resektion der Mittelfußköpfchen II–V kombiniert werden.
- Postoperativ Versorgung mit langsohligen weichbettenden druckentlastenden Einlagen, ggf. statische und dynamische Pedobarographie vor und nach Einlagenversorgung.

11.4.2 Diabetischer Fuß

Definition

- Veränderungen am Fußskelett und an den Weichteilen bei Diabetes mellitus.

Ätiologie und Pathogenese

- Prinzipielle Unterscheidung in *angiopathischen* Fuß und *neuropathischen* Fuß (diabetische PNP mit herabgesetzter Sensibilität, reduziertem Vibrationsempfinden sowie Atrophie des plantaren Fettpolsters sowie der Fußbinnenmuskulatur).
- Gemischte Angiopathie/Neuropathie: Perforation der Haut durch Druckschädigung, sekundäre bakterielle Superinfektion. Chronisch sequestrierende Osteomyelitiden, Grundgelenkempyeme.
- Osteonekrosen im Fußwurzelbereich, Gelenkdestruktionen.

Klinik

- Brennende Schmerzen an der Fußsohle (Burning-Feet-Syndrom) als Folge der diabetischen Polyneuropathie.
- Durch die Angiopathie gangränöse Nekrosen im Bereich der Akren (diabetische Gangrän).
- Hautweichteildefekte mit chronischen Ulzerationen und sekundär osteomyelitischen Veränderungen.
- Chronisches plantares Ulkus meist über dem Mittelfußköpfchen II und III sowie über dem Großzehengrundgelenk.

Röntgen

- Osteoarthropathie mit Fehlstellung der Gelenke, Gelenkdestruktionen.
- Reaktionslose Osteolysen, Fragmentation und reaktive Knochenneubildung (Charcot-Fuß), Einteilung nach Sanders.
- Schwierige Differenzialdiagnose zu Osteomyelitiden.

Konservative Therapie

- Basistherapie ist internistisch geführte optimale Blutzuckereinstellung.
- Voraussetzung hierfür ist die Erhaltung der Gehfähigkeit der Patienten, da durch ein kontinuierliches Maß an Muskelarbeit der Insulinbedarf sowie der Glucoseverbrauch konstant gehalten wird.
- Vermeidung von Verletzungen im Bereich des Fußes (vorsichtige Nagelpflege).
- Bei Weichteilschäden vorübergehende Entlastung mittels Apparat, Fußweichbettung, semiorthopädischem Modularschuh oder orthopädischem Maßschuh (Therapieschuh).

Operative Therapie

- Wegen der schlechten Heilungstendenz und der Neigung zur bakteriellen Superinfektion sollten Operationsindikationen nach Durchführung einer Angiographie gestellt werden.
- Bei konservativ nicht beherrschbaren gangränösen Hautweichteildefekten sowie chronischen Fußwurzelosteomyelitiden ist eine operative Therapie unumgehbar.
- Erhaltungsversuch sollte mit lokaler Sequestrektomie, Septopaleinlage und sekundärer Spongiosaplastik unter Verwendung eines externen Ringfixateurs vorgenommen werden.
- Amputationen bei Gangrän (Grenzzonenamputation am Übergang zum gesunden Gewebe).

11.5 Lokalisierte Veränderungen am Fußskelett und an den Weichteilen

11.5.1 Osteochondrosis juvenilis ossis navicularis pedis

Definition

Aseptische Osteochondronekrose des Kahnbeines.

Synonym

Morbus Köhler I.

Ätiologie und Pathogenese

- Rezidivierende Mikrotraumen.
- Vaskularisationsstörungen mit stadienhaftem Umbau des Knochens im Kindesalter.
- Idiopathisch.
- Meist folgenlose Ausheilung.
- Selten Verformung des Kahnbeines und nachfolgende Abflachung des Fußlängsgewölbes, mit sekundärer Arthrose der benachbarten Fußwurzelgelenke.

Epidemiologie

Kinder zwischen dem 3. und 8. Lebensjahr. In 30 % doppelseitiger Befall.

Klinik

Schmerzen am Fußinnenrand, evtl. Schwellung. Meist handelt es sich um Kinder zwischen dem 3. und 8. Lebensjahr. In 30 % wird ein doppelseitiger Befall beobachtet mit häufig unterschiedlichem Ausprägungsgrad.

Röntgen

Abflachung, Verdichtung und je nach Stadium Fragmentation des Knochens.

Konservative Therapie

- Bei kleineren Kindern Verlaufsbeobachtung.
- Bei Schmerzen im Bereich des inneren Fußrandes das Längsgewölbe stützende Einlage.

Operative Therapie

- Nur bei ausgeprägten sekundär degenerativen Veränderungen im Talonavikulargelenk talonavikuläre Arthrodese (sehr selten).

11.5.2 Osteochondronekrose der Mittelfußköpfchen

Definition

Aseptische Osteochondronekrose des Mittelfußköpfchens II, seltener III oder IV.

Synonyme

Morbus Freiberg-Köhler. Morbus Köhler II.

Ätiologie und Pathogenese

- Idiopathisch.
- Stadienhafter Verlauf der pathomorphologischen Verändungen auf dem Boden von Vaskularisationsstörungen.

Epidemiologie

Bevorzugt Mädchen betroffen.

Klinik

- Meist bestehen nur geringgradige Schmerzen, häufig in Kombination mit einem juvenilen Spreizfuß, auch Zufallsbefund.
- Evtl. Verkürzung des Zehenstrahles durch Wachstumsstörungen.

Therapie

- *Konservativ* Versorgung mit langsohligen Einlagen und retrokapitaler Abstützung zur Aufrichtung des Quergewölbes.
- *Operativ* zur Entfernung von freien Gelenkkörpern oder als Gelenktoilette.
- Gegebenenfalls dorsal schließende retrokapitale Gauthier-Osteotomie.

11.5.3 Apophysitis calcanei

Definition

Osteochondronekrose der Kalkaneus-Apophyse.

Ätiologie und Pathogenese

Mechanische Überlastung der knorpelig-knöchernen Region im Wachstumsalter.

Klinik

Schmerzen und lokale Schwellung im Bereich der Ferse.

Konservative Therapie

Schonung, bei Therapieresistenz passagere Versorgung im Gehgipsverband.

11.5.4 Os tibiale externum

Definition

Akzessorischer Fußwurzelknochen medial des Os naviculare pedis.

Klinik

Lokale Druckbeschwerden bei engem Schuhwerk am Fußinnenrand (Skistiefel).

Röntgen

Akzessorischer Knochen medial des Os naviculare. Bei Verschmelzung Os naviculare cornutum.

Konservative Therapie

Umschriebene Ausweitung des Schuhwerkes.

Operative Therapie

Operative Entfernung bei ausgeprägtem Befund und Schuhkonflikt. Die Insertion der Tibialis-posterior-Sehne ist zu beachten!

11.5.5 Haglund-Exostose

Definition

Exostosenartige Vergrößerung des Tuber calcanei dorsal superior.

Synonym

Haglund-Ferse.

Ätiologie

Mechanische Irritation des Fersenbereiches durch Bursa sub- und praeachillea.

Klinik

- Druckbeschwerden und Schmerzen über den dorsolateralen Anteilen des Fersenbeines bei knöcherner Prominenz.
- Verdickte Bursa mit lokaler Hornhautschwiele.

Konservative Therapie

Schuhzurichtung, keilförmige Siliconeinlage.

Operative Therapie

- Keilförmige Abtragung der Exostose und Bursektomie bei rezidivierenden Bursitiden oder bei Spontanruptur der Achillessehne durch „Aufscheuern".

- *Operationstechnik:* Operationsindikation insgesamt sorgfältig abwägen; wenn Operation, dann unbedingt ausreichende Knochenresektion. – Bauchlagerung des Patienten, lateraler längsgestellter paraachillärer Hautschnitt. Distal im Bereich der Ferse L-förmig umschwenkend. Darstellung des Tuber calcanei, Exposition des Achillessehnenansatz medial und lateral, Abmeißelung der Kalkaneushinterkante soweit wie möglich nach distal reichend. Resektion der subachillären Bursa, Inspektion präachillär, ggf. auch hier Bursektomie.
- Nachbehandlung: 2 Wochen Ruhigstellung in Unterschenkelschale mit leichter Spitzfußstellung, dann sukzessive Fußaufrichtung.
- *Cave:* Postoperative Achillessehnenruptur durch zu frühe Maximalbelastung.

11.5.6 Plantarfasziitis

Definiton

Plantarer Fersenschmerz im Ansatzbereich der Plantarfaszie.

Klinik

Belastungsschmerzen und lokale Druckschmerzen im Bereich der medialen Kalkaneus-nahen Fußsohle. Kann mit radiologisch nachweisbarem Fersensporn vergesellschaftet sein. DD u. a. Tarsaltunnelsyndrom, Tendinose des M. abductor hallucis, Erkrankungen des rheumatischen Formenkreises.

Röntgen

Eventuell spitze Ausziehung des Tuber calcanei superior.

Konservative Therapie

- Silikonfersenschalen.
- Langsohlige Tepefom-Sandwich-Einlagen mit Bettung der Plantarfaszie.
- Infiltration mit Lokalanästhetika.
- ESWT.
- Operative Therapie ist sehr selten angezeigt, da die Gefahr von anschließenden Narbenbeschwerden sehr hoch ist.

11.5.7 Coalitio calcaneonavicularis

Definition

Angeborene knöcherne Verblockung zwischen Kalkaneus und Os naviculare.

Klinik

- In Abhängigkeit von der Lokalisation Fußdeformitäten (z. B.Knick-/Plattfuß).
- Meist ist dieser radiologische Befund jedoch ohne klinische Bedeutung.
- Auch zwischen Talus und Navikulare (Coalitio talonavicularis) und zwischen Talus und Kalkaneus (Coalitio talocalcaneare) können angeborene knöcherne Verbindungen bestehen.

Konservative Therapie

Einlagenversorgung.

Operative Therapie

Exzision bei progredientem Fehlwachstum.

11.6 Neurogene Erkrankungen

11.6.1 Morton-Interdigitalneuralgie

Definition

Neurombildung zwischen den Mittelfußköpfchen.

Synonym

Morton-Neurom, Morton-Metatarsalgie.

Ätiologie

Mechanische Reizung der Interdigitalnerven, vor allem beim Spreizfuß mit Hallux valgus.

Klinik

- Schmerzen meist zwischen den Metatarsale-Köpfchen III und IV.
- Kompression des Vorfußes (Gänsslen-Handgriff) führt zur Schmerzprovokation ebenso wie das Verschieben der Mittelfußköpfchen gegeneinander. Interdigitaler DS MT III/IV.

Röntgen

- Eventuell Spreizfuß.

Konservative Therapie

- Infiltration mit Lokalanästhetika, ggf. unter Cortisonzusatz.
- Allgemeinbehandlung des Spreizfußes mit adäquaten Einlagen.

Operative Therapie

- Bei Therapieresistenz Entfernung des Neuromes.

11.6.2 Tarsaltunnelsyndrom

Definition

Kompression des N. tibialis posterior sowie seiner Endäste, N. plantaris medialis und lateralis am Eintritt in den Tarsaltunnel am Innenknöchel unter dem Retinaculum musculorum flexorum.

Klinik

- Nächtlich betonte Schmerzen und Dys-/Hypästhesien im Bereich der Fußsohle, Zehen und am medialen Fußrand.
- Druckschmerz im Innenknöchel oder am Rand des M. abductor hallucis.
- Dysästhesien durch Beklopfen des Nervs im Tarsaltunnel (Perkussion).
- NLG reduziert (fakultativ).

Konservative Therapie

Infiltrationen mit Lokalanästhetikum und Cortisonzusatz.

Operative Therapie

Spaltung des Tarsaltunnels und Neurolyse des Hauptnervs sowie seiner Abgänge bei Therapieresistenz.

11.7 Verletzungen und Verletzungsfolgen

11.7.1 Talusfraktur

Definition/Synonyme

Bruch des Sprungbeines.

Relevante Anatomie

Gefäßversorgung erfolgt aus A. tibialis anterior von kaudal über Talushals, weitestgehend knorpelig überzogener kortikaler Knochen, keine Sehnen- oder Muskelinsertionen.

Unfallmechanismus

Abscherung bei maximaler forcierter Dorsalextension, Längsstauchung.

Epidemiologie

20 % offene Verletzungen, häufigste Lokalisation im Korpus-/Kollumbereich (ca. 70 %).

Klinik

Verplumpung des Rückfußes, schmerzhafte Bewegungseinschränkung; *cave* Kettenverletzung.

Diagnostik

- OSG mit Rückfuß in 2 Ebenen und Schrägaufnahmen, ggf. CT oder NMR.

Differenzialdiagnose

- Talusluxation, Luxationsfraktur, Osteochondrosis dissecans.

Einteilung

- Zentrale und periphere Verletzungen, zentrale Verletzungen gemäß Subluxation/Luxation im OSG und Subtalargelenk.
- Klassifikation der Talushalsfrakturen nach Hawkins (ca. 50 % der Talusfrakturen), (Abb. 11.**7**):
  - Typ I nicht dislozierte Vertikalfraktur (VF)
  - Typ II dislozierte VF
  - Typ III Typ II + Dislokation im OSG und USG
  - Typ IV Typ III + Dislokation im Talonavikulargelenk

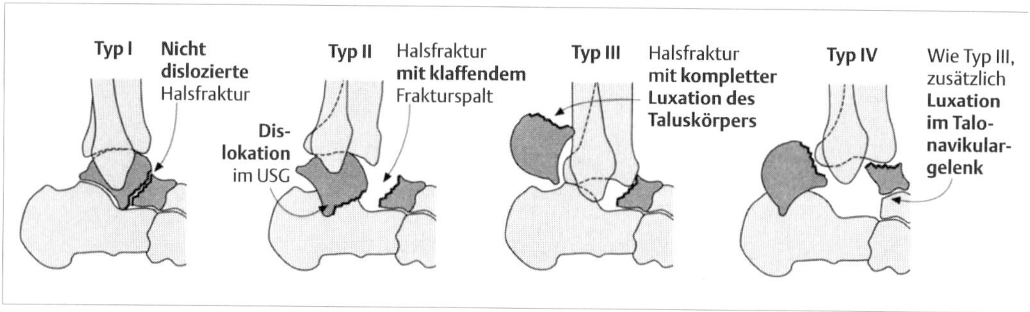

Abb. 11.**7** Einteilung der Talushalsfrakturen nach Hawkins (aus: K. Bohndorf, H. Imhof: Radiologische Diagnostik der Knochen und Gelenke. Thieme, Stuttgart 1998).

Konservative Therapie

- *Indikation:* Nicht-dislozierte periphere Frakturen.
- *Verfahren:* Unterschenkelgips.

Operative Therapie

- *Indikation:* zentrale Frakturen.
- *Verfahren:*
  - geschlossene Reposition, Stichinzision, Kanulierte Schrauben
  - offene Reposition und osteosynthetische Fixation (Kleinfragment-Spongiosaschrauben) (Abb. 11.**8**)
  - ggf. über Innenknöchelosteotomie
  - *Lagerung:* Rücken, Blutsperre
  - *Zugang:* Zentraler (ventraler) Zugang nach Chopart; dorsolateraler Zugang
  - *Vor-, Nachbehandlung:* 8 Wochen Sohlenkontakt, je nach Versorgung frühfunktionell, bei Nekroseverdacht entlastender Gehapparat.

- *Operationstechnik:* Versorgungsbeispiel: Talushals-Fraktur. Bauchlage, Blutsperre. BV-gestützte Stellungskontrolle und/oder geschlossene Reposition. Eingehen auf den Processus posterior tali über einen dorsolateralen Zugang. Nah an der Achillessehne bleiben, um N. suralis zu schonen (Abb. **a**). Temporäre Stabilisierung mittels Kirschner-Draht. Parallel dazu einbringen einer 6,5-mm-Spongiosaschraube mit kurzem Gewinde oder 4,5-mm-Schraube als Zugschraube (Abb. **b**). 2 Schrauben insgesamt unter BV-Kontrolle platzieren. Anlage einer dorsalen Gipsschiene.

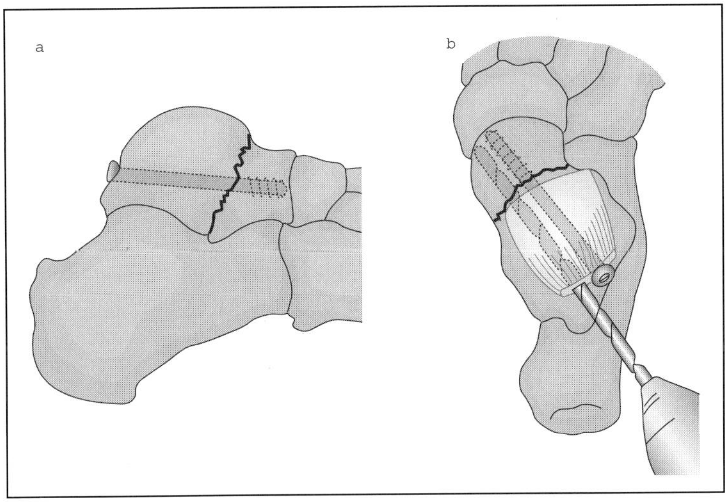

Abb. 11.**8 a–b** Talusfraktur. Offene Reposition und osteosynthetische Fixation.

Nachbehandlung

- Frühfunktionelle Nachbehandlung unter Sohlenkontakt bei stabilen Verhältnissen.
- *Cave:* Talusnekrose (je nach Frakturtyp zwischen 10–100 %), Infekt, Pseudarthrosen.

11.7.2 Kalkaneusfraktur

Definition/Synonyme

Fersenbeinbruch.

Relevante Anatomie

Komplexe, fazettenreiche Gelenkstruktur zum Talus, auch gemeinsame Gelenksfläche mit Kuboid, im Wesentlichen ein spongiöser Knochen. Böhler-Gelenkwinkel (Seitenansicht) 20–30°, traumatisch bedingter lateraler Buckel kann Impingement der Peronäussehnen verursachen, Sustentakulum = Schlüsselfragment.

Unfallmechanismus

Stauchungsverletzung, aber auch Abrissfraktur durch plötzlichen Zug der Achillessehne.

Epidemiologie

Häufig Arbeitsunfälle, aber auch Sportunfälle (Klettern, Paragliding etc.).

Klinik

Verkürzung und Verbreiterung des Rückfußes, schmerzhafte Bewegungseinschränkung USG bis zu traumatischem Plattfuß.

Diagnostik

- OSG a.–p., Fuß in 3 Ebenen, Rückfuß axial, CT (Gelenkflächenbeurteilung), ggf. NMR.

Differenzialdiagnose

- OSG-Luxation, Ermüdungsfraktur.

Einteilung

Gemäß Frakturform/Gelenkbeteiligung (z. B. intra-/extraartikulär). Einteilung der intraartikulären Frakturen ist abhängig von dem Verlauf der sekundären Frakturlinie (nach Essex-Lopresti: „tongue-type, joint depression type“, Abb. 11.**9**). CT-gestützte Einteilung: exakte Angabe der Anzahl an Fragmenten und beteiligten Gelenken (z. B. nach Zwipp).

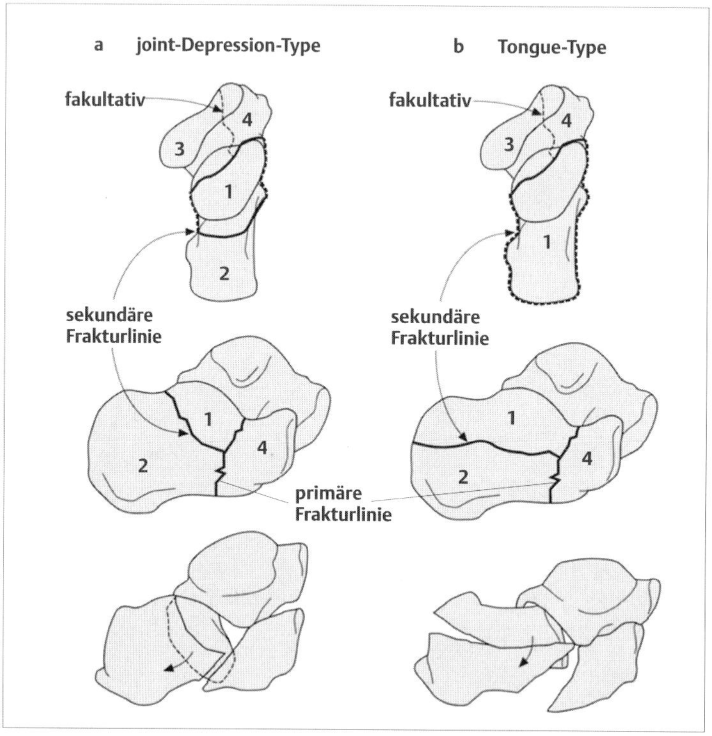

Abb. 11.**9 a–b** Intraartikuläre Kalkaneusfrakturen mit Beteiligung der subtalaren Gelenkfläche. Hauptfragmente: 1 posteriores Facettenfragment, 2 tuberales Fragment, 3 sustentakuläres Fragment, 4 Processus-anterior-Fragment (aus: K. Bohndorf, H. Imhof: Radiologische Diagnostik der Knochen und Gelenke. Thieme, Stuttgart 1998).

Konservative Therapie

- *Indikation:* Nicht dislozierte Fraktur.
- *Verfahren:* Gips, entlastender Gehapparat.

Operative Therapie

- *Indikation:*
- Gelenksbeteiligung
- dislozierte Fraktur
- erfahrener Operateur(!)
- *Verfahren:*
- Aufrichtung der Gelenkfläche, ggf. Spongiosaunterfütterung, ggf. osteosynthetische Versorgung:
- perkutane Spickung
- Fixateur externe
- Schrauben
- Spezialplatten
- auch primäre oder sekundäre Arthrodese
- *Lagerung:* Rücken, Blutsperre.
- *Zugang:* lateral.
- *Vor-, Nachbehandlung:* Entlastung, funktionelle Behandlung, langwierig, Dauerschaden.

Cave: Lappennekrose, Infektion, posttraumatische Arthrose, Dystrophiesyndrom, Nervenkompressionssyndrome.

11.7.3 Mittelfußfraktur

Definition/Synonyme

Metatarsale Frakturen.

Relevante Anatomie

Knöchernes Fußgewölbe.

Unfallmechanismus

Direktes Trauma.

Klinik

Fehlstellung, belastungsabhängige Beschwerden, Fußlängsgewölbe aufgehoben (v. a. bei Brüchen der Randstrahlen).

Diagnostik

- Fuß in 3 Ebenen, ggf. CT.

Differenzialdiagnose

- Kapsel-Band-Läsion, Luxation.

Einteilung

- Nach anatomischer Lokalisation.

Konservative Therapie

- *Indikation:* Nicht dislozierte Frakturen.
- *Verfahren:* 3 Wochen entlastend (Zinkleimverband, US-Liegegips, 3 Wochen US-Gehgips).

Operative Therapie

- *Indikation:*
  - Dislozierte Frakturen (v. a. der Randstrahlen)
  - Luxationsfrakturen
  - dislozierte Abrissfrakturen
  - Teil einer komplexerer Verletzung
- *Verfahren:*
  - Kirschner-Draht-Spickung
  - Fixateur externe
  - Zuggurtung
  - Schraubenosteosynthese
  - (Mini-)Plattenosteosynthese
- *Lagerung:* Rücken.
- *Zugang:* dorsal, dorsolateral.
- *Vor-, Nachbehandlung:* Entlastung, funktionelle Behandlung.

Cave: Dystrophiesyndrom, verzögerte Knochenheilung, massive Schwellung.

11.7.4 Zehenfraktur

Definition

Kontinuitätsunterbrechung des

- A: Digitus I (Großzeh)
- B: Digitus II–V

Unfallmechanismus

Direktes und indirektes Trauma.

Klinik

Fehlstellung, belastungsabhängige Beschwerden.

Diagnostik

- Vorfuß a.–p. und schräg.

Differenzialdiagnose

- Luxationen.

Einteilung

- Nach Lokalisation.

Konservative Therapie

- *Indikation:*
  - A: Nicht dislozierte Fraktur
  - B: Primärbehandlung für die Mehrzahl

- *Verfahren:*
  - A: US-Gips (4–6 Wochen)
  - B: Dachziegelverband

Operative Therapie

- *Indikation:*
  - A: Dislozierte Fraktur, v. a. bei Gelenksbeteiligung
  - B: ggf. artikuläre Frakturen, Luxationsfrakturen
- *Verfahren:*
  - A: Kirschner-Draht-Spickung (auch perkutan), Schraubenosteosynthese
  - B: Spickung, (Teil-)Resektion
- *Lagerung:* Rücken, Blutsperre.
- Zugang: dorsal, dorsolateral.
- *Vor-, Nachbehandlung:* funktionelle, begleitende Thrombose-Prophylaxe, starre Einlagen.

Cave: Gelenkstufe.

11.7.5 Ermüdungsfraktur (Marschfraktur)

Definition/Synonyme

- Bruch durch repetitiv auftretende Mikrotraumen/unphysiologische Belastungen.
- Unfallmechanismus: Plötzliche Maximalbelastung des Untrainierten ohne biologische Adaptation.

Klinik

- Lokaler Schmerz, der unter Belastung zunimmt.

Diagnostik

- Röntgen Vorfuß in 2–3 Ebenen, ggf. kurzfristig wiederholen (12–14 Tage).
- Szintigraphie, ggf. NMR.

Differenzialdiagnose

- Sehnenansatztendinose, aktivierter Plattfuß.

Einteilung

- Gemäß Frakturlokalisation.

Konservative Therapie

- *Indikation:* Therapie der 1. Wahl.
- *Verfahren:* Schonung, Entlastung, ggf. Ruhigstellung.

Operative Therapie

- *Indikation:* nur bei Ausbleiben einer Frakturkonsolidierung
- *Verfahren:*
  - Spongiosaplastik
  - ggf. Osteosynthese
- *Lagerung:* Rücken.
- *Zugang:* dorsal, dorsolateral.
- *Vor-, Nachbehandlung:* Einlagenversorgung.

Cave: Pseudarthrosen.

11.8 Amputationen

Fußamputationen (Pirogow, Syme, Spitzy):

- *Operationstechnik nach Syme:* Supramalleoläre Amputation, Resektion von Talus, Kalkaneus und beide Malleolen, Erhalt der Haut unter dem Fersenbein, die das knöcherne Stumpfende deckt. Längenverlust von 6–7 cm, meist endbelastbarer Stumpf.
- *Operationstechnik nach Pirogow-Spitzy,* modifiziert nach Marquardt: Zur Erhaltung des äußerst belastungsfähigen Fersenpolsters und Fersenbeines, Resektion der Malleolen des Sprunggelenkes und des Talus, die aus den Weichteilen herausgeschält werden. Nach Anfrischung der kranialen Kalkaneusfläche wird eine kalkaneotibiale Arthrodese geschaffen, die mit einem äußeren Rahmenfixateur oder perkutan mit Kirschner-Drähten stabilisiert wird.
- *Operationstechnik Exartikulation im Chopart-Gelenk:* Erfolgt talonavikular sowie kalkaneokuboidal, wobei das knöcherne Stumpfende plantar abzurunden ist, Stumpfdeckung mit Fußsohlenhaut, dadurch endbelastbarer Stumpf.
- *Operationstechnik Amputation im Bereich des Lisfranc-Gelenkes:* Wird im Verlauf der tarsometatarsalen Gelenkfläche exartikuliert und der knöcherne Stumpf plantar gut abgerundet. Stumpfdeckung ebenfalls mit endbelastbarer Fußsohlenhaut. Nahezu völliger Wegfall der Dorsalextensoren bei erhaltenem Zug der Plantarflektoren. Eine physiologische Abrollung ist nicht möglich, reduzierte Balancefähigkeit.
- *Operationstechnik transmetatarsale Amputationen:* Im Vergleich zur Lisfranc-Amputation ermöglicht die transmetatarsale Vorfußamputation eine Vergrößerung der Standfläche. Dabei wird unter Bildung eines großen plantaren Lappen zur Stumpfdeckung eine basisnahe Durchtrennung der Metatarsalia unter 45°-Winkel zur Frontalebene durchgeführt. Dabei Bildung einer harmonischen bogenförmigen Amputationslinie. Nach abgeschlossener Stumpfkonditionierung ist häufig eine Versorgung im orthopädisch zugerichteten Konfektionsschuh möglich.
- *Operationstechnik Großzehenamputation:* Durchführbar als Grenzzonenamputation, z. B. bei diabetischer Gangrän. Ansonsten Durchführung einer Exartikulation im Grundgelenk. Wichtig ist ein spannungsfreier Hautweichteilverschluss.
- *Operationstechnik Zehenamputation:* Immer Exartikulation im Grundgelenk. Verlust einer Zehe funktionell kaum bedeutsam. Bei Amputation der 2. Zehe Gefahr der Hallux-valgus-Bildung.
- Versorgung mit kosmetischem Siliconersatzstück (Spacer) oder Schaumstoffplatzhalter im Konfektionsschuh (Schuhfüller). Dies sollte bei Gefäßpatienten jedoch unterbleiben.

11.9 Prothetik und Orthetik

Orthesen und Prothesen am belasteten Fuß sind wichtige Hilfsmittel zur Stützung und Redressionsbehandlung

- *Innenschuhe:* Walklederschuh, der in einen normalen Schuh hinein angezogen werden kann.
- *Indikation:*Wachstumslenkung, Stützung, Ruhigstellung (neuromuskuläre Erkrankungen mit kontrakter Lähmungsklumpfußbildung, schlaffen Fußlähmungen sowie zur Sicherung des Behandlungsergebnisses nach konservativ/operativer Klumpfußtherapie).
- *Peronäusorthese:* Rechtwinklig aus thermoplastischem Kunststoff gearbeitete leichte Stützschale, dorsalseitig der Wadenmuskulatur und der Fußsohle anliegend. Auch Federbügelvarianten, zum Teil mit Einarbeitung in die Schuhsohle.
- *Indikation:* Peronäusparese, Wurzelschädigung L4/L5, Hängefuß und Steppergang.
- *Klumpfußorthesen:* Oberschenkellange in 70–90° Kniebeugung gefertigte Lagerungsschalen. Sukzessive Redression über Rastergelenke auf Höhe der Korrekturdrehpunkte.
- *Indikation:* Nach abgeschlossener Redressionsbehandlung, zur Sicherstellung des Operationsergebnisses sowie bei neuromuskulären Klumpfußbildungen.
- *Sichelfußorthese:*
- *Indikation:* Korrektur der Vorfußadduktionsstellung und der begleitenden Valgusstellung der Ferse. Oberschenkelnachtlagerungsschalen in 70°–90° Kniebeugung in maximaler Vorfußkorrekturstellung .
- *Hallux-valgus-Korrekturorthesen:* Thermoplastische gepolsterte Kunststoffspange mit zirkulärem Fixationsklettband und weicher, hinter dem Großzehenballen liegender Gegendruckpelotte. Postoperativ Anwendung zur Sicherung des Operationsergebnisses.
- *Einlagenversorgung:* Prinzipiell wird unterschieden in korrigierende, stützende sowie entlastend/bettende und lokal ruhigstellende Einlagen.
- Verschiedene Materialien: Hauptsächlich Kunstststoffe in Kombination mit verschieden festen Weichschäumen sowie Kork-Leder-Materialkombination.
- Für ruhigstellende Einlagen eignen sich Metalle sowie Karbonfaserlaminate.
- Zum Erstellen der Abdrücke wird hauptsächlich das Schaumabdruckverfahren verwendet, bei höhergradigen Fehlstellungen sowie zur Bettung in Maßschuhen werden Gipsabdrücke verwendet. Das Trittspur- oder Blaudruckverfahren, welches Belastungsabdrücke ermöglicht, wird im Bereich der Einlagenversorgung ergänzend verwendet.
- *Beispiele für Einlagenversorgung:*
- *Senkfuß:* Flache Einlage mit Längsgewölbeabstützung unter dem Sustentaculum tali, dabei keine Querfußentlastung.
- *Knickfuß:* Fersenumfassende schalige Kunststoffeinlagen, ggf. mit medialem Supinations-keil. Bei Kindern zurückhaltende Indikationsstellung, da Knick-Senkfuß bei den meisten Kindern als normale Entwicklungsstufe nach Beginn des Laufenlernens auftritt („kindlicher Knick-Senkfuß").
- *Spreizfuß:* Aufrichtung des eingesunkenen Quergewölbes, Druckentlastung des Vorfußes. Hierzu langsohlige Einlage mit retrokapitaler Pelotte wahlweise aus Korkleder oder Kunststoffweichschaumkombination. Gegebenenfalls zusätzlich Schmetterlingsrolle am Schuh.
- *Hohlfuß:* Während des Wachstums Versorgung mit einer Trapez- oder Stufeneinlage, nach Wachstumsabschluss bei kontrakten Hohlfüßen Bettungseinlage mit hohem Längsgewölbeeinbau und Plantarfaszienentlastung.
- *Klumpfuß:*
- Dreibackenprinzip zur Unterstützung der Vorfußabduktion.
- Fersenumfassende Einlagen aus Kunststoffweichschaumkombination mit vorgezogenem Innenrand.

- *Fersensporneinlagen:* Langsohliger Einlagenaufbau mit Fersenweichpolsterung und Hohllegung der Plantarfaszie.

11.10 Begutachtung

Knöcherne Fehlstellungen, die den plantigraden Auftritt und damit die Standfestigkeit beeinträchtigen, sind hoch zu bewerten. Ähnliches gilt für funktionelle Störungen des Abrollvorganges, sodass selbst geringere Läsionen, z. B. ein Hallux rigidus die Fußfunktion beim Abrollen derartig stören, dass im Rahmen der Bewegungskette Fuß, Sprunggelenk, Kniegelenk, Hüfte die Anschlussgelenke überlastet werden können. Funktionell nachteilig sind ebenso Teilversteifung der Fußgelenke mit gestörter Fußabwicklung.

Im Entschädigungsverfahren der gesetzlichen Unfallversicherungen (Berufsgenossenschaften) wird der Verlust sämtlicher Zehen im Grundgelenk mit 10 %, der Verlust der Großzehe mit Teilen des Mittelfußknochens (erhebliche Reduktion der Standsicherheit) mit 20 % bewertet. Versteifungen des oberen Sprunggelenkes werden mit 20–30 % eingeschätzt.

Tabelle 11.**1** MdE/Invaliditätsgrade Fuß-/Sprunggelenk

	MdE	**Invaliditätsgrade**
Verlust der Großzehe	0 %	–
Verlust der Großzehe mit Teilverlust MT I	20 %	2/7 Fuß
Verlust der Zehen II-V	15 %	1/5 Fuß
Verlust aller Zehen	20 %	2/7 Fuß
Verlust des Fußes im Lisfranc-Gelenk	30 %	2/5 Fuß
Versteifung des oberen und unteren Sprunggelenkes in günstiger Stellung	20 %	3/7 Bein
Versteifung des Fußes in Spitzfußstellung > 20“	30 %	2/5 Bein

Literatur

Bohndorf K, Imhof H. Radiologische Diagnostik der Knochen und Gelenke. Stuttgart: Thieme; 1998.
Essex-Lopresti P. The mechanism, reduction technique and results in fractures of os calcis. Brit J Surg. 1952;39:395.
Hawkins LG. Fractures of the neck of the talus. J Bone Jt Surg. 1970;52-A:991.
Siebert CH, Hansen M, Wolter D. Follow-up evaluation of open intraarticular fractures of the calcaneus. Arch Orthop Trauma Surg. 1998;117:442.
Zwipp H, Tscherne H, Wülker N, Grote R. Der intraartikuläre Fersenbeinbruch. Unfallchirurg. 1989;31:117.
Zwipp H. Chirurgie des Fußes. Berlin: Springer; 1994.

12 Fehlbildungen und angeborene Entwicklungsstörungen von Skelett und Bindegewebe

12.1 Allgemeines

Klassifikation

Mit der Pariser Klassifikation werden die bekannten 136 Krankheitsbilder in solche mit bekannter bzw. unbekannter Pathogenese zusammengefasst. Hierbei wird die Lokalisation der Entwicklungsstörungen nicht berücksichtigt. Als Dysplasien werden Gewebedefekte, als Dysostosen Organdefekte bezeichnet. Unter Dystrophien versteht man kongenitale generalisierte, metabolische Erkrankungen mit Auswirkung am Skelettsystem.

Pathogenese

Die Pathogenese der Dysostosen ist weitgehend ungeklärt. Bei den Dysplasien kann eine Klassifikation nach anatomischen pathophysiologischen Gesichtspunkten in epiphysäre Dysplasien, Dysplasien der Wachstumsfuge, metaphysäre Dysplasien und diaphysäre Dysplasien vorgenommen werden.

- *Hypo-/Hyperplasien:* verminderte oder vergrößerte Anlage eines Organs bei kompletter Anlage (z. B. Femurhypoplasie).
- *Aplasie:* teilweises Fehlen eines Skelettabschnittes (z. B. Fibula- oder Tibiaaplasie).
- *Agenesie:* vollständiges Fehlen eines Organs.
- *Dysplasie:* Wachstums- und Entwicklungsstörungen von Knorpel, Knochen und Bindegewebe; systemisch, gestörte Gewebeentwicklung:
  - bei der Geburt manifest: z. B. Achondroplasie
  - im späteren Leben in Erscheinung tretend: z. B. Pseudoachondroplasie
  - disorganisierte Entwicklung von Knorpel und Fasergewebe: z. B. Exostosenkrankheit
  - abnorme Knochendichte: z. B. Osteogenesis imperfecta
- *Dysostosen:* gestörte Knochenentwicklung; lokal, gestörte Organentwicklung:
  - kranieller und fazialer Befall: z. B. Akrozephalosyndaktylie
  - axialer Befall: z. B. Sprengel-Deformität; Klippel-Feil-Syndrom
  - Befall der Extremitäten: z. B. familiäre radioulnare Synostose; Poland-Syndrom
- *Dystrophie:* metabolischer Defekt:
  - Störungen des Kalzium- oder Phosphorhaushaltes: z. B. idiopathische Hyperkalzämie
  - Störungen des Kohlenhydrathaushaltes: z. B. Mukopolysaccharidose
  - Störungen des Fettstoffwechsels: Morbus Gaucher
  - Störungen des Nukleinsäure- bzw. Aminosäurestoffwechsels: z. B. Homozystinurie
- *Sekundäre Skelettanomalien:* bei Störungen anderer Organsysteme, die zu hormonellen, hämatologischen, neurologischen oder renalen Funktionsstörungen mit konsekutiver Skelettbeteiligung führen.
- *Fehlentwicklungen des Skeletts:* z. B. intrauteriner Platzmangel durch Oligohydramnie mit konsekutiver Entstehung von z. B. Hüftdysplasie, Klumpfüßen, Hackenfüßen, kongenitalen Kniegelenkluxationen.
- *Angeborene Entwicklungsstörungen des Bindegewebes:* z. B. das Marfan-Syndrom, das Ehlers-Danlos-Syndrom.

Epidemiologie

- Häufigkeit der Extremitätenfehlbildungen: 5 / 1000 Lebendgeborene.
- Häufigkeit von Skelettdysplasien: 2–4 / 1000 Lebendgeborene.
- Häufigkeit multipler Fehlbildungen: 1,5 / 1000 Lebendgeborene.
- Gliedmaßenfehlbildungen (Dysmelien) sind bei Jungen und Mädchen etwa gleich häufig.
- Die oberen Gliedmaßen sind etwa doppel so häufig wie die unteren betroffen.
- Der Befall mehrerer Gliedmaßen wird bei 30 % der Kinder beobachtet (di-, tri-, tetrameler Befall).

Ätiologie

- Die Ursache der Fehlbildungen bleibt in 60–70 % unbekannt. In ca. 10 % werden exogene Faktoren, wie mütterliche Infektionen (3 %), mütterliche Schwangerschaftserkrankungen (4 %), Uterusfehlbildung (2 %), Störungen der fetalen Entwicklung durch Medikamente, Bestrahlung, Hyperthermie (1 %) angeschuldigt. Ca. 5 % der angeborenen Fehlbildungen entstehend aufgrund genetischer Faktoren, 15 % werden auf Genmutationen zurückgeführt.
- Der Phänotypus, die Prognose und die Therapie der Erkrankungsgruppe hängen vom Ausmaß und dem Zeitpunkt der Störung ab. Tritt die Störung während der Embryogenese auf, so ist die Fehlbildung von stärkerem Ausmaß als bei einer Störung der Fetogenese.

Pathogenese menschlicher Extremitätenfehlbildungen

- Die meisten Gliedmaßenfehlbildungen entwickeln sich während der Embryonalphase in der 3.–8. Gestationswoche. Während dieser sensiblen Phase sind die sich schnell entwickelnden embryonalen Gewebestrukturen in ihrer Differenzierung durch verschiedene exogene Faktoren beeinflussbar → Störung der Embryogenese (teratologische Fehlbildungen).
- Die Art der resultierenden Gliedmaßenfehlbildung ist von dem Stadium der Extremitätenknospung abhängig, in dem die Schädigung stattfand. Auch andere Organe sind während dieser Embryonalentwicklung besonders empfindlich.
- Daher sind Gliedmaßenfehlbildungen häufig mit Fehlbildungen innerer Organe kombiniert. Bei Gliedmaßenfehlbildungen, wie der sogenannten Thalidomid-Embryopathie (Contergan-Fehlbildung) traten in 30 % Genital- und Nierenfehlbildungen, in 25 % Nierenfehlbildungen, in 20 % Darmfehlbildungen und je in 15 % Gallenblasenaplasien und Herzfehler auf.
- Fehlbildungen nach dem 3. Schwangerschaftsmonat → Störung der Fetogenese (z. B. intrauterine Zwangslage).

Diagnostik

Pränatale Diagnostik

- Sonographie: bei Störungen der Gliedmaßenentwicklungen und der Wirbelsäule mit Schlussstörung des Neuralrohres. Sichere Erkennung ist ab der 12.–14. Schwangerschaftswoche möglich.
- Alphafetoprotein: Hinweise auf Störungen des Neuralrohrschlusses mit offener Zelenbildung (im mütterlichen Blut diagnostizierbar).
- Amniozentese (Fruchtwasseruntersuchung): Chromosomenanalyse zum Nachweis genetisch bedingter Erkrankungen in den frühen Monaten der Schwangerschaftsentwicklung.
- Chorionzellkultur: pränatale genetische Diagnostik bereits in der 10. Schwangerschaftswoche möglich.
- Fetoskopie (intrauterine Endoskopie): die Entwicklung des Fetus kann direkt unter Sicht kontrolliert werden. Bei gegebener Indikation ab der 16. Schwangerschaftswoche.

Postnatale Diagnostik

- Klinische Untersuchung.
- Bildgebende Verfahren.

- Chromosomenanalyse.
- Gewebetypisierung.

Prognose und Therapie

- Abhängig vom Zeitpunkt der eintretenden Störung während der Embryonal- oder Fetalentwicklung.
- Je früher die Störung einsetzt, umso ausgeprägter ist das Fehlwachstum des Organismus und umso schlechter ist die Prognose.
- Die Therapie der kongentialen Störungen richtet sich daher nach dem Ausmaß bzw. dem Zeitpunkt deren Entstehung.

12.2 Extremitätenfehlbildungen (Dysmelien)

Definition

Angeborene Anomalien der Extremitäten.

Ätiologie

- Ca. 90 % der angeborenen Fehlbildungen entstehen aufgrund genetischer Faktoren. Hierunter haben ca. 60 % einen multifaktoriellen Erbgang, 20 % beruhen auf einzelnen Gendefekten, 10 % auf Chromosomenanomalien, und weitere 10 % lassen sich auf exogene Faktoren wie Medikamenteneinnahme oder Virusinfektionen der Mutter zurückführen.
- Ursächliche Störung bleibt im Einzelfall oft unbekannt.

Klassifikation nach dem klinischen Erscheinungsbild

- Fehlbildung von Teilen (Gliedmaßendefekte).
- Fehler in der Differenzierung und Separation von Teilen.
- Duplikationen.
- Überentwickungen (Überschussfehlbildung):
  - Qualitative Überentwicklung: ein formal primär regelrechter, aber zu groß angelegter Skelettabschnitt (Riesenwuchs, Hyperplasie).
  - Quantitative Überentwicklung: Mehrfachanlagen formal normal angelegter Skelettanteile (z. B. Polydaktylie).
- Unterentwicklungen.
- Amniotische Abschnürungen.
- Generalisierte Skelettanomalien.

12.2.1 Gliedmaßendefekte

Klassifikation

Nach Lokalisation und klinischem Bild in:

- *Transversale Gliedmaßendefekte:* Teile der Extremitäten sind in der transversalen Ebene nicht angelegt oder abgeschnürt. Klinisches Erscheinungsbild wie bei Amputation.
- *Longitudinale Gliedmaßendefekte:* Hypoplasie, partielles oder komplettes Fehlen einzelner Skelettabschnitte in der Längsrichtung einer Extremität.

12.2.1.1 Transversale Defekte

Klassifikation

- Nach der ISO/ISPO-Nomenklatur (1972) deskriptive Einteilung nach Defekthöhe sowie partiellem (an den langen Röhrenknochen zusätzliche Unterscheidung in proximales, mittleres und distales Drittel) oder komplettem Defekt:
  - z. B. phalangeal 4 partiell = partielles Fehlen des 4. Fingers oder der 4. Zehe,
  - z. B. Oberarm komplett = Fehlen des ganzen Armes, wie Exartikulation im Schultergelenk.
- Nach älterer Nomenklatur (Werthemanns 1951):
  - z. B. Peromelie = noch als Stümpfe erhaltene Arm- bzw. Beinabschnitte,
  - z. B. Amelie = vollständiges Fehlen der Arme oder Beine.

Diagnostik

- Klinisch.
- Radiologisch.

Therapie

- Abhängig von Extremitätenlänge und Restfunktion.
  - Obere Extremität: Prothesenversorgung, bei Handfehlbildungen auch Schmuckhand, selten Operation.
  - Untere Extremität: Prothesen, Orthesen, Orthoprothesen, orthopädischer Schuh, evtl. Einlagenversorgung.
- Orthopädietechnische Versorgung im Kindesalter entsprechend dem neuromotorischen Entwicklungszustand.

12.2.1.1.1 Transversale Defekte der oberen Gliedmaße

Finger und Hand

- Fingerbürzel werden, soweit sie den Patienten nicht stören oder bei Nagelresten Anlass zur Verletzung geben, aufgrund ihrer sensiblen Innervation und damit in ihrer Funktion als Tastorgan erhalten. Falls sie dauerhaft stören, können sie amputiert werden.
- Rudimentäre Finger werden auch aus diesem Grunde belassen und können gelegentlich auch zusätzliche Funktionen, wie das Bedienen eines Schalters übernehmen.
- Fehlende Phalangen können bzw. eine Hand kann durch Epithesen (Schmuckhand) kosmetisch ersetzt werden.
- Einseitige distale transversale Defekte im Karpal- oder Metakarpalbereich werden zum Zeitpunkt der Pubertät lediglich durch eine so genannte Schmuckhand kosmetisch ausgeglichen. Nur selten kommen rekonstruktive Maßnahmen wie Zehentransplantation, Knochenverlängerung oder Transposition zur Anwendung.

Langer Unterarmstumpf

- Versorgung mit einer „Offen-End-Prothese“ ermöglicht motorische Grobfunktionen des Handschlusses durch die Prothese und hält für das beidseitige kognitive Greifen die Stumpfregion frei.
- Bei beidseitigen langen Unterarmstümpfen → Krukenberg-Plastik: Die beiden Unterarmknochen werden voneinander getrennt und durch die eigene Haut und Weichteile zirkulär durch entsprechende Schnittführung gedeckt. Bildung einer Greifzange, die sich mit den Muskeln der beiden Knochen aktiv öffnen und schließen lässt. Da die Sensibilität der Haut vollkommen intakt ist, fungiert die Krukenberg-Zange wie eine 2-fingerige Hand. Hiermit lassen sich Gegenstände sicher fassen.
- *Operationstechnik Krukenberg-Plastik:*
  - Schnittechnik nach Marquardt (radiodorsal, ulnopalmar; proximal: Y-förmig, distal: Z-förmig).
  - Zugang von palmar und dorsal mit Durchtrennung der Membrana interossea und der Muskelgruppen parallel zum N. medianus. Darstellung und Schonung des M. supinator als wichtigster Zangenschließer. Periostale oder transossäre Naht der Sehnen an den gekürzten Unterarmknochen.
  - Hautverschluß außerhalb der Stumpfspitzen und der Zangeninnenseiten. Z-Plastik in der Kommisur und Spalthautlappen an den Außenseiten.

Kurzer Unterarmstumpf

- Mit 50 % ist der kurze Unterarmstumpf die häufigste Fehlbildung. Hierbei sind die Funktionen von Schultergürtel, Schultergelenk und Ellenbogengelenk intakt.
- Die Art der prothetischen Versorgung richtet sich nach einem ein- oder doppelseitigen Befall, der Länge des Unterarmstumpfes bzw. dem Alter des Patienten:
  - Zu Beginn des Greifalters (6. Lebensmonat) → „Patschhand“. Prothese, die die Länge des fehlenden Eigenarmes ersetzt und das „beidhändige“ Begreifen zum Erlernen der räumlichen Vorstellungskraft sowie symmetrisches Krabbeln ermöglicht.
  - Zwischen dem 2. und 4. Lebensjahr → Versorgung mit einem mechanischen Greifarm, der durch das Öffnen und Schließen eines Greifers („Hook“) oder einer Handprothese motorische Grobfunktionen des Handschlußes übernehmen kann.
  - Vom 4. Lebensjahr ab oder vor der Pubertät → Umstellung auf eine myoelektrische Prothese möglich: Greifen durch einen batteriebetriebenen Motor, Öffnen und Schließen der Hand über Sensoren, die an der Hautoberfläche anliegen.

Ellenbogengelenkexartikulation – langer Oberarmstumpf

- Transversale Oberarmdefekte werden immer prothetisch versorgt.
- Unter Umständen Winkelosteotomie nach Marquardt (Abb. 12.**1**) zur rotationsstabilen Befestigung der Oberarmhülse.
- *Operationstechnik: Winkelosteotomie* (nach Marquardt):
  - Zugang von lateral.
  - Winkelosteotomie im Humerusschaft (85°–90°; 5°–10° Innenrotation).
  - Abrunden der knöchernen Stumpfspitze.
  - Abgewinkelter distaler Stumpf von 3–4 cm Länge.
  - Osteosynthese mittels Kirschner-Drähte (ggf. mit Zuggurtung) oder auch Zugschrauben (Erwachsener).
  - Prothesenversorgung mit feststellbarem Ellenbogengelenk, das durch Zügelvorrichtung oder Druck-Kontaktschalter blockiert werden kann.

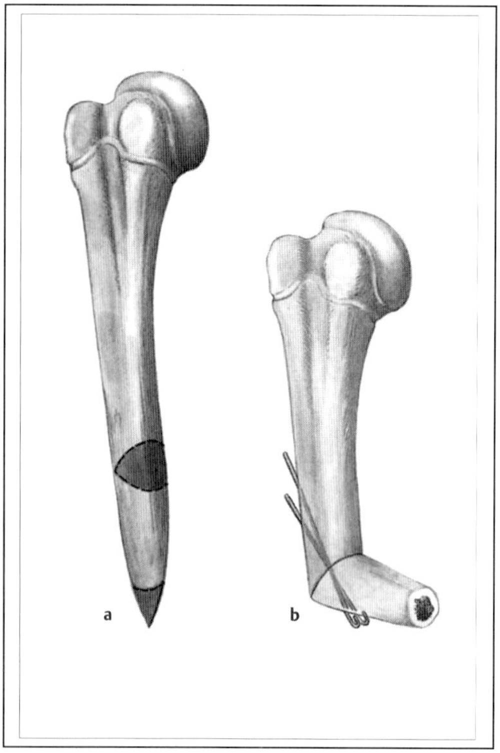

Abb. 12.1 Winkelosteotomie nach Marquardt.
a Operatives Vorgehen,
b Ergebnis
(aus: R. Baumgartner: Amputationen an der oberen Extremität. In: R. Bauer, F. Kerschbaumer, S. Poisel [Hrsg.]: Orthopädische Operationslehre, Bd. 3 Schulter und obere Extremität. Thieme, Stuttgart 1997).

Schulterexartikulation

- Bei vollständigem Fehlen beider Arme (Amelie) ist die prothetische Versorgung äußerst problematisch. In der Regel Training zur Selbstversorgung mit den Füßen.
- Bei Kindern mit Mehrfachfehlbildungen Versorgung mit elektrisch gesteuerten Prothesen.

12.2.1.1.2 Transversale Defekte der unteren Gliedmaßen

- Bei Defekten im Vorfußbereich Ausgleich der Fußlänge und der Fußbreite durch entsprechende Einlagenversorgungen. Grundsätzlich gilt die Regel: Je kürzer ein Fußstumpf ist, umso eher ist er auf eine Prothese angewiesen. Vorfußstumpf bis hin zum Lisfranc-Gelenk ist meist mit Einlagen zu versorgen.
- Bei zu kurzem Unterschenkelanteil operative Verlängerung des Stumpfes mittels Kallusdistraktion möglich → Unterschenkel kann mit einer Unterschenkelprothese versorgt werden ohne kniegelenküberbrückende Montage am Oberschenkel.
- Transversale Defekte im Bereich des Kniegelenkes machen eine Oberschenkelprothese erforderlich, die sich lediglich am Oberschenkel fixiert und bei voller Endbelastbarkeit an den Femurkondylen abstützt. Da das Hüftgelenk frei beweglich bleibt, ist die Gangabwicklung im Vergleich mit Oberschenkelprothesen mit Tuberaufsitz deutlich weniger gestört.
- Bei transversalen Defekten am Oberschenkel gilt: Je kürzer der Stumpf, umso ungünstiger die Hebelverhältnisse und Muskelungleichgewichte und umso aufwendiger die prothetische Versorgung. Zur Anwendung kommen Oberschenkelschäfte mit längsovalem oder querovalem Querschnitt, mit und ohne Tuberabstützung.
- Bei vollständigem Fehlen der unteren Extremität prothetische Versorgung wie bei Amputation im Hüftbereich → Beckenkorbprothese. Mit einer derartigen Versorgung ist das Gehen unter Zuhilfenahme von Unterarmgehstützen möglich.

12.2.1.2 Longitudinale Defekte

Klassifikation

- Nach der ISO/ISPO-Nomenklatur (1972) deskriptive Einteilung nach den betroffenen Skelettelementen (radial bzw. ulnar, tibial bzw. fibular; zentral = Spalthand oder -fuß) sowie nach deren Schwere ihres Befalles in Hypoplasie bzw. partieller oder kompletter Aplasie. Unter kombiniertem Befall wird ein Defekt sowohl im proximalen als auch im distalen Abschnitt einer Extremität bezeichnet:
  - z. B. Long. dist. Metacarp. I (part.), phalang. I (Hypoplasie) = distaler longitudinaler Defekt mit partieller Beteiligung des Metakarpus und Hypoplasie des Daumens
  - z. B. Long. komb. femoral (part.), tibial (kompl.) = kombinierter longitudinaler Defekt mit partieller Beteiligung des Femurs und komplettem Fehlen der Tibia
- Die ISO/ISPO-Nomenklatur (1972) erlaubt die Koexistenz mit anderen Einteilungen, die sich in der Vergangenheit im klinischen Gebrauch und unter therapeutischem Aspekt bewährt haben (z. B. Fibulaaplasie nach Coventry u. Johnson 1952; die bewährten Klassifikationen sind im Folgenden unter den einzelnen Kapiteln aufgeführt).
- Nach älterer Nomenklatur (Werthemanns 1951):
  - z. B. Phokomelie = Hand- oder Fußrest in direkter Verbindung zum Schulter- bzw. Beckengürtel
  - z. B. Amelie = vollständiges Fehlen der Arme oder Beine

Diagnostik

- Klinisch.
- Radiologisch.

Therapie

- Abhängig von Extremitätenlänge, Gelenkbeteiligung und Restfunktion.
  - Obere Extremität: Prothesenversorgung, bei distalen Defekten (z. B. radiale Klumphand) zentralisierende Operationen mit Achsenkorrektur und Verlängerung möglich.
  - Untere Extremität: Prothesen, Orthesen, Orthoprothesen, orthopädischer Schuh, evtl. Einlagenversorgung. Aufwendige rekonstruktive Operationen mittels externen Fixateuren und Kallusdistraktion ermöglichen komplexe Korrekturen; hierdurch drastische Reduktion der Hilfsmittelbedürftigkeit erzielbar.
- Orthopädietechnische Versorgung im Kindesalter entsprechend dem neuromotorischen Entwicklungszustand.

12.2.1.2.1 Longitudinale Defekte der oberen Gliedmaße

Hand

- Das Spektrum der Fehlbildungen reicht von einer partiellen Fehlanlage einer einzelnen Phalanx, eines Metakarpalknochens oder Karpalknochens bis zu kompletten ulnaren oder radialen Defekten der Hand.
- Bei Defekt aller zentralen Finger-, Mittelhand- und Handwurzelknochen entsteht eine Spaltbildung, die der Hand ein krebsscherenartiges Aussehen (Spalthand) verleiht. Der Defekt ist häufig kosmetisch weitaus störender als die vorliegenden funktionellen Ausfälle.
- Die Behandlung ergibt sich aus den vorhandenen Restfunktionen, wobei die Opponierbarkeit des radialen und ulnaren Anteils für den Spitzgriff von wesentlicher Bedeutung ist. Fehlt die Opponierbarkeit, können Rotationsosteotomien die Funktion verbessern.

Radiale Defekte

- Beim radialen Defekt finden sich vom komplett angelegten, aber hypoplastischen Radius über das partielle Fehlen des Radius distal, im mittleren Drittel oder proximal bis zum kompletten Fehlen des Radius alle Formen der longitudinalen Defektfehlbildung. Diese führen je nach Ausmaß des Defektes zu einer unterschiedlich starken radialen und palmaren Luxation mit Abwinkelung der Hand im Handgelenk nach radial mit entsprechendem Funktionsdefizit.

Synonyme

- Radiale Klumphand, radiale Dysplasie, radiale Hypo- und Aplasie, radiale Hemimelie.

Epidemiologie

- Häufigkeit 1–3/100.000 Geburten.
- Häufiger einseitig als beidseitig.
- Bei Knaben mit einer Rate von 1,5 : 1 häufiger als bei Mädchen.

Ätiologie

- Im Einzelfall unbekannt. Thalidomid in der Schwangerschaft, Strahlenbelastung oder virale Infekte der Mutter sind für die Genese der radialen Klumphand belegt.

Klinik

- Der verkürzte Unterarm ist nach radial gebogen mit prominentem Processus styloideus ulnae. Die Hand ist nach radiopalmar luxiert. Bewegungseinschränkung im Handgelenk, betont in der Ulnarduktion. Das Handgelenk ist instabil. Die Mittelgelenke der Langfinger weisen, von radial nach ulnar abnehmend, Beugekontrakturen auf. Bei fehlendem Daumen ist ein opponierender Spritzgriff nicht möglich.
- Patienten mit unilateralem Defekt kompensieren in der Regel mit dem gesunden Arm das Handikap.
- Bei beidseitigem Defekt erhebliche Einschränkung der Selbständigkeit.

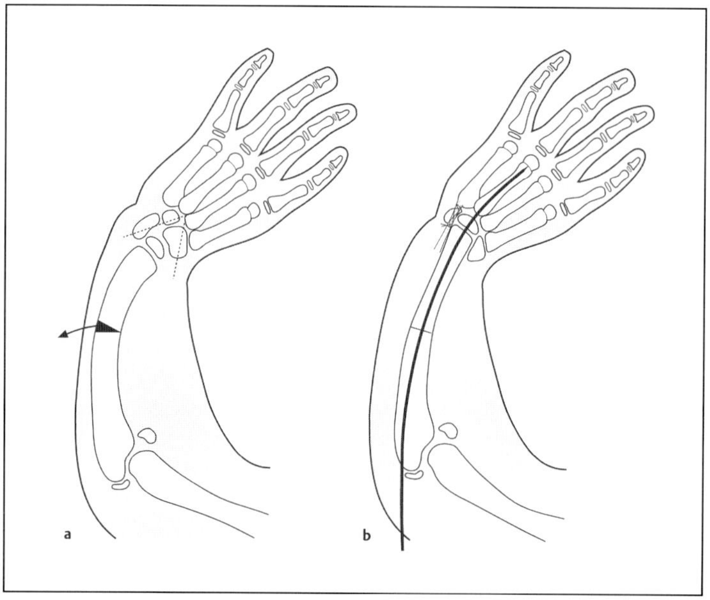

Abb. 12.**2** Elleneinstellung: **a** Schnittführung, **b** Ergebnis.

Konservative Therapie

- Zur Kontrakturprophylaxe postpartal redressierende Gips- und Redressonsschienenbehandlungen einschließlich Physiotherapie, ergotherapeutische Schulung und Anfertigung individuell angepasster Hilfsmittel.

Operative Therapie

- Nur bei ausreichender Ellenbogengelenkbeweglichkeit → Hand-Kopf-Versorgung muss erhalten bleiben.
- *Operationstechnik der Zentralisation der Hand* nach dem Prinzip der Elleneinstellung (Abb. 12.**2**):
  - S-förmiger dorsaler Zugang von der distalen Ulna über das Handgelenk zum 2. Metakarpale ziehend.
  - Einstellung der Hand über dem Ellenköpfchen nach Resektion von Anteilen der mittleren Handwurzelknochen und Beseitigung der radiopalmaren Luxation.
  - Das Repositionsergebnis wird mit einem intra-medullären Kirschner-Draht, der die Ulna und das Metakarpale IV fixiert, gehalten.
  - Zur Vermeidung einer Reluxation wird die Sehne des M. extensor carpi ulnaris verkürzt, die Insertionen dieses Muskels und die des M. flexor carpi radialis nach ulnar und dorsal verlagert sowie der intramedulläre Kirschner-Draht über viele Jahr in situ belassen.
- Mithilfe der Ringfixateurtechnik ist es möglich, nach bogenförmiger Osteotomie der distalen Ulna die Fehlstellung zu korrigieren und in einem 2. Schritt die Elle nach proximaler Kortikotomie mittels Kallusdistraktion zu verlängern.
- Zur Funktionsverbesserung insbesondere bei fehlendem Daumen → Pollizisation des Zeigefingers.
- *Operationstechnik der Pollizisation:*
  - z. B. Schnittführung nach Blauth
  - Darstellung und Präparation der Nerven-Gefäß-Bündel
  - Kürzung der Sehne des M. extensor indicis auf Höhe der MC-II-Resektion und Naht mit sich selbst sowie Kürzung der Sehne des M. extensor digitorum II mit Fixierung an der Basis der ehemaligen Grundphalanx.
  - Resektion eines hypoplastischen Daumens und Teilresektion des Os metacarpale II unter Erhalt des MP-Gelenkes.
- Transposition des mobilen Zeigefingers in das neu gebildete CMC-Gelenk mit Fixierung des Os metacarpale in maximaler Überstreckung.
- Rotation des Zeigefingers: 140°–160°, palmare Abduktion: 40° und radiale Abduktion: 20°.

Ulnare Defekte

Der longitudinale Ulnadefekt bezeichnet das unvollständige bis vollständige Fehlen der Ulna, die zu einer ulnaren und palmaren Luxation mit Abwinkelung der Hand im Handgelenk nach ulnar führt und von einem Funktionsdefizit begleitet ist.

Synonyme

Ulnare Klumphand, ulnare Dysplasie, ulnare Hemimelie, Ulnahypo- bzw. -aplasie.

Epidemiologie

Häufigkeit 1:100.000 Geburten.

Klinik

- Der verkürzte Unterarm ist häufig nach ulnar gebogen, der Radius weist eine nach ulnar konkave Krümmung auf. Die Hand ist nach ulnar subluxiert oder luxiert.
- Der einseitige Defekt wird in der Regel funktionell durch den gesunden Arm ausgeglichen, bei beidseitigem Befall sind zum Teil erhebliche funktionelle Beeinträchtigungen wie auch bei der radialen Klumphand zu erwarten.

Konservative Therapie

- Zur Kontrakturprophylaxe unmittelbar postpartal Gips- und anschließend nächtliche Redressionsschienenbehandlung, Physiotherapie und Ergotherapie.

Operative Therapie

- Bei noch angelegter, aber deutlich verkürzter Ulna Verlängerung mittels Kallusdistraktion. Entsprechend dem anhaltenden Wachstumsdefizit der Ulna ist mit einer oder zwei weiteren Operationen bis zum Wachstumsende zu rechnen. Die Kallusdistraktion mit externen Fixateuren eröffnet die Möglichkeit der komplexen Sanierung von Längendefiziten und Achsenfehlern.
- Eine Zentralisation der Hand ist durch eine Korrekturosteotomie des distalen Radius einfacher möglich als die Elleneinstellung bei der radialen Klumphand.

Phokomelie

- Bei intersegmentalen Defekten sitzt die Hand unmittelbar am Rumpf oder dem Schultergürtel an („Robbengliedmaße"). Es fehlen Ober- und Unterarm.
- Kinder mit einer beidseitigen kompletten Phokomelie der oberen Extremitäten sind schwerst behindert, da sie die Hände kaum zum Essen und nicht zur Hygiene einsetzen können.
- Häufig begleitende Fehlbildungen im Bereich der unteren Extremitäten, die das Rehabilitationsprogramm erschweren.
- Die am Rumpf ansetzende Hand und Fingerteile dürfen keinesfalls amputiert werden. Sie können in der Regel gut für die Steuerung von Armprothesen genutzt werden.

12.2.1.2.2 Longitudinale Gliedmaßendefekte der unteren Extremität

Fibuladefekt

Der longitudinale Fibuladefekt tritt in Form einer Hypoplasie, Aplasie oder auch Agenesie auf. Dies führt zu Fehlstellungen und Instabilitäten im Knie- und Sprunggelenk und ist von einem Funktionsdefizit, insbesondere auch Längenverlust begleitet (Abb. 12.**3**).

Synonyme

Fibulahypoplasie, Fibulaaplasie, fibulare Hemimelie.

Epidemiologie

- Häufigste Fehlbildung der Röhrenknochen.
- Jungen sind häufiger betroffen als Mädchen.
- Die rechte Seite ist häufiger involviert als die linke.

Klassifikation

- Nach Achtermann u. Kalamchi (1979):
  - Typ 1: partieller Defekt der Fibula.
  - Typ 1a: Fibula verkürzt und verschmälert. Die proximale Fibulaepiphyse liegt distal der proximalen Fibulaepiphyse, und die distale Fibulaepiphyse liegt proximal des oberen Sprunggelenkniveaus.
  - Typ 1b: proximaler Anteil der Fibula fehlt.
  - Typ 2: Fibula fehlt vollständig. Lediglich fibrokartilaginäre und fibröse Rudimente.

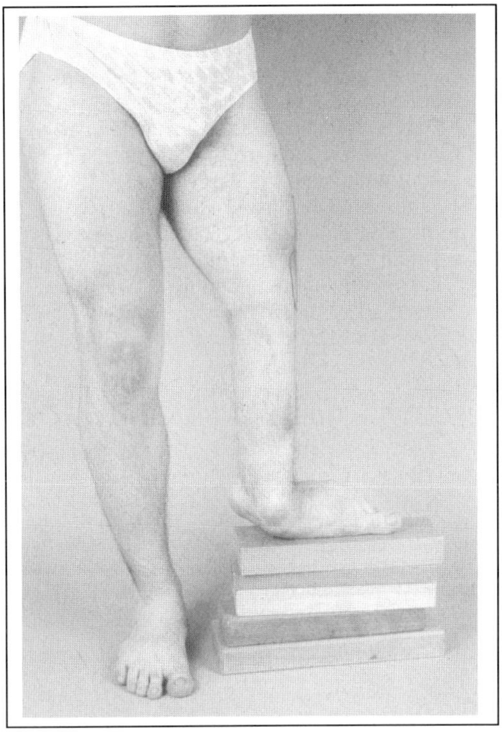

Abb. 12.**3a** 20-jähriger Patient mit longitudinaler Fehlbildung des linken Beines, fehlendem Wadenbein, mit vielfachen Achsenfehlstellungen und einer Beinverkürzung von insgesamt 20 cm.

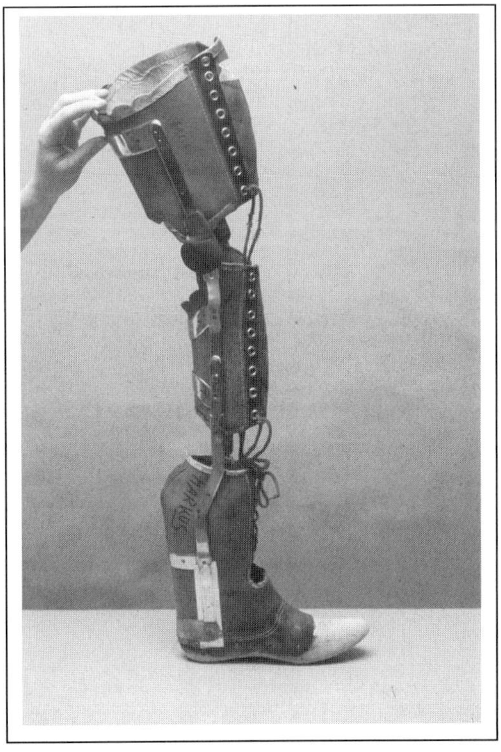

Abb. 12.**3b** Der Patient war mit dieser Orthoprothese versorgt. Fixiert wurde das Bein am Oberschenkel, am Unterschenkel und am Fuß, der in normaler Spitzfuß-stellung eingepasst war. Der Kontakt zum Boden erfolgte über einen Kunstfuß.

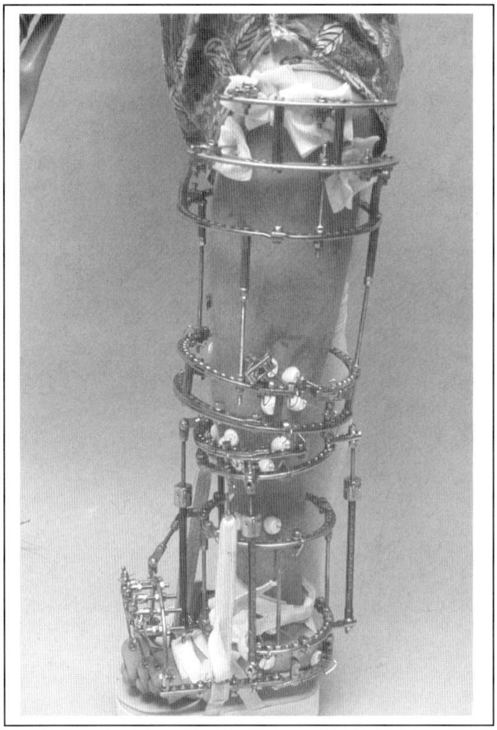

Abb. 12.**3c** Mit Hilfe eines Ringfixateurs, der am gesamten Bein einschließlich des Fußes angelegt war, konnten nach Durchtrennung der Knochen an definierten Abschnitten und nachfolgender kontinuierlicher Verlängerung alle Fehlstellungen einschließlich des Längendefizites ausgeglichen werden. Simultane Ober- und Unterschenkel-versorgung nur temporär für 6 Wochen zwecks Kapseldistraktion des Kniegelenkes.

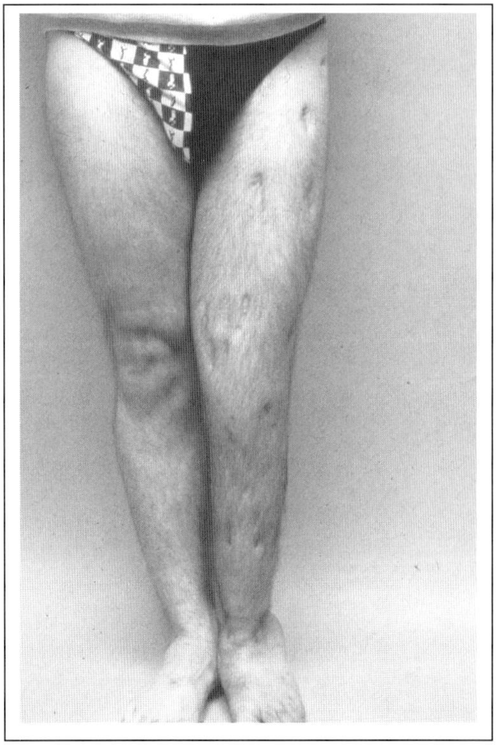

Abb. 12.**3d** Nach Abschluss der Behandlung ist der Patient ohne Prothese gehfähig. Er benutzt Konfektionsschuhe mit einer Einlage zur Sohlenbettung im linken Schuh.

- Nach Coventry u. Johnson (1952):
  - Typ 1: Nur eine Extremität betroffen, der Fibuladefekt reicht von der einfachen Verkürzung bis zum partiellen Fehlen der proximalen Anteile. Die tibiale Verkürzung sowie die gesamte Beinverkürzung ist gering und die Prognose gut.
  - Typ 2: Nur eine Extremität betroffen mit komplettem Fehlen der Fibula, allenfalls ein rudimentärer Rest ist distal angelegt. Die Tibia ist deutlich verkürzt und anteromedial gebogen. Der Fuß ist fehlgebildet. Die Prognose ist kosmetisch und funktionell deutlich schlechter als beim Typ 1.
  - Typ 3: Bilaterale Fehlbildung mit anderen schwerwiegenden Fehlbildungen (z. B. der oberen Extremität oder PFFD bzw. Tibiaaplasie) kombiniert.

Klinik

- Verkürzungen des Unterschenkels oder des gesamten Beines bis zu 30 cm.
- Geringe bis ausgeprägte anteromediale Krümmung der Tibia.
- Fakultative Femurverkürzung in unterschiedlichem Ausmaß, assoziiert mit einer Coxa vara oder valga.
- Das Kniegelenk weist unterschiedliche Schweregrade der Valgusfehlstellung auf. Eine sagittale Instabilität wird durch das Fehlen des vorderen und/oder hinteren Kreuzbandes verursacht.
- Die hypoplastische Patella neigt zur Subluxation.
- Der Fuß steht in einer Spitzfuß- oder Valgusfehlstellung, welche durch eine Verkürzung des M. triceps surae und M. peroneus sowie beim kompletten Fehlen der Fibula durch den rudimentären fibrösen bzw. fibrokartilaginären Strang hervorgerufen wird, welcher von der proximalen Fibula zum lateralen Kalkaneus zieht. Eine Valgusfehlstellung entsteht aber auch bereits durch das Fehlen des Außenknöchels. Eine Dysplasie der lateralen Anteile der distalen Tibiaepiphyse mit Valgusfehlstellung der tibialen oberen Sprunggelenkachse wird nicht selten beobachtet (Abb. 12.**3**).

Konservative Therapie

- Redressierende Gipsverbände bereits unmittelbar nach der Geburt, um Fehlstellungen weichteilig zu korrigieren.
- Nachtlagerungsschienen zur Wachstumslenkung.
- Orthoprothetische Behandlung bei Vertikalisierung des Kindes. Hierbei werden bei instabilen Gelenkbefunden Knie- oder/und Sprunggelenk übergreifende Kunstgelenke zur äußeren Stabilisierung erforderlich. Das Längendefizit wird durch einen prothetischen Ersatz ausgeglichen, der in die Orthese integriert ist.

Operative Therapie

- *Rekonstruktive Techniken:* Kombination mehrerer unterschiedlicher operativer Techniken, die darauf abzielen, ein weitgehend hilfsmittelfreies Resultat zu erreichen. Zu diesen operativen Techniken zählen:
  - *Die Kallusdistraktion:* Achsenkorrektur und Verlängerung.
  - *Weichteilige Eingriffe:* Achillessehnenverlängerung, Kapselrelease, Resektion des fibulären Stranges.
  - *Gelenkverbessernde Eingriffe:*
  - *Operation nach Gruca:* Operationstechnik:
  - Ventraler Zugang.
  - Transepiphysäre Schrägosteotomie der Tibia von mediokranial nach distolateral in der Weise, dass die tibiale Gelenkfläche (incl. Wachstumsfuge ≙ Salter-Harris-IV-Fraktur) geteilt wird (medial = 2/3 und lateral = 1/3).
  - Durch Proximalisierung des medialen Tibiafragmentes einschließlich des Talus entsteht lateral eine Stufe (= Außenknöchel).
  - *Fibulaersatzplastik* mittels Beckenkammapophyse nach Weber: Operationstechnik:
  - Bogenförmiger Hautschnitt (ca. 5 cm Länge) 1 cm unterhalb des Beckenkammes.

- Gewinnung eines dreieckförmigen Beckenkammtransplantates (ca. 2 cm Breite [apophysär] x 5 cm Länge) mit anhängender Fascia glutealis.
- S-förmiger Hautschnitt an der Lateralseite des OSG.
- Separieren der Streck- und Beugesehnen und Verlagerung nach ventral bzw. dorsal.
- Einfalzen des ossären Anteils des Beckenkammtransplantates in den ossären Anteil der Tibia unter Schonung der Wachstumsfuge und seitlicher Abstützung des Talus durch die Beckenkammapophyse.
- Fixierung der Fascia glutealis am Kalkaneus als Außenbandersatz.
- *TCNC*-(Tibio-Calcaneo-Naviculo-Cuboidale-)*Arthrodese* nach Weber (Abb. 12.**4**) beim instabilen Knickplattfuß mit Talusdysplasie des Erwachsenen. Operationstechnik:
- S-förmiger lateraler Hautschnitt über dem Außenknöchel auf Fußrücken ziehend.
- Resektion des Außenknöchels (für die Arthrodese und kosmetisch ohne Bedeutung).
- Komplette Resektion des Talus (resultierendes Längendefizit zwischen 3 und 6,5 cm).
- Entfernen der tibialen (incl. Innenknöchel), der kuboidalen, der navikulären und der kalkanearen Gelenkfläche.
- Einfalzen der Tibia auf das Os calcaneare, naviculare und cuboidale.
- Bei Fixierung der Arthrodese mittels Ringfixateur simultane Verlängerung des Unterschenkels durch Kallusdistraktion bei proximaler Tibiakortikotomie möglich.

• *Palliative Techniken:* Maßnahmen zur Verbesserung der Prothesentragfähigkeit:
- *Achsenkorrekturen:* Genu valgum ab 30°.
- *Achillessehnenverlängerung.*
- *Kapselrelease.*
- *Resektion* des fibulären Stranges.

• *Amputation:* Bei fehlender Compliance der Eltern und/oder des Kindes für rekonstruktive Maßnahmen bei 1- oder 2-strahligen Füßen mit ausgeprägtem Längendefizit. Ein mehrstrahliger Fuß wird in die Orthoprothese integriert. Erhalt des Fußes zur besseren Endbelastbarkeit, besseren Rotationsstabilität in der Orthoprothese und besseren Stand- und Gangsicherheit.

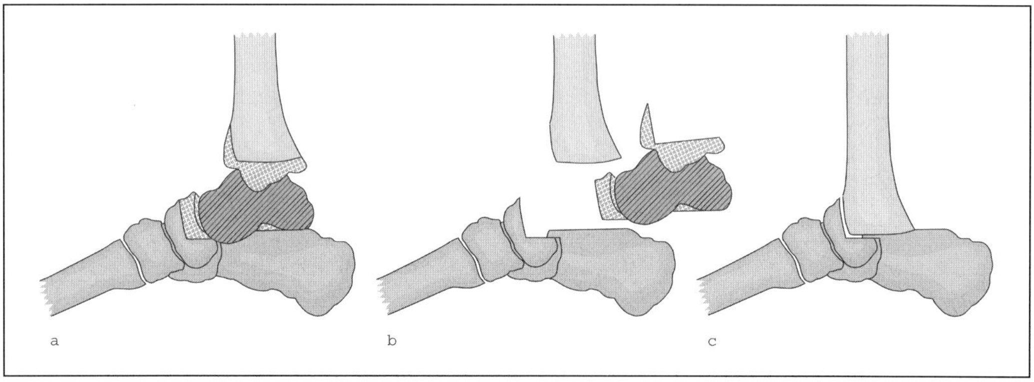

Abb. 12.**4** TCNC-Arthrodese nach Weber. **a** Die schraffierten Flächen zeigen die zu resezierenden Strukturen. **b** Entfernung der Gelenkflächen von Tibia, unterem Sprunggelenk und Chopart-Gelenk sowie die komplette Entfernung des Talus. **c** Ergebnis.

Tibiadefekt

Der longitudinale Tibiadefekt bezeichnet das unvollständige bis vollständige Fehlen der Tibia, das zu Fehlstellungen und Instabilitäten im Kniegelenk führt und von einem Funktionsdefizit begleitet ist.

Synonyme

Tibiahypoplasie, Tibiaaplasie, tibiale Hemimelie.

Epidemiologie
- Inzidenz: 1 : 1 Million Lebendgeburten.
- Männlich zu weiblich = 2 : 1.
- Unilateraler Befall häufiger als bilateraler Befall.
- Rechts häufiger als links involviert.

Klinik (Abb. 12.**5a**)
- Verkürzung und Verbiegung der Tibia und des gesamten Unterschenkels.
- Fehlstellung im Knie und im oberen Sprunggelenk.
- Kniebeugekontrakturen.
- Eingeschränkte oder fehlende aktive Funktion des Quadrizepsmuskels.
- Luxation des Fibulaköpfchens in proximodorsaler Richtung.
- Fakultative Entwicklungshemmungen des Femurs.
- Leichte Varus- bis Klumpfußfehlstellung.
- Begleitfehlbildungen des Fußes, insbesondere des Mittelfußes und der Phalangen sowie Syndaktylien.

Diagnostik
- Klinisch: typische Deformierung des Unterschenkels.
- Pränatal durch Ultraschalldiagnostik.
- Kongenitale Narben und Grübchen der Haut weisen auf einen knöchernen Defekt hin.
- Dislokation des Kniegelenkes.
- Assoziierte Strahlendefekte des medialen Fußes.

Röntgen-Klassifikation (Abb.12.**5b**)
- Jones et al. (1978):
  - Typ 1a: Agenesie der Tibia, distale Femurepiphyse hypoplastisch.
  - Typ 1b: Proximaler Anteil der Tibia vorhanden, aber nicht röntgendicht, weil die Ossifikation verzögert ist.
  - Typ 2: Schließt die Fälle mit sichtbarer proximaler und nicht sichtbarer distaler Tibia ein.
  - Typ 3: Nur der distale Anteil des Schienbeins als reifer diaphysärer Knochen oder nur als verkalkter Schatten nachweisbar. Die proximale Tibia ist nicht sichtbar. Die distale Femurepiphyse ist gut entwickelt. Eine Gelenkdarstellung mit Kontrastmittel zeigt einen normgerechten Femur, aber kein echtes Kniegelenk.
  - Typ 4: kurze Tibia mit Diastase der distalen Tibia und Fibula.

Konservative Therapie
- Unmittelbar nach der Geburt: redressierende Gipsverbände und Nachtlagerungsschienen.
- Bei Vertikalisierung des Kindes: orthoprothetische Versorgung. Bei instabilen Verhältnissen knie- oder/und sprunggelenkübergreifende Gelenke zur äußeren Stabilisierung. Das Längendefizit wird durch einen prothetischen Ersatz ausgeglichen, der in der Orthese integriert ist.

Operative Therapie
- Beim vollständigen Fehlen der Tibia ist die Funktion des M. quadriceps für die Wahl des operativen Verfahrens von entscheidender Bedeutung. Ist keine ausreichende Muskelkraft vorhanden, so ist die Exartikulation im Kniegelenk die bevorzugte Methode.
- Aufwendige rekonstruktive Verfahren werden sinnvoll mit verlängerungs- und achsenkorrigierenden Eingriffen mittels Ringfixateur und Kallusdistraktion kombiniert. Mit dem Ringfixateur

kann nicht nur eine Verlängerung in Achsenkorrektur vorgenommen werden, sondern es besteht auch die Möglichkeit gleichzeitig eine Arthrodese zu retinieren oder ein rekonstruiertes Gelenk mit einer mechanischen Gelenkachse überbrückend zu schützen.

- Ist die Muskelkraft erhalten, so werden rekonstruktive Eingriffe wie die Fibulaunterstellung nach Brown (1965) empfohlen. Die funktionellen Ergebnisse in der Literatur werden allerdings sehr kritisch betrachtet.
- Bei vollständigem Fehlen der Tibia *Kniegelenkersatzplastik nach Weber:* Operationstechnik (mehrzeitiges Vorgehen in 3 Schritten):
  – 1. Schritt: Weichgewebsdistraktion mittels Mini-Ringfixateur an Oberschenkel, Unterschenkel und Fuß zum Ausgleich der Dislokationen.

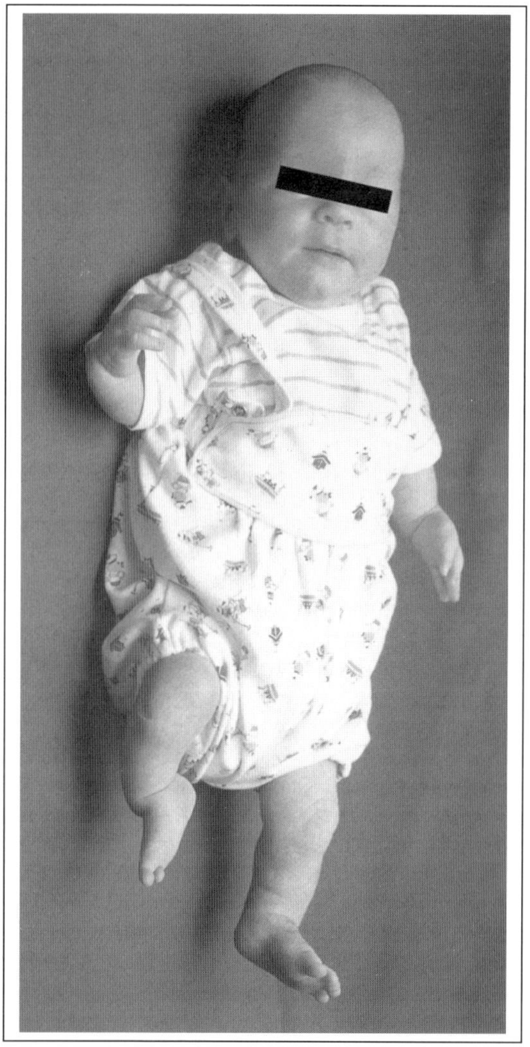

Abb. 12.**5a** Männlicher Säugling mit multiplen Fehlbildungen: 1. beidseitiger Tibiadefekt, 2. beidseitige radiale Klumphände.

Abb. 12.**5b** Röntgenbild a.–p.: Tibiadefekt Typ 1a rechts und Typ 2 links. Zeigefinger des Untersuchers (links unten) veranschaulicht die Größenverhältnisse zum Patienten.

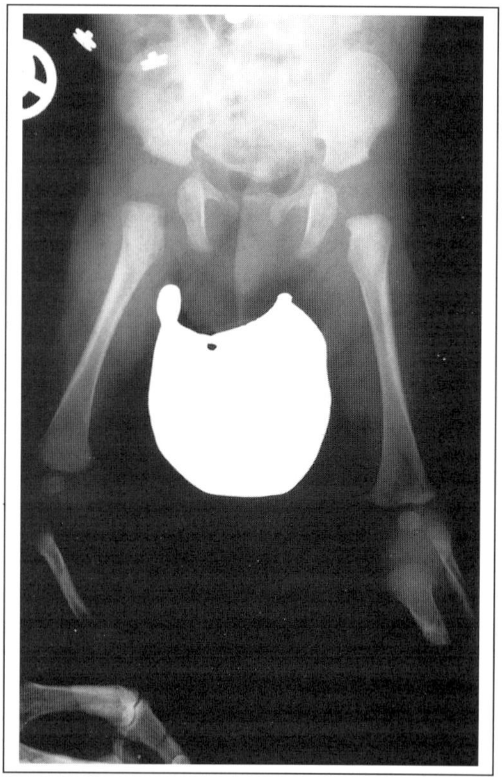

- 2. Schritt: Knieersatzplastik (Abb. 12.**5 c–e**):
- Längsschnitt über dem „Kniegelenk“ mit Darstellung der Kapsel und des Fibulaköpfchens.
- Bildung von 2 Visierlappen durch 3-malige quere Inzision der Kapsel mit medialer und lateraler Stielung sowie Z-förmige Inzision der Quadrizepssehne.
- Verschwenken des proximalen die Patella enthaltenden Visierlappens nach distal und des distalen Visierlappens nach proximal und Naht der Kapselinzisionen.
- Einfalzen des Fibulaköpfchens in die Patella im Sinne einer Chondrodese.
- Montage einer isometrischen Gelenkachse zur frühfunktionellen Beübung der Arthroplastik.
- 3. Schritt: Fußunterstellung.

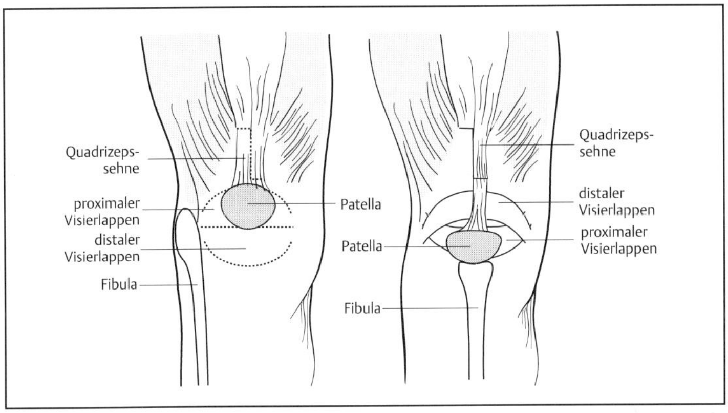

Abb. 12.**5c** Tibiadefekt: Kniegelenkersatzplastik nach Weber (Schema). Durch Bildung eines proximalen und distalen, am medialen und radialen Rand gestielten Kapsellappens wird die Kniescheibe nach Z-förmiger Verlängerung der Quadrizepssehne nach distal verschwenkt. Hierdurch wird die Kniescheibe zum Tibiaplateau. Die Fibula wird der Patella unterstellt und übernimmt die Funktion des Schienbeines.

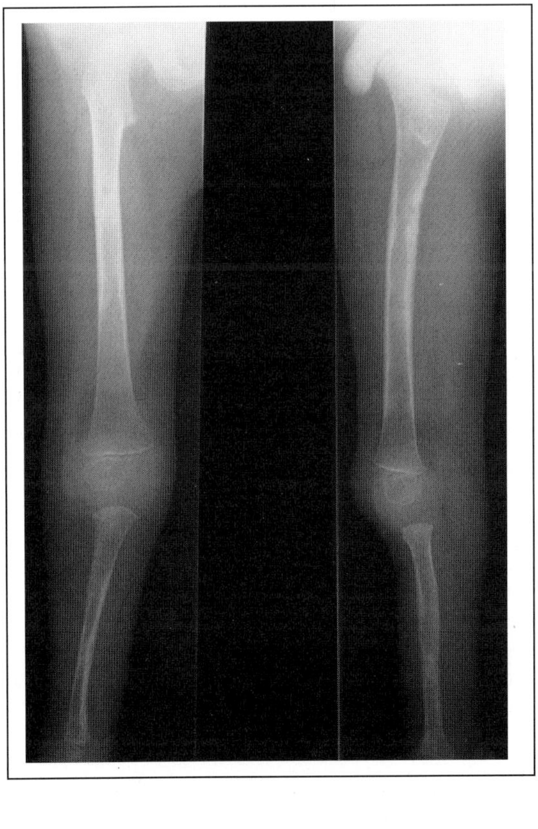

Abb. 12.**5d** Röntgenbild 1 Jahr nach Fixateurentfernung links a.–p., rechts seitlich zeigt die enorme Hyperplasie des Wadenbeines nach der Umfunktionierung zum Schienbein mit korrekten Achsenverhältnissen (vgl. Abb. 12.**5b**).

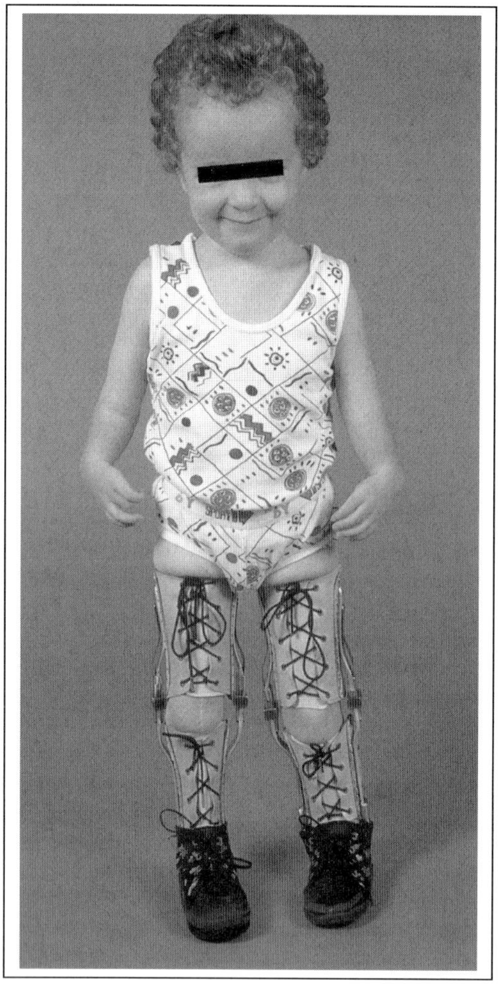

Abb. 12.**5e** Volle Belastbarkeit mit Hilfe von Orthesen gegeben. Bewegungsausmaß am rekonstruierten Kniegelenk rechts Ex/Flex: 0°/0°/80°.

- An weiteren rekonstruktiven Verfahren wird eine Einpflanzung des distalen Fibulaendes in den Talus (Meyers 1905) angegeben.
- Fußunterstellung nach Blauth (1963).
- Bei proximal angelegter Tibia wird eine tibiofibulare Fusion empfohlen, um einen belastbaren Unterschenkel zu erzielen, die nach den Empfehlungen von Hahn und Brandes angegeben werden.

Proximaler fokaler Femurdefekt (PFFD)

Der proximale fokale Femurdefekt im engeren Sinne bezeichnet eine longitudinale Reduktonsfehlbildung mit hypoplastischen oder aplastischen Veränderungen der proximalen Femuranlage. Der PFFD im weiteren Sinne umfasst alle Reduktionsfehlbildungen des gesamten Femurs einschließlich der Hypoplasie und Agenesie (Abb. 12.**6a**).

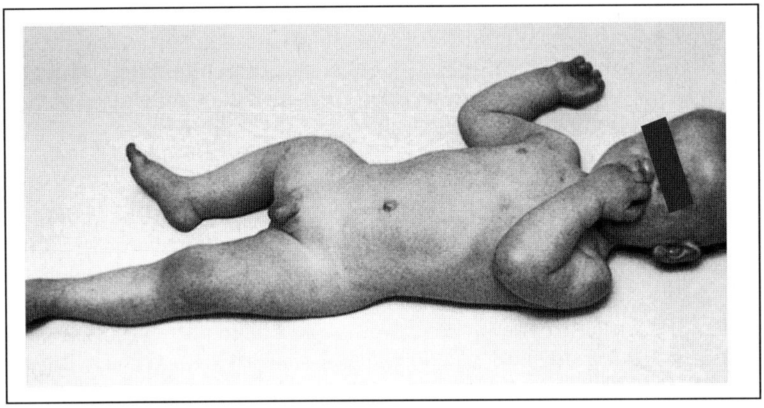

Abb. 12.**6a** Proximaler fokaler Femurdefekt rechts.

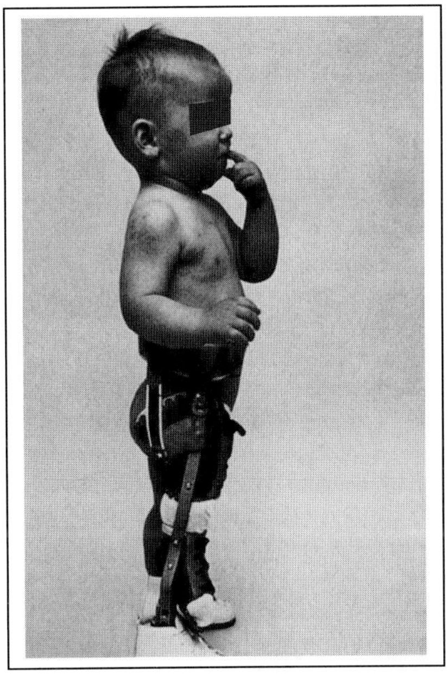

Abb. 12.**6b** Proximaler fokaler Femurdefekt: orthopädische Versorgung mittels am Tuber ischiadicum abgestützter Orthoprothese.

Synonyme

Kongenitaler Femurdefekt, angeborene Coxa vara, Dyskinesie des proximalen Femurs.

Epidemiologie

- Inzidenz: 1 : 50.000 Lebendgeburten.
- Männlich : weiblich = 3 : 2.
- Unilateral : bilateral = 4 : 1.

Klinik

- Bereits nach der Geburt charakteristischer Befund: Der Oberschenkelabschnitt ist verkürzt und verdickt. Das Längendefizit variiert mit dem Ausmaß der Schwere der Fehlbildung. Häufig ist das Beinlängendefizit so ausgeprägt, dass das Sprunggelenk des befallenen Beines auf dem Niveau des Kniegelenkes des gesundes Beines liegt. Typische Begleitfehlbildungen:
- Flektions-, Abduktions- und Außenrotationskontraktur der betroffenen Hüfte sowie eine Flexionkontraktur des Kniegelenkes.
- Hypoplasie des M. quadriceps in Kombination mit einem kräftigen M. sartorius, der das Kniegelenk in die Schneidersitzposition zieht. Hierdurch wird die Beugekontraktur im Kniegelenk verstärkt.
- Bei der *sporadischen Form* (Femur-Fibula-Ulna-Typ, *FFU-Typ*) des PFFD mit assoziierten Defekten der Fibula und der Ulna treten entsprechende klinische Bilder mit Verkürzung des Unterschenkels und Valgusfehlstellung des Fußes (s. Fibulaaplasie) sowie eine ulnare Klumphandsymptomatik (s. ulnare Klumphand) auf.
- Bei der *Thalidomid-induzierten Form* (Femur-Tibia-Radius-Typ, *FTR-Typ*) des PFFD mit assoziierten Defekten von Tibia und Radius treten entsprechende klinische Bilder mit Verkürzung des Unterschenkels, ausgeprägte Instabilitäten oder Luxationen des Knie- oder Sprunggelenkes sowie eine radiale Klumphandsymptomatik (s. radiale Klumphand) auf.

Klassifikation

- *Klassifikationen nach Aitken* (1969) mit Unterscheidung von 4 Formen, Typ A – D.
- Die *Pappas-Klassifikation* (1985) unterscheidet 9 verschiedene Formen.
  - Typ 1: Fast komplett fehlendes Femur. Die ischiopubischen Strukturen sind unterentwickelt und mangelhaft. Keine Pfannenentwicklung.
  - Typ 2: Kein Femurkopf, die ischiopobischen Strukturen sind in der Verknöcherung verzögert, Femurverkürzung um 70–90 %.
  - Typ 3: Keine knöcherne Verbindung zwischen Femurkopf und Schaft. Die Kopfossifikation ist verzögert. Die Pfanne kann fehlen. Die Femurkondylen sind schlecht entwickelt, gelegentlich finden sich knöcherne Auftreibungen am proximalen Femurende, die Femurverkürzung beträgt 45–80 %.
  - Typ 4: Kopf und Schaft mit faserknorpeliger Anlage und unregelmäßiger Ossifikation. Femurverkürzung von 40–67 %.
  - Typ 7: Coxa vara mit hypoplastischem Femur. Die proximale Diaphyse ist irregulär mit verdickter Kortikalis. Der laterale Kondylus ist oft mangelhaft. Distale Valgusfehlstellung im Femur, die Femurverkürzung beträgt 10–50 %.
  - Die Typen 5 und 6 beschreiben distale Defekte, der Typ 8 die Coxa valga und der Typ 9 das rein hypoplastische Femur.

Therapie

- Individuell therapeutisches Konzept, das die Möglichkeiten der konservativen und operativen Behandlung kombiniert, abhängig von: uni- oder bilateralem Befall, Schweregrad des PFFD, Ausmaß und Art der Begleitfehlbildung sowie psychosozialen Aspekten des Kindes und der Eltern.

Konservativ

- Postpartal Redressionsgipse, dann Redressionsschienenbehandlungen zur Nacht.
- Kontrakturbeseitigung und Prophylaxe durch Physiotherapie und Anlernen der Eltern zu entsprechenden physiotherapeutischen Übungen.
- Vertikalisierung mit orthoprothetischen Hilfsmitteln.
- Je nach Ausmaß der funktionellen und anatomischen Defekte Oberschenkel- oder Unterschenkelorthoprothese.
- Bei instabilem Kniegelenk Oberschenkelschaft mit Tubersitz.
- Bei instabilem Kniegelenk und Hüftgelenk Oberschenkelschaft mit Tubersitz und Beckenfassung (Abb. 12.**6b**).

Operativ

- Palliative Maßnahmen zur Verbesserung der Prothesenfähigkeit.
  - Konversionschirurgie (insbesondere von nordamerikanischen Autoren favorisiert): hierbei wird das Kniegelenk arthrodesiert und der Fuß nach Syme amputiert.
  - Rotationsplastiken (nach Borggreve 1930; Hackenbroich 1993; Van Nes 1950 sowie Torode u. Gillespie 1933). Das Prinzip dieser Methoden besteht darin, durch Osteotomien am Femur, Kniegelenk oder Unterschenkel den Fuß um 180° zu drehen und ihn mit seinem oberen Sprunggelenk auf das Niveau des kontralateralen Kniegelenkspaltes zu bringen. Hierdurch wird das obere Sprunggelenk zum Ersatzkniegelenk umfunktioniert und aus einer Oberschenkelversorgung eine funktionell günstigere Unterschenkelversorgung mit entsprechender Bewegungskontrolle in der Schwungphase und guter Stabilität in der Standphase.
  - *Operationstechnik nach Borggreve* (Typ A1 nach Winkelmann):
  - Schräge zirkuläre Hautschnitte unterhalb des Hüftgelenkes (von lateroproximal nach mediodistal) und oberhalb des Kniegelenkes (von medioproximal nach laterodistal) mit einem dorsalseitigen verbindenden Hautschnitt.
  - Präparation des N. ischiadicus. Durchtrennen des N. femoralis nach Durchtritt durch das Leistenband. Unterbindung und Abtrennung der A. und V. femoralis proximal.
  - Osteotomie des Femurs distal des Trochanter minor und des Schienbeines distal der Tuberositas tibiae.
  - Nach 180°-Rotation des Unterschenkels erfolgt die Plattenosteosynthese von Femur und Tibia.
  - End-zu-End-Anastomosierung der Gefäße. Verlagerung des N. ischiadicus nach innen. Reinsertion der Muskulatur.
- Ab dem Typ Pappas 4 ist eine Rekonstruktion des Femurs bei entsprechender knöcherner Anlage des proximalen Femurs mit valgisierenden derotierenden intertrochantären Femurosteotomien, ggf. in Kombination mit Verlängerungen und Achsenkorrekturen des Femurs sowie Pfannendach-verbessernden Operationen (z. B. Salter-, Chiari-, Triple-Osteotomie) indiziert; sehr aufwändig! (Abb. 12.**7**).

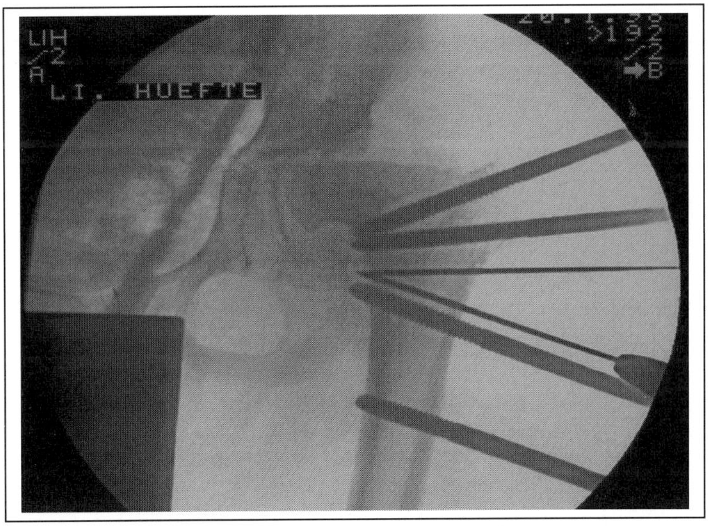

Abb. 12.**7a** PFFD Röntgen a.–p. intraoperativ, je 2 Schanz-Schrauben im proximalen und distalen Fragment zur externen Stabilisierung, dazwischen Entnahme eines Knochenkeiles mittels zweier Meißelklingen zur akuten Valgisationskorrektur (s. Abb. 12.**7b** auf S. 354 und Abb. 12.**7c** auf S. 355).

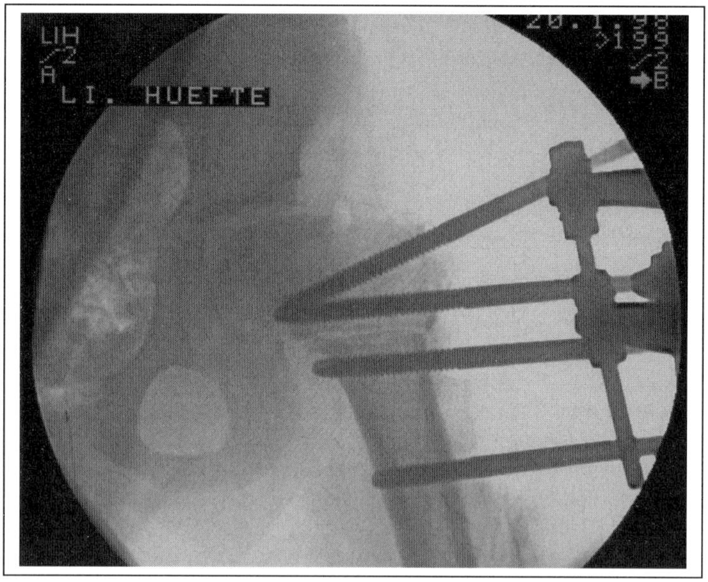

Abb. 12.**7b** Nach Entnahme des Knochenkeiles akute Valgisation und Stabilisierung der Osteosynthese über Schanz-Schrauben mittels Ringfixateur.

Spaltfuß

Longitudinale Reduktionsfehlbildung der zentralen Fußanlage.

Klinik

Krebsscherenartiger Fuß. Auseinanderweichen des tibialen und fibularen Strahles.

Konservative Therapie

Orthopädietechnisch wird eine Einlage nach Gipsabdruck anfertigt, wobei die vertiefte Kommissur mit Tepoform ausgefüllt wird. Gegebenenfalls wird ein Innenschuh oder bei schweren Fällen ein orthopädischer Schuh erforderlich.

Operative Therapie

Fesselung der beiden Strahlen und/oder Korrekturosteotomien bei vermehrtem Auseinanderweichen.

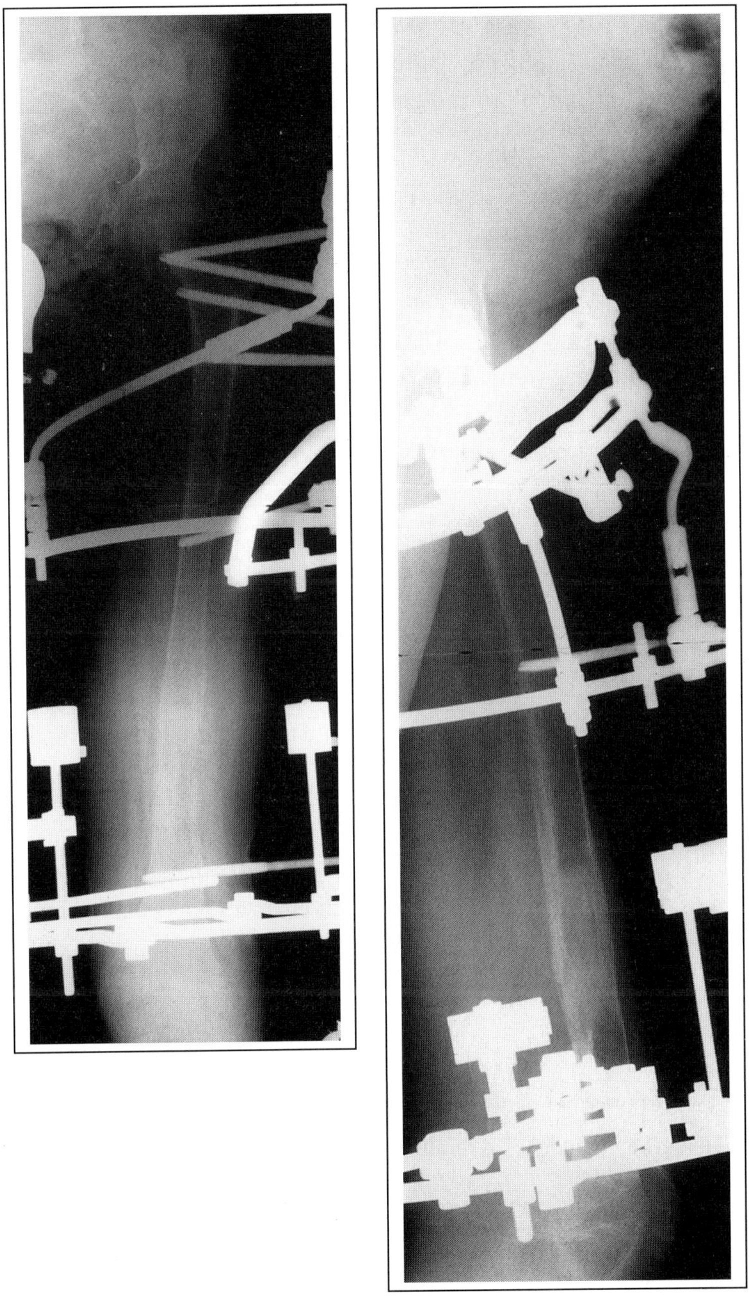

Abb. 12.**7c** Röntgenbild Bein links a.–p. (links), seitlich (rechts). Simultane Verlängerung des Beines an der distalen Femurmetaphyse.

12.2.2 Fehler in der Differenzierung und Separation von Teilen

Die Fehlbildungen können das Weichgewebe und/oder knöcherne Gewebe einschließen. Die häufigsten Fehlbildungen aus dem breiten Spektrum dieser Gruppe werden bei den einzelnen Körperregionen abgehandelt (angeborener Schulterhochstand, Kamptodaktylie und Klinodaktylie).

Syndaktylie (Hand)
- Häutige Syndaktylie (geringste Ausprägung: vergrößerte Schwimmhäute zwischen den Grundgliedern → keine Wachstumsbeeinträchtigung der Finger; stärkste Ausprägung: Löffelhand mit kutaner Verwachsung sämtlicher Finger, z. B. Akrozephalosyndaktylie = Apert-Syndrom → Wachtsumsbeeinträchtigung der Finger.
- Ossäre Syndaktylien (frühzeitige Deviationen der Finger durch bestehende Knochenbrücken).
- Therapeutisch werden die kutanen Syndaktylien durch einfache Z-Plastiken der Haut und Spalthauttransplantationen im Sinne einer Trennung behandelt. Bei ossären Syndaktylien muss zusätzlich die Knochenbrücke bereits im frühen Kindesalter durchtrennt werden, um ein Fehlwachstum zu verhindern.

Syndaktylie (Fuß)
- Klinische Symptomatik an den Zehen und somit therapeutische Relevanz im Vergleich zur Hand von untergeodneter Bedeutung.

12.2.3 Duplikationen

Verdoppelung von Extremitätenanteilen.

- Duplikationen der distalen Extremitätenanlage sind auf frühe Schädigung der Gliedmaßen zurückzuführen.
- Die Defekte an der Hand bzw. Fuß reichen von der Polydaktylie bis zur kompletten Hand- bzw. Fußverdoppelung und können sowohl die Haut, Nagelanlage, alle Weichteile und knöcherne Strukturen einbeziehen.
- Therapeutisch kommen in der Regel Amputationen in Betracht. Bei Kombination einer Verdopplung und Hypoplasie z. B. eines Daumens werden durch eine zentrale Teilamputation nach Bilhaut-Cloquet beide Fehlbildungen mit einer Operation korrigiert.

12.2.4 Polydaktylie

Überzählige Anlage eines oder mehrerer Finger bzw. Zehen.

- Quantitativ → Polydaktylien werden an den Extremitäten in unterschiedlicher Ausprägung angetroffen. Der zusätzliche Digitus kann voll entwickelt oder auch rudimentär angelegt sein.
- Die Therapie ist meist operativ, die Indikation zur operativen Maßnahmen ergeben sich aus funktionellen, insbesondere an der Hand auch aus kosmetischen Gesichtspunkten.

12.2.5 Überentwicklungen

Synonym: Überschussfehlbildungen.

- Qualitativ → der *Riesenwuchs* kann als qualitative Überschussfehlbildung die Extremitäten mit unterschiedlicher Ausdehnung und Ausprägung befallen. Ist lediglich ein Glied betroffen, handelt es sich u. U. nur um ein kosmetisches Problem, das allerdings zu ausgeprägten psychischen Belastungen führen kann.
- Die chirurgische Versorgung kann in einer totalen oder partiellen Amputation oder Reduktion der Größe bestehen. Bei den Reduktionsoperationen sind häufig frühzeitige Verödungen der Wachstumsfugen angezeigt.
- Der Befall größerer Skelettabschnitte (z. B. Klippel-Trenaunay-Syndrom) kann jedoch zu ausgeprägten funktionellen Störungen führen und evtl. zur Amputation zwingen.

12.2.6 Unterentwicklungen

- Hypoplasien im Bereich der Gliedmaßen.
- Können ebenso wie bei Hyperplasien in unterschiedlichster Form und Ausprägung vorliegen.

12.2.7 Brachydaktylie

Verkürzung des Digitus (häufigste Hypoplasie an der Hand), die zusammen mit anderen Syndromen auftreten kann.

- Die Mittelphalangen der Zeige- bis Kleinfinger sind am häufigsten betroffen.
- Am Fuß führen die resultierenden Lücken durch den Schuhdruck zu sekundären Deviationen der gesunden Zehen (z. B. Hallux valgus).
- Operative Korrekturen sind mittels Kallusdistraktion unter Verwendung von Minifixateuren möglich.

12.2.8 Amniotische Abschnürungen

Synonym: Schnürfurchen, Folge von Nekrosen an der Gliedmaßenknospe während der fetalen Entwicklungsphase.

- Nekrotische Regionen, die das oberflächliche Gewebe erfassen, heilen als zirkuläre Narbe und bilden dadurch ein abschnürendes Band. Je nach Tiefe der Abschnürung liegt zum Zeitpunkt der Geburt lediglich eine Schnürfurche, eine sogenannte Akrosyndaktylie oder aber sogar eine angeborene Amputation vor. Ist die Schnürfurche äußerst tief, kann sich unmittelbar nach der Geburt bereits eine Gangrän mit den Folgen einer Spontanamputation entwickeln.
- Bei geringen Ausmaßen der Schnürfurchenbildung kann der Narbenstrang durch Z-plastische Operationen die Durchblutung auf Dauer sichern.

12.3 Skelettdysplasien

Fehlerhafte Anlage und Entwicklung des Knorpel- und/oder Knochengewebes.

Synonym

Osteochondrodysplasien.

Klassifikation

- Nach anatomischen und pathophysiologischen Gesichtspunkten (Pariser Nomenklatur).
- Die Skelettdysplasien umfassen verschiedenartige Erkrankungen mit:
  - Wachstumsstörungen von Knorpel- und Knochengewebe
  - dysorganisierter Entwicklung von Knorpel und fibrösen Elementen
  - Abnormalitäten der Knochendichte

Klinik

- Auffälligkeiten von Körperbau und -proportionen.
- Frühe Diagnose erforderlich, zwecks Voraussagen über zu erwartende Deformitäten und Begleiterkrankungen sowie für therapeutisches Konzept.

Diagnose

- Typischer klinischer Befund.
- Klassifikation durch Röntgenaufnahmen der Wirbelsäule, des Beckens, der Hände und der Extremität. Sind die Röntgenaufnahmen ohne pathologischen Befund, so ist eine Skelettdysplasie unwahrscheinlich.
- Bei metabolischen Störungen sind Laboruntersuchungen richtungweisend.

12.3.1 Achondroplasie

Synonym

Chondrodysplasie, Chondrodystrophia fetalis.

Epidemiologie

Inzidenz 2–3/100.000 Lebendgeburten.

Ätiologie

- Spontanmutation, daher sporadisches Vorkommen.
- Autosomal dominanter Erbgang.

Pathogenese

- Störung der enchondralen Ossifikation mit Reduktion der Zellproliferation und Säulenbildung.
- Bildung von breiten und kurzen Röhrenknochen.

Klinik

- Rhizomeler Kleinwuchs mit einer durchschnittlichen Erwachsenenkörpergröße von etwa 125 cm.
- Die Fazies ist typisch mit relativ großem Schädel und eingesunkener Nasenwurzel.
- Die Beinachsen weisen häufig eine Varusfehlstellung auf.
- Radiologisch:
  - Verkürzung der Röhrenknochen mit verbreiterten Metaphysen.
  - Enger Spinalkanal, der bei zusätzlichen degenerativen Veränderungen frühzeitig zu Lähmungserscheinungen führen kann.

Therapie

- Die Behandlung ist symptomatisch und orientiert sich an den funktionellen Behinderungen, die durch die Achsendeformitäten der Beine sowie im Wesentlichen durch die thorakolumbale Kyphose verursacht werden.
- Bei Lähmungen sind dekomprimierende und stabilisierende Eingriffe an der Wirbelsäule erforderlich.
- Bei ausgeprägtem Zwergwuchs können operative Verlängerungen der Extremitäten mittels Kallusdistraktion und externen Fixateuren Längengewinne im Bereich von 20 cm erzielt werden.

12.3.2 Pseudachondroplasie

- Im Gegensatz zur Achondroplasie zum Zeitpunkt der Geburt klinisch nur schwer erkennbar, da die typischen Veränderungen des Gesichtsschädels wie bei der Achondroplasie bei der Pseudoachondroplasie fehlen.
- Erst im Kleinkindesalter machen sich die Verkürzungen der Extremitäten deutlich bemerkbar.
- Die Therapie orientiert sich wie bei der Achondroplasie an den Symptomen der Extremitätenverkürzung und Deformierung.

12.3.3 Spondyloepiphysäre Dysplasie

- Wachstumsstörung der Wirbelsäule mit Rumpfverkürzung, die bereits zum Zeitpunkt der Geburt diagnostiziert werden kann. Im Laufe der weiteren Entwicklung kommt es zu Wachstumsstörungen der proximalen Epiphysen.
- Im Vordergrund des klinischen Bildes sind die auffälligen Rumpfverkürzungen, ggf. kombiniert mit Kyphose und Skoliose. Die typischen Ossifikationsstörungen an den Wirbelkörpern mit Platyspondylie und ovaler Wirbelkörperform sind radiologisch nachweisbar.
- Die Therapie ist symptomatisch.

12.3.4 Kleidokraniale Dysplasie

Dysplastische Veränderungen im Bereich des Kopfes und der Schlüsselbeine.

Synonym

Dysostosis cleidocranialis.

Ätiologie

Autosomal dominante Vererbung.

Klinik

- Auffallend ist ein großer Kopf mit prominenten Stirnhöckern. Die Schlüsselbeine fehlend mit entsprechender Hypermobilität des Schultergürtels. Die Hypermobilität des Schultergürtels kann dazu führen, dass die Patienten die Schulter vor der Brust zusammenführen können.
- Begleiterkrankungen: Thoraxdeformitäten (Trichterbrust) sowie Hüft- und Fußdeformitäten.
- Radiologisch: im Bereich des Kraniums Verknöcherungen der Schädelnähte, des Beckens und der Wirbelsäule charakteristisch.

Therapie

Symptomatisch.

12.3.5 Metaphysäre Chondrodysplasie

Metaphysäre Wachstumsstörungen.

Synonym

Metaphysäre Dysostose.

Klinik

- Dysproportionierter Minderwuchs, Verkürzung und Deformierung der Extremitäten.
- Radiologisch: typische metaphysäre Wachstumsstörungen mit Auflockerung und Verbreiterung der Metaphysen.

Therapie

Symptomatisch.

12.3.6 Multiple epiphysäre Dysplasie

Skelettdysplasie mit Störung von mehreren Epiphysen unterschiedlichster Lokalisation und Schweregrad.

Synonym

Polytope enchondrale Dysostose.

Klinik

- Bei der leichten Verlaufsform *(Typ Ribbing)* sind betont die Hüftgelenke und die Wirbelsäule von der Wachstumsstörung betroffen.
- Bei der schweren Verlaufsform *(Typ Fairbank)* führen hochgradige Deformitäten bereits frühzeitig zu arthrotischen Veränderungen insbesondere der Hüft-, Knie- und Sprunggelenke.
- Radiologisch: bereits im Kleinkindesalter Deformierungen der Femurköpfe mit konsekutiver Ausbildung einer Coxa vara und ausgeprägte Ossifikationsstörungen an der Wirbelsäule.
- Differenzialdiagnostisch muss der Hüftgelenkbefall von einem doppelseitigen Morbus Perthes im Kindesalter ausgeschlossen werden.

Therapie

Bei ausgeprägten Achsenfehlstellungen Korrekturosteotomien oder Achsenkorrekturen mittels Kallusdistraktion.

12.3.7 Osteogenesis imperfecta

Verschiedene Störungen der Kollagensynthese, Knochenbrüchigkeit und Minderwuchs (Abb. 12.**8**) gehört zu den Skelettdysplasien mit Verminderung der Knochendichte.

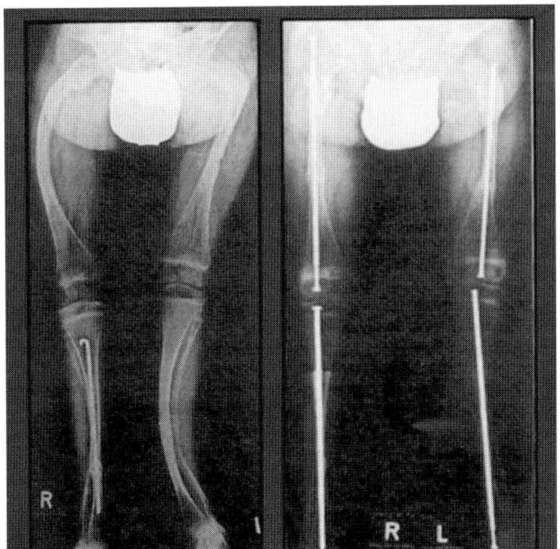

a b

Abb. 12.**8** Osteogenesis imperfecta mit typischer Deformierung der langen Röhrenknochen. Rechter Unterschenkel mit frustranem Korrekturversuch mittels Rushpin (**a**). Akute Achsenkorrekturen mittels multiplen keilförmigen Osteotomien und intramedullären Implantationen von mitwachsenden Bailey-Nägeln (**b**) (aus: F. U. Niethard, J. Pfeil: Orthopädie, 4. Aufl. Thieme, Stuttgart 2003).

Synonym

Glasknochenkrankheit.

Epidemiologie

Inzidenz = 4–7/100.000 Lebendgeborene.

Klassifikation

- Nach Sillence (1981, 1984) werden aufgrund der Genetik und Klinik 4 verschiedene Formen unterschieden:
  - Typ 1 (Synonym Tardaform, Typ Lobstein): Autosomal dominantes Vererbungsmuster, Blaufärbung der Skleren, Hyperlaxizität der Gelenke, frühzeitiger Arcus senilis.
  - Typ 1a: Ohne Dentinogenesis imperfecta.
  - Typ 1b: Mit Dentinogenesis imperfecta.
  - Typ 2 (Synonyme: kongenitale Form, Typ Vrolik, letale Form): Dieser Typ entsteht aus einer neuen dominanten Mutation. Die Kinder werden mit zahlreichen Frakturen geboren und überleben nur selten das 1. Lebensjahr.
  - Typ 3: Autosomal rezessiver Vererbungsmodus, prä- und perinatale Frakturen sowie auch Frakturen in späteren Lebensjahren. Normales Geburtsgewicht und -größe, die bei Geburt blauen Skleren verlieren ihre Farbe. Die Patienten sind die kleinsten aller an Osteogenesis imperfecta Erkrankten. Eine ausgeprägte Kyphoskoliose führt zu hoher späterer Mortalität.
  - Typ 4: Mischbild zum Typ 3. Differenzialdiagnostik hier allerdings weiße Skleren.
  - Typ 4a: Ohne Dentinogenesis imperfecta.
  - Typ 4b: Mit Dentinogenesis imperfecta.

Die Differenzierung von Typ 4 und Typ 1 ist durch Kollagenanalyse aus Fibroblastenkulturen oder pränatal aus Zellen der Chorionzotten möglich.

Klinik

- Die Diagnose kann beim Typ 2 bereits pränatal sonographisch gestellt werden. Im Übrigen ist das klinische Erscheinungsbild je nach Typ mit dem typischen dreiecksförmigen Gesicht, den blauen Skleren, den multiplen Knochenbrüchen und den Verkrümmungen der Extremitäten charakteristisch.
- Radiologisch: ausgeprägte Osteoporose mit Ausdünnung der Kortikalis und je nach Typ multiplen Frakturen und Verkrümmungen (Abb. 12.**8a**).

Therapie

- Es wird die frühe Vertikalisierung der betroffenen Kinder angestrebt. Dies kann mit Beginn des 2. Lebensjahres durch Orthesen erreicht werden.
- Bei zunehmenden Deformierungen sind u. U. operative Achsenkorrekturen der Extremitäten und intramedulläre Stabilisierungen (mit Rush-Pins oder Teleskopnägel nach Bailey und Dubow) erforder-lich. Bei vorhandenen Frakturen sollten intramedullären Osteosynthese-verfahren gegenüber Plattenosteosynthesen und externen Fixateuren der Vorzug gegeben werden.
- *Operationstechnik Bailey-Dubow* Nagelung der Tibia (Abb. 12.**8b**).
  - 3 Hautschnitte (medialer Zugang zum Kniegelenk, anterolateraler Zugang zum Tibiaschaft und medialer Zugang zum Innenknöchel); bei ausgeprägten Krümmungen ist ein longitudinaler Schnitt von Kniegelenk bis Sprunggelenk erforderlich.
  - Anzahl der subperiostalen Osteotomien je nach Ausmaß der Verkrümmung.
  - Retrogrades Aufbohren des Markraumes.

- Einbringen des Obturators (rohrförmiger Anteil des Teleskopnagels) vom Kniegelenk her und des tubulären Anteils des Teleskopnagels vom oberen Sprunggelenk aus.

Prognose

Unterschiedlich und im Wesentlichen vom Schweregrad der verschiedenen Formen abhängig.

12.4 Dysostosen

Unter Dysostosen werden dysharmonische Entwicklungsstörungen einzelner Knochen verstanden. Es handelt sich hierbei um organspezifische und nicht um systemische Defekte.

Klassifikation

Nach den Hauptlokalisationen werden 3 Gruppen unterschieden.

12.4.1 Dysostosen mit vorwiegender Beteiligung der Schädelkalotte

Synonym: Akrozephalosyndaktylie.

Vorwiegend kraniale und faziale Beteiligung. Die häufigste Dysostose in dieser Gruppe ist das Apert-Syndrom.

Klinik

- Turmschädel mit Akrobrachyzephalie, flachem und steil abfallendem Hinterhaupt, weit offener und großer Fontanelle. Oberkieferhypoplasie, weit auseinanderstehende Augen. Kutane und ossäre Syndaktylien der Finger 1–5 bis zur Maximalvariante der Löffelhand.
- Das Apert-Syndrom wird autosomal dominant vererbt und weist eine große kindliche Mortalität auf.
- Es sind weitere 5 Formen der Akrozephalosyndaktylie mit unterschiedlichem Phänotypus beschrieben.

12.4.2 Dysostosen mit vorwiegend axialer Beteiligung

- Im umfassenden Sinn sind alle angeborenen Fehlbildungen der Wirbelsäule hierunter einzugrupieren (z. B. Blockwirbel der Wirbelsäule). Die einzelnen Fehlbildungen der Wirbelsäule werden unter dem Kapitel Wirbelsäule abgehandelt.
- Das *Klippel-Feil-Syndrom:*
  - Kombination von Halb-, Block- und Keilwirbeln insbesondere im Bereich der zervikalen Wirbelsäule. Es findet sich eine Kombination mit einem Schulterblatthochstand, die auf eine unphysiologische knöcherne Verbindung des Schulterblattes und der Halswirbelsäule durch ein sogenanntes Os omovertebrale zurückzuführen ist (Sprengel-Deformität).

– Klinisch fällt die Kürze des Halses und die tiefe Haar-Nacken-Grenze mit der eingeschränkten Beweglichkeit der HWS auf. Die Halswirbelsäulenfehlbildung kann u. U. zu einer ausgeprägten Skoliose führen, die Einfluss auf das Gesamtwirbelsäulenwachstum hat und langwierige Behandlungen mit Rumpforthesen erforderlich macht.

12.4.3 Dysostosen mit vorwiegender Beteiligung der Extremitäten

Hierzu gehören alle Gliedmaßenfehlbildungen, die in den einzelnen Unterkapiteln abgehandelt werden. Zu nennen sind hier die radioulnare Synostose sowie das Poland-Syndrom.

12.5 Kongenitale Störungen der Bindegewebsentwicklung

Hierbei handelt es sich um Erkrankungen, die auf eine Störung der Kollagenstruktur zurückzuführen sind. Klinisch bedeutsam sind das Ehlers-Danlos-Syndrom und das Marfan-Syndrom.

12.5.1 Ehlers-Danlos-Syndrom

Klinik

- Ausgeprägte Dehnbarkeit und Verletzbarkeit der Haut, Hypermobilität der Gelenke sowie andere Manifestationen, die auf eine Bindegewebsschwäche hinweisen, stehen im Vordergrund.
- 11 verschiedene Formen der Erkrankung mit unterschiedlicher Heredität werden unterschieden.
- Im Vordergrund der orthopädischen Problematik stehen die Erkrankungen mit Deformitäten der Wirbelsäule (Skoliose) sowie der Gelenke (Verrenkungen und Instabilitäten).

Therapie

- Die Behandlung der Skoliose macht aufgrund der raschen Progredienz häufig eine frühe operative Stabilisierung erforderlich.
- Die Gelenkverrenkungen sollten soweit möglich konservativ stabilisiert werden, da die zugrunde liegende Bindegewebsstörung alle Versuche der operativen Stabilisierung mit Ausnahme der Arthrodese scheitern lässt.

12.5.2 Marfan-Syndrom

Klinik

- Führend: Herz- und Aortenektasien mit Klappeninsuffizienzen, die Linsenluxation der Augen.
- Begleitend: am Skelett fallen der Hochwuchs mit dysproportionierter Überlänge der Extremitäten und der Phalangen (Spinnenfingrigkeit, Arachnodaktylie) sowie Brustkorbdeformitäten und eine Skoliose und Kyphose auf.

Therapie

Da die Skoliose wie beim Ehlers-Danlos-Syndrom auch beim Marfan-Syndrom durch rasche Progredienz gekennzeichnet ist, wird eine frühe operative Stabilisierung bei entsprechender Progredienz erforderlich. Die übrige Behandlung ist symptomatisch.

Literatur

Weber M. A new knee arthroplasty versus Brown's procedure in congenital total absence of the tibia: A preliminary report. J Pediatr Orthop. 2002;B11:53-9.

Weber M, Schwer EH, Siebert CH. Fokussanierung einer chronisch sequestrierten Talusosteomyelitis durch die TCNC (tibio-calcaneo-naviculo-cuboidale) Arthrodese. Eine neue Technik am Ringfixateur. Unfallchirurg. 1999;102:402-5.

Weber M, Vollmer T, Niedhart C, Schneider U. Der heutige Stellenwert von Klassifikationen der congenitalen Tibiafehlbildungen. Z Orthop. 2001;139:31.

Weber M, Miltner O, Wirtz DC, Schneider U. Die TCNC-Arthrodese als Ultima Ratio bei differenten Problemfällen. Z Orthop. 2001;139.

Weber M, Schwer H, Zilkens KW, Siebert CH. The tibio-calcaneo-naviculo-cuboidal (TCNC) arthrodesis. A new technique for treatment of difficult talar pathology. Acta Orthop Scand. 2002;73:98-103.

Weber M, Siebert CH, Goost H, Johannisson R, Wirtz D. Malleolus externus plasty for joint reconstruction in fibular aplasia: Preliminary report of a new technique. J Pediatr Orthop. 2002;B11:1-11.

Weber M, Schröder S, Berdel Ph, Kochs A, Niethard FU. Register zur bundesweiten Erfassung angeborener Gliedmaßenfehlbildungen und deren Ursachenforschung. Z. Orthop. 2002;140:106.

Weber M, Kremer C, Wirtz DC, Schneider U, Niedhart C. Außenknöchelplastik bei angeborenem Fehlen der Fibula. Indikation, Technik, Resultate. Z Orthop. 2003;141:81.

Weber M, Schneider U, Niedhart C, Kaufmann M. Die TCNC-Arthrodese nach Astragalektomie. Indikationen, Op-Technik, Resultate. Z Orthop. 2003:141:81.

13 Das postpartale Wachstum

- Postpartales Wachstum wird in 3 Phasen unterteilt:
  - *1. Wachstumsphase:* Bis ca. zum 5. Lebensjahr, genetisch gesteuert. Ausgeprägtes, zunächst rasches, dann stetig langsamer werdendes Längenwachstum. Verdopplung der Körpergröße (von ca. 54 cm auf ca. 110 cm), größter Zuwachs (ca. 25 cm) im 1. Lebensjahr. Zunahme des Körpergewichts um mehr als 300 %. Proportioniertes Wachstum von Rumpf und Extremitäten.
  - *2. Wachstumsphase:* Vom 5. Lebensjahr bis zur Pubertät, STH-gesteuert bzw. -stimuliert, konstant-stetiges Wachstum ca. 6 cm/Jahr, Zunahme der Körperlänge bis zum 10. Lebensjahr um ca. 30 cm, davon 2/3 untere Extremität und ca. 1/3 Rumpf. Klinisches Auffälligwerden von Gliedmaßenfehlbildungen und posttraumatischen Wachstumsstörungen der unteren Extremität mit Beinlängendifferenzen. Diese Phase eignet sich gut für die Planung therapeutischer Korrekturmaßnahmen durch die jetzt mögliche Voraussage der zu erwartenden Längendifferenz.
  - *Pubertärer Wachstumsschub:* Bei Jungen stärker ausgeprägt als bei Mädchen, Gipfel bei Mädchen um das 12., bei Jungen um das 14. Lebensjahr, Sexualhormonsteuerung, bei Mädchen Eintreten der Menarche. Umkehr der relativen Größenzunahme, nach dem 10. Lebensjahr verbleibender Längenzuwachs (27 cm bei Mädchen, 35 cm bei Jungen) entfällt zu 2/3 auf die Sitzgröße und zu 1/3 auf die Länge der unteren Extremität. Gegen Ende des 13. bzw. 15. Lebensjahres sistieren des Wachstums von Femur und Tibia, Restwachstum entfällt auf die Wirbelsäule und kann an der Entwicklung der Beckenkammapophysen abgelesen werden (Risser-Zeichen). Intensives Thoraxwachstum mit Volumenverdoppelung um 50 %.
- Aufgrund erhöhter Wachstumsgeschwindigkeit kommt es im pubertären Wachstumsschub zur Schwächung der Wachstumszonen, die Verkalkung der eben entstandenen Knorpelzellsäulen kann mit Volumenzunahme des Wachstumsknorpels nicht Schritt halten, die Wachstumszonen werden weich. Bei gleichzeitiger Zunahme des Körpergewichtes und erhöhter körperlicher Aktivität resultiert hieraus die Prädisposition dieser Wachstumsphase für die Entstehung von Ossifikationsstörungen von Epiphysen und Apophysen (Morbus Scheuermann, Osteochondrosen) und Rupturen von Wachstumszonen (Epiphyseolysis capitis femoris). Qualitativ kommt es durch Bildung zusätzlicher apophysärer Knochenkerne zur Stabilitätsverbesserung und Formgebung des Skelettes. Bei zu rascher Ossifikation der Knochenkerne können Störungen der apophysären Verknöcherung auftreten (Morbus Schlatter am Kniegelenk, sekundäre Hüftdysplasie, Morbus Scheuermann an der Wirbelsäule).

13.1 Die Reifung

Reifungsprozesse finden während des gesamten Wachstums statt und sind im Sinne einer Differenzierung und funktionellen Verbesserung des Organismus überwiegend qualitativer Natur.

13.1.1 Sensomotorische Reifung

- Die sensomotorische Reifung ist von der Differenzierung des ZNS abhängig. Dabei schafft die Zunahme des Gehirnvolumens von ca. 330 g bei der Geburt über 800 g am Ende des 1. Lj. bzw. auf fast 1300 g am Ende des 6. Lj. die Voraussetzung für eine zunehmende Leistungsfähigkeit auch der Motorik. Die z. B. bei zerebralen Störungen nutzbare Plastizität des kindlichen Gehirns zur Kompensation der Störung beschränkt sich daher hauptsächlich auf die ersten 6 Lebensjahre.
- Die Motorik des Neugeborenen wird überwiegend von Stellreflexen, Bewegungsreflexen und Stehreflexen bestimmt, deren altersabhängige Ausgestaltung im Rahmen einer entwicklungskinesiologischen Diagnostik (z. B. nach Vojta, Bobarth und Flehmig) festgestellt werden kann.
- Während beim Neugeborenen allenfalls zwischen Hyperexzitabilität, Hypertonie, Hypotonie und Apathie unterschieden werden kann, sind mit zunehmender Myelinisierung differenziertere Reaktionen abrufbar. Meilensteine der von einer Vertikalisierungstendenz gekennzeichneten motorischen Entwicklung sind das Drehen vom Rücken auf den Bauch (ab 4. Monat), das freie Sitzen (ab 6. Monat) und das freie Stehen bzw. freie Laufen (ab 12. Monat).
- Mit dieser Differenzierung der Motorik, die parallel zur 1. Wachstumsphase verläuft, kann sich das Kleinkind zunehmend sein Umfeld erobern und soziale Kontakte aufbauen, bis zum 6. Lebensjahr wird das zunehmend autonome Kind schulreif.
- In der Phase bis zur Pubertät sind die Reifungsvorgänge vorwiegend durch eine Differenzierung motorischer Fähigkeiten gekennzeichnet. Insbesondere die uns vom Primaten unterscheidende vollständige Vertikalisierung benötigt noch eine längere Periode der Reifung. Zwar kann ein Kind am Ende des 15. Lebensmonats stehen, doch sind zu diesem Zeitpunkt noch ausgeprägte Relikte des Vierfüßerganges erhalten: die unvollständige Beckenaufrichtung mit hochreichender Lendenwirbelsäulenlordose, die gebeugten Knie- und Hüftgelenke und die Innendrehung der Beine mit kompensatorischen Knick-Senk-Füßen. Ausdruck einer persistierenden Beugestellung der Hüftgelenke mit vermehrter Vorwärtsdrehung der Schenkelhälse, welche sich allmählich zurückbilden, ist das Antetorsionssyndrom. Erst mit weiterer Kraftentwicklung des M. gluteus maximus kommt es zur vollständigen Streckung der Hüftgelenke und Aufrichtung des Rumpfes, sodass die vollständige Vertikalisierung erst beim älteren Schulkind erreicht wird.
- Bei neuromotorischen Störungen wie der ICP verharrt die motorische Entwicklung in Abhängigkeit vom Ausmaß der Schädigung auf einer niedrigeren motorischen Entwicklungsstufe.

13.1.2 Pubertäre Reifungsvorgänge

Im Sinne einer abschließenden Differenzierung kommt es während der Pubertät unter dem Einfluss der Geschlechtshormone neben dem Wachstumsschub zu weiteren wesentlichen Entwicklungen: Bei der Veränderung der äußeren Körpergestalt und Ausbildung sekundärer Geschlechtsmerkmale nehmen die Keimdrüsen eine zentrale Rolle ein, der eigentliche Auslöser der eng an das Skelettalter geknüpften Pubertät ist unbekannt. Sie beginnt mit Genitalveränderungen, es folgt ein stadienhafter Verlauf der Ausbildung sekundärer Geschlechtsmerkmale, welche ähnlich dem Karpogramm Informationen über das Restwachstum liefern. Am Ende der Pubertät ist der gentisch festgelegte und geschlechtsgebundene Körperbau beendet, der Mann verfügt über breitere Schultern und Brustkorb, das weibliche Becken zeigt im Vergleich zum schmalen männlichen Becken ausladendere Beckenschaufeln.

Während der Pubertät kommt es zur Steigerung der Leistungs- und Belastungsfähigkeit der Haltungs- und Bewegungsorgane, aber auch des Herz-Kreislauf-Systems und der Psyche. Damit geht auch eine geistig-seelische Differenzierung einher.

13.2 Physiologie des Wachstums

Wachstum umfasst die Zeit von der knorpeligen Skelettanlage des Embryos bis zum Verschluss der Wachstumsfugen in der Pubertät. Äußerlich wird es erkennbar als Gestaltwandel des Skelettes mit ausgeprägter Verschiebung der Körperproportionen.

Grundsätzlich sind 2 Arten des Wachstums zu unterschieden:

- *Enchondrales Längenwachstum:* Findet statt in der knorpeligen Proliferationszone der Epiphysenfuge, welche bis zum Wachstumsabschluss radiologisch transparent erscheint. Durch ständige Zellteilung wird die Epiphyse vor der Metaphyse hergetrieben, dadurch wird Längenwachstum erreicht. Blasig umgebildete Knorpelzellen verkalken in der Ossifikationszone. Wachstumsfuge ist die mechanisch schwächste Stelle. Epi- und Metaphyse verfügen bis Wachstumsabschluss über jeweils eigene Blutversorgung.
- *Periostales bzw. perichondrales Dickenwachstum:* Erfolgt appositionell aus dem Periost entstammenden Osteoblasten. Periostale Dickenzunahme bei gleichzeitigem Knochenabbau im Innern des Knochens bewirkt Zunahme des Querdurchmessers.
- Beide Wachstumsformen folgen den Gesetzen der Biomechanik. Die normale Wachstumsfuge richtet sich senkrecht zur auf sie einwirkenden Kraft aus. Durch fortdauernd einseitigen Muskelzug oder Einwirken exogener Kräfte kann es zu Wachstumsstörungen kommen. Andererseits können bei intakter Biomechanik durch Wachstum auch ausgeprägte Deformitäten korrigiert werden. Dabei ist das Kompensationsvermögen der noch verbliebenen Wachstumsreserve direkt proportional.
- Der Gestaltwandel des Skelettes verläuft nach einem dem Körper innewohnenden Bauplan. Der Wachstumsverlauf kann in Wachstumsdiagrammen erfasst werden, welche sich auf einzelne Extremitätenabschnitte beziehen und für Diagnose und Prognose von Wachstumsstörungen bedeutsam sind.
- Bei völligem Verlust der Wachstumsfähigkeit einer Epiphysenfuge ist rein rechnerisch eine Vorausbestimmung des definitiven Extremitätenlängenunterschiedes möglich. Dies ermöglicht die frühzeitige Entscheidung über notwendige operativ korrigierende Maßnahmen. Im pubertären Wachstumsschub ist die Wachstumsgeschwindigkeit auf das 3fache beschleunigt. Die Ossifikation der Knorpelzellen hält nicht mit der beschleunigten Neubildung von Knorpelgewebe Schritt, und es resultiert eine stärkere mechanische Lädierbarkeit der Epiphysenfuge (wie z. B. beim Morbus Scheuermann oder bei der Epiphyseolysis capitis femoris). Außerdem kann der Weichteilmantel aus Muskeln, Sehnen usw. dem gesteigerten Längenvorschub der Röhrenknochen nicht folgen, es resultiert das Symptom der Pubertätssteife.

13.2.1 Wachstumsgesetze und therapeutische Konsequenzen

Wachstum folgt grundlegenden Gesetzmäßigkeiten, aus denen sich therapeutische Konsequenzen ergeben:

- Wachstum ist genetisch bestimmt. Wachstumsdiagramme bzw. Somatogramme, die über alters- und geschlechtsabhängige Körpermaße informieren, sind Ausdruck eines gesetzmäßig und programmiert ablaufenden Bauplanes, dem das Wachstum des einzelnen Menschen folgt. Anhand der Zuordnung individueller Maße zu Perzentilkurven lassen sich Wachstumsstörungen wie Kleinwuchs, Minderwuchs, Hochwuchs und Großwuchs definieren, aber auch die voraussichtliche Endgröße bestimmen.

- Einzelne Körperabschnitte wachsen zu unterschiedlichen Zeitpunkten mit definierter Geschwindigkeit. Als Ausdruck dessen kommt es zum gesetzmäßigen Auftreten von Knochenkernen, aus welchen auf die Skelettentwicklung geschlossen werden kann. Die Bestimmung des Skelettalters und somit eine Ermittlung der Wachstumsreserve wird z. B. durch den Vergleich der geröntgen Handwurzelknochen mit Skelettatlanten möglich. Die vor allem von Erbfaktoren beeinflusste Endgröße eines Kindes ergibt sich aus einem Mittel der Körpergröße beider Eltern. Insbesondere wird der Einfluss des X-Chromosoms auf die Erbanlage der Körperlänge diskutiert.

• Wachstum verläuft in Phasen:
- Schubweiser Verlauf, kein gleichmäßiger Prozess.
- Größte Wachstumsgeschwindigkeit vor der Geburt, postnatal kennt man 3 Wachstumsphasen. Während der Wachstumsschübe besteht wegen plastischer Verformbarkeit des Skelettes eine besondere Anfälligkeit für Wachstums- und Reifungsstörungen.
- Die Pubertät ist die Krisenzeit der Skelettentwicklung.
- Der Wachstumsgeschwindigkeit kommt eine zentrale Rolle zu. Bei rasch abnehmender Wachstumsgeschwindigkeit bereits in den ersten 2 Lebensjahren ergibt sich z. B. für die Behandlung der Hüftgelenkluxation die Notwendigkeit einer möglichst früh einsetzenden Therapie: Bei Behandlungsbeginn vor dem 1. Lebensmonat ist mit einer Ausheilung innerhalb von 4 Monaten zu rechnen, während bei Diagnose und Therapiebeginn um den 6. Lebensmonat bereits weitere 9 Monate für die Behandlung erforderlich sind. Zudem reicht die verspätet einsetzende Therapie deutlich in die Vertikalisierungsphase hinein. Kann eine Deformität durch exogen einwirkende Kräfte nicht befriedigend korrigiert werden und muss prognostisch mit einer funktionellen Verschlechterung gerechnet werden (z. B. progrediente Einschränkung der kardiopulmonalen Funktion bei wenig erfolgversprechender Korsettversorgung einer Fehlbildungsskoliose), sollten operative Alternativen überlegt werden. Gleiches gilt für die Behandlung posttraumatischer Wachstumszonenverödung, die zur progredienten Achsabweichung führen.

• Wachstum ist ganztägig: Bedeutsam für Entstehung, aber auch Behandlung von Deformitäten. Therapeutisch sollten für die Korrektur von Deformitäten möglichst viele Stunden des Tages genutzt werden (z. B. Nachtlagerungsschalen, Korrekturschienen).

• Wachstum wird von einwirkenden Kräften beeinflusst: Gemäß den Gesetzen der Biomechanik richtet sich die normale Wachstumsplatte stets senkrecht zu den auf sie einwirkenden exogenen (Schwerkraft) oder endogenen (Muskeltonus, Muskelkraft) Kräften aus. Bei fortdauernden Störungen dieses modulierend auf das Wachstum einwirkenden Gleichgewichts kann es z. B. durch Muskelungleichgewicht bei spastischen und anderen Lähmungen oder Achsfehlern einzelner Skelettregionen zu Wachstumsstörungen kommen.
- Wenn die Deformitäten vorwiegend durch exogene Kräfte verursacht wurden, sind wachstumslenkende Maßnahmen erfolgreich. Allein durch Umlagerung und damit Wegnahme der einseitigen mechanischen Belastung können z. B. das Schädelwachstum oder auch lagerungsbedingte Fußdeformitäten im Säuglingsalter korrigiert werden.

• Wachstum ist eine Stoffwechselleistung: Sowohl endokrine wie auch metabolische, Regulationsmechanismen kontrollieren das Wachstum. Systemisch wird insbesondere der Calcium-, Phosphat-, Protein-, Hormon- und Vitaminmetabollismus geregelt, lokal wird das Wachstum in erster Linie über die Durchblutung reguliert. Dabei wirkt Minderdurchblutung hemmend, während gesteigerte Durchblutung das Wachstum stimuliert (Infekt, Trauma etc.). Metabolische oder endokrine Erkrankungen können vielfach kausal therapiert werden.

13.3 Wachstumsstörungen

- Generalisierte Wachstumsstörungen:
  - Minderwuchs
  - Hochwuchs.
  - Die Definition und Diagnose erfolgt durch Bestimmung des Skelettalters (Röntgen linke Hand a.-p., Suche nach Retardierung oder Akzeleration).
- Lokalisierte Wachstumsstörungen:
  - Hypoplasie
  - Hyperplasie
  - Fehlwachstum
  - Störungen im Bereich der Epiphyse, der Wachstumsfuge oder meta-diaphysär kommen vor. Die Diagnose ergibt sich durch den klinischen und radiologischen Befund der betroffenen Region.

Ätiologie und Pathogenese von Wachstumsstörungen

- *Generalisierte Wachstumsstörungen:* Minderwuchs → Folge von metabolischen und/oder endokrinen Störungen. Hochwuchs → Folge einer endokrinen Grunderkrankung.
- *Lokalisierte Wachstumsstörungen:* Ausprägung von der Lokalisation der Läsion abhängig. Ein meta- und diaphysärer Schaden führt durch die Störung des periostalen Breitenwachstums zur Verjüngung und evtl. Achsabweichung des betroffenen Knochens. Eine Störung im Epiphysenbereich bewirkt die Verformung der Gelenkfläche. Läsionen im Bereich der Wachstumsfuge (des germinativen Knorpelgewebes) führen zu Störungen des Längenwachstums.
- *Vaskularisationsstörungen* unbekannter Genese (aseptische Osteochondrosen, Osteochondronekrosen) im epiphysären Bereich führen zu Knorpel-Knochen-Nekrosen. Sie treten verstärkt in Zeiten eines beschleunigten Längenwachstums und hormoneller Umstellung auf (Morbus Perthes, Epiphyseolysis capitis femoris etc.) und können praktisch alle Epiphysen betreffen. Häufig handelt es sich um Zonen mit schon primär kritischer Durchblutung.
- *Traumen:* Eine Schädigung der Proliferationszone der Wachstumsfuge (germinative Knorpelzellschicht) führt zu bleibenden Wachstumsstörungen. Die Fraktureinteilung nach Salter u. Harris berücksichtigt die Prognose von Epiphysenfugenläsionen: Kreuzt eine Fraktur die Zellteilungszone des Wachstumsknorpels, kann es durch Brückenkallusbildung zu vorzeitiger Verknöcherung und erheblichen Wachstumsstörungen kommen. Auch durch fern der Wachstumsfuge auftretende Traumen kann eine Beeinflussung der epiphysären Wachstumspotenz erfolgen (z. B. posttraumatische Längenzunahme des Oberschenkels durch Mehrdurchblutung der Wachstumsfuge nach Oberschenkelfraktur).
- *Infektionen* können z. B. im Rahmen der hämatogenen Streuung einer Osteomyelitis im Kindesalter eine Destruktion der Wachstumsfugen mit nachfolgender Wachstumsstörung verursachen.
- *Tumoren* sind eher seltene Ursachen einer Wachstumsfugenläsion.
- *Röntgenbestrahlung* kann zum vorzeitigen Wachstumsfugenverschluss führen.
- *Operationen* können das Wachstum der Epiphysenfuge schädigen, aber auch gezielt beeinflussen (Epiphysenfugenverödung, Epiphysenfugenklammerung zur Bremsung von Längenwachstum). Bei der osteosynthetischen Versorgung kindlicher Frakturen sind stets Techniken zu wählen, die das epiphysäre Wachstum nicht stören (z. B. transepiphysäre Fixation mit Kirschner-Drähten).

Klinik

- Verkürzungen und/oder Achsenabweichungen im Bereich der Extremitäten und der WS.
- Deformierung und Bewegungseinschränkung von Gelenken.

Konservative Therapie

- Generalisierte Wachstumsstörungen durch medikamentöse Behandlung der Grunderkrankung (falls bekannt).
- Lokalisierte Wachstumsstörungen: Schienen-/Orthesenbehandlung zur Wachstumslenkung.

Operative Therapie

- Abhängig von Alter und Ausmaß der Störung.
- Achsabweichungen: Korrekturosteotomien (evtl. mehrmalig).
- Verkürzungen: Verlängerungsosteotomien.
- Evtl. Resektion von Brückenkallus.

13.4 Aseptische Knochennekrosen

Definition

- Lokalisierte Wachstumsstörungen (Durchblutungsstörungen unbekannter Genese mit Störung der Verknöcherungsvorgänge) im Epiphysenbereich, die als reine Ossifikationsstörung (aseptische Osteochondrose), aber auch mit begleitenden Knochennekrosen, seltener mit Knorpelnekrosen (Osteochondronekrosen) auftreten.
- Osteochondrosen können an allen Epiphysen auftreten. Die häufigsten sind der Morbus Perthes, der Morbus Scheuermann, die Osteochondrosis dissecans der Femurkondylen, die Osteochondrose der Tibiaapophyse (Osgood-Schlatter) und des Os naviculare pedis (Köhler I).

Synonyme

- Aseptische Osteochondrose, Osteochondronekrose, Osteochondrosis, Osteochondritis.

Ätiologie:

- Genaue Ursache unbekannt
- Gestörtes Gleichgewicht zwischen Belastung und Belastbarkeit der Wachstumsregion.
- Vermutet werden Störungen des Biomaterials durch Anomalien des Knorpel- und Kollagenstoffwechsels (Morbus Scheuermann). Des Weiteren scheinen vermehrte Belastung durch körperliche Aktivität in Kombination mit vermehrtem Körpergewicht (Morbus Schlatter) wie auch Durchblutungsstörungen (Morbus Perthes) bedeutsam.

Pathogenese

- Auftreten prinzipiell an allen Epiphysen möglich. Bevorzugtes Auftreten an Lokalisationen mit primär kritischer Durchblutung oder besonderer Disposition für Traumen oder mechanische Dauerbeanspruchung.
- Pathomorphologisch finden sich Nekrosen epiphysärer Knochenbälkchen, Abbauvorgänge von Trabekeln und Ersatz durch „creeping substitution".
- Die Reorganisation des abgestorbenen Knochengewebes erfolgt in Abhängigkeit von der regionalen Durchblutung und mechanischer Beanspruchung in festgelegter Reihenfolge.
- Abgestorbene Knochenbälkchen werden von Gefäß-Bindegewebe abgebaut (fleckige Entkalkung), wobei Mikrofrakturen im Nekrosebereich auftreten können (Kondensation). In der Folge entstehen neue Verkalkungszonen, und nekrotische Trabekel werden von neuen Bälkchen überbaut (Reparation).

- Während dieser teilweise parallel ablaufenden Prozesse ist die Belastbarkeit der Epiphyse herabgesetzt, Deformierungen der Gelenkflächen sind möglich. Normale Belastbarkeit wird erst nach vollständiger Reparation erreicht.

Klinik

- Leitsymptom ist der belastungsabhängige Schmerz.
- Osteochondrosen der unteren Extremitäten werden eher und häufiger auffällig als die der oberen.
- Mit zunehmendem Alter und Körpergewicht werden Osteochondrosen symptomatisch.
- Radiologisch findet sich ein erkennbares Nebeneinander von Verdichtungs- und Auflockerungszonen. Entsprechend der Ausprägung der Störung reicht das Spektrum von Ossifikationsstörungen bis hin zur Knochennekrose mit Wachstumsfugenknorpelbeteiligung oder Affektionen des Gelenkknorpels.
- Im Kindesalter häufig auftretende Normvarianten der Ossifikationsvorgänge sind von Unregelmäßigkeiten abzugrenzen, die das Frühstadium einer Osteochondrose darstellen können.

Therapie

- Behandlungskonzepte orientieren sich an Belastung und Belastbarkeit der betroffenen Epiphysenregion.
- Osteochondrosen der oberen Extremität bedürfen häufig nur der Beobachtung.
- Im Bereich der unteren Extremität und der Wirbelsäule zunächst Schonung und Entlastung in Verbindung mit Aufrechterhaltung der regelrechten Gelenkfunktion, die im Vordergrund der Therapie stehen.
- Insbesondere bei Osteochondrosen der Hüftkopfepiphyse (Morbus Perthes) oder bei fortgeschrittener Osteochondrosis dissecans des Knie- und oberen Sprunggelenkes können operative Maßnahmen erforderlich werden.
- Einzelheiten und Unterschiede in Diagnostik und Therapie der verschiedenen Osteochondrosen sind in den Kapiteln der einzelnen Körperregion nachzulesen.

Literatur

Weber M, Kochs A, Zilkens KW, Niethard FU. Die orthopädische Behandlung von Folgeschäden des Waterhouse-Friderichsen-Syndrom. Z Orthop. 2001;139:130.

14 Knochenerkrankungen

14.1 Knochenaufbau und Funktion

- Der Knochen ist mesenchymaler Herkunft. Unterschieden werden enchondrale Ossifikation (Mineralisation von Knorpelgewebe) und desmale Ossifikation (Knochen entsteht direkt aus Mesenchym).
- Knochen besteht aus Knochenzellen (Osteoblasten, Osteozyten, Osteoklasten), Matrix (zu 90 % Kollagen I) und Mineral (zu 95 % Hydroxylapatit). Er übernimmt Stützfunktion und dient als Calciumreservoir. Er unterliegt einem ständigen Umbau, dem Remodeling.
- Das Zusammenspiel von Osteoblast und Osteoklast wird *systemisch* (Vitamin D und Calcitonin aufbauend, Parathormon abbauend, weitere Steuerung durch Sexualhormone, Schilddrüsenhormone), *lokal* (u. a. TGF beta, IGF) und *mechanisch* gesteuert. Ist das Gleichgewicht zwischen Knochenaufbau und -abbau gestört, kommt es zu Osteopathien.

14.2 Metabolische Osteopathien

14.2.1 Osteopathien bei Vitaminmangel

Für den Knochenstoffwechsel relevant sind vor allem die Vitamine D, A und C.

14.2.1.1 Rachitis

Definition

Mineralisationsstörung der Wachstumsfuge mit nachfolgender Störung der enchondralen Ossifikation im wachsenden Skelett durch Vitamin-D-Mangel. Betrifft nur Kinder.

Synonyme

Englische Krankheit, D-Avitaminose.

Ätiologie und Pathogenese

- Unterschieden werden kalzipenische (Calciummangel) und phosphopenische (Phosphatmangel-)Rachitis.
- Die kalzipenische Rachitis ist meist Folge eines Vitamin-D-Mangels durch fehlende Zufuhr.
- Mangelnde Resorption bei hepatobiliären oder gastrointestinalen Erkrankungen.
- Mangelnde UV-Exposition (Umwandlung von 7-Dehydrocholesterin in Cholecalciferol).
- Leberfunktionsstörungen (Leberzirrhose, Medikamente, v. a. Antikonvulsiva: Phenytoin, Phenobarbital; Störung der Umwandlung in 25-Hydroxycholecalciferol).

- Niereninsuffizienz (Störung der Umwandlung in 1,25-Dihydroxycholecalciferol, aktive Form des Vitamin D).
- Vitamin-D-abhängige Rachitis (VDAR) Typ I bei 1a-Hydroxylase-Mangel oder Typ II bei Endorganresistenz.

Klinik

- Betroffen sind meist Immigrantenkinder oder Kinder mit streng einseitiger Ernährung. Bei rein vegetarischer, aber ausgeglichener Ernährung ist die Vitamin-D-Zufuhr ausreichend. Klinische Symptome selten vor dem 2. Lebensmonat, Manifestation meist in den ersten 2 Lebensjahren.

Allgemeinsymptome

- Unruhe.
- Schreckhaftigkeit.
- Vermehrtes Schwitzen.
- Muskelhypotonie („Froschbauch").
- Bewegungsarmut.
- Trinkfaulheit.
- Auffallende Gewichtszunahme.
- Gehäuft pulmonale Erkrankungen.
- In Extremfällen Krämpfe oder Tetanie durch Hypokalziämie.

Skelettsystem

- Skelettsymptome treten später als die Allgemeinsymptome auf.
- Frühzeichen: Kraniotabes („Tischtennisballgefühl"), quadratische Kopfform.
- Auftreibung der thorakalen Knochen-Knorpel-Grenzen durch Osteoid („Rosenkranz"), glockenförmige Auftreibung des Thorax und der Harrison-Furche (Einziehung des Brustkorbes entlang des Zwerchfellansatzes).
- Im weiteren Verlauf ausgeprägte Knochenverbiegungen, wie Kiel- oder Hühnerbrust, Skoliosen, Coxa vara, Genu varum, Crus varum, Knick-Senk-Füße oder abgeflachtes Becken (Kartenherzbecken). Der Zahndurchbruch erfolgt verspätet, bei Dauermangel resultiert Minderwuchs.

Diagnostik

- Erhöhung der Skelett-alkalischen-Phosphatase.
- Bei Vitamin-D-Mangel 25-Hydroxy-Vitamin D_3 im Serum vermindert (Normalwert: 15–50 ng/ml).
- Der Calciumspiegel ist über die Gegenregulation (Hyperparathyreoidismus) nur bei schweren Fällen vermindert, Phosphat im Serum kann vermindert sein (Normalwert: 9–11 mg/dl). Es kann zur Hyperaminoazidurie kommen.
- *Radiologisch:* Verminderter Kalksalzgehalt der Handwurzelknochen, verspätete Verkalkung der Knochenkerne, verbreiterte Epiphysenfugen, verwaschene Metaphysengrenzen und becherartige Auftreibungen der Metaphysen der langen Röhrenknochen, vor allem am distalen Radiusende.

Therapie

- Vitamin D_3 (1000 IE pro Tag oral für 3 Wochen) und Calcium (500–1000 mg pro Tag).

Cave:

- Eine bestehende Hypokalziämie wird durch die Gabe von Vitamin D verstärkt, daher primär Ausgleich der Hypokalziämie.
- Bilden sich die Symptome nicht innerhalb von 3 Wochen zurück, muss ein VDAR ausgeschlossen werden. Therapie beider Formen durch aktives $1{,}25(OH)_2$-Vitamin D_3 lebenslang, bei VDAR II hochdosiert.

- Knöcherne Fehlbildungen bilden sich unter der Therapie meist zurück, sodass Korrekturosteotomien nur bei fehlender Rückbildung indiziert sind.

14.2.1.2 Osteomalazie

Definition

Durch Vitamin-D-Mangel hervorgerufene Verringerung der Knochendichte, die ausschließlich den Mineralanteil betrifft. Der Knochen wird weich und verbiegbar.

Ätiologie und Pathogenese

- Mangel an Vitamin D_3 (mangelnde Zufuhr oder geringe UV-Exposition, Mangelernährung, Malabsorption, -digestion, Leber- oder Nierenfunktionsstörungen (s. auch Rachitis).
- Erkrankung des höheren Lebensalters mit schleichendem Verlauf. Betroffen sind vor allem Heimbewohner, Gastarbeiter aus südlichen Ländern.

Klinik

- Zu Beginn unspezifische Muskel- und Knochenschmerzen. Im Verlauf Gehstörungen, rasche Ermüdung, Muskelschwäche mit Watschelgang, Adduktorenschmerzen, Sitz- und Schambeinfrakturen ohne adäquates Trauma.
- Kontinuierliche Deformierung belasteter Knochen: Genua valga/vara, Coxa vara, Protrusio acetabuli, Kartenherzbecken, Brustkyphose.

Diagnostik

- *Röntgen:* Rarefizierte Kortikalis mit Längsstreifung und verdichteter Spongiosa (Sklerose). Unscharfe Konturen und verwaschene Strukturen im Röntgenbild. Pseudofrakturen (Looser-Umbauzonen, Milkmanfrakturen) an Stellen starker mechanischer Beanspruchung (Schenkelhals, distale Ulna, Becken, proximale Tibia, Rippen), an der Wirbelsäule Fisch- und Keilwirbel.
- *Labor:* Deutlich gesteigerte AP, Serumcalcium normal oder gering erniedrigt, Serumphosphat erniedrigt, Vitamin-D-Spiegel erniedrigt.
- Bei unklarer Diagnose Nachweis durch Beckenkammbiopsie nach Tetracyclin-Markierung: breite Osteoidsäume ohne Mineralisation.

Differenzialdiagnostik

- Osteoporose, HPT.

Konservative Therapie

- Ungenügende Zufuhr: 500–1000 IE Vitamin D_3 oral/Tag.
- Malabsorption: 3 x 300.000 IE Vitamin D_3 i.m. im Abstand von 4–6 Wochen.
- Leber-/Nierenfunktionstörungen: Gabe von 1,25 $(OH)_2$-Vitamin D_3 (aktive Form).

Operative Therapie

- Im Gegensatz zur Rachitis heilen Knochenverbiegungen bei Osteomalazie nicht aus. Daher sind Korrekturosteotomien bei deutlichen Achsenfehlstellungen nach Normalisierung der Stoffwechsellage indiziert.

14.2.1.3 Skorbut

Vitamin-C-Hypovitaminose, heute selten zu beobachten.

Klinik

- erhöhte Reizbarkeit, Appetitlosigkeit, Pseudoparalyse v. a. der Beine, subperiostale Blutungen besonders an den distalen Femurenden, „Rosenkranz" durch Subluxationen der Rippen-Knorpel-Verbindungen.
- Radiologisch verdünnte Kortikalis mit metaphysärer verdickter Kalzifikationslinie, epiphysärer Kalzifikationsring.

Therapie

- Vitamin-C-Gabe.

14.2.2 Renale Osteopathien

Definition

Durch Nierenfunktionsstörungen hervorgerufene Osteopathien.

Ätiologie und Pathogenese

- Die Niere ist über 2 Wege an der Calcium-Homöostase beteiligt:
  - Steuerung der renalen Ausscheidung von Calcium und Phosphat
  - 1,25 OH_2-Vitamin D_3-Synthese aus 25 OH-Vitamin D
- Eine Niereninsuffizienz führt zu Hyperphosphatämie über die eingeschränkte Ausscheidung, der Serumphosphatspiegel steigt an, die ionisierte Calciumfraktion sinkt. Die resultierende Hypokalziämie führt zum Hyperparathyreoidismus.
- Die renale Osteopathie ist daher eine Kombination aus Osteomalazie (Vitamin-D-Mangel) und Osteoklasie (PTH-Überschuss).

Klinik

- Knochenschmerzen, Gelenksteife, Rundrücken, pathologische Frakturen, proximale Muskelschwäche (Watschelgang), gehäuft Karpaltunnelsyndrome.
- Im Kindesalter Minderwuchs, Verbiegungen der Extremitätenabschnitte.
- Bei erhöhtem Calcium-Phosphat-Produkt (> 6 mmol/l) extraossäre Verkalkungen.

Diagnostik

- *Labor:* Serumwerte: Phosphat ↑, Calcium ↓, Albumin ↓, AP ↑, PTH ↑, Kreatinin ↑.
- *Radiologisch* Osteopenie mit spongiosierter Kompakta, phalangeal subperiostale Usuren, Gefäß- und Weichteilverkalkungen.

Differenzialdiagnostik

- Aluminium-bedingte Osteopathie (Al ↑) bei Dialyse, dialysebedingte Amyloidose.

Konservative Therapie

- Behandlung der Niereninsuffizienz, Verminderung der Phosphatzufuhr (Eiweißrestriktion, Meiden von Schmelzkäse o. ä.), Calcium-haltige Phosphatbinder (z. B. Calciumcarbonat 2–3 g/Tag), Substitution mit 1,25-OH_2-Vitamin D_3 (= Calcitriol).

1.4.2.2.1 Fanconi-Syndrom

Definition

Fehlfunktion der Nierentubuli mit erhöhter Aminosäurenausscheidung, Glukosurie, Hyperphosphaturie und renal tubulärer Azidose.

Synonym

DeToni-Debré-Fanconi-Syndrom.

Ätiologie und Pathogenese

- Autosomal dominant oder rezessiver Erbgang, selten X-gebunden oder sekundär bei angeborenen oder erworbenen Stoffwechselerkrankungen.
- Durch tubuläre Störung kommt es zum Wasser-, Bikarbonat- und Proteinverlust.

Klinik

- Abmagerung, Hypoproteinämie mit Ödemen, bei Kindern Rachitiszeichen und Wachstumsretardierung.

Therapie

- Symptomatisch mit Substitution von Flüssigkeit, Calcium, Phosphat, Bikarbonat, Vitamin D.

1.4.2.2.2 Phosphatdiabetes

Definition

X-chromosomal dominant vererbte Nierentubulusstörung mit erhöhter Phosphatausscheidung, die zu Knochenverbiegungen und Spontanfrakturen führt.

Synonyme

Hereditäre Vitamin-D-resistente Rachitis, familiäre Hypophosphatämie.

Klinik

Ähnlich Rachitis, Auftreten erst nach dem 1. Lebensjahr.

Diagnostik

Labor: AP erhöht, Phosphat erniedrigt. Phosphat im Urin deutlich erhöht.

Konservative Therapie

Phosphatgabe (2–5 g/Tag), Calcitriol-Gabe.

14.2.3 Osteopathien bei endokrinen Störungen

Endokrine Erkrankungen können grundsätzlich zu Wachstumsstörungen und Störungen des Knochenmetabolismus führen. Die für den Knochenstoffwechsel bedeutendsten endokrinen Erkrankungen sind Hyperparathyreoidismus, Hypophysen- und Gonadendysfunktionen und Morbus Cushing.

14.2.3.1 Hyperparathyreoidismus

Definition

Vermehrte Sekretion von Parathormon (PTH) bei Adenomen/Karzinomen der Nebenschilddrüse (primärer H.), bei Hypokalziämie (sekundärer H.), Hyperplasie nach sekundärem H. (tertiärer H.)

Synonyme

Morbus Recklinghausen, Osteodystrophia fibrosa generalisata.

Klinik

Rheumaähnliche Gliederschmerzen, Chondrokalzinose. Im Kindesalter gehäuft Epiphysiolysis capitis femoris. Nephrolithiasis, peptische Ulzera, Pankreatitis („Stein-, Bein- und Magenpein").

Diagnostik

- Serumcalcium erhöht, Serumphosphat erniedrigt, AP erhöht, Hyddroxyprolin im Urin erhöht.

Röntgen

- Vermehrter osteoklastärer Abbau führt zu subperiostalen Resorptionslakunen → Usuren, Akroosteolysen, selten „braune Tumoren" (Osteodystrophia cystica).

Therapie

- Entfernung der Nebenschilddrüsen bei primärem HPT, sonst Behandlung der Grundkrankheit.

14.3 Osteopathien bei verminderter Knochendichte

Faustregel

- Gleichmäßige Verringerung von Grundsubstanz und Mineralgehalt: → Osteoporose.
- Vorwiegend Verminderung des Mineralanteils: → Osteomalazie.
- Lokalisierte Veränderungen: → Metastase, Plasmozytom, Infektion.

14.3.1 Osteoporose

Definition

„Die Osteoporose ist eine systemische Skeletterkrankung, die charakterisiert ist durch eine Verminderung der Knochenmasse und Verschlechterung der Mikroarchitektur des Knochengewebes mit entsprechend reduzierter Festigkeit und erhöhtem Frakturrisiko." (Consensus Conference Hongkong, 1993)

Epidemiologie

Häufigste metabolische Knochenerkrankung, 1/3 aller Frauen entwickelt postmenopausal eine klinisch relevante Osteoporose. Kosten allein in Deutschland etwa 2 Milliarden DM, die Zahl der osteoporotisch bedingten Schenkelhalsfrakturen liegt bei ca. 70.000/Jahr.

Ätiologie

- Primäre Osteoporose (95 %)
  - idiopathische Osteoporose junger Menschen (selten)
  - postmenopausale Osteoporose (Östrogenmangel, 50–70 Jahre, häufig „high turnover")
  - senile Osteoporose
- Sekundäre Osteoporose (5 %)
  - endokrin (Morbus Cushing, Hypogonadismus, Hyperthyreose)
  - Malabsorption (Sprue, Laktoseintoleranz)/Calciummangel/renale O.
  - Immobilisation
  - medikamentös: Langzeitgabe von Glucocorticoiden, Heparin, Antazida

Pathogenese

- Die Knochendichte ändert sich im Laufe des Lebens: Bis zum 20.–30. Lebensjahr wird Knochen aufgebaut („peak bone mass"). Genetische, hormonelle, ernährungstechnische und mechanisch bedingte Störungen führen zu einer geringeren „peak bone mass".
- Ab dem 35.–40. Lebensjahr beginnt ein kontinuierlicher Knochendichteverlust von 0,5–1 %/Jahr (negative Knochenbilanz, physiologische Altersatrophie). Menschen mit geringerer „peak bone mass" erreichen dabei schneller Knochendichten mit Frakturgefährdung. Postmenopausal und im hohen Alter kann der Verlust bis zu 30 % betragen.
- Einmal verlorene Knochendichte kann kaum wieder aufgebaut werden. Therapiekonzept der Osteoporose ist daher die Prävention: Aufbau einer maximalen „peak bone mass" (20–40 Jahre vor Ausbruch!!) und Verminderung des Knochendichteverlustes.

Risikofaktoren

- Genetische Disposition (weiße und asiatische Rasse, Vitamin-D-Rezeptor-Allel BB → geringere Knochendichte)
- Östrogenmangel (frühe Menopause, Ovarektomie, sekundäre Amenorrhö, Nullipara)
- endokrine und maligne Erkrankungen
- Bewegungsmangel (sitzende Tätigkeit, kein Sport, Immobilität)
- Calcium-arme/Phosphat-reiche Kost
- starkes Rauchen, viel Alkohol, viel Kaffee

• *Stadien:*

- Osteopenie (altersassoziierter Verlust)
- „präklinische" Osteoporose mit potentieller Frakturgefährdung
- manifeste Osteoporose mit Frakturen

• *Metabolische Charakteristika:*

- „Fast Looser": Knochendichteverlust bei gesteigertem Umbau („high turnover") bis zu 10 % jährlich: typische postmenopausale Osteoporose
- „Slow Looser": Knochendichteverlust bei reduziertem Umbau („low turnover") < 3,5 % jährlich: typisch für senile Osteoporose

Differenzialdiagnostik

• Fast bzw. Slow Looser über Histologie (Beckenkammstanze) oder wiederholte Knochendichtemessungen.

Klinik

• *Anamnese:* Beschwerdeanalyse, Risikofaktoren, Ausschluss sekundärer Osteoporosen (Grunderkrankungen, Medikamentenanamnese).
• *Symptome:* Knochenschmerzen (besonders Rücken), Frakturen ohne adäquates Trauma (Wirbelkörper, Schenkelhals, Radius, Rippen), Änderung der Statur (Größenabnahme, Rundrücken durch BWS-Kyphose, Tannenbaumphänomen durch quere Hautfalten am Rücken). Hierdurch bedingt sind Mobilitätsverlust, reduzierte Lebensqualität, Hilfsbedürftigkeit, Abhängigkeit, Vereinsamung, erhöhte Mortalität.

Diagnostik

• *Labor:* Calcium und Phosphat im Serum, skelettspezifische AP (sAP), Osteocalcin, Blutbild, BSG, CRP, Kreatinin, Vitamin-D-Spiegel. Urin: Calcium und Phosphat im Urin, Hydroxyprolin-Ausscheidung. Laborbefunde typischerweise unauffällig, in erster Linie Differenzialdiagnose.
• *Laborchemische Differenzialdiagnostik:*

Tabelle 14.**1**

	Ca Serum	**Ph Serum**	**sAP**	**Ca Urin**	**Ph Urin**	**Hydroxyprolin**
Osteoporose	⇔	⇔	⇔ / (⇑)	⇔ / (⇑)	⇔	⇔
Osteomalazie	⇓ / ⇔	⇓ / ⇔	⇑	⇓ / ⇔	⇔	⇑
Primärer HPT	⇑	⇓ / ⇔	⇑ / ⇔	⇑ / ⇔	⇔	⇑
Sekundär intestinaler HPT	⇓	⇔ / ⇓	⇑	⇓	⇓ / ⇔	⇑
Sekundär renaler HPT	⇓ / ⇔	⇑	⇑	⇔ / ⇓	⇓ / ⇔	⇑

Legende: ⇔: Laborwert unverändert, ⇑: erhöht, ⇓: erniedrigt.

HPT: Hyperparathyreoidismus, Ca: Calcium, Ph: Phosphat, sAP: Skelett-spezifische alkalische Phosphatase.

Exkurs: Alkalische Phosphatase (AP): 4 Iso-Enzyme: Skelett-, Leber-, Plazenta- und Nieren-Form. Bei der Gesamt-AP werden alle zusammen bestimmt. Eine genaue Differenzierung ist – wenn z. B. Knochenstoffwechsel- und Lebererkrankung zusammen vorliegen – nicht möglich. Von vielen Labors wird daher die Bestimmung der skelett-spezifischen AP angeboten: teurer, aber selektiv.

Röntgen

- *BWS/LWS:* Osteopenie (verminderte Knochendichte ist erst ab ca. 30 % Verlust zu erkennen), Trabekelstruktur (horizontale Trabekelstruktur vermindert), Kompakta akzentuiert, Fisch-, Keil-, Flachwirbel, Grund-/Deckplatteneinbrüche, Kompressionsfrakturen.
- *Osteodensitometrie:* Die densitometrischen Verfahren dienen der Bestimmung des zukünftigen Frakturrisikos. Es stehen zur Verfügung:
  - *Photonenabsorptionstechniken:*
    - SPA (Single-Photonen-Absorptiometrie, Messort: Radius)
    - DPA (Dual-Photonen-Absorptiometrie; Messort: LWS, Femur, Ganzkörper)
    - DXA/DEXA (Dual-Photonen-X-ray-Absorptiometrie, Messort: LWS, Femur, Ganzkörper)
  - *Computertomographische Methoden:*
    - S/DEQCT (Single-/Dual-Energy Quantitative CT, Messort: LWS, Femur)
    - pQCT (periphere Quantitative CT, Messort: Radius, Tibia)
  - *Ultraschallmessungen:* neuestes Verfahren, Messung an Kalkaneus, Finger.

Cave:

- Die Werte verschiedener Geräte können nicht verglichen werden. Ob von einer Messung am Radius auf das Frakturrisiko der LWS oder umgekehrt geschlossen werden kann, ist umstritten. Messungen an der LWS werden häufig durch degenerative Veränderungen verfälscht (falsch hohe Werte).
- Auswertung der Messergebnisse durch T-Score: Abweichung des Messwertes vom Mittelwert junger, gesunder Erwachsener (bis –1,0 normal, –1,0 bis –2,5 leicht erhöhtes Frakturrisiko, unter –2,5 hohes Frakturrisiko).

Differenzialdiagnostik

Malignome (Plasmozytom, maligne Lymphome, Metastasen), Morbus Paget, Hyperparathyreoidismus, Osteomalazie, degenerative Veränderungen, Spondylitis/-diszitis, allgemeine DD des Rückenschmerzes.

Osteoporose-Prophylaxe

- *Adäquate Calciumzufuhr:* 1–1,5 g täglich durch Milch/Milchprodukte, ggf. Tabletten.
- *In Wintermonaten bzw. bei Vitamin-D-Mangel:* Vitamin-D-Substitution (500–1000 IE/Tag).
- *Körperliche Aktivität:* Verringerung des Knochendichteverlustes, bessere Koordination → weniger Stürze / Frakturen.

Osteoporose-Therapie

- *Therapie bei akuten Schmerzen* (z. B. bei frischen Sinterungsfrakturen): Bettruhe, Analgetika-Therapie (NSAR, ggf. zentral wirksame Analgetika), Calcitonin 1x100 E s.c. oder 2x100 E nasal, Muskelrelaxanzien, zunächst passive, später aktive KG, lokale Infiltrationen mit LA-Corticosteroid-Gemisch. Bei lange anhaltenden Schmerzen Orthesenversorgung, z. B. Lindemann-Mieder, Rahmenstützkorsett. Langfristiges Ziel ist jedoch das Auftrainieren eines „Muskelkorsetts".
- *Therapie chronisch schmerzhafter Osteoporosen:* NSAR, lokale Infiltrationen, aktive KG, Gangschule, Wärme, Massage, zeitweise Lindemann-Mieder.

Medikamentöse Therapie

- *Faustregel:* Bei Fast-Loosern antiresorptive Therapie, bei Slow-Loosern anabole Therapie.

- *Grundtherapie:* Ausreichende Zufuhr von Calcium und Vitamin D. Postmenopausal sollte immer eine Östrogen-/Gestagen-Substitution erwogen werden (KI: Endometrium-Ca, Mamma-Ca in den letzten 5 Jahren, kurz zurückliegende TVT/Lungenembolie, Verordnung durch Gynäkologen).
- *Osteoanabole Präparate:*
  - *Fluoride:* Besitzen die stärkste osteoanabole Potenz, jedoch besteht ein enges therapeutisches Fenster und das Problem primärer Non-Responder. Gabe 2–5 Jahre, danach Gefahr der Fluorose. In Langzeitstudien sind die Ergebnisse konträr: Die Knochendichte steigt unter Fluoridtherapie immer an, die Frakturinzidenz wurde in einigen Studien jedoch nicht signifikant gesenkt, teilweise nur die der WS-Frakturen. Galenische Vorteile haben Dinatrium-Monofluorophosphat-Präparate (95 % Resorption), die Intervall-Therapie ist in der Erprobung. NW: Fluorose bei zu langer Gabe, „lower limb pain syndrome" (Schmerzen/Stressfrakturen im Knöchel-/Kalkaneus-Bereich, selten Knie und Hüfte), gastrointestinale Beschwerden.
  - *Calcitonin:* Guter analgetischer Effekt. Antiresorptive Wirkung nicht eindeutig erwiesen. Anwendung v. a. bei akuten Schmerzen. Bei Langzeitgabe kann es zur Resistenz kommen.
  - *Anabolika:* Zunahme von Knochendichte und Muskelmasse. Nicht Therapie der ersten Wahl. Alte, schlecht mobile Patienten können von einer Therapie profitieren (z. B. Nandrolondecanoat 25–50 mg alle 4 Wochen).
- *Antiresorptive Therapie:*
  - *Bisphosphonate:* Antiresorptive Wirkung durch Osteoklastenhemmung, deutliche Senkung des Frakturrisikos; z. B. Actonel 5 mg 1x1, Fosamax 10 mg 1x1. Auch als Wochengabe.
  - *NW:* Selten gastrointestinale Beschwerden.
  - *SERM* (selektive Estrogen-Rezeptor-Modulatoren): senken Frakturrisiko an der Wirbelsäule, Brustkrebsrate vermindert, positiver Effekt auf Lipidstoffwechsel, nur Frauen.
  - *Bei Glucocorticoid-induzierter Osteoporose:* Wenn möglich Reduktion der Corticoid-Dosis. Prävention mit Vitamin D und Calcium, zusätzlich Bisphosphonate, ggf. zusätzlich Calcitonin.

Operative Therapie

- Bei Wirbelkörperfrakturen bleibt die Hinterkante meist stabil, daher ist meist keine operative Therapie notwendig. Radiusfrakturen werden behandelt wie üblich, bei medialen Schenkelhalsfrakturen ist die Versorgung mit TEP und schneller Mobilisation empfohlen.

14.4 Osteopathien mit erhöhter Knochendichte

14.4.1 Osteodystrophia deformans Paget

Definition

Lokalisierte, mono- oder polyostotische Osteopathie unklarer Genese mit deutlich gesteigertem Knochenumbau, mit aufgetriebenen, biomechanisch weniger stabilen Knochen sowie neurologischen und artikulären Komplikationen.

Synonyme

Morbus Paget, Paget-Erkrankung, Paget's disease (of bone).

Epidemiologie

- Nach der Osteoporose zweithäufigste Knochenerkrankung mit 1 Fall auf 30.000 Einwohner in Deutschland.
- Höchste Prävalenz in Mittelengland, Deutschland und Frankreich.
- Patienten jenseits des 40. Lebensjahres, der Altersgipfel liegt bei 60 Jahren.
- Männer häufiger betroffen als Frauen.

Ätiologie

- Ungeklärt, eine Slow-Virus-Genese wird diskutiert.
- In Knochenproben wurden mehrfach Masern- und Respiratory-Syncytial-Viren nachgewiesen.
- Fragliche genetische Komponente, da in 15–30 % eine positive Familienanamnese vorliegt.

Pathogenese

- In der Frühphase überschießender, unkontrollierter osteoklastärer Knochenabbau.
- In der Spätphase: Überwiegen eines ungeordneten osteoblastären Knochenanbaus, der zu aufgetriebenen, wenig stabilen Knochen führt. Der Knochenumsatz kann in dieser Phase auf das 20fache gesteigert sein.
- Eine maligne Entartung zum Osteosarkom tritt in weniger als 1 % auf.

Klinik

- Bei etwa 30 % der Patienten ist der Verlauf asymptomatisch, und es handelt sich um einen – meist radiologischen – Zufallsbefund.
- Bei symptomatischen Patienten meist diffuse Knochen-, Gelenk- und Muskelschmerzen entsprechend der Lokalisation, wobei der Befall monostotisch oder polyostotisch, aber nie generalisiert ist.
- Häufigster Befall in absteigender Reihenfolge: lumbosakrale Wirbelsäule, Schädel, Becken, Femur, Tibia.
- Weitere *Symptome:* lokale Überwärmung, bei fortschreitender Erkrankung Deformierungen („Säbelscheidentibia", Zunahme des Kopfumfanges, Kartenherzbecken) und Frakturen des mechanisch minderwertigen Knochens.
- *Komplikationen:* Kompression der Hirnnerven, selten der Nervenwurzeln bei WS-Befall, basiläre Impression, Hyperkalzämie mit Nierensteinbildung, Herzhypertrophie und -insuffizienz infolge zahlreicher AV-Anastomosen im befallenen Knochen, Schwerhörigkeit.

Diagnostik

- Im Nativröntgen im Frühstadium Osteolysen („Mottenfraßschädel"), später das charakteristische Bild des grobsträhnigen spongiösen Umbaus mit Sklerosierungen. Szintigraphische Mehranreicherungen in befallenen Regionen.
- Laborchemisch sind die Marker des Knochenstoffwechsels erhöht: Skelett-spezifische alkalische Phosphatase (sAP), Hydroxyprolin. Bei unklarer Diagnose Biopsie.

Differenzialdiagnostik

- Primärer Hyperparathyreoidismus (diffuse Osteopenie)/Osteodystrophia fibrosa cystica generalisata (generalisiert), fibröse Dysplasie, osteoblastische Metastasen, Osteomyelitis.

Therapie

- Nur symptomatische Therapie möglich mit Hemmung des deutlich gesteigerten Knochenumbaus. Medikamentöse Therapie mit Bisphosphonaten (z. B. Tiludronat 2x200 mg/Tag über 3 Monate, Pamidronat 4 Einzeldosen à 45 mg in NaCl i.v., Actonel 30 mg p.o.). Bei leichten Verläufen Therapie mit Calcitonin. Therapiekontrolle über sAP-Bestimmung.
- Bei Bedarf zusätzlich konservative Maßnahmen (KG, Massage, Elektrotherapie, keine Wärmeanwendung). Ggf. orthetische Versorgung.
- Bei ausgeprägten Deformierungen operative Achskorrektur, hierbei 3 Monate vor Operation Bisphosphonat-Therapie. Bei Gelenkbefall evtl. Endoprothetik. Die operative Sanierung wird erschwert durch verminderte mechanische Belastbarkeit, erhöhte Lockerungsrate und deutlich erhöhte Blutungsneigung bei Hypervaskularisation.

14.4.2 Osteopetrose

Definition

Familiäre, klinisch meist um die Pubertät erkennbar werdende generalisierte Sklerosierung des Skelettes.

Synonyme

Marmorknochenkrankheit, Morbus Albers-Schönberg.

Pathogenese

- Mangelhafte Osteoklastentätigkeit, es kommt zur Sklerosierung der Knochen. Knorpelwachstum und Apposition des Knochens verlaufen regelrecht.
- Vermehrte Knochenbrüchigkeit bei funktionell nur bedingt angepasstem Knochen.

Klinik

- *Osteopetrosis congenita:* Autosomal vererbte, schwere Form mit früher Manifestierung und nahezu vollständige Sklerosierung des Knochens. Durch die Verdrängung des Knochenmarks Anämie mit Erythroblastose und Thrombozytopenie sowie infolge gesteigerter extramedullärer Blutbildung Hepatosplenomegalie. Optikusatrophie, Taubheit, Wachstumsverzögerung.
- *Osteopetrosis tarda:* Autosomal dominant vererbte, milde Form mit späterer Manifestation und geringen bis keinen klinischen Symptomen. Erhöhte Frakturhäufigkeit.
- Bei beiden Formen Knochenschmerzen, Spontan- oder Stressfrakturen mit schlechter Heilungstendenz oder Fehlstellung, Vermehrte Inzidenz von Coxa vara, Genua valga/vara und Spondylolysen. Gehäuft frühe Kox- und Gonarthrose, vermehrtes Auftreten von Osteomyelitiden sowie bei Knochenmarksinsuffizienz allgemeine Sepsis.

Diagnostik

- *Röntgen:* Sklerosierung und Verdichtung der Knochen, keulenförmige Auftreibung der Metaphysen.
- *Differenzialdiagnostik:* Camurati-Engelmann-Erkrankung (progressive diaphysäre Dysplasie): symmetrische Verdickung der diaphysären Abschnitte der langen Röhrenknochen mit ausgeprägter Sklerosierung. Meist Zufallsbefund.

Therapie

- Bei der kongenitalen Form nur symptomatische Maßnahmen möglich.
- Bei Hypersplenie Splenektomie, ggf. Knochenmarkstransplantation.
- Infektvermeidung, frühzeitige Antibiotikagabe.
- Die osteosynthetische Versorgung eingetretener Frakturen ist erschwert.
- Lebenserwartung bei der kongenitalen Form deutlich reduziert, bei der Tarda-Form normal.

14.4.3 Osteopoikilose

Definition

Hereditäre Skeletterkrankung mit Einlagerung zahlreicher Knocheninseln in die Spongiosa des normalen Knochens während des Wachstums.

Synonyme

Osteopathia condensans disseminata.

Klinik

Die Entdeckung beruht meist auf einem zufälligen Röntgenbefund, ist ohne klinische Symptomatik und bleibt ohne Konsequenzen.

14.4.4 Melorheostose

Definition

Meist bereits in der Kindheit entstehende progressive Hyperostose einer Gliedmaße.

Synonyme

Léri-Joanny-Syndrom.

Ätiologie

Ungeklärt.

Klinik

- Selten bei Progredienz Schmerzen, im Erwachsenenalter meist symptomlos. Radiologisch flache oder blumenkohlartige Auflagerungen.
- *Differenzialdiagnostik:* Ausschluss anderer Knochentumoren.

Therapie

- Meist nicht erforderlich. Nur bei deutlicher Größenzunahme und Druck auf benachbarte Strukturen operative Abtragung.

14.5 Fluorose

Definition

Osteosklerose, vor allem der Wirbelsäule, durch Einlagerung von Fluorid.

Ätiologie

- Früher als Folge von hohem Fluoridgehalt im Trinkwasser oder als Industriefluorose bei Arbeitern der Aluminium- und Porzellanindustrie bekannt.
- Heute die iatrogene Fluorose bei langzeitiger oder überdosierter Fluoridtherapie bei Osteoporose.

Klinik

Häufig asymptomatisch, in schweren Fällen Gliederschwere, Steifheit der Wirbelsäule, Kurzatmigkeit, Parästhesien.

Diagnostik

Röntgen

- Zu Beginn Vergröberung der Spongiosastruktur, nachfolgend diffuse Verdichtung, der Knochen kann komplett weiß erscheinen.

Differenzialdiagnostik

- Osteoblastische Metastasen, Osteopetrose, renale Osteopathie.

Konservative Therapie

Absetzen der Fluoridtherapie.

15 Gelenkerkrankungen

15.1 Anatomie und Physiologie

- Das Gelenk besteht aus Gelenkkörper mit Gelenkflächen von hyalinem Knorpelgewebe überzogen, Gelenkkapsel mit Membrana synovialis ausgekleidet.
- Hyaliner Gelenksknorpel besteht aus Knorpelzellen und Matrix.
- Matrix besteht aus Kollagen, Proteoglykan und Wasser (70 %).
- Kollagen macht etwa 50 % des Trockengewichtes und 90 % des Proteingehaltes des Knorpels aus.
- Kollagenfaserverlauf (Abb. 15.**1**):
  - Zone 1 Tangentialzone.
  - Zone 2 Schrägzone.
  - Zone 3 Vertikalzone.
  - Zone 4 Verkalkungszone „Tidemark".
- Proteoglykane bestehen aus einem Proteinanteil mit eingelagertem Glykosaminglykanketten. In Verbindung mit Hyaluronsäurekomplex sind die Proteoglykane stark hydrophil.
- Die Kapsel besteht aus einer äußeren festen Schicht (Stratum fibrosum) und einer inneren lockeren Bindegewebsschicht (Stratum synoviale).

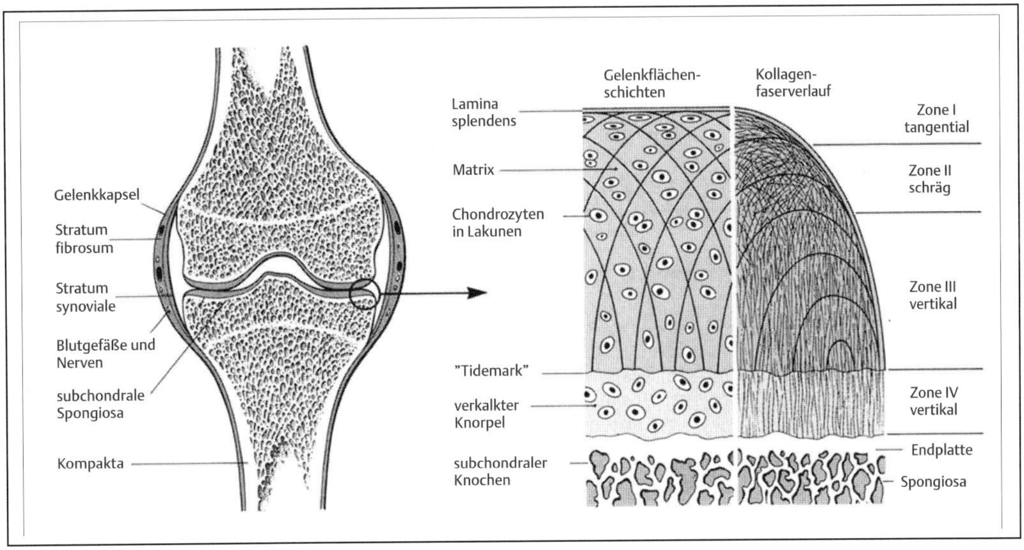

Abb. 15.**1** Anatomie des Gelenkes und Zusammensetzung des Gelenkknorpels (Kollagenfaserverlauf), (aus: F. U. Niethard, J. Pfeil: Orthopädie, 4. Aufl. Thieme, Stuttgart 2003).

- Das Stratum synoviale beinhaltet 2 Zelltypen. Typ A der Synovialzellen haben Makrophagencharakter. Typ B ist für die Produktion von Proteinasen/Kollagenasen, Hyaluronsäure und Prostaglandinen verantwortlich.
- Die Synovialflüssigkeit besteht aus einem Ultrafiltrat des Serums, dem die Produkte der Synovialzellen beigemischt werden.
- Ernährung des Gelenkknorpels im Wachstumsalter:
  - 1. synovialer Trift (aus der Gelenkflüssigkeit)
  - 2. subchondraler Trift (aus den subchondralen Blutgefäßen)
- Im Erwachsenenalter nur synovialer Trift.
  - Wichtig: Transitstrecke des Gelenkes (Transport von Gelenkinnenhaut bis zur Knorpelzelle).
- Schmierung des Gelenkes: Nur bei intakter knorpeliger Gelenkoberfläche kann durch die Bindung von Proteinen an die knorpelige Oberfläche ein feiner Schmierfilm aus Hyaluronsäure, Proteinkomplexen gebildet werden, der zwischen den Gelenkflächen die Schmierung aufrecht erhält. Bei Zerreißung des Schmierfilmes kann es zu Schäden in der oberflächlichen Lamina splendens kommen.

15.2 Biomechanik der Gelenke und Pathogenese des Gelenkschadens

- Im Mittelpunkt aller Gelenkerkrankungen steht die Knorpeldestruktion.
- Primär mechanische Schädigung nach Traumen, bei akuten und chronischen Überlastungen des Gewebes infolge angeborener oder erworbener Deformitäten.
- Am Anfang des Schadens steht die zunächst oberflächliche Rissbildung der tangentialen Kollagenschicht des Knorpelgewebes, später die Vertiefung des Risses mit Abbau der Matrix. Elastizitätsverlust des Knorpelgewebes führt zu Knorpelverlust bis zur vollständigen Freilegung des Knochens (Knochenglatze).
- Zerstörung des Knorpelgewebes führt zur Freisetzung von Enzymen, die sekundär eine Synovialitis induzieren (Abb. 15.**2**). Circulus vitiosus mit weiterer Zerstörung des Knorpelgewebes. Die Progredienz des Knorpelschadens ist damit in erster Linie von der begleitenden Synovialitis abhängig.
- Bei der Arthrose wird der latente Verlauf damit zur klinisch aktivierten Arthrose.
- Bei der vorwiegend mechanischen Destruktion finden sich Veränderungen dagegen überwiegend lokalisiert, in dem überbeanspruchten Gelenkareal (z. B. Varus-Gonarthrose).
- Bei primär enzymatischer Knorpelschädigung, z. B. rheumatoider Arthritis, ist die Reparationsfähigkeit des Gewebes zeitlich überfordert. Es kommt zur raschen Knorpeldestruktion ohne begleitende morphologische Anpassung.

Biomechanik der Gelenke

- Das normale Gelenk besitzt eine große Toleranzbreite gegenüber mechanischen Belastungen. Aus der Analyse der Belastung lassen sich Prinzipien für die kausale Therapie von Gelenkerkrankungen ableiten.
- Die Belastung der Gelenke ist gleichbedeutend mit den auf sie einwirkenden äußeren Kräften.
- Als Beanspruchung wird die Auswirkung der äußeren Kräfte im Material selbst verstanden.
- Die mechanische Beanspruchung der Gelenke führt zu unmittelbaren Folgen an Knorpel- und Knochengewebe. Diese Reaktionen weisen direkt auf die Größenverteilung des Gelenkdruckes hin. Während des Wachstumalters wirkt sich die Belastung nicht nur an den Gelenkflächen, sondern auch an den Wachstumfugen aus. Eine ungleiche Druckverteilung führt daher zu

ungleichem Längenwachstum und zur Achsverbiegung des Knochens. Die auf ein Gelenk wirkenden Kräfte können berechnet werden.

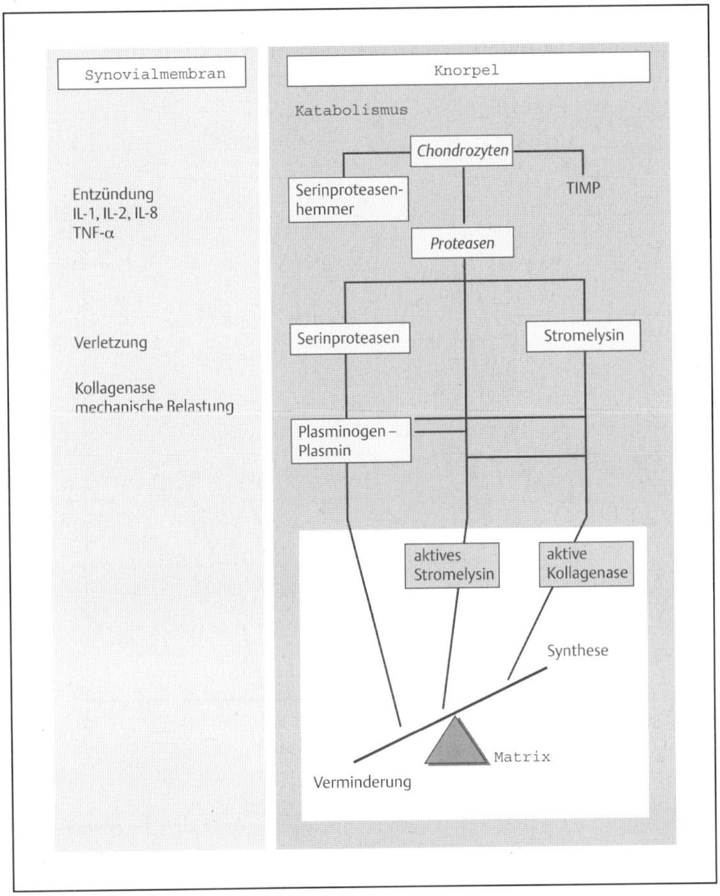

Abb. 15.**2** Pathogenese des Gelenkschadens.

- Die Grundlagen der Biomechanik sind in Abb. 15.**3** am Beispiel der Hüfte darstellt. Maßgebend für die physiologische Belastung ist die Resultierende R aus den Kräften, die während des Gehens auf den Hüftkopf des belasteten Beines wirken. Die Größe der durch das Drehzentrum des Hüftkopfes verlaufenden Resultierenden wird von der Größe der Kraft der Hüftabspreizmuskulatur und vom Körpergewicht bestimmt. Die Richtung der Resultierenden ist durch eine Gerade gegeben, die das Drehzentrum des Hüftgelenkes mit dem Schnittpunkt der Wirkungslinie von Muskelkraft M und Körpergewicht K verbindet. Da der Hebelarm des Körpergewichts etwa 3-mal so lang ist wie der der Muskelkraft, muss die Muskelkraft bei der Aufrechterhaltung des Gleichgewichtes im Hüftgelenk etwa 3-mal so groß sein wie das Körpergewicht. Daraus ergibt sich die Belastung des koxalen Femurendes, die 4-mal so groß ist wie das Körpergewicht. Die Belastung ist abhängig von der Steilheit des Schenkelhalses. Bei einer Coxa valga ist die Belastung größer, bei einer Coxa vara ist sie geringer.
- Am Kniegelenk wird die Belastung an dem Verlauf der Mikulicz-Linie bemessen. Die Traglinie des Beines TL (Mikulicz-Linie), die den Hüftkopf mit der Sprunggelenksmitte verbindet, verläuft normalerweise durch die Mitte des Kniegelenkes. Die anatomische Femurachse AF steht in einer physiologischen Valgusstellung gegenüber der Vertikalen V bzw. mit einem Winkel von 81° gegenüber der Kniebasislinie KBL. Bei der X-Stellung des Kniegelenkes Genu valgum

verschiebt sich die Tragelinie im Kniewinkel nach lateral, sodass vorwiegend die äußeren Gelenkflächen belastet werden. Umgekehrt bei der O-Stellung des Kniegelenkes Genu varum. Die biomechanischen Erkenntnisse lassen sich für eine kausale Therapie von angeborenen Deformitäten nutzen, die zu einer chronischen Überbeanspruchung von Gelenkstrukturen führen (präarthrotische Deformitäten). Durch Umstellungsosteotomien kann die Belastung eines Gelenkes verändert und so der Entwicklung von Arthrosen vorgebeugt werden (Osteotomien bei Achsfehlstellungen des Kniegelenkes).

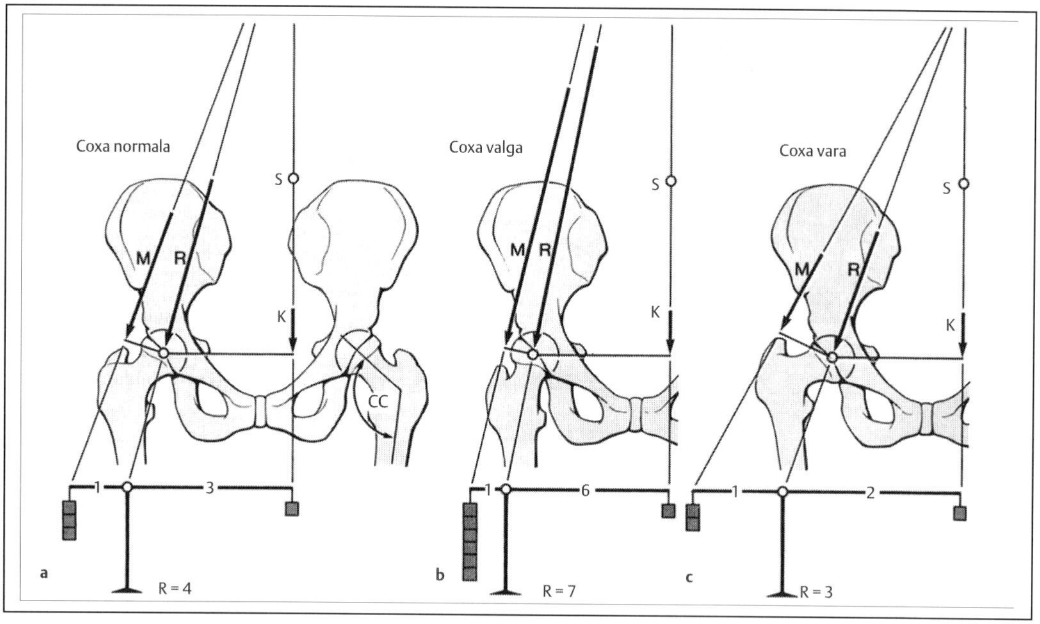

Abb. 15.**3** Biomechanik der Hüfte (aus: F. U. Niethard, J. Pfeil: Orthopädie, 4. Aufl. Thieme, Stuttgart 2003).

15.3 Degenerative Gelenkerkrankungen

Synonyme

Arthrosis deformans, Osteoarthrose, degenerative Arthropathie, degenerative rheumatische Gelenkerkrankungen, angloamerikanisch auch Osteoarthritis, degenerative Arthritis.

Definition

Degeneration des Knorpelgewebes mit sekundärer Knochenläsion und entzündlich bedingter Schrumpfung der Gelenkkapsel. Die morphologischen Veränderungen gehen nicht immer mit einer entsprechenden klinischen Symptomatik einher. Im deutschen Sprachgebrauch konzentriert sich der Blick auf das degenerative Geschehen, während im angloamerikanischen Sprachraum die klinische Symptomatik im Vordergrund steht (Osteoarthritis).

Epidemiologie

Um das 40. Lebensjahr sind bei der Hälfte einer Bevölkerung röntgenmorphologische degenerative Gelenkveränderungen erkennbar. Subjektive Beschwerden treten jedoch im Schnitt nur bei etwa einem Viertel der Betroffenen auf. Die Wirbelsäule ist deutlich häufiger betroffen als die Extremitäten.

Ätiologie

- *Primäre (idiopathische) Arthrosen:* Biologische Minderwertigkeit des Gewebes unbekannter Ursache.
- *Sekundäre Arthrosen:*
– *Überlastung:*
– - Gelenkdysplasien
– - Achsenfehler
– - Instabilität
– - erworbene Formstörung der Gelenke, z. B. Morbus Perthes, Epiphysiolysis capitis femoris usw.
– - Traumen
– - Gelenkflächenfrakturen
– - Luxation
– *Entzündliche Gelenkprozesse:*
– - bakterielle Arthritiden
– - chronische Polyarthritis
– *Metabolische Erkrankung:*
– - Gicht
– - Chondrokalzinose
– - Ochronose
– *Endokrine Erkrankung:*
– - Hyperparathyreoidismus
– - Hypothyreose

Pathogenese

- Verlauf:
– Höhenabnahme des Knorpelgewebes

- Spaltbildung im Gelenkknorpel und subchondrale Sklerosierung
- Exophyten, Osteophyten
- Zystenbildung und zum Schluss Knochenabschliff

Klinik

- Hauptsymptome:
- Schmerz
- Schwellung
- Muskelverspannung
- Bewegungseinschränkung → Funktionsverlust → Invalidität
- zunehmende Deformität

Konservative Therapie

- Im Frühstadium: angepasste Beanspruchung, Vermeidung von schädigenden Faktoren: „mehr bewegen, wenig belasten“.
- Krankengymnastik und physikalische Maßnahmen
- analgetisch-antiphlogistische Therapie
- intraartikuläre Injektionen (Corticosteroide, Hyaluronsäure)
- orthetische Versorgung (Einlagen, Schuhzurichtung)
- Führungsschienen

Operative Therapie zur Verbesserung der Gelenkmechanik

- Besserung der Gelenkkongruenz.
- Minderung der Gelenkbelastung.

Operative Eingriffe zur Verbesserung der Gelenkbiologie

- Verbesserung der Gelenkdurchblutung (Knochenanbohrung).
- Besserung der Gelenktrophik (Synovialektomie).
- Besserung der Gleitfähigkeit (Pridie-Bohrung, Knorpelplastiken).
- Reduzierung der Schmerzhaftigkeit (Denervierung).
- Gelenkplastik (Interpositionsplastiken, z. B. Ellenbogengelenk)
- Gelenkversteifung (Arthrodese)
- Gelenkersatz (Endoprothese)

15.4 Neurogene Gelenkerkrankungen

Definition

Charakteristikum ist die groteske Destruktion des Gelenkes, mit einer auffallenden Diskrepanz zwischen klinischem Befund und Schmerzangabe.

Ätiologie und Pathogenese

- Bei der metaluischen Späterkrankung (tabische Arthropathie), bei Syringomyelie und bei der diabetischen Neuropathie kann es zu neurogenen Gelenkerkrankungen kommen.
- Trophische Schädigung des Gelenkes durch Nervenausfall. Fehlende Tiefensensibilität führt zu einer chronischen Traumatisierung des Gelenkes → Schlottergelenk (Knie, Sprunggelenk, Hüfte).

Klinik

- Deformität.
- Funktionsverlust (Instabilität).
- Meist schmerzlos.

Röntgendiagnostik

Es zeigen sich ausgeprägte Deformierungen mit z. T. voluminösen reaktionslosen Osteophyten, Sklerosezone, Osteoporose.

Differenzialdiagnostik

Osteoarthopathie bei traumatischen Nervenläsionen, Osteomyelitis, Tuberkulose, Psoriasisarthritis.

Konservative Therapie

Orthetische Hilfsmittel.

Operative Therapie

- Arthrodese.
- Bei fehlender Tiefensensibilität keine Endoprothese.

15.5 Rheumatische Gelenkerkrankungen

15.5.1 Chronische Polyarthritis

Synonyme

Rheumatoide Arthritis, CP.

Definition

Chronische, in der Regel progredient verlaufende Systemerkrankung des Bindegewebes mit destruierenden Veränderungen an den Gelenken (polyartikulärer Befall) sowie Sehnen, Sehnenscheiden, Schleimbeutel, Augen und inneren Organen.

Epidemiologie

- Kann in jedem Lebensalter auftreten.
- Häufigste Erkrankung zwischen dem 25. und 50. Lebensjahr.
- Morbidität in Mitteleuropa ca. 1 % (0,5–3,5 %).
- Frauen : Männer = 3 : 1.
- Jährliche Inzidenz 35–65 neue Erkrankungen pro 100.000 Einwohner.
- Häufigste entzündliche Gelenkerkrankung.

Ätiologie

- Ursächlich, zumeist vermutlich inapparente Infektionen → fehlgesteuerte oder inadäquate Immunantwort auf Kontakt mit einem derzeit nicht bekannten Antigen.
- Genetische Krankheit, Disposition bekannt.
- Erhöhtes Krankheitsrisiko bei Träger bestimmter HLA-Antigene.
- Therorie: Infektiöse Induktion von Autoimmunphänomenen durch z. B. Epstein-Barr-Virus, Hitzeschockproteine, bakteriellen, viralen oder parasitären Ursprungs oder Autoantigene, Autoantigenkollagen II.

Pathogenese

- Unterhaltung der lokalen Immunreaktion in Anwesenheit von proinflammatorischen Cytokin (Interleukin 1, 2, 6 und TNF Alpha) von endogenen Antigenen (Immunglobulin G und Spaltprodukte, Kollagene, Proteoglykane).
- Präsentation der Antigene gegenüber krankheitspezifischen T-Zellen in Anwesenheit bestimmter MHC-Klasse-II-Antigene und Aktivierung der CD4+-T-Zellen.
- Aktivierung weiterer Zelltypen (Makrophagen, B- und T-Zellen, Synovialzellen).
- Freisetzung von Wachstumsfaktoren, Antikörpern und Enzymen.
- Daraus resultiert die Synovialitis und letztendlich die Gelenkdestruktion.
- Infolge gebremster Aktivität und Verminderung von T-Supressorzellen sowie einer erhöhten Anzahl von T-Helferzellen erfolgt die gesteigerte Differenzierung von B-Zellen und damit vermehrte Bildung von Autoantikörpern wie z. B. Rheumafaktoren.
- Infolge gesteuerter T-Zell-Ballance ggf. Antigenpersistenz, Ursache für Chronizität des Antigenstimulus.
- Lokal produzierende IgG-Antiglobuline werden von Phagozytosezellen aufgenommen, daraus folgt Freisetzung von Zytokinen wie z. B. Interleukin 1 und weiteren Enzymmediatoren neben O_2-Radikalen und Kollagenasen, daraus folgt Knorpelzerstörung und Knochenarrosion (Abb. 15.**4**).

Klinik

- Einteilung in:
  - 1. Prodromalstadium
  - 2. Frühstadium
  - 3. Vollbild
- *Prodromalstadium:*
  - Häufig: körperliche und geistige Ermüdbarkeit
  - Krankheitsgefühl
  - Hyperhidrose

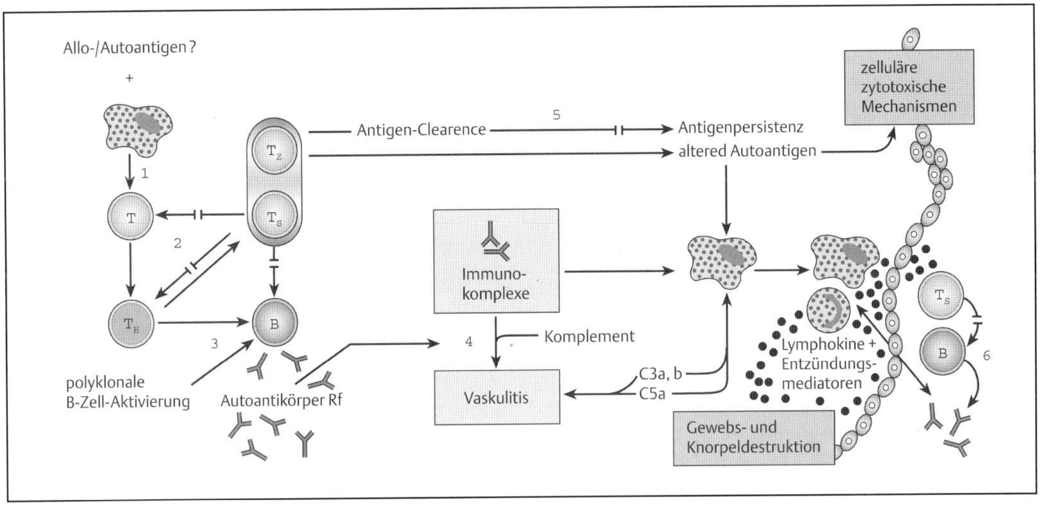

Abb. 15.**4** Pathogenese der chronischen Polyarthritis. T_S = T-Suppressorzellen, T_H = T-Helferzellen, T_Z = zytotoxische T-Zellen (nach Kalden u. Burmester).

  - Sehnenscheidenentzündungen, Karpaltunnelsyndrome sowie weitere Sehnensyndrome.
  - Häufig: flüchtige Arthralgien, Parästhesien, Morgensteifigkeit, Gänslen-Zeichen, Akrozyanose, Appetitlosigkeit.
  - Selten: Myalgien, Gewichtsabnahme unklarer Genese, nass werden einzelner Finger.
- *Frühstadium:*
  - Langsamer Krankheitsverlauf.
  - Erster Manifestationsort Hände mit symmetrischen Schwellungen an Metakarpophalangeal- und Interphalangealgelenken, typische Morgensteifigkeit mit einer Dauer von > 60 Minuten, bei Gebrauch der Hände Symptomrückbildung.
  - Kraftlosigkeit der Hände.
  - Selten akuter Beginn mit Monarthritis im Bereich großer Gelenke (ca. 20 %), meist junge Patienten.
- Bezüglich des *Vollbildes* sei auf die entsprechenden Kapitel Hand, Fuß, Knie, Hüfte, Schulter, Ellenbogen, Halswirbelsäule verwiesen. Es zeigen sich hier für die jeweilige Organregion typische Deformitäten und charakteristische Bewegungseinschränkungen.
- *Rheumaknoten* als Zeichen extraartikulärer Manifestation:
  - Prädilektionsstellen subkutan, Streckseite Arme, Ellenbogen, Handgelenk, Sprungzehen und Kniegelenke.

- Selten in Skelettmuskulatur, Wirbelkörper sowie inneren Organen und Augen.
- Rheumaknoten prinzipiell nur bei Rheumafaktor-positiven Patienten.

• *Osteoporose:*
- Die entzündlich rheumatische Grunderkrankung alleine bewirkt eine Osteoporose, die durch Medikamente, insbesondere Steroide begünstigt werden kann.

• *Organmanifestationen:*
- Extraartikuläre Manifestation, verursacht durch eine Vaskulitis in 2–5 % aller Patienten.
- Herz (Perikarditis mit Erguss, selten Myokarditis).
- Lunge (Pleuritis, interstitielle Lungenfibrose, pulmonale Rheumaknoten).
- Niere (Amyloidose, selten Papillennekrosen).
- Haut (Rheumaknoten s. o.), Lageveränderungen Ulcus cruris.
- Nervensystem (sensorische Neuropathie, Mononeuritis multiplex).
- Augen (Keratoconjunctivitis sicca, Episkleritis, Skleroitis, Skleromalazia perforans).
- Felty-Syndrom (Splenomegalie mit Leukopenie)
- Sicca-Syndrom.
- Gefäße (funktionelle Vasopathien, Arteriitiden, Vaskulitiden).
- Schilddrüse (Autoimmunthyreoiditis).
- Magen/Darm (Ulzera, Amyloidose).
- Leber (reaktive Hepatitis, Fettleber).

Diagnostik

• *Klinische Diagnostik:* Bezüglich der klinischen Zeichen der einzelnen Regionen der Bewegungsorgane wird auf die jeweiligen Kapitel verwiesen.

• *Klassifikation:*
- Vielzahl verschiedener Indices (CSSRD-Index, Richi-Index, Lancebury-Index, ARA-Index, Fuchs-Index) beschrieben die über Druckschmerzhaftigkeit und Schwellung der verschiedensten Gelenke Aussagen erzielen.
- Von besonderer Bedeutung sind die Kriterien für die Klassifikation der chronischen Polyarthritis des American College of Rheumatology (ACR) von 1987.
- Besonderer Stellenwert bei der Erkennung des Frühstadiums.

Tabelle 15.**1** Kriterien der ARA. Eine rheumatoide Arthritis liegt vor, wenn 4 der oben angegebenen 7 Kriterien erfüllt sind

Kriterium	Definition
Morgensteifigkeit	Morgensteifigkeit in und um die Gelenke von mindestens 1 Stunde Dauer bis zum vollständigen Abklingen über eine Dauer von 6 Wochen.
Arthritis von 3 oder mehr Gelenkregionen	Mindestens 3 Gelenkbereiche müssen gleichzeitig eine Weichteilschwellung oder einen Erguss gehabt haben. Die 14 möglichen Gelenkregionen sind re. oder li. PIP-, MCP-, Hand-, Ellenbogen-, Knie-, Sprung- und MTP-Gelenke, Dauer > 6 Wochen.
Symmetrische Arthritis	Gleichzeitiger Befall der gleichen Gelenkregion bilateral mit einer Dauer von > 6 Wochen.
Rheumaknoten	Subkutane Knoten, gelenknahe Streckseiten (s. o.) vom Arzt festgestellt.
Rheumafaktor im Serum	Befund abnormaler Titer des Serum-Rheumafaktors mit irgendeiner Methode, die in weniger als 5 % normaler Kontrollpersonen positiv ist.
Radiologische Veränderungen	Gelenknahe Osteoporose und/oder Erosionen auf einer PA-Aufnahme, sinnvollerweise Finger- oder Handgelenke, arthrotische Veränderungen allein gelten nicht.

Nativradiologie

- Nativradiologische Bilder haben für die Diagnose und Verlaufsbeobachtung einen hohen Stellenwert.
- Subtile Untersuchung unerlässlich.
- Kontrolluntersuchung wichtig.
- Graduierung im klinischen Alltag üblicherweise anhand der Stadien nach Larsen-Dale u. Eek, die für jede Gelenkregion vorbeschrieben sind. Es werden 5 radiologische Schweregrade der entzündlichen Gelenkveränderung definiert:
  - Grad 0: Kein pathologischer Befund, unauffälliger Befund.
  - Grad 1: Geringe unspezifische Veränderungen (Weichteilschwellung, Entkalkung, Spaltverschmälerung). Diskrete Symptome.
  - Grad 2: Geringe, aber sicher destruierende Veränderungen (Erosionen und Gelenkspaltverschmälerung). Frühe eindeutige Symptome.
  - Grad 3: Mäßiggradige destruierende Veränderungen (Erosionen, Gelenkspaltverschmälerungen). Mäßig destruktive Symptome.
  - Grad 4: Schwere destruierende Veränderung (erhebliche Erosion, Gelenkspaltverschmälerung, Knochendeformierung). Erhebliche destruktive Symptome.
  - Grad 5: Mutilierende Veränderungen (Zerstörung der Gelenkfläche, Dislokation, Ankylose).
- Die Befundung sollte in folgender Reihenfolge stattfinden:
  - Weichteilzeichen (Weichteildicke, Weichteilverkalkungen).
  - Befundung des Gelenkspaltes (Knorpeldicke, konzentrische/exzentrische Gelenkspaltverschmälerung).
  - Subchondrale Grenzlamelle und subchondrale Spongiosa (vermehrte Sklerose, Schliffflächen, Art der Grenzlamelle).
  - Gelenknahe Knochen (Demineralisation, zystoide Läsion, Osteophyten, Proliferation, Destruktion).
- Weiterhin etabliert ist die Einteilung der Röntgenstadien nach Steinbrocker et al.:
  - Stadium I: Allenfalls gelenknahe Entkalkung.
  - Stadium II: Gelenknahe Entkalkung, beginnende Knorpel- und Knochendestruktion.
  - Stadium III: Knochendestruktion, Osteoporose, Subluxation.
  - Stadium IV: Fortgeschrittene Gelenkzerstörung und Deformierungen, Gelenkluxation, Instabilität, Ankylose.

Laboruntersuchungen

- *Rheumafaktorennachweis:*
  - Wichtiges Kriterium für die Diagnose einer CP.
  - Rheumafaktoren sind Immunglobuline der IgM-Klasse gegen veränderte IgG-Immunglobuline.
  - Nachweis mittels Latex- bzw. Waaler-Rose-Test.
- *Antinukleäre Faktoren:*
  - Gegen Zellbestandteile gerichtete Antikörper, welche durch Radioimmunoassay nachgewiesen werden können.
  - Bei längerer Krankheitsdauer bei 1/3 der Patienten positiv, nicht komplementbindend, meist IgM-Typ.
  - Antikörper gegen mikrobielle Antigene (Antistreptolysin-Titer, Antikörper gegen Yersinien).
  - Serumkomplementwerte (C3, C4) in aktiven Krankheitsfasen meist erhöht.
  - Immunglobulinvermehrung.
- *Synoviaanalyse:*
  - Typische Veränderungen meist Pleozytose mit bis zu 90 % neutrophilen Granulozyten. Immunkomplexe, erniedrigtes Komplement, erhöhtes Gesamteiweiß sowie Enzymerhöhungen sprechen für aktiven gelenkentzündlichen Prozess.

- Anhand einer differenzierten Synoviaanalyse kann eine Differenzialdiagnose zu anderen rheumatologischen Erkrankungen durchgeführt werden.
- *Weiterführende bildgebende Verfahren:*
  - Arthrographie.
  - Bursographie.
  - Computertomographie.
  - Kernspintomographie.
  - Nativradiologische Tomographie.
  - Nuklearmedizinische Untersuchungen.
  - Osteodensitometrie.
  - Arthrosonographie.
  - Histologie.

Differenzialdignostik

Tabelle 15.**2** Differenzialdignose der chronischen Polyarthritis

Arthritiden	Arthritis psoriatica Spondylitis ankylosans Reiter-Syndrom HLA-B27-assozierte Immun- und Oligoarthritiden Löfgren-Syndrom Morbus Behçet Colitis ulcerosa Morbus Crohn
Para- und postinfektiöse Arthritiden nach bakteriellen Infektionen mit:	Yersinien Salmonellen Shigellen Chlamydien Streptokokken Borrelien und viele andere
Para- und postinfektiöse Arthritiden bei Viruserkrankungen	Hepatitis B Röteln Varizellen und andere
Infektiöse Arthritiden und Kristallarthritiden	Gicht Chondrokalzinose Periarthritis calcarea
Arthritiden bei Kollagenosen	Lupus erythematodes disseminatus Dermato- und Polymyositis symmetrische Sklerodermie Polymyalgia rheumatica Panarteriitis nodosa Wegener-Granulomatose u. a.
Polyarthrosen	Besonders aktiviertes Stadium
Algodystrophie	-
Periarthropathien	-
Generalisierte Tendomyopathie	-
Systemische Knochenerkrankungen	-
Hämatologische Erkrankungen	Plasmozytom Leukosen Hämochromatose

Therapie

- *Therapieziel:*
  - Verlangsamung des entzündlichen Krankheitsprozesses.
  - Verbesserung der Lebensqualität.
  - Erhalten von Funktion und Kraft der Gelenke, insbesondere der Hände.
  - Stabilisierung der psychosozialen Situation.

Nach gesicherter Diagnose immer multimodale Therapie (KG, Ergotherapie, physikalische Therapie, Psychosomatik, medikamentöse Therapie, operative Therapie).

Die Therapie orientiert sich am Ausmaß der entzündlichen Veränderung und am Stadium der Erkrankung.

Ziel: Reduktion des immunologisch kompetenten Gewebes.

Im Spätstadium Behebung der Funktionsstörung an den Gelenken.

- *Medikamentöse Therapie:*
  - Initial nichtsteroidale Antirheumatika, bei nicht ausreichendem Ansprechen ggf. Präparatwechsel auf Corticosteroide.
  - Dosis der Corticosteroide richtet sich nach der Aktivität und beträgt in der Regel 2,5–10 mg pro die, Einnahme morgens aufgrund der physiologische Corticoidproduktion.
  - In Abhängigkeit von der Krankheitsaktivität Stoß- bzw. Pulstherapie.
  - Bei Monarthritiden ggf. intraartikuläre Instillation von Corticosteroiden.
  - Bei rasch progredietem Verlauf und eindeutig nachgewiesener chronischer Polyarthritis Verordnung von Basistherapeutika (unterschiedliche Medikamente, die bei längerer Anwendung zu teilweiser Remission bzw. wesentlicher Aktivitätsminderung führen können) (Chloroquin, Goldpräparate, D-Penicillamin und Immunsuppressiva wie z. B. MTX, Azathioprim, Cyclosporin).
  - Die Wahl der Basistherapeutika richtet sich nach der Krankheitsaktivität und kann durch eine entsprechende Kombination verstärkt werden.
  - Häufiger Behandlungsfehler: Therapieabbruch vor Wirkbeginn bzw. Fehleinschätzung von Nebenwirkungen.

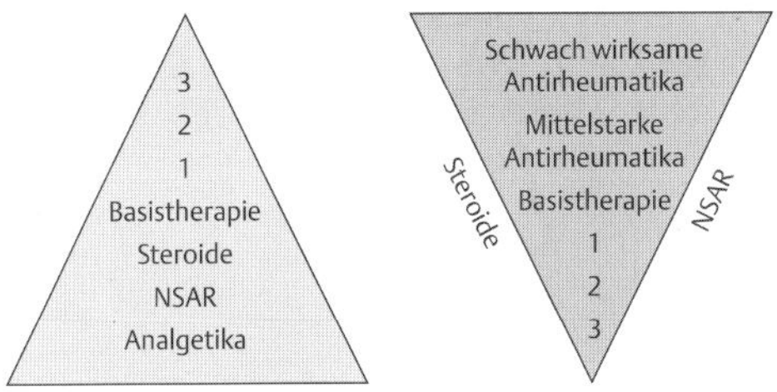

Basistherapie

1	2	3
Chloroquin (z. B. Resochin), Hydroxychloroquin (z. B. Quensyl), Gold oral (z. B. Ridaura), Sulfasalazin (z. B. Azufidine)	MTX (z. B. Lantarei), Gold parenteral (z. B. Tauredon), Azathioprin (z. B. Imurek)	Cyclophosphamid (z. B. Endoxan), Kombinationstherapie (z. B. MTX und Ciclosporin)

Abb. 15.**5** Basistherapie und Step-Down-Bridge.

- *Chemische sowie Radiosynoviorthesen:*
  - Standardverfahren zur Lokalbehandlung chronischer Arthritiden.
  - Intraartikuläre Applikation mit nachhaltiger Beeinflussung chronischer entzündlicher Gelenkprozesse.
  - Die proliferierende Synovialis wird durch lokal wirkende Strahlen bzw. chemische Stoffe geschädigt. Je nach Gelenkgröße Wahl des Radioisotops bzw. Anpassung der Menge der chemischen Substanz (z. B. Varikocid Morrhuate, Skleromate).
- *Physiotherapie:*
  - Dauertherapie sinnvoll mit entsprechenden funktionsverbessernden Maßnahmen nebst Mobilisation sowie Traktion zur Schmerzlinderung, Schlingentischbehandlung etc.
- *Ergotherapie:*
  - Bestehend aus funktionsverbessernden Maßnahmen der Finger- und Handgelenksbeweglichkeit, ggf. mit Schienenversorgung und Gelenkschutz.
- *Physikalische Therapie:*
  - Ziel Schmerzlinderung und Einsparung von Medikamenten.
  - Im akuten Stadium Abbau von Reizen über kurze gering dosierte Anwendungen von Kryo- und Hydrotherapie.
  - Im chronischen Stadium Reize setzen, längere intensive Anwendungen, meist milde Wärme.
- *Psychosomatik:*
  - Insbesondere mit dem Ziel in Frühstadien, auf ein Leben mit der Krankheit vorzubereiten, und im späteren Stadium das Erlernen von Schmerz- und Krankheitsbewältigungsstrategien.
- *Operative Strategie:*
  - Bezüglich der operativen Therapie und jeweiligen Strategie sei auf die einzelnen Gelenkabschnitte verwiesen.
  - Das Ziel der operativen Therapie besteht darin, die Menge des immunologisch kompetenten Gewebes zu reduzieren.
  - Im Frühstadium steht die Synovektomie im Vordergrund, mit dem Ziel, den entzündlichen Schub der Erkrankung zu unterbrechen oder den Krankheitsverlauf auf einem niedrigen Level zu erhalten.
  - Im späteren Stadium dient die Spätsynovialektomie der Beeinflussung der Schmerzen.
  - Zur Vorbeugung von Spontanrupturen ggf. Tenosynovialektomie.
  - Bei fortgeschrittenen Deformitäten existieren zahlreiche operative Verfahren mit dem Ziel der funktionellen Wiederherstellung bzw. der Schmerzlinderung durch Resektions-/ Interpositionsarthroplastiken, Arthrodesen und Endoprothesen.

15.5.2 Spondylarthritiden

15.5.2.1 Spondylarthritis ankylopoetica

Synonyme

Morbus Bechterew, Spondylitis ankylosans.

Definition

Entzündlich rheumatische Erkrankung mit vorwiegendem Befall der Wirbelsäule und der Sakroiliakalgelenke.

Epidemiologie

- Bis 0,5 % der gesamten Bevölkerung.
- Bis 5 % der HLA-B27-positiven Bevölkerung.
- Bei Erkrankung eines Verwandten 1. Grades Risiko 20 %.
- Nach neueren Erkenntnissen männlich : weiblich = 2–3 : 1, Frauen häufiger leichtere Verläufe.
- Mittleres Alter bei Symptombeginn 26 Jahre, selten vor dem 16. und nach dem 45. Lebensjahr.
- Verlauf variabel und meist über Jahrzehnte.
- In jedem Stadium Stillstand möglich.
- 20 % progredient mit Einsteifung.
- 90 % der Patienten bleiben erwerbsfähig.

Ätiologie

- Zusammenwirken zwischen endogenen disponierenden Faktoren (HLA-B27) und exogen realisierenden Komponenten (Erreger des gastrointestinalen Urogenitaltraktes wie Klebsiellen, Shigellen, Yersinien, Chlamydien, Salmonellen).

Klinik

- Typischer progredient-chronischer Verlauf.
- Frühsymptome: Kreuzschmerzen und unklare Gelenkschwellungen.

Tabelle 15.**3** Frühdiagnosekriterien nach Mau et al. 1990 (Ab 3,5 Punkte Frühdiagnose Morbus Bechterew, zahlreiche Ausschlusserkrankungen, Schlusskriterien)

Kriterien	Punkte
HLA-B27-positiv	1,5
Wirbelsäulenschmerz vom entzündlichen Typ	1
Ischialgiformer Spontanschmerz und/oder positives Mennel-Zeichen	1
Spontan- oder Kompressionsschmerz knöcherner Thorax mit eingeschränkte Atembreite unter 2,5 cm	1
Periphere Arthritis und/oder Fersenschmerz	1
Iritis, Iridozyklitis	1
Eingeschränkte HWS- und LWS-Beweglichkeit konzentrisch	1
BSG-Erhöhung	1
Typische Röntgenveränderungen	1

- Verschiedene Verlaufsformen bekannt:
  - Klassische Spondylarthritis.
  - Progredient destruierende Form (Bambusstabwirbelsäule).
  - Chronische Sakroileitis (nur ISG betroffen).
  - Rein spinale Form (nur ISG betroffen).
  - Asymptomatische Form, radiologisch ISG betroffen, mit oder ohne Gelenkschwellung und Augenbeteiligung.
  - Typische Skelettmanifestationen.
  - Sakroileitis (s. Kap. 1).
  - Stammnahe Arthritis (s. Kap. 4 und 8).
  - Periphere Arthritis (20–30 %).
  - Enthesiopathie (20–30 %, 1/5 aller Patienten klagen Fersenschmerzen).
  - Spondylodiszitis.
- Osteoporose.
- Spätstadium möglicherweise Verknöcherung der gesamten Wirbelsäule.
- Typische extraartikuläre Manifestation:

- Anteriore Uveitis (Iridozyklitis), kardiovaskuläre und pulmonale Beteiligung, Kolitis.
- Amyloidose.

Diagnostik

- *Klinische Diagnostik* beruht im Wesentlichen auf der Untersuchung der Wirbelsäulenbeweglichkeit und der Thoraxbeweglichkeit.
- *Laborchemie:* HLA-B27.
- Als frühdiagnostische Maßnahme *Szintigraphie.*
- *Nativradiologie:*
  - Wirbelsäule, ISG, Rippenwirbelgelenke, Hüfte.
  - Bezüglich der ISG-Abklärung ggf. Tomographie bzw. Computertomographie oder Kernspintomographie.
  - Im Bereich des Hüftgelenkes zeigen sich bei fortgeschrittenem Befund typische Zeichen einer chronischen Koxitis mit geringer arthritischer Sekundärarthrose.

Differenzialdiagnostik

- Entzündliche Veränderungen wie infektiöse Sakroileitis, Spondylodiszitis etc.
- Sarkoidose.
- Morbus Behçet.
- Osteoporose, Osteomalazie, Morbus Behçet.
- Ostitis condensans ilei.
- Alle Formen des unspezifischen Rückenschmerzes wie Lumbago, Prolaps, Scheuermann, Kyphoskoliose.
- Bezüglich der Enthesiopathien ergibt sich folgende Differenzialdiagnostik:
  - Degenerative und metabolische Enthesiopathien.
  - Diabetes mellitus, Akromegalie, Fibromyalgie, Polymyalgie, Arheumatika.

Konservative Therapie

- Allgemeine Behandlungsstrategie:
  - Verhinderung der Versteifungstendenz, der Verschlechterung der Thoraxbeweglichkeit, der Kyphosierung.
- Therapieformen:
  - Physiotherapie und Ergotherapie.
  - Physikalische Therapie.
  - Patientenschulung.

Hauptaufgabe der Krankengymnastik besteht darin, die Bewegungseinschränkung in ihrer Entwicklung zu verlangsamen.

- Medikamentöse Therapie:
  - Initial Antiphlogistika, nichtsteroidale Antirheumatika.
  - Gegebenenfalls Basistherapeutika in Abhängigkeit vom Schweregrad oder Corticosteroide.

Operative Therapie

- Indikation bei fortgeschrittener Spondylitis ankylosans (s. Kap. 1).
- Bei erosiver Arthritis des Hüftgelenkes Indikation einer Totalendoprothese.

15.5.2.2 Arthritis psoriatica

Definition

Entzündlich rheumatische Erkrankung in Assoziation mit einer Psoriasis, vorwiegend Befall der peripheren Gelenke ohne Nachweis von Rheumafaktoren (seronegativ). Erkrankung kann auch ohne Hauterkrankung auftreten.

Epidemiologie

- Männlich : weiblich = 1 : 1.
- Manifestationsgipfel 15–30 und um das 55. Lebensjahr.

Ätiologie

- Genetische Prädisposition zu zahlreichen HLA, insbesondere HLA-B13, 17, 27.

Klinik

- Kein Zusammenhang zwischen Ausprägung der Hauterkrankung und der Arthropathie.
- Bei Verdacht auf Arthritis differenzierte Hautabklärung, insbesondere auch im Bereich des behaarten Kopfes, Analfalte.
- Typische Arthritisform DIP und PIP der Hände und Füße mit Strahlbefall i. S. von „Wurstfingern", selten auch Transversalbefall.
- Ansonsten asymmetrische Oligoarthritis bzw. Polyarthritis.
- Typische Enthesiopathien.
- Typische Haut- und Nagelveränderungen.

Diagnostik

- Anamnese bezüglich der Hauterkrankung.
- Verlauf in unregelmäßigen Schüben.
- Engere Remissionen als chronische Polyarthritis.
- Gesamtprognose günstig.

Laborchemische Parameter

- Keine diagnostischen Parameter möglich. Entzündungswerte häufig normal.

Bildgebende Verfahren

- *Nativradiologie:* Typische Röntgenveränderungen einer arthritischen Arthrose. Zusätzlich Erosionen der distalen Phalanx, Osteolyse der terminalen Phalanx, Knochenproliferation, Kolbenphalanx, Fibroostosen.
- *Szintigraphie:* Entdeckung subklinischer Arthritiden mit typischem Befallsmuster.

Histologie

- In zweifelhaften Fällen Hautbiopsie.

Differenzialdiagnostik

- Rheumatoide Arthritis.
- Metabolische Arthropatien, insbesondere Gicht.

Therapie

- Konservativ Krankengymnastik und Ergotherapie.
- Medikamentöse Therapie vergleichbar mit der Behandlung bei rheumatoider Arthritis.
- Begleitende dermatologische Mitbehandlung.
- Operative Therapie abhängig vom Ausmaß der Gelenkschädigung.

15.5.3 Postinfektiöse und reaktive Arthritiden

15.5.3.1 Reiter-Syndrom

Synonyme

Morbus Reiter.

Definition

HLA-B27, assoziierte Mono- bzw. Oligoarthritis mit Urethritis und Konjunktivitis (Reiter-Trias).

Epidemiologie

- Bis 4 % der Patienten nach intestinalen und urogenitalen Infektionen mit unterschiedlichen bakteriellen Erregern.
- Bezüglich reaktiver Arthritis Geschlechtsverhältnis ausgewogen.
- Chronisch arthritischer Verlauf bei Männern höher als bei Frauen.
- Akute Arthritis heilt nach 3–9 Monaten spontan aus.
- Chronifizierungen in 10–20 % aller Erkrankungen.

Ätiologie und Pathogenese

- Reaktive Arthritiden infolge urogenitaler Infektionen, insbesondere mit Chlamydien, gelegentlich Uroplasma, Urealytikum sowie gastrointestinalen Infektionen (Yersinien, Salmonellen, Shigellen, Campylobacter).
- Reaktionen auf Kontakt mit bakteriellem Antigen mit immunologischer Antwort.
- Reaktionsweise genetisch determiniert, 80 % HLA-B27.
- Chronische Arthritis, vermutlich durch autoreaktive T-Zellen.

Klinik

- Typische asymmetrische oligoartikuläre Arthritis mit Bevorzugung der großen Extremitätengelenke.
- Typischerweise rezidivierende Ergussbildungen und ggf. Kapselschwellung.
- Keine Beeinträchtigung des Allgemeinbefindens.
- Fieber und Gewichtsverlust typisch.
- Schmerzhafte Ulzerationen im Bereich der Schleimhäute des Mundes.
- Hämatologischerseits findet sich eine Balanitis, Keratodermatitis und ggf. psoriasiforme Hautveränderungen (Reiter-Triade).

Diagnostik

- Labor: Ausgeprägte BSG-Veränderungen.
- Leukozytose mit Linksverschiebung.
- Keine Rheumafaktoren.
- Im Urethralabstrich häufig Chlamydien.
- ELISA-Immunfluoreszenz, Antikörper gegen Chlamydien (Titer über 1:160 verdächtig) (ELISA).

Nativradiologie

- Bei chronischem Verlauf erosive Veränderungen mit periostalen Knochenumbildungen an Finger- und Zehengelenken.
- Ebenfalls Befall der Wirbelsäule i. S. von Syndesmophyten und Parasyndemophyten.

Differenzialdiagnostik
- Löfgren-Syndrom.
- Yersinienarthritis.
- Rheumatisches Fieber etc.

Therapie
- Vorwiegend nichtsteroidale Antirheumatika.
- Im übrigen wie bei chronischer Polyarthritis bei chronischem Verlauf.

15.5.3.2 Rheumatisches Fieber

Synonyme

Akuter Gelenkrheumatismus.

Definition
- Nach Racheninfektion mit beta-hämolysierenden Streptokokken der Gruppe A.
- Systemische Erkrankung mit akuter Affektion von Gelenken, ZNS, Haut, entweder in Kombinationen oder isoliert.

Epidemiologie
- Vorwiegend Kindesalter 5.–9. Lebensjahr.
- Inzidenz Europa 5 pro 100.000.

Ätiologie
- Kreuzreaktivität im Rahmen der Immunreaktion gegen Streptokokken zwischen subzellulären Strukturen des Herzmuskels und Streptokokkenantigenen.

Klinik
- Beginn post- und parainfektiös.
- Akute Fieberschübe.
- Allgemeinsymptome vordergründig.
- Meist Kinder mit schwerem Krankheitseindruck.
- Typische Entzündungszeichen der Gelenke mit Rötung, Überwärmung, ebenfalls Ergüssen.
- Typischerweise geht ein häufig asymptomatischer Racheninfekt der Erkrankung 2–4 Wochen voraus.
- Häufig migratorische Polyarthritis.

Diagnostik

Tabelle 15.**4** Jones-Kriterien (Diagnosestellung bei 2 Haupt- oder 1 Haupt- und 2 Nebenkriterien)

Hauptkriterien	**Nebenkriterien**
Polyarthritis	Fieber
Karditis	Arthralgien
subkutane Knoten	Entzündungsparameter
Erythema marginatum	verlängerte PQ-Zeit im EKG
Cutis marmorata	Anamnese eines rheumatischen Fiebers

- *Laborchemie:*
  - Rachenabstrich.
  - Antikörper gegen Streptolysin, Hyaluronidase und Desoxyribonuklease.

Konservative Therapie

- Streptokokkeninfekt durch Penicillin-Therapie, entzündlichen Veränderungen, nichtsteroidale Antirheumatika, vorbeugende Therapie über 5 Jahre möglich.

Andere postinfektiöse und postreaktive Arthritiden

- Postenteritische reaktive Arthritiden.
- Borrelienarthritis (Lyme-Arthritis).
- Posturethritische reaktive Arthritiden.
- Chlamydienarthritiden.
- Reaktive Arthritis bei Aids-Patienten mit vorliegend oligoartikulärem Befall der unteren Extremitäten.

15.5.4 Typische Kollagenosen und Vaskulitiden

15.5.4.1 Systemischer Lupus erythematodes

Definition

- Immungenetisch prädisponierte systemische Autoimmunerkrankung mit Befall zahlreicher Organe und insbesondere variabler Verlaufsform.
- Häufig Arthritiden und Tenosynovitiden, insbesondere im Bereich der Knie-, Hand, MCP- und PIP-Gelenke.

15.5.4.2 Progressive systemische Sklerose (Sklerodermie)

Erkrankung mit Verdickung und Verhärtung von Haut, Fibrosierung innerer Organe, orthopädisch interessant: Arthralgien, Myalgien, selten Arthritiden, Anschwellung als Zeichen der ödematösen Hautbeteiligung.

15.5.4.3 Poly-/Dermatomyositis

Definition

- Erworbene entzündliche Muskelerkrankung mit charakteristischer Klinik und histologischem Korrelat.

Klinisches Leitsymptom

- Muskelschwäche, Atrophie der proximalen Muskulatur, häufiger untere als obere Extremitäten.
- Muskelkaterähnliche Muskelschmerzen, Druckempfindlichkeit.
- Muskelatrophie, insbesondere glutäal.
- Ebenfalls resultierende Muskelkontrakturen mit Fehlstellungen und Bewegungseinschränkungen.

15.5.4.4 Sjögren-Syndrom

Definition

- Autoimmune Exokrinopathie mit Sicca-Syndrom.

Klinik

- Chronisch rezidivierende Polyarthralgien und Myalgien, häufig milde Verlaufsform, seltener Arthritis und Myositis. Bezüglich der Vaskulitiden und der häufig begleitenden Myalgien sei auf die entsprechende Fachliteratur verwiesen.
- Weiterhin erwähnenswert Wegener-Granulomatose.
- Churg-Strauss-Syndrom.

15.5.4.5 Polymyalgia rheumatica

Definition

Ätiologisch unklare Erkrankung mit ausgeprägter myalgiformer Symptomatik und gutem Ansprechen auf Steroide.

Diagnostik

BKS maximal erhöht, meist 3-stellig.

Klinik

Myalgien und Muskelschwäche mit Betonung des Schultergürtels, der Glutäalmuskulatur sowie des Oberschenkels mit begleitender ausgeprägter Druckschmerzhaftigkeit.

Therapie

Mittel der Wahl: Corticosteroide.

15.5.5 Juvenile chronische Polyarthritis

Definition

Zusammenfassung der verschiedenen Verlaufsformen bezüglich rheumatischer Erkrankungen unterhalb des 16. Lebensjahres (heterogene Gruppe).

Klinik

- *4 verschiedene Verlaufsformen:*
  - Systemische Formen (Still-Syndrom in 10 %).
  - Polyarthritische Form 40–50 %.
  - Oligoarthritische Form des Kleinkindesalters 25–30 %.
  - Oligoarthritische Form des Schulalters 20–25 %.
- Typischerweise Gelenkschwellung, Kontrakturen, Beinlängenveränderungen.
- Beim Still-Syndrom zusätzlich Organbefall (Hepatosplenomegalie, Myokarditis sowie Augenbefall).

Verlaufsformen

- *Still-Syndrom:*
  - Typischerweise Organbefall, vorwiegend Kleinkinder, Gelenkbefall fehlt im Frühstadium
  - ungünstige Prognose, Mortalität 10–20 %.
- *Polyarthritische Form:*
  - Gesamte Kindheit.
  - Symmetrischer Gelenkbefall obere und untere Extremitäten.
  - Kaum Organbefall.
  - Häufiger ANA-Befall, Faktoren positiv.
- *Oligoarthritische Form im Kleinkindesalter:*
  - Häufig kombiniert mit Iridozyklitis (50 %).
  - Vorwiegend Befall der unteren Extremitätengelenke.
  - ANA positiv.
- *Oligoarthritische Form des Schulalters:*
  - Beginn wie Morbus Reiter mit Befall von Hüfte und Iliosakralgelenken.
  - Übergang in Spondylarthritis und seronegative Spondylarthritiden möglich.

Diagnostik

- *Nativradiologie:* Entzündung und Durchblutungssteigerung, häufig Vergrößerung der Gelenkkörper mit begleitender Osteoporose.

Therapie

- Initial Versuch antiphlogistische Therapie mit NSAR, meist Acetylsalicylsäure.
- Ansonsten orientiert an den Richtlinien der chronischen Polyarthritis.

15.6 Metabolische Arthropathien

15.6.1 Gicht

Definition

Durch Ablagerung von Uratkristallen in Bindegewebe und Stützgewebe bedingte Gelenkerkrankung mit wechselndem Verlauf.

Synonyme

Hyperurikämie, Arthritis urica.

Epidemiologie

- Morbidität 0,1–0,5 %.
- Männer (95 %) und Frauen (5 %) im mittleren Lebensalter.

Ätiologie und Pathogenese

- *1. Primäre Gicht:*
  - Überwiegend polygen, gelegentlich autosomal dominant vererbte Erkrankung.
  - Bei primärer Gicht spielt die Störung der tubulären Harnsäuresekretion in der Niere (99 %) die entscheidende Rolle.
  - Überproduktion von Harnsäure (Mangel des Enzyms Hypoxanthin-Guanin-Phophoribosyltransferase) kommt nur bei 1 % der Fälle vor.
  - Es kommt zur Ausfällung von Uratkristallen aus übersättigter Synovialflüssigkeit. Uratkristalle werden phagozytiert Entzündungsmediatoren kristallinduzierte Synovitis.
- *2. Sekundäre Hyperurikämie:*
  - Vermehrte Harnsäurebildung (Leukämie, Polyzythämie, Zytostatika, Strahlentherapie, hämolytische Anämie).
  - Verminderte renale Harnsäureausscheidung (Nierenerkrankungen, Laktatazidose, Ketoazidose, Saluretika, Pyrazinamid, Blei).

Klinik

- Akuter Gichtanfall geht meistens mit Podagra (Großzehengrundgelenk) mit Rötung, Schwellung, Überwärmung und Druckschmerzhaftigkeit einher.
- Andere Lokalisationen: Schulter- (Omagra), Knie- (Gonagra) und Daumengrundgelenk (Chiragra).
- Beim chronischen Verlauf kann es zu Weichteiltophi oder Knochentophi kommen.

Diagnostik

Anamnese
- Alkoholgenuss
- Fleischgenuss

Labor
- Hyperurikämie > 6,5 mg% Männer, 6,0 mg% Frauen, CRP Erhöhung, Leukozytose.

Klinische Untersuchung
- Typischer Gelenkbefall.

Röntgen
- Im Frühstadium o. B.
- Spätstadium: randständige Gelenkusuren, Zysten, Gelenkzerstörung, Weichteilverkalkungen, Knochentophi (Lochdefekte).

Punktat
- 10 μm große, intra- und extraszellulär liegende Stäbchen oder Nadeln.
- Im Lichtmikroskop Doppelbrechung der Kristalle.

Differenzialdiagnostik
- Monarthritis anderer Genese, Phlegmone, Bursitis, aktivierte Arthrose, Pseudogicht.

Konservative Therapie

- *Akut:*
  - Ruhigstellung, Rivanolumschläge
  - Indometazin (Amuno) 100 mg alle 4–6 Std. bis zu 400 mg Tagesdosis, schnelle Dosisreduktion
  - Colchizin (Colchizin Dispert) 1 mg in stündlichen Abständen für 4 Std., max. Tagesdosis 8 mg
  - Acemetacin (Rantudil forte) 2–3 Kps./d
  - Alkoholverbot
- *Chronisch:*
  - Harnsäure < 9 mg% = Diät

– Harnsäure > 9 mg% = Allopurinol (Zyloric), Urikosurika (Uricovac)

Operative Therapie

- Bei Gelenkdeformierungen bzw. ausgeprägten Funktionseinschränkungen z. B. Resektionsarthroplastiken, Gelenkersatz.

15.6.2 Chondrokalzinose

Definition

Durch Calciumpyrophosphatkristalle ausgelöste, akute Gelenkentzündung, die in ihrem Verlauf der Harnsäuregicht ähnelt.

Synonyme

Pseudogicht.

Ätiologie

- Überwiegend idiopathisch.
- Primärer Hyperparathyreodismus.
- Hämochromatose, Gicht, Hypothyreose.

Pathogenese

- Ungeklärte Genese.

Klinik

- Hauptsächlich große Gelenke, häufig stummer Verlauf,
- 4 Manifestationsformen:
  – akute Arthritis, ähnlich Gichtanfall
  – subakute rezidivierende Polyarthropathie, Schübe von Wochen bis Monate Dauer
  – chronischer Gelenkschmerz (50 %)
  – destruktive Arthropathie (20 %)

Diagnostik

Röntgen

- Verkalkungstreifen der Menisken und des Gelenkknorpels, Verschattungen in Sehnen, Bandscheiben, Symphysen.

Arthroskopie

- Kleine weißliche Ablagerungen.

Punktion

- Nachweis von Calciumpyrophosphatkristallen, plumper als Uratkristalle mit abgerundeten Enden.
- Im Polarisationsmikroskop leuchten die Kristalle blau (parallel zur Kondensatorachse) und grün (senkrecht).

Differenzialdiagnostik

- Gicht, chronische Polyarthritis, aktivierte Arthrose.

Konservative Therapie

- Punktion eines Ergusses und Synoviaanalyse, Kryotherapie, NSAR, ggf. Corticosteroide.

Operative Therapie

- Indikation: akut entzündliche Veränderungen.
- Arthroskopie und Gelenklavage, Gelenktoilette.

15.7 Hämophile Arthropathie

Definition

Deformierende Gelenkerkrankungen durch rezidivierende Einblutungen in die Gelenke.

Epidemiologie

- Vorkommen ca. 1:10000.
- Ausschließlich männliches Geschlecht.

Ätiologie

- X-chromosomal rezessiv vererbbare Erkrankung mit einem Mangel an Gerinnungsfaktoren:
  - Hämophilie A: Mangel an Faktor VIII.
  - Hämophilie B: Mangel an Faktor IX.
- Die Schweregradeinteilung lautet wie folgt:
  - schwer < 1 %
  - mittelschwer 1–5 %
  - leicht 5–15 %
  - Subhämophilie 15–50 % Restaktivität der Faktoren

Pathogenese

- Rezidivierende Einblutungen in das Gelenk führen zu einer Beeinträchtigung der Knorpelernährung und Synovialgewebeernährung. Daraus resultieren ausgeprägte degenerative Veränderungen mit Pannusbildung und ausgedehnten Zystenbildungen aufgrund von subchondralen Einblutungen (chronisch deformierende Gelenkerkrankung).

Klinik

- Beginn meistens im Kindesalter.
- Gelenkverschwellung, Funktionsverlust.
- Sekundärarthrose.

Lokalisationen

- Kniegelenk, seltener Sprunggelenk, Ellenbogen-, Hand- und Hüftgelenk.
- Die klinische Symptome sind abhängig von der Lokalisation und vom Ausmaß der Einblutung.
- Bei der chronisch deformierenden Gelenkerkrankung stehen die schmerzhaften Bewegungseinschränkungen im Vordergrund; hier besonders Beugekontrakturen, Achsabweichungen bis hin zur völligen Belastungsunfähigkeit.

Diagnostik

- *Labor:* PTT verlängert, Blutungszeit normal, quantitative Faktorenanalyse.
- *Röntgen:* In der Frühphase meist o. B., später destruiertes Gelenk.

Differenzialdiagnostik

- Von-Willebrand-Jürgens-Syndrom.

Konservative Therapie

- Frische Einblutungen:
  - Ruhigstellung
  - Substitutionstherapie mit Faktor XIII (Haemate) oder Faktor IX (Beriplex)
  - Sofortsubstitution mit 20–30 E/kg des Konzentrates. Erhaltungsdosis für 2–4 Tage
  - anschließend physikalische Therapie und Krankengymnastik
  - Punktion des Gelenkes nur bei Nichtresorption und nach Substitution

Operative Therapie

- Weichteileingriffe (Tenotomien, Muskelablösungen, Kapsulotomie) können besonders bei Kontrakturen an Hüft-, Knie- und oberen Sprunggelenken indiziert sein.
- Bei der chronisch deformierenden Gelenkerkrankung stehen achskorrigierende Operationen, Arthrodesen und Endoprotheseoperationen im Vordergrund.

15.8 Gelenkchondromatose

Definition

Ursächlich nicht bekannte metaplastische Umwandlung von Synovialmembran zu Knorpelgewebe, die sekundär verkalken und als freier Gelenkkörper in den Gelenkraum abgegeben werden.

Synonyme

Synoviale Chondromatose, Morbus Reichel, Maladie de Henderson-Jones.

Epidemiologie

- Bevorzugt zwischen 20–40 Jahren.
- Männlich : weiblich = 2,5 : 1.

Ätiologie

- Bekannte metaplastische Umwandlung von Synovialmembran zu Knorpelgewebe. Die Ursache ist unbekannt. Evtl. mögliche Faktoren.
- Exogen: Trauma.
- Endogen: embryonale Fehlanlage, Neoplasma.

Pathogenese

- Phase 1: aktive intrasynoviale Chondromatose ohne freie Körper:
  - Stratum synoviale zeigt eine Proliferation von undifferenzierten Stammzellen
  - Fibroblasten-ähnliche Zellen formen eine primitive chondroidale Matrix
  - Knorpelknoten entstehen
- Phase 2: aktive intrasynoviale Chondromatose mit freien Körpern (Übergangsform):
  - aktive/inaktive Knorpelknoten
  - leichte Kalzifizierung
- Phase 3: multiple freie Körper bei inaktiver Synovialis.

Klinik

- Bewegungs- und Belastungsschmerz.
- Blockierungen, Einklemmungserscheinungen.
- Gegebenenfalls Erguss.

Diagnostik

- Anamnese
- Trauma?

Röntgen

- Zeigt große Zahl freier Gelenkkörper; *cave* ein Drittel der Fälle unspezifisch.
- Gegebenenfalls CT, NMR zur Operationsplanung.

Differenzialdiagnostik

- Sekundäre synoviale Chondromatose (degenerativ, posttraumatisch, neurogen, rheumatisch).
- Osteochondrosis dissecans.

Operative Therapie

- Synovektomie und komplette Entfernung aller Gelenkkörper; bei nicht vollständiger Entfernung besteht Rezidivgefahr (ca. 15–40 %), besonders an Hüft-, Schultergelenk; sehr selten maligne Entartung.
- Bei schweren Rezidiven Reoperation oder Radiosynoviorthese (Yttrium, Rhenium, Erbium).

16 Erkrankungen der Muskeln, Sehnen, Sehnenscheiden und Bänder

16.1 Funktionelle Anatomie und Physiologie von Muskeln, Sehnen und Bändern

- Der Skelettmuskel setzt sich aus Muskelbündeln zusammen und diese wiederum aus einer unterschiedlichen Anzahl von Muskelfasern, d. h. Muskelzellen (Abb. 16.**1**). In den Muskelzellen befinden sich Myofibrillen mit den kontraktilen Eiweißelementen Aktin und Myosin. Das Sarkomer als kleinste Einheit der Myofibrille ist gegliedert in einen Streifen zwischen Z-Linien, die unmittelbar anliegenden I-Banden (kontraktiles Aktin), A-Banden aus nebeneinander liegendem Aktin und Myosin sowie H-Banden aus Myosin.
- Bei isotonischer Kontraktion gleiten Aktinfilamente über die Myosinfilamente hinweg, sodass die H-Zone zunehmend schmaler wird. Der Muskel verkürzt sich.
- Die erforderliche Energie wird aus dem ATP-Stoffwechsel gewonnen.
- Mehrere Muskelfasern werden gemeinsam von einem einzelnen Alpha-Motoneuron innerviert. Nerv und Muskelfaser zusammen werden als motorische Einheit bezeichnet.

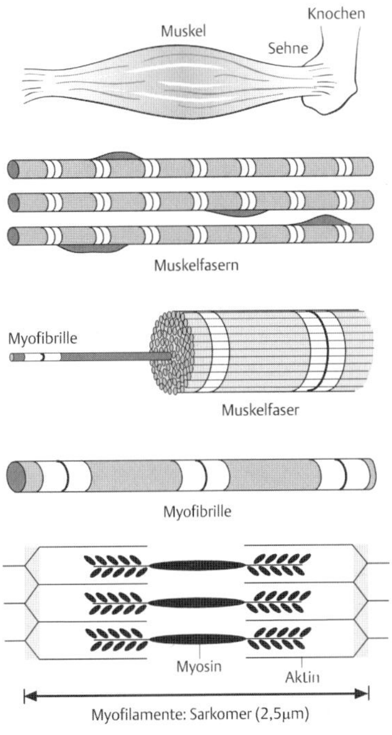

Abb. 16.**1** Aufbau des Muskels.

- Es existieren 2 Arten von motorischen Einheiten. Schnelle und langsame motorische Einheiten bzw. schnelle und langsame Muskelfasern.
  - Typ-I-, ST- (Slow-Twitch-) oder rote Fasern: langsame Kontraktionsgeschwindigkeit, aerober Stoffwechsel, große Ermüdungsresistenz. Tonische Muskelfasern enthalten normalerweise einen erhöhten Prozentanteil dieses Fasertyps. Bevorzugt bei gut trainierten Ausdauersportlern (Radfahrer, Langstreckenläufer und Skilangläufer).
  - Typ-II-, FT- (Fast-Twitch-) oder weiße Fasern: schnelle Kontraktionsgeschwindigkeit, anaerober Stoffwechsel, geringe Ermüdungsresistenz. Phasische Muskeln enthalten einen größeren Anteil an Typ-II-Fasern. Maximalkraft und Schnellkraft stehen in direkter Beziehung zum prozentualen Anteil dieses Fasertyps. Bevorzugt bei Sprintern, Gewichthebern, Weit- und Hochspringern.
  - Die individuelle Verteilung dieser 2 Fasertypen ist angeboren und abhängig von der Beanspruchungsform der Muskulatur. Eine trainingsinduzierte Verschiebung des Kraftverhältnisses zwischen langsamen und schnellen motorischen Einheiten ist nicht möglich. Training kann lediglich die Fähigkeit der einzelnen motorischen Einheiten hinsichtlich Kraft und Ausdauer verbessern.
  - Eine Verbesserung der Muskelkraft ist am besten durch ein isokinetisches Übungsprogramm zu erreichen. Die isokinetische Krafttrainingsmethode gewährleistet sowohl konzentrisch als auch exzentrisch weitaus höhere muskuläre Spannungsentwicklungen als auxotonische oder isometrische Kontraktionsformen, was sich auch in der besonderen Effektivität dieser Methode zur Verbesserung der Kraftfähigkeit eines Muskels äußert. So beträgt der Kraftzuwachs bei einem 8-wöchigen 4-mal in der Woche durchgeführten Krafttrainingsprogramm der Knieextensoren bei isokinetisch konzentrisch Trainierten 47 % gegenüber 28 % Zuwachs nach auxotonischem und schließlich 13,1 % nach isometrischem Training.
- Sehnen, Bänder, Menisken und Bursen werden als sogenannte Passivelemente der Stütz- und Bewegungsorgane bezeichnet. Die Zugfestigkeit von Sehnen und Bändern wird durch Kollagenfibrillen gewährleistet. Elastische Fasern bewirken die wellenförmige Anordnung der Sehnentexturen im Ruhezustand. Sie sind dämpfendes Element für sämtliche Beanspruchungen. Bei Verlust der Elastizität besteht erhöhte Rupturgefahr.
- Die Blutgefäßversorgung der Sehnen differiert sehr stark. Zum Beispiel die Rotatorenmanschetten der Schultern und die Achillessehnen weisen eine primär kritische Vaskularisation auf und sind somit erhöht spontan rupturiert gefährdet.
- Lockeres Bindegewebe gewährleistet als Sehnenscheide die Bewegungsexkursion der Sehne gegenüber der Umgebung. Starke mechanische Beanspruchung dieser Region kann zu reaktiven Entzündungen in diesem Gleitlager führen.
- An der Sehneninsertion sind Knorpelzellen im Sehnengewebe eingelagert, die zur Dämpfung der zwischen Knochen und Sehnengewebe bestehenden Elastizitätsdifferenzen beitragen. Bei Degeneration dieser Knorpelzellen entstehen Insertionstendopathien.

16.2 Muskelerkrankungen

16.2.1 Muskelatrophie

Definition

Abnahme an Muskelmasse durch Verringerung der Muskelzellzahl als auch durch Verkleinerung der einzelnen Muskelzellen bedingt.

Ätiologie

- *Myogenen Muskelatrophie:* Regellos einzelne Muskelfasern verschiedener motorischer Einheiten sind betroffen.
- *Neurogenen Muskelatrophie:* Alle zu einer motorischen Einheit gehörenden Muskelfasern sind atrophisch.
- Primäre Myopathie.

Pathogenese

- *Myogene Muskelathropie:* Inaktivitätsatrophie entsteht z. B. durch Gipsruhigstellung, Immobilisation.
- *Neurogene Muskelatrophie:*
  - durch Druckschädigung (z. B. N. peroneus)
  - durch Nervendurchtrennung (z. B. intraoperativ)

Klinik

- Atrophie der Muskulatur im Seitenvergleich, der Befund sollte mit Umfangsmessung dokumentiert werden.
- Tonusveränderung.
- Eingeschränkte bis aufgehobene Bewegungsgeschwindigkeit.

Diagnostik

Bewertung der Muskelkraft:

5	normal	volles Bewegungsausmaß gegen starken Widerstand
4	gut	volles Bewegungsausmaß gegen leichten Widerstand
3	schwach	volles Bewegungsausmaß gegen die Schwerkraft
2	sehr schwach	volles Bewegungsausmaß ohne Schwerkraft
1	Spur	eingeschränktes Bewegungsausmaß, sicht-/tastbare Aktivität
0	Null	komplette Lähmung, keine Kontraktion

Zusatz S = Spastik, K = Kontraktur

Zur Unterscheidung zwischen myogenen und neurogenen Muskelatrophien kann das *EMG* eingesetzt werden.

Konservative Therapie

- *Inaktivitätsatrophie:* Krankengymnastik, physikalische Therapie, medizinisches Aufbautraining.
- *Neurogene Muskelatrophie:* Krankengymnastik, Exponentialstromtherapie, orthetische Hilfsmittel (z. B.Peronäusfeder), ggf. Nervennaht, Neurolyse.

16.2.2 Muskelhärten – Fibromyalgie

Definition

Bei oberflächlicher Lage meist gut tastbare Verhärtungen in der Muskulatur und Druckdolenz im Bereich der Sehneninsertion infolge eines reflektorisch ausgelösten Dauertonus.

Synonyme

Myogelosen, Muskelhartspann.

Ätiologie

Praktisch relevant sind monotone Bewegungsabläufe, Gelenkerkrankungen, bei der Fibromyalgie auch psychosomatische Erkrankungen.

Pathogenese

Dauerbeanspruchungen der Muskulatur oder reflektorisch bedingter Dauertonus → Anhäufung von Laktat → Muskelfaserschwellung, gefolgt von einer Ischämie → Atrophie von Muskelfibrillen mit hyaliner und wachsartiger Faserdegeneration und Vakatbildung.

Klinik

- Druckschmerzhafte Verhärtungen (knötchen- bis spindelförmig), die bei funktionellen Beanspruchungen bewegungsschmerzhaft sind.
- Bei Fibromyalgie typische „Tender Points" in Gelenknähe.

Diagnostik

- Fehlstatik.
- Schmerzhaft eingeschränkte Beweglichkeit.

Differenzialdiagnostik

- Vertebragene Wurzelreizung.

Konservative Therapie

- NSAR (Voltaren 50 2x1), lokale Quaddelung (Bupivacain 0,5 %), Elektrotherapie, Wärmeanwendung, postisometrische Relaxation, Massagen.

16.2.3 Muskelzerrung

Definition

Neuromuskuläre Störung in der Tonusregulierung des Muskels.

Ätiologie

Muskuläre Dysbalancen, Fehlstatik, Trainingsaufbau, Mineralien.

Klinik

Schmerzen entwickeln sich während der Belastung mehr oder weniger schnell.

Diagnostik

Klinische Untersuchung
- Geringer Druck-, Dehn- und Anspannungsschmerz.
- Evtl. äußerlich abgrenzbare Zone, meistens über einen partiellen Muskelabschnitt.
- Lokalisation meistens im Muskelbauch.

Sonographie
- Volumenzunahme des verletzten Muskelbezirkes im Vergleich zur Gegenseite, die fibroadipösen Septen zeigen einen parallelen Verlauf.

Differenzialdiagnostik
- Muskelfaserriss, Muskelverhärtung.

Konservative Therapie

- *Akut:*
  - Pause, Eisbehandlung, Kompression und Hochlagerung (PECH-Regel)
  - NSAR, Enzympräperate
- *Im Verlauf:*
  - Eis (1.–5. Tag)
  - Elektrotherapie (1.–5. Tag)
  - Salbenverbände (1.–3. Tag)
  - Massagen (ab 3. Tag)
  - ggf. Infiltrationen (Lokalanästhetikum, Hämoderivat) (sofort, 2. Tag)
  - Lauftraining (2.–3. Tag)

16.2.4 Muskelfaserriss

Definition

Kontinuitätsunterbrechung im Verlauf der Muskelfaser.

Ätiologie

Muskuläre Dysbalancen, Fehlstatik, Trainingsaufbau, Mineralien.

Klinik

- Akut auftretender stechender Schmerz.
- Lokalisation: häufig in Muskel-Sehnen-Übergängen.

Diagnostik

Klinische Untersuchung
- Druck-, Dehn- und Anspannungsschmerz, Schonhaltung.

- Evtl. minimale Delle tastbar.
- Evtl. äußerlich sichtbares Hämatom.

Sonographie

- Parallelitätsverlust der Septen, ein echoarmes bis echoleeres Hämatom ist sichtbar (Murphy-Zeichen), der Druckschmerz am Rissort ist positiv.
- Alle weiteren Zeichen wie Kontraktionsdehiszenz, Konvergenzphänomenverlust und eine sonomorphologische Auffiederung sind unsichere Zeichen.

Differenzialdiagnostik

- Muskelzerrung, Muskelteilruptur.

Konservative Therapie

- *Akut:*
  - Pause, Eisbehandlung, Kompression und Hochlagerung (PECH-Regel)
  - NSAR, Enzympräperate
- *Im Verlauf:*
  - Eis (1.–5. Tag)
  - Elektrotherapie (2.–10. Tag)
  - Salbenverbände (1.–10. Tag)
  - Massagen (ab 5. Tag)
  - ggf. Infiltrationen (Lokalanästhetikum, Hämoderivat) (sofort, 3., 5. Tag)
  - Wärme (ab 5. Tag)
  - Lymphdrainage (2.–5. Tag)
  - Dehnung (ab 4. Tag)
  - Lauftraining (ab 5. Tag)

Operative Therapie

- *Indikationen:*
  - Muskelrisse von mehr als einem Drittel
  - erhebliche Diskontinuität
  - ausgedehntes Hämatom
  - erheblicher Funktionsverlust
- *Technik:* Ausräumung des Hämatoms, Adaptation der rupturierten Enden mit durchgreifenden resorbierbaren Nähten.
- *Nachbehandlung:*
  - Ruhigstellung bis zu 4 Wochen
  - Teilbelastung bis zur 12. Woche
  - zusätzlich physikalische und krankengymnastische Therapie wie bei konservativ

16.2.5 Muskelverknöcherungen

Definition

Langsam fortschreitende Verknöcherung der quergestreiften Muskulatur, die eigenständig und meist generalisiert (Myositis ossificans progressiva) oder lokalisiert (Myositis ossificans circumscripta) auftreten kann.

Synonyme

- *Myositis ossificans progressiva:* Münchmeyer-Syndrom, Myopathia osteoplastica; Fibrodysplasia ossificans multiplex progressiva.
- *Myositis ossificans circumscripta:* heterotope Ossifikationen, psoasale Ossifikationen, paraartikulare Ossifikationen.

Epidemiologie

- *Myositis ossificans progressiva:* ca. 350 Fälle beschrieben.
- *Myositis ossificans circumscripta:* häufig nach Trauma und Operation (10–20 % nach Hüftendoprothese).

Ätiologie

- *Myositis ossificans progressiva* wird autosomal dominant vererbt .
- *Myositis ossificans circumscripta:*
  - traumatologische
  - neuropathische Ursachen (Erkrankungen und Verletzungen des ZNS oder peripherer Nerven)

Pathogenese

Die traumatische Form wird nach Einblutungen (z. B. Muskelfaserriss) beobachtet, worauf es anschließend zur Ossifikation kommt. Ebenfalls kann es durch Dauerbeanspruchung (Reiterknochen) zu Ossifikationen kommen.

Klinik

Je nach Ausprägung der Ossifikation besteht eine funktionelle Behinderung.

Diagnostik

Labor

- Alkalische Phosphatase im Frühstadium und bei aktiver Ossifikation erhöht.

Szintigraphie

- Im Frühstadium und aktiver Ossifikation zeigt sich eine Anreicherung.

Differenzialdiagnostik

- Rigid-Spine-Syndrom, Stiff Man.

Konservative Therapie

- Kausale Therapie der Myositis ossificans progressiva ist nicht bekannt.
- Bei der Myositis ossificans circumscripta wird eine Ruhigstellung/Entlastung und medikamentöse Behandlung mit Biphosphonaten empfohlen.

Operative Therapie

- Operative Maßnahmen zur Entfernung der Ossifikationen sollen nur bei weitgehender inaktiver Ossifikation vorgenommen werden (Szintigraphie).

Cave: Beim Typ Progressiva führt eine Probeexzision zu einer raschen Progredienz.

16.2.6 Progressive Muskeldystrophie

Außerordentlich variable Gruppe erblicher Krankheitsbilder, die mit einem fortschreitenden Abbau quergestreifter Muskulatur einhergehen, häufig mit progredientem Verlauf.

16.2.6.1 X-chromosomal rezessive Muskeldystrophie Duchenne

Synonom

- Duchenne-Muskeldystrophie (DMD).

Ätiologie und Genetik

- X-chromosomal rezessiv erbliche Erkrankung, abnormes Gen auf dem kurzen Arm des X-Chromosoms.

Epidemiologie

- Nahezu alle Kranken sind männlich.
- Erkrankungshäufigkeit 1 auf 3.300–4.500 Knabengeburten.

Pathogenese

- Bis heute nicht vollständig geklärt.
- Bedingt durch Dystrophinmangel soll es zu einem Funktionsverlust des im Sarkolemm gelegenen oligometrischen Dystrophin-Glykoprotein-Komplexes kommen.

Klinik und Verlauf

- Der natürliche Prozess der DMD erfolgt bei nahezu allen Patienten in einem uniformen zeitlichen Schema.
- *Stadium der Gehfähigkeit:*
  - Patienten bis zum Ende ihres 3. Lebensjahres nahezu klinisch unauffällig.
  - Selten Auffälligkeiten beim Gehen und Stehen. Oft Fehldiagnose eines „ungeschickten Kindes".
  - Kinder sind in keiner Lebensphase in der Lage, auf einem Bein zu hüpfen.
  - 3.–7. Lebensjahr zunehmende Progredienz der Erkrankung, verlangsamte motorische Entwicklung, motorische Defizite werden augenscheinlich.
  - Kinder stürzen häufiger, zeigen beim Aufstehen Gowers-Manöver (Patienten stützen sich beim Aufstehen vom Boden mit den Händen an ihren Oberschenkeln ab).
  - Zunehmende Kontrakturen im Bereich der unteren Extremitäten, Verlust der Selbständigkeit.
  - Erschwerte Gehfähigkeit wird durch zunehmende Schwäche der pelvifemoralen Muskulatur begründet.
- *Rollstuhlstadium:*
  - Beginn durchschnittlich um das 10. Lebensjahr. Nach Beendigung der Gehfähigkeit verlieren die Patienten häufig auch die Stehfähigkeit.
  - Fortbewegung nur noch im Rollstuhl, in der frühen Rollstuhlphase bei 90 % aller Patienten progrediente Kyphoskoliose mit Beckenschräge.
  - Zunehmende Schwierigkeiten der Kopfkontrolle.
  - Durchschnittliche Lebenserwartung 14–25 Jahre (17 Jahre). Häufigste Todesursache respiratorische Insuffizienz und bronchopulmonale Infektionen.

Familienanamnese

- Wichtig.
- CK-Suchtest.

Bildgebende Untersuchungen

- Sonographie.
- Computertomographie.
- MR-Tomographie.
- Diesbezüglich spezifische Änderungen nicht sicher nachgewiesen.

Weitere Diagnostik

- Muskelbiopsie.
- Derzeit bezüglich der Artdiagnose entscheidende Bedeutung.
- Standardisierte Entnahme im Bereich des M. vastus lateralis.
- Histologie.
- Dystrophinbestimmung.
- Molekulargenetische Untersuchung.
- EKG.
- Bei 90 % der Patienten im fortgeschrittenen Alter typische Veränderungen.
- Lungenfunktion.

Konservative Behandlung

- Eine kausale Therapie steht nicht zur Verfügung.
- *Medikamentöse Behandlung:*
  - Derzeit ist kein Medikament bekannt, das die DMD heilen kann. Gentherapeutische Versuche wurden unternommen, sind bis dato nicht erfolgsversprechend.
  - Durch Gabe von Prednisolon kann bei unbehandelten Patienten der lineare Abfall der Muskelkraft vermieden, in seltenen Fällen sogar positiv beeinflusst werden.
  - Kein Einfluss auf die Ausbildung der Kontrakturen.
- *Physiotherapie:* In jedem Fall indiziert, orientiert sich an den individuellen Funktionen jedes Patienten.
- *Ziele:* Krafterhalt, Kontrakturprophylaxe, Gewichtsreduktion und Vitalkapazitätsverbesserung.
- *Orthesen:*
  - In den frühen Stadien ggf. Redressionsschienen und Nachtschienen mit zweifelhaftem Erfolg.
  - In fortgeschrittenen Stadien Beinorthesen zum Erhalt der Gehfähigkeit.

Operative Behandlung

- Problem: Hohe Rate an Narkosekomplikationen.
- Hyperkaliämiebedingte Asystolie.
- Maligne Hyperthermiereaktionen (erfahrener Anästhesist essentiell).
- Kontrakturlösende Operationen (Rideau-Schema):
  - Extremitäteneingriffe.
  - Verschiedene Therapieansätze möglich.
  - Kontrakturprophylaktische Operationen ab dem 4. Lebensjahr bei beginnenden Überstreckeinschränkungen der Hüft-, Knie- und Sprunggelenke bei beginnender Adduktionseinschränkung der Hüftgelenke. Voraussetzung: Gesamtmuskelkraft > 70 %, Quadrizepskraftgrad > 3 MRC.
  - Kontrakturlösende Operationen kurz vor oder nach Verlust der selbständigen Gehfähigkeit mit der Indikation des Erhaltes der Gehfähigkeit (Indikation umstritten).
  - Bei älteren Patienten ggf. Tibialis-posterior-Transfer.
- Therapie der Skoliose:
  - Ab einem Winkel von 20° nach Cobb mit nachgewiesener Progression und akzeptabler Vitalkapazität von mehr als 20 % und akzeptabler kardiologischer Situation Wirbelsäulenstabilisisation mit Spezialimplantaten.

16.2.6.2 Benigne X-chromosomal rezessive Form der Muskeldystrophie

Synonym

- Becker-Kiener-Muskeldystrophie.

Definition

- X-chromosomal rezessiv vererbte Dystrophinopathie.

Epidemiologie

- Ausschließlich bei Jungen zwischen 5. und 15. Lebensjahr manifest.
- Häufigkeit: 3,6 auf 100.000 der männlichen Bevölkerung.
- Mutationsrate 3,6 : 1 Millionen.

Ätiologie und Pathogenese

- Gendefekt auf dem X-Chromosom im Bereich xP21.

Klinik

- Ähnlich der Duchenne-Muskeldystrophie, doch viel langsamerer Verlauf.
- Muskelschwäche zwischen 5. und 15. Lebensjahr manifest.
- Leichte Progredienz.
- Gehfähigkeit bis zum 30.–50. Lebensjahr.
- Lebenserwartung durchschnittlich 35–52 Jahre.

Differenzialdiagnose

- Bekannte Muskeldystrophien.
- Polymyositis.
- Spinale Muskelatrophie vom Typ Kugelberg-Welander.

Therapie

- Physiotherapie wie bei Duchenne-Muskeldystrophie.
- Kontrakturprophylaktische Operationen im Regelfall nicht nötig.
- Bei Skolioseentwicklung auch hier ggf. Wirbelsäulenstabilisierung.
- Auch hier triggerfreie Narkose.

16.2.6.3 Fazioskapulohumerale Muskeldystrophie

Definition

- Muskelerkrankung mit Befall vornehmlich des Gesichtes sowie der oberen Extremitäten.

Ätiologie und Genetik

- Autosomal dominantes Vererbungsmuster.
- Penetranz sehr hoch.
- Häufigkeit: 1 Fall pro 10.000–20.000 Einwohner.

Klinik

- Beginn im 2.–3. Lebensjahrzehnt mit Schwäche der mimischen Muskulatur.
- Pfeifen, Backenaufblasen, Augenschluss gelingen nicht mehr.
- Keine Ptosis.

- Typischerweise wulstige schlaffe hypertrophe Lippen („Tapirschnauze“), Kaumuskeln nicht betroffen.
- Zunehmend atrophische Paresen im Schulter-Oberarm-Bereich, insbesondere M. pectoralis, rhomboideus und seratus anterior sowie untere Portion des Trapezius.
- M. deltoideus nicht befallen, typischerweise Scapula alata.
- Oberschenkelmuskeln werden in der Hälfte der Fälle betroffen.
- Gehunfähigkeit ist die Ausnahme.
- In schweren Fällen Kyphoskoliose.
- Im Gegensatz zur Muskeldystrophie asymmetrische Paresen.
- Keine nennenswerte Einschränkung der Lebenserwartung.

Diagnostik

- Elektromyographie.
- Computertomographie.
- Kernspintomographie und Sonographie.

Konservative Therapie

- Bestehend aus krankengymnastischer und physiotherapeutischer Behandlung.

Operative Therapie

- Aus orthopädischer Sicht häufig Durchführung einer Skapulafixation.
- Hier verschiedene Techniken möglich, so z. B. die interskapulo-skapulokostale Skapulopexie.

17 Tumoren

17.1 Allgemeine Diagnostik und Therapie

Epidemiologie

- Tumoren des Knochens sind im Vergleich zu Tumoren anderer Organsysteme selten.
- Pro Jahr erkrankt eine Person von 75 000 Personen an einem Knochentumor.
- Weichteilsarkome machen 1 % aller malignen Tumoren aus.
- Ca. 85% aller Weichteiltumoren sind benigne.

Histogenetische Klassifikation der Knochentumoren

Tabelle 17.**1**

Herkunftgewebe	Gutartige Läsion	Borderline-Läsion bis Low-Grade-Tumor	High-Grade-Tumor
Knochen	Osteom fibröse Dysplasie Osteoblastom Osteoidosteom	Grad-1-Osteosarkom parostales Osteosarkom periostales Osteosarkom	konventionelles Osteosarkom intramedulläre High-Grade-Surface
Knorpel	Chondroblastom Chondromyxoid Fibrom Enchondrom Osteochondrom	Low-Grade-Chondrosarkom Klarzellchondrosarkom	High-Grade-Chondrosarkom mesenchymales Chondrosarkom dedifferenziertes Chondrosarkom
Osteoklasten	Riesenzelltumor	Riesenzelltumor	maligner Riesenzelltumor
Bindegewebe/fibrohistiozytäres Gewebe	fibröser Kortikalisdefekt nichtossifizierendes Fibrom	Low-Grade-Fibrosarkom fibröses Histiozytom	High-Grade-Fibrosarkom malignes fibröses Histiozytom
Fettgewebe	Lipom	G-I-Liposarkom	Liposarkom
Knochenmark			Plasmozytom
endothelial	Hämangiom Lymphangiom	myxoides Angioblastom	Angiosarkom Lymphangiosarkom
ungeklärt	solitäre Knochenzyste		Ewing-Sarkom

Diagnostik

Bildgebende Verfahren

- Erstes und wichtigstes bildgebendes Verfahren ist das *Nativröntgenbild*. Sollte das Röntgenbild eine eindeutig gutartige Läsion (z. B. leave me alone lesion) zeigen, so ist in der Regel keine weitere radiologische Abklärung notwendig.

- *Kernspintomographie, Computertomographie, Ganzkörperskelettszintigraphie* (Aktivitätsbeurteilung, Skip-Lesions, Metastasen), falls Läsion von der Dignität unklar oder Verdacht auf einen malignen Tumor.
- *Präoperative Angiographie (digitale Subtraktionsangiographie),* falls ein Gefäßeingriff im Rahmen einer Tumorresektion geplant ist.
- *Staging-Untersuchungen:* MRT des gesamten tumortragenden Kompartments, Röntgenthoraxaufnahme, CT Thorax, Abdomensonographie und ggf. CT Abdomen.

Allgemeine Therapie

- Nach Abschluss der Röntgendiagnostik muss entschieden werden, ob eine Probegewebsentnahme notwendig ist, eine Therapie unterbleiben kann oder ob eine Therapie ohne Probegewebsentnahme durchgeführt werden sollte.
- Bei einigen gutartigen Läsionen, den sog. „leave me alone lesions", wie dem fibrösen metaphysären Defekt, einem inaktiven Enchondrom, dem Osteochondrom und der fibrösen Dysplasie erfolgen in der Regel keine therapeutischen Maßnahmen bzw. Verlaufsbeobachtungen.
- Ist zur weiteren Abklärung eine Biopsie erforderlich, so müssen bestimmte Schritte beachtet werden:
  - Die Biopsie ist eine verantwortliche Tätigkeit und ist keine Anfängeroperation.
  - Die Schnittführung der Biopsie muss so gewählt werden, dass der Wundkanal, der als tumorkontaminiert gilt, bei der definitiven Operation problemlos entfernt werden kann.
  - Die Redon-Drainage muss am Wundwinkel oder sehr dicht am Wundwinkel ausgeleitet werden.
  - Dem Pathologen muss genügend, möglichst ungequetschtes Material zur Verfügung gestellt werden. Die optimale Größe beträgt 1 cm^3.
  - Der Zugang muss durch ein Kompartment gehen und nicht z. B. durch intermuskuläre Septen.
  - Bei unklarer histologischer Diagnose Weiterleitung der Präparate an einen Referenzpathologen.
  - Bei mangelnder Erfahrung im Umgang mit Knochen- oder Weichteiltumoren sollte der Patient an ein Tumorzentrum überwiesen werden.
  - Vor einer geplanten operativen Therapie bei malignen Tumoren erfolgt ein chirurgisches Staging.

Tabelle 17.**2** Chirurgisches Staging nach Enneking

Stadium	Grad	Lokalisation
IA	Low (G1)	intrakompartimental
IB	Low (G1)	extrakompartimental
IIA	High (G2)	intrakompartimental
IIB	High (G2)	extrakompartimental
III	jeder Grad, LK oder Fernmetastasen	jede Lokalisation

Operative Therapie

- Folgende chirurgische Therapieformen existieren:
  - *Intraläsionales Vorgehen* (Kürettage): bei benignen Tumoren wie Enchondromen, Zysten.
  - *Marginales Vorgehen* (durch die reaktive Zone bzw. Pseudokapsel): z. B. beim Hämangion, Lipom.
  - *Weite Resektion:* Therapie der Wahl bei malignen Tumoren mit Extremitätenerhalt. Tumorresektion unter Mitnahme gesunden Gewebes mit Sicherheitsabstand bzw. Teilen des betroffenen Kompartments.
  - *Radikale Resektion:* Amputation oder radikale Resektion des gesamten Kompartments und/oder des extraossären Kompartments, je nach chirurgischem Stadium.

- Die Eingriffe erfolgen in der Regel in Blutsperre, nie in Blutleere.
- In Abhängigkeit von der vorliegenden Entität ist eine perioperative Chemotherapie oder eine intra- oder postoperative Radiatio erforderlich. Als palliative Therapiemaßnahmen kommen die Radiatio oder Chemotherapie in Betracht. Um bei intraläsionalen Tumorausräumungen die Rezidivrate zu senken, werden adjuvante Mittel wie Phenol, Kryotherapie, Alkohol nach dem Ausfräsen der Höhle eingesetzt.
- Die entstehenden Höhlen werden mit Eigen- oder Fremdknochen, Knochenersatzstoffen oder Knochenzement aufgefüllt. Knochenzement hat als Nebeneffekt auch eine zytotoxische Wirkung durch die entstehende Polimerisationswärme beim Aushärten.
- Knochendefekte können auch durch Kallusdistraktionsosteoneogenese geschlossen werden.

17.2 Benigne primäre Knochentumoren

17.2.1 Osteochondrom

Definition

Auswuchs des Knochens mit einer Knorpelkappe. Das multiple Auftreten von Exostosen nennt man Exostosenkrankheit. Hier liegt die Entartungswahrscheinlichkeit zwischen 10–20 %. Die Entartungsrate von „diagnostizierten“ (manifesten) solitären Osteochondromen liegt bei 1 : 1000.

Synonyme

Exostose, kartilaginäre Exostose.

Epidemiologie

- 8,5 % der primären Knochentumoren.
- Gehäuftes Auftreten in der 2. Dekade.
- Bevorzugung des männlichen Geschlechts.

Ätiologie und Pathogenese

- Versprengung von embryonalem Knorpel (enchondralen Ossifikationskeimen der Epiphysenfuge) unter das Periost.
- Daher Osteochondrom kein echter Knochentumor.
- Multiple kartilaginäre Exostosen gehören zu den Skelettdysplasien.

Lokalisation

- Metaphysen, Metadiaphysen. Die Läsion wächst immer vom Gelenkspalt weggerichtet. Prädilektionsstellen sind das Femur, die Tibia und der Humerus.

Klinik

- Schmerzlose Schwellungen in Gelenknähe.
- Schmerzen können durch Größenzunahme, mechanische Irritation von Nerven, Gefäßen und Muskeln, maligne Entartung oder darüber liegende Bursen auftreten.
- Bei den multiplen kartilaginären Exostosen kann es zu z. T. ausgeprägten Verformungen der Knochen kommen.

Diagnostik

- Klinische Untersuchung, Röntgenbild, ggf. zur Bestimmung der Knorpelkappendicke Kernspintomographie, Ganzkörperskelettszintigraphie bei Verdacht auf Exostosenkrankheit zur Lokalisation der Exostosen.

Differenzialdiagnose

- Parostales Osteosarkom, marginale Osteophyten.

Konservative Therapie

- Asymptomatische Läsionen ohne Größenzunahme werden klinisch beobachtet.

Operative Therapie

- Bei Größenzunahme, symptomatischen Läsionen und Läsionen mit einer Knorpelkappe größer 2 cm. Vollständige Entfernung der Knorpelkappe unter Mitnahme des Periostes an der Basis (versprengter Knorpel) entscheidend zur Rezidivvermeidung.
- Bei großflächiger Basis ist eine postoperative Teilbelastung und/oder Osteosynthese notwendig.

17.2.2 Enchondrom

Definition

Gutartiger, intramedullär gelegener rein knorpelbildender Knochentumor. Multiple Enchondromatose: Ollier-Erkrankung. Maffucci-Syndrom: Ollier-Erkrankung mit Hämangiomatose.

Synonym

Chondrom.

Epidemiologie

- Enchondrome machen 3 % der primären Knochentumoren aus.
- Häufung im 3. und 4. Dezennium, Enchondromatose früher.

Ätiologie und Pathogenese

Vermutlich versprengte Knorpelinseln aus der Wachstumsfuge.

Lokalisation

Metaphyse, Diaphyse, lange Röhrenknochen, Hände und Füße.

Klinik

In der Regel asymptomatisch, selten pathologische Fraktur. Oft Zufallsbefund im Rahmen einer Röntgenaufnahme aus anderen Gründen. Auftreibungen an den Händen oder Füßen. Achsfehlstellungen, Deformierungen der Extremitäten bei Enchondromatosen durch Auftreibung und Verformung der Knochen.

Diagnostik

- Nativröntgenaufnahme. Bei endostaler Kortikalisarrosion und/oder milchigen Kalzifikationen, im Gegensatz zu den typischen stippchenförmigen Verkalkungen oder Aufblähung des Knochens, müssen eine Kernspintomographie und Ganzkörperskelettszintigraphie erfolgen.

Differenzialdiagnose

- Knocheninfarkt.
- Hochdifferenziertes Chondrosarkom.
- Chondroblastom.
- Chondromyxoidfibrom.

Konservative Therapie

- Bei „ruhigem" radiologischem Befund mit stippchenförmigen Kalzifikationen, unauffälliger Kortikalis und fehlender Aufblähung des Knochens sowie negativer Skelettszintigraphie lediglich Röntgenkontrolle in 3 Monaten und weiteren 6 Monaten sowie einem Jahr.
- An den peripheren Extremitätenabschnitten (Hände usw.) können Aufblähung des Knochens und Verkalkungsunregelmäßigkeiten nicht als Malignitätskriterien gewertet werden.

Operative Therapie

- Aktive und symptomatische Enchondrome oder Läsionen mit leichten endostalen Kortikalisarrosionen sollen sorgfältig kürettiert werden, ggf. mit adjuvanter Behandlung (lokaler Phenolapplikation) und regelmäßiger Röntgenkontrolle nach einem Vierteljahr, dann halbjährlich und danach jährlich.
- Der Defekt kann mit autologem oder homologem Knochen, Knochenersatzstoffen oder Palacos aufgefüllt werden. Die Defektauffüllung mit Palacos an den unteren Extremitäten bietet den Vorteil der sofortigen Belastungsstabilität und der frühzeitigen Rezidiverkennung. Palacos hat durch die Polimerisationswärme auch einen zytotoxischen Effekt.
- Bei der Enchondromatose können Achskorrekturen oder Extremitätenverlängerungen notwendig werden.

17.2.3 Chondroblastom

Definition

Das Chondroblastom ist ein gutartiger Tumor, der in den Epiphysen entsteht und aus polygonalen Chondroblasten, wenig Knorpel, osteoklastären Riesenzellen und oftmals kleinen Arealen von Kalzifikationen besteht.

Synonym

Codman-Tumor.

Epidemiologie

- Selten, 1 % der primären Knochentumoren.
- 90 % zwischen dem 5. und 25. Lebensjahr.
- Verhältnis Männer zu Frauen = 2 : 1.

Ätiologie und Pathogenese

Mesenchymaler Tumor. Der Chondroblast ist der vorherrschende Zelltyp.

Lokalisation

Epiphysäre Lage. 70 % sind im Bereich des proximalen Humerus, proximalen Femurs sowie distalen Femurs und der proximalen Tibia lokalisiert.

Klinik

Schmerz und/oder Schwellung. Evtl. chronisch reaktive Synovialitis wegen epiphysärer Lage.

Diagnostik

- Nativröntgenaufnahme, Kernspintomographie zur Beurteilung der Größe und Gelenkknorpelsituation, Thorax-Röntgenaufnahme zum Ausschluss von (benignen) Lungenmetastasen.

Differenzialdiagnose

- Riesenzelltumor.
- Klarzellchondrosarkom.
- Entzündliche Prozesse.
- Zysten.

Konservative Therapie

In der Regel operative Therapie (s. u.).

Operative Therapie

- Sorgfältige Kürettage mit adjuvanter Therapie wie Phenolisierung wegen Rezidivrate von 5–10 %. Defektauffüllung mit Palacosplombe oder Spongiosaplastik.
- Problematisch kann die Nähe der Läsion zum Gelenkknorpel sein. Beim Einbringen von Palacos muss daher der Gelenkknorpel durch eine Schicht homologer Spongiosa vor der Polimerisationshitze geschützt werden.
- Bei großen Läsionen ggf. zusätzliche osteosynthetische Stabilisierung. Bei Auffüllung mit Palacosplombe ist eine Vollbelastung postoperativ möglich.

- Bei Gelenkknorpelunterfütterung 6 Wochen Teillast. Bei Spongiosaplastik 6 Wochen Teillast, danach Röntgenkontrolle, ggf. weiter Teillast für 4–6 Wochen.

17.2.4 Osteoidosteom und Osteoblastom

Definitionen

- Das *Osteoidosteom* ist eine gutartige Läsion von weniger als 2 cm Größe, die bevorzugt in der Kortikalis liegt und einen zentralen Nidus vorweist, der aus Osteoid, Knochen und stark vaskularisiertem Gewebe sowie Nervenfasern besteht.
- Das *Osteoblastom* entspricht dem Osteoidosteom, ist jedoch größer als 2 cm und liegt in der Regel intramedullär.

Epidemiologie

- 3 % der primären Knochentumoren, Osteoblastom 0,8 % der primären Knochentumoren.
- Gehäuft 1.–3. Dekade.
- Männer sind 2-mal häufiger betroffen.

Ätiologie und Pathogenese

Der Nidus ist stark vaskularisiert mit einer guten Innervation. Hierdurch wird die starke Schmerzhaftigkeit der Läsion erklärt. Im Nidus soll eine hohe Prostaglandinproduktion stattfinden.

Lokalisation

Metaphyse, Diaphyse. 80 % der Osteoidosteome sind in den langen Röhrenknochen lokalisiert, insbesondere in Femur und Tibia. 10 % findet man in der Wirbelsäule. 40 % der Osteoblastome liegen in der Wirbelsäule. Am zweithäufigsten sind die langen Röhrenknochen besonders der unteren Extremitäten betroffen.

Klinik

- Schmerzen. Stärkste Intensität in der Nacht. In ca. 60 % Schmerzlinderung durch Aspirin (Prostaglandinsynthesehemmung).
- Beim Osteoblastom weniger gut lokalisierbare Schmerzen und evtl. Schwellung.
- Bei Lokalisation in der Wirbelsäule kann eine Skoliose entstehen.

Diagnostik

- Skelettszintigraphie und Computertomographie. Eine fehlende Mehrbelegung in der Szintigraphie spricht gegen ein Osteoidosteom.

Differenzialdiagnose

- *Osteoidosteom:* eosinophiles Granulom, Osteomyelitis, Brodie-Abszess, solitäre Enostose (Knocheninsel), Osteosarkom, Stressfraktur.
- *Osteoblastom:* Osteosarkom, Riesenzelltumor, aneurysmatische Knochenzyste, Osteoidosteom.

Konservative Therapie

- Bei geringen Beschwerden Analgesie, ggf. Langzeittherapie (> 1 Jahr) mit Aspirin.

Operative Therapie

- Beim Osteoidosteom Nidusentfernung.
- CT-gesteuerte minimalinvasive Verfahren mit Punktion und Alkoholinjektion, Thermokoagulation, Radiofrequenztherapie.
- Therapie der Wahl beim Osteoblastom ist die Kürettage und Defektauffüllung.
- Besteht eine differenzialdiagnostische Unsicherheit hinsichtlich des Vorliegens eines Osteosarkoms, so wird zunächst nur eine PE durchgeführt. Röntgenkontrolle 6 Wochen, 12 Wochen und 1 Jahr postoperativ.

17.2.5 Osteom

Definition

Gutartige Läsion, die in der Regel solitär im Schädel und sehr viel seltener im übrigen Skelett auftritt und ausschließlich aus dichtem Knochengewebe besteht.

Synonyme

Enostom, Kompaktainsel.

Epidemiologie

- 0,2 % der primären Knochentumoren.
- 6. Dekade.
- Frauen sind etwas häufiger betroffen als Männer.

Ätiologie und Pathogenese

- Nicht geklärt.

Lokalisation

- Schädelbereich, hier an Knochenoberfläche.
- Beim Gardner-Syndrom findet man Osteome juxtakortikal im Bereich der langen Röhrenknochen und flachen Knochen.

Klinik

- Kleine Läsionen sind in der Regel asymptomatisch. Große Läsionen verursachen Schmerzen und Schwellung.
- Gardner-Syndrom: multiple Osteome. Bei Patienten mit diesem Syndrom können multiple Osteome, Polypose in Dünn- und Dickdarm, Fibrome der Weichteile und Fibromatosen sowie Talgdrüsenzysten in der Haut auftreten.

Diagnostik

- Nativ-Röntgenaufnahme, ggf. CT.

Differenzialdiagnose

- Osteochondrom (altes Osteochondrom ohne Knorpelkappe).
- Parostales Osteosarkom.
- Periostitis ossificans.

Operative Therapie

- Maligne Entartung ist nicht bekannt.
- Juxtakortikale Osteome müssen abgetragen werden, da sie sich radiologisch nicht von juxtakortikalen Osteosarkomen unterscheiden lassen.

17.2.6 Ossifizierendes Knochenfibrom

Definition

Eine fibrös-ossäre Läsion, die von der Kortikalis der Tibia oder Fibula bei Kindern ausgeht.

Synonyme

Osteofibröse Dysplasie, juveniles Adamantinom, Congenital Osteitis fibrosa, osteofibröse Dysplasie Campanacci.

Epidemiologie

- 0,2 % der biopsierten Knochentumoren.
- Auftreten unter dem 10. Lebensjahr.

Ätiologie und Pathogenese

Unbekannt.

Lokalisation

Am häufigsten in der Tibia, seltener Fibula und Tibia oder nur in der Fibula. Diaphysär.

Klinik

- Schwellung, leichte bis mittelschwere Achsfehlstellung. Schmerzen sind untypisch.
- Gelegentlich pathologische Frakturen.
- Erstmanifestation als kongenitale Pseudarthrose mit der Gefahr der Nichtausheilung.

Diagnostik

- Klinische Untersuchung, Nativröntgenbild.

Differenzialdiagnose

- Fibröse Dysplasie, Adamantinom.

Konservative Therapie

- Der Verlauf ist nicht vorhersehbar. In der Regel konservative Therapie.
- Die Läsionen wachsen nach dem 15. Lebensjahr selten weiter.
- Pathologische Fraktur mit Gips behandeln.

Operative Therapie

- Eine subperiostale Exzision vor dem 15. Lebensjahr ist mit einer hohen Rezidivrate verbunden und sollte daher vor diesem Alter nicht durchgeführt werden.
- Bei rezidivierenden Frakturen oder rasch progredienten Läsionen erfolgt eine weite extraperiostale Resektion mit ausgedehnter Spongiosaplastik und entsprechender Osteosynthese, ggf. Segmenttransport.
- Korrekturosteotomien bei Achsfehlstellungen.

17.2.7 Fibröse Knochendysplasie

Definition

Benigne Knochenentwicklungsstörung (Osteochondrodysplasie) mit fibrös-ossärer Metaplasie. Monostotische Beteiligung ist häufiger als polyostotische Läsionen.

Synonyme

Fibröse Knochendysplasie Jaffé-Lichtenstein, Osteodystrophia fibrosa juvenilis Uehlinger, Morbus Jaffe-Lichtenstein.

Epidemiologie

- 1 % der biopsierten Knochentumoren.
- 85 % der Patienten sind unter 30 Jahre.
- 1. und 2. Lebensdekade am häufigsten betroffen.
- Männer zu Frauen = 1 : 1,2.

Ätiologie und Pathogenese

Unbekannt.

Lokalisation

Jeder Knochen kann befallen sein. Bevorzugte Lokalisationen sind die langen Röhrenknochen der unteren Extremitäten, die Rippen sowie Ober- und Unterkiefer.

Klinik

- Viele monostotische Läsionen bleiben wegen der Symptomlosigkeit unentdeckt.
- Bei polyostotischem Befall oft Schmerzen, pathologische Fraktur häufig erstes Symptom.
- Deformierung von befallenen Knochen. Hirtenstabdeformität am proximalen Femur charakteristisch.
- McCune-Albright-Syndrom: polyostotischer Befall mit Pubertas praecox und Pigmentflecken.
- Maligne Entartung ist sehr selten, insbesondere bei der monostotischen Form. Nach der Pubertät kann es zum Stillstand mit regressiven Veränderungen kommen.

Diagnostik

- Nativröntgenbild, klinische Untersuchung, im Zweifelsfalle Biopsie. Die alkalische Phosphatase kann erhöht sein.

Differenzialdiagnose
- Parostales Osteosarkom.
- Low-Grade-Osteosarkom, fibrous dysplasia-like.
- Osteofibröse Dysplasie.
- Juvenile Knochenzyste.

Konservative Therapie
- Bei kleinen Herden.

Operative Therapie
- In der Regel Zurückhaltung mit operativer Therapie (s. angeborene Unterschenkelpseudarthrose).
- Korrekturosteotomien bei deutlichen Deformitäten, nach Möglichkeit nach Abschluss des Wachstums.
- Bei größeren Herden mit Frakturgefahr oder vorliegender pathologischer Fraktur Kürettage, Spongiosaauffüllung und ggf. Osteosynthese.
- Biphosphonattherapie.

17.2.8 Knochenhämangiom

Definition

Beim Hämangiom handelt es sich um eine gutartige Proliferation von dünnwandigen bis großen kavernösen Gefäßen. Das Hämangiom ist mehr ein Hamartom als ein echter Knochentumor. Tumor kann multifokal auftreten. Verschiedene Varianten: kapilläres Hämangiom, kavernöses Hämangiom, zelluläres Hämagiom.

Synonyme

Angiom, benignes Hämangioendotheliom.

Epidemiologie
- 1 % der biopsierten Knochentumoren.
- Erwachsenenalter.
- Verhältnis Männer zu Frauen = 1 : 1,6.
- Inzidenz von 11 % bei 3892 Autopsien, bei denen die Wirbelsäule untersucht wurde, beschrieben.

Ätiologie und Pathogenese

Proliferation von Gefäßen. Im Gegensatz zu den meisten Hamartomen kann das Hämangiom des Knochens auch in Weichteilstrukturen hineinwachsen.

Lokalisation

Bevorzugt Wirbelsäule und Schädeldach, seltener lange Röhrenknochen, Hand- und Fußskelett.

Klinik

- Viele Hämangiome, insbesondere die im Bereich der Wirbelsäule, sind asymptomatisch. Die meisten Hämangiome stagnieren in ihrem Wachstum und können auch einer spontanen Regression unterliegen.
- Hyperplasie mit Destruktion umgebender Strukturen möglich (an der Wirbelsäule Schmerzen, Nervenschädigungen, pathologische Frakturen und Querschnittslähmungen).

Diagnostik

- Nativröntgenbild „Kordsamtstruktur" durch grobe vertikale Trabekulierung. CT, MRT, ggf. Myelographie.

Differenzialdiagnose

- Hämangioendotheliom.
- Angiosarkom.
- Brodie-Abszess (lange Röhrenknochen).

Konservative Therapie

- Keine Therapie bei asymptomatischen, nicht stabilitätsgefährdenden Tumoren.

Operative Therapie

- Aufgrund der großen Blutungsgefahr bei operativer Sanierung werden Hämangiome bestrahlt.
- Vor einem operativen Eingriff ist in Abhängigkeit von der Größe der Läsion eine Embolisation dringend zu empfehlen.
- Bei Eingriffen an der Wirbelsäule, etwa bei Kompressionen von Nervenwurzeln oder des Rückenmarkes, beschränkt man sich in der Regel auf eine Dekompression mittels Laminektomie.

17.3 Primär maligne Knochentumoren

17.3.1 Chondrosarkom

Definition

Das Chondrosarkom ist ein maligner knorpelbildender Tumor, der metaphysär oder auch diaphysär lokalisiert ist.

Klassifikation

- Es werden 4 Chondrosarkomtypen unterschieden: Am häufigsten ist das sog. klassische Chondrosarkom, welches ausschließlich knorpelbildend ist.
- Bis 20 % der Chondrosarkome sind dedifferenzierte Chondrosarkome, die neben dem Knorpel noch eine scharf abgegrenzte hochmaligne Zellkomponente aufweisen.
- Auch das mesenchymale Chondrosarkom weist eine zweite Zellkomponente auf. Beide Chondrosarkomtypen haben im Vergleich zum klassischen Chondrosarkom eine schlechte Prognose.

- Selten gibt es das epiphysär gelegene Klarzellchondrosarkom, das hinsichtlich der Malignität dem klassischen Chondrosarkom entspricht.
- Für das klassische Chondrosarkom wurden 7 verschiedene Gradeinteilungen beschrieben mit 3 unterschiedlichen histologischen Graden.

Epidemiologie

- 7–10 % der primär malignen Tumoren.
- Das klassische Chondrosarkom und das Klarzellchondrosarkom treten gehäuft in der 4.–6. Lebensdekade auf, während das mesenchymale Chondrosarkom am häufigsten in der 2. und 3. Dekade auftritt. Patienten mit dedifferenziertem Chondrosarkom sind im Vergleich zum klassischen Chondrosarkom 10 Jahre älter.
- Verhältnis Männer zu Frauen = 2–3 : 1.

Ätiologie und Pathogenese

Unklar. Spekuliert wird, ob es sich primär um versprengten Knorpel der Wachstumsfuge handelt, der dann maligne transformiert.

Lokalisation

Metaphysäre und diaphysäre Lage. 5 % epiphysär. 25 % der Läsionen sind im Becken lokalisiert, weitere 40 % im Bereich der proximalen Extremitäten.

Klinik

90 % der Patienten klagen über Schmerzen und in Abhängigkeit der Lokalisation auch über Schwellungen. Beckentumoren können auch zu Kompression von Gefäßen der unteren Extremitäten führen.

Diagnostik

- Nativ-Röntgenbild. Unbedingt Kernspintomographie. Skelettszintigraphie
- Staging: Thorax-Röntgenaufnahme, ggf. CT, Abdomen-Sonographie. Rektale Untersuchung! (*cave* große Beckenchondrosarkome).
- Gegebenenfalls 3-D-CT bei Beckentumoren präoperativ zur genauen räumlichen Orientierung der Tumorausdehnung sowie Planung für einen eventuellen Beckenteilersatz.

Differenzialdiagnose

- Klarzellchondrosarkom: Chondroblastom, klassisches epiphysär gelegenes Chondrosarkom, Riesenzelltumor.
- Klassisches Chondrosarkom: Enchondrom, Osteosarkom, malignes fibröses Histiozytom, Fibrosarkom.
- Dedifferenziertes Chondrosarkom: Osteosarkom, malignes fibröses Histiozytom, Fibrosarkom.
- Mesenchymales Chondrosarkom: Osteosarkom, Fibrosarkom, Chondroblastom, Chondromyxoidfibrom, Ewing-Sarkom.

Konservative Therapie

- Keine. Die Problematik besteht in der Unterscheidung zwischen hochdifferenziertem Chondrosarkom und Enchondrom. Histologisch ist die Unterscheidung oft nicht eindeutig möglich.

Operative Therapie

- Die Therapie der Wahl bei allen Chondrosarkom-Typen ist die Entfernung des Tumors im Gesunden (En-bloc-Resektion) bzw. in Abhängigkeit der Tumorausdehnung und Lokalisation auch die Amputation.
- Bei Extremitäten-erhaltendem Vorgehen folgt eine entsprechende tumorprothetische Versorgung mit Modularprothese.
- Chondrosarkome sind nicht strahlensensibel und sprechen nicht auf Chemotherapie an.
- Bei den mesenchymalen und dedifferenzierten Chondrosarkomen (*cave* hohes Alter) werden im Einzelfall eine adjuvante oder neoadjuvante Chemotherapie durchgeführt.
- In inoperablen Fällen kann palliativ auch eine Hyperthermiebehandlung mit Chemotherapie eingesetzt werden.
- Postoperativ erfolgt bei Amputationen eine entsprechende prothetische Versorgung.

17.3.2 Osteosarkom

Definition

Osteoid oder reifen Knochen produzierender hochmaligner mesenchymaler Tumor.

Synonym

Osteogenes Sarkom.

Klassifikation

- *Hochmaligne intramedulläre Osteosarkome:* osteoblastisch, chondroblastisch, fibroblastisch, riesenzellreich, MFH-like, teleangiektatisch.
- *Low-Grade-intramedulläre Osteosarkome:* fibröse Dysplasie ähnlich, nichtossifizierendes Fibrom ähnlich, Osteoblastom ähnlich.
- *Juxtakortikale Osteosarkome:*
  - parostales Osteosarkom
  - periostales Osteosarkom
  - High-Grade-Surface-Osteosarkom
- Sekundäres Osteosarkom.

Epidemiologie

- 15 % der primären Knochentumoren.
- Jungen zu Mädchen = 1,5 : 1.
- Bevorzugt 2. Lebensdekade. Das Alter der meisten Patienten liegt zwischen 15 und 25 Jahre. 2. Gipfel nach dem 40. Lebensjahr.

Ätiologie und Pathogenese

Letztlich hypothetisch. Der Tumor geht aus einer multipotenten mesenchymalen Stammzelle hervor.

Lokalisation

Kann jeden Knochen befallen. 54 % in Knienähe, ca. 10 % proximaler Humerus, knapp 10 % Beckenskelett mit Os sacrum. 90 % der Tumoren sind in der Metaphyse, 9 % diaphysär und nur 1 % epiphysär lokalisiert.

Klinik

Schmerzen und/oder Schwellung, pathologische Fraktur möglich.

Diagnostik

- Nativröntgenbild, klinische Untersuchung, MRT, Thorax-Röntgenaufnahme. Offene Probegewebsentnahme. Bei bestätigter Diagnose Staging (s. o.).

Differenzialdiagnose

- Ewing-Sarkom.
- Mesenchymales Chondrosarkom.
- Fibrosarkom.
- Chondrosarkom.
- Chondroblastom.
- Osteoblastom.
- Aneurysmatische Knochenzyste.
- Kallus.

Konservative Therapie

- Keine. Nur in Fällen mit fortgeschrittenem Tumorleiden (inoperabler Befund, Fernmetastasierung) kommt im Einzelfall eine Bestrahlung zusätzlich zur Polychemotherapie oder eine Hyperthermiebehandlung mit Chemotherapie in Betracht.

Operative Therapie

- Zunächst Diagnosesicherung durch offene Probegewebsentnahme von ca. 1 cm^3.
- Ohne Zeitverzögerung Staging und Beginn der neoadjuvanten Polychemotherapie in der Regel nach dem COSS-Protokoll (kooperative Osteosarkomstudiengruppe). Die Chemotherapie hat neben der Zerstörung des Tumors insbesondere den Sinn, Mikrometastasen anzugreifen. Chirurgisches Staging (s. o.).
- Die Tumorausdehnung bestimmt das operative Vorgehen.
- In der Regel Extremitäten-erhaltend mittels weiter Resektion des Tumors im Gesunden.
- *Operationstechniken:*
  - Modulare Tumorendoprothesen.
  - Juvara-Plastik (Resektion des Kniegelenkes, Arthrodese unter Transposition der hälftigen Tibia).
  - Borggreve-Umkehrplastik (bei knienahen Tumoren wird der Tumor reseziert, der Unterschenkel um 180° gedreht und am Rest des Femurs bzw. des Hüftgelenks fixiert, sodass das Sprunggelenk als Kniegelenksersatz dient).
  - Spezielle Konstruktionen mit autologen und homologen Knochentransplantaten und Osteosynthesen. Bei Knochentransplantation ist die Interaktion mit der postoperativen Chemotherapie zu beachten.

- Die Art des operativen Vorgehens wird individuell für jeden Fall entschieden, da Alter, Lokalisation, Ausdehnung und die Akzeptanz für den Patienten eine wichtige Rolle für die Entscheidung spielen.
- Bei erfolgreicher Tumorresektion im Gesunden und neoadjuvanter Chemotherapie sowie fehlender Fernmetastasierung liegt die 5-Jahre-Überlebensrate insgesamt bei 70 %. Entscheidend für die Prognose ist jedoch, wie gut die Chemotherapie angesprochen hat, d. h., wieviel vitales Tumorgewebe nach der Chemotherapie noch gefunden werden kann.

17.3.3 Ewing-Sarkom

Definition

Das Ewing-Sarkom ist ein hochmaligner, rundzelliger Tumor, dessen Herkunft nicht eindeutig geklärt ist. Kleine blaue rundzellige Tumoren aus der PNET-Ewing-Gruppe.

Epidemiologie

- 5 % der biopsierten Knochentumoren.
- Jungen zu Mädchen = 1,4 : 1.
- 75 % der Patienten sind zwischen 10 und 25 Jahre alt.

Ätiologie und Pathogenese

Herkunft aus primitivem skelettalem Mesenchym oder dem retikulären System.

Lokalisation

Theoretisch kann das Ewing-Sarkom jeden Knochen befallen. Am häufigsten sind jedoch die Diaphysen der langen Röhrenknochen (55 %) und das Beckenskelett sowie die Rippen (25 %) befallen. In 60 % sind die untere Extremität und das Beckenskelett betroffen.

Klinik

Schmerz und/oder Schwellung. Fieber, schlechtes Allgemeinbefinden.

Diagnostik

- Anamnese ist sehr wichtig hinsichtlich der Differenzialdiagnose Osteomyelitis. In der Regel benötigt das Ewing-Sarkom ca. 6 Monate, um den Knochen zu verändern, die Osteomyelitis dagegen nur ca. 6 Wochen. Entsprechend unterschiedlich ist die Dauer der Anamnese. Die Osteomyelitis hat im Gegensatz zum Ewing-Sarkom in der Regel keinen extraossären Anteil.
- Schmerzen und Schwellung sind die Hauptsymptome.
- Nativ-Röntgenbild, MRT, ggf. CT, Skelettszintigraphie, Thorax-Röntgenaufnahme, nach bioptischer Sicherung der Diagnose Staging (s. o.).

Differenzialdiagnose

- Osteomyelitis.
- Neuroblastom.
- Rhabdomyosarkom.
- Lymphom.
- Primitiver neuroektodermaler Tumor.

Konservative Therapie

- In der Regel keine. Nur bei infausten, fortgeschrittenen Fällen mit multipler Metastasierung.

Operative Therapie

- Operative Entfernung im Sinne einer weiten Resektion, nach Möglichkeit Extremitätenerhaltend.
- Neoadjuvante Chemotherapie nach dem CESS (Cooperative Ewing-Sarkom-Studie).
- Adjuvante Strahlentherapie.

17.3.4 Medulläres Plasmozytom

Definition

Häufigster primär maligner Knochentumor. Maligne Entartung der Plasmazellen des Knochenmarks. Lokalisierte oder multiple Knochendestruktionen sind Folge. Störung der Eiweißsynthese mit Überproduktion eines monoklonalen Immunglobulins oder freier monoklonaler Kappa- oder Lambda-Ketten (Bence-Jones-Protein). IgG 55 %. Solitäres Myelom selten, meist generalisiert.

Synonyme

Plasmazellmyelom, Morbus Kahler, multiples Myelom.

Epidemiologie

- 35 % aller Knochentumoren und 45 % aller maligner Knochentumoren.
- 5.–7. Lebensjahrzehnt bevorzugt betroffen.
- Männer zu Frauen = 2 : 1.

Ätiologie und Pathogenese

Siehe Definition.

Lokalisation

Schädel, Wirbelsäule, Becken, Rippen, seltener lange Röhrenknochen.

Klinik

Knochenschmerzen besonders im Bereich des Rückens. Pathologische Fraktur. Müdigkeit, Anämie.

Diagnostik

- *Labor:* BSG stark beschleunigt, sog. Sturzsenkung (> 100 mm/1 h). Hyperproteinämie. Serum- und Urinelektrophorese, Immunelektrophorese, Knochenmarkspunktion.
- *Nativ-Röntgenbild* von Becken, Schädel (Schrotschussschädel), Wirbelsäule, beiden Oberarmen und Oberschenkeln.
- *Szintigraphie* oft falsch negative Befunde.
- Evtl. MRT.

Differenzialdiagnose
- Osteoporose.
- Metastasen.

Konservative Therapie

- Bei solitärem Plasmozytom Radiatio. Kontrolle alle 3 Monate, wenn Hb > 10 g/100 ml, IgG < 5 g/100 ml, IgA < 3 g/100 ml, Leichtketten im Urin < 4 g/24 h, keine Osteolysen, normales Serum-Calcium.
- Bei höheren Werten Chemotherapie, Strahlentherapie, Schmerztherapie, Biphosphonate.

Operative Therapie

- Verbundosteosynthesen bei drohenden oder pathologischen Frakturen mit postoperativer Radiatio.
- Bei Wirbelsäulenbefall mit neurologischen Ausfällen Dekompression, Ausräumung und Stabilisierung.

17.4 Semimaligne Tumoren – Riesenzelltumor des Knochens

Definition

Der konventionelle Riesenzelltumor ist eine solitäre Läsion aus osteoklastären Riesenzellen und Stromazellen mit Ursprung in den Epiphysen. Riesenzelltumoren wachsen lokal aggressiv und können Lungenmetastasen machen. Der maligne Riesenzelltumor kann von Anbeginn maligne sein, oder es kommt zur Entartung eines konventionellen Riesenzelltumors.

Synonym

Osteoklastom.

Epidemiologie

- 5 % der primären Knochentumoren
- Männlich : weiblich = 1 : 1,3.
- 70 % der Patienten sind zwischen 20 und 40 Jahre.

Ätiologie und Pathogenese

Riesenzelltumoren bestehen aus osteoklastären Riesenzellen und Stromazellen. Es wird vermutet, dass beide Zelltypen gleichen Ursprungs sind. Mitosen sieht man nur in den Stromazellen, sodass vermutet wird, dass sich die Riesenzellen amitotisch teilen oder durch Fusion der mononukleären Zellen entstehen. Die letztere Version ist wahrscheinlicher, da man Stromazellen oft in der Peripherie des Zytoplasmas von Riesenzellen beobachten kann.

Lokalisation

Bevorzugt sind die Epiphysen der langen Röhrenknochen besonders der unteren Extremitäten (75 %), das Becken und das Os sacrum.

Klinik

Schmerzen, Schwellung und gelegentlich pathologische Frakturen. Tumor ist sehr rezidivfreudig.

Diagnostik

- Nativ-Röntgenbild, Thorax-Röntgenaufnahme (zum Ausschluss von Lungenmetastasen).
- MRT.
- Laborchemisch: Calcium und Phosphat sowie alkalische Phosphatase zum Ausschluss eines Hyperparathyreoidismus und Morbus Paget bestimmen.

Differenzialdiagnose

- Riesenzelltumor bei Hyperparathyreoidismus.
- Riesenzelltumor bei Morbus Paget.
- Nichtossifizierendes Fibrom.
- Chondroblastom.
- Osteoblastom.
- Riesenzellreiches Osteosarkom.
- Malignes fibröses Histiozytom.

Operative Therapie

- Ist abhängig von Lokalisation und Größe des Tumors. In der Regel wird der Tumor durch Kürettage sorgfältigst ausgeräumt und danach phenolisiert sowie mit Knochenzement oder Spongiosa aufgefüllt (s. o.).
- Bei großen Läsionen, die bereits ein Gelenk zerstört haben, kann eine Resektion und tumorendoprothetische Versorgung notwendig werden.
- Bei adäquater Therapie beträgt die Rezidivrate ca. 10 %.

17.5 Tumorähnliche Knochenläsionen

17.5.1 Nicht ossifizierendes Knochenfibrom – fibröser Kortikalisdefekt

Definition

Das *nicht ossifizierende Fibrom* ist eine gutartige, in der Regel solitäre zystische Läsion im Bereich der Metaphyse. Der *fibröse Kortikalisdefekt* ist eine gutartige solitäre asymptomatische zystische Läsion im Bereich der Kortikalis.

Synonyme

Fibröser metaphysärer Defekt, nicht ossifizierendes Fibrom.

Epidemiologie

- 2 % der biopsierten primären Knochentumoren.
- Ca. 30 % entwickeln einen fibrösen Kortikalisdefekt.
- Meist Zufallsbefund, da asymptomatisch.
- 10.–15. Lebensjahr.
- Jungen häufiger betroffen.

Ätiologie und Pathogenese

Angenommen wird eine periostale fibroblastische Hyperplasie. Eine Entwicklungsstörung oder hormonale Störung kann an der Entstehung beteiligt sein. Bis zum Abschluss des Wachstums verdämmern die meisten Läsionen.

Lokalisation

Fibröser Kortikalisdefekt und nicht ossifizierendes Fibrom: metaphysär, seltener diaphysär. 80 % sind im Bereich der unteren Extremitäten lokalisiert.

Klinik

- In der Regel asymptomatisch.
- Schmerzen bei Größenzunahme oder bei pathologischen Frakturen.

Diagnostik

- Nativ-Röntgenbild.
- Bei nicht typischen Befunden Kernspintomographie.

Differenzialdiagnose

- *Fibröser Kortikalisdefekt:*
  - Osteoidosteom
  - intrakortikaler Abszess
  - Metastase
  - Stressfraktur
  - intrakortikales Osteosarkom
- *Nichtossifizierendes Fibrom:*
  - fibröses Histiozytom
  - Riesenzelltumor

- Fibrosarkom
- Osteosarkom (fibroblastischer Typ)
- Desmoid
- fibröse Dysplasie

Konservative Therapie

- Beim fibrösen Kortikalisdefekt und bei kleinen nicht ossifizierenden Fibromen lediglich Röntgenkontrolle durchführen, erstmals nach einem halben, dann nach einem Jahr.
- Keine Therapie, wenn es nicht zu einer Größenzunahme gekommen ist. In der Regel verschwinden die Läsionen im Sinne einer Selbstheilung innerhalb von 5 Jahren unter Proximalverlagerung.

Operative Therapie

- Große und symptomatische nicht ossifizierende Fibrome werden kürettiert und mit Spongiosa aufgefüllt.

17.5.2 Solitäre Knochenzyste

Definition

Gutartige Zyste, die mit blutig-seröser oder seröser Flüssigkeit gefüllt und von einer Zystenwand ausgekleidet ist.

Synonyme

Juvenile Knochenzyste, einkammerige Knochenzyste.

Epidemiologie

- 3 % der biopsierten Läsionen.
- Jungen zu Mädchen 2,5 : 1.
- 90 % der Patienten sind in der 1. und 2. Dekade.

Ätiologie und Pathogenese

Unklar.

Lokalisation

Metaphysär. Ausdehnung bis in die Diaphyse möglich. 90 % der Zysten sind im proximalen Humerus und proximalen Femur lokalisiert.

Klinik

Plötzliche Schmerzen bei pathologischer Fraktur, sonst nur geringe oder keine Schmerzen. Gelegentlich Schwellung.

Diagnostik

- Nativ-Röntgenbild.
- MRT kann Aufschluss über Zysteninhalt geben.

Differenzialdiagnose

- Aneurysmatische Knochenzyste.
- Fibröse Dysplasie.
- Osteoblastom.
- Teleangiektatisches Osteosarkom.

Konservative Therapie

- Nur bei kleinen Läsionen Beobachtung. Gelegentlich kommt es nach einer pathologischen Fraktur zur spontanen Ausheilung.

Operative Therapie:

- Die juvenile Knochenzyste ist gutartig, neigt jedoch zu Rezidiven und pathologischen Frakturen. Es gibt verschiedene Therapieformen:
  - Druckentlastung mit Lochschraube und hierüber Cortisoninstallation.
  - Sorgfältige Kürettage und Cortisoninstallation.
  - Sorgfältige Kürettage und Cortisoninstallation sowie Auffüllung mit Spongiosa bzw. kortikospongiösen Spänen.
- Auf die Rezidivhäufigkeit haben die verschiedenen Therapieformen keinen großen Einfluss. Bei Kindern unter 10 Jahren ist die Rezidivrate bei gleicher Behandlung doppelt so hoch wie bei älteren Patienten. Größere Läsionen haben eine höhere Rezidivrate.

17.5.3 Aneurysmatische Knochenzyste

Definition

Die aneurysmatische Knochenzyste ist eine gutartige Läsion, ausgekleidet mit einer Zystenwand, gefüllt mit fibrösem Gewebe und Blut, die aggressiv wachsen und eine beträchtliche Größe annehmen kann.

Epidemiologie

- 1 % der primären Knochentumoren.
- Männer zu Frauen = 1 : 1,2.
- 85 % der Patienten sind jünger als 20 Jahre.
- Sehr selten bei Patienten jünger als 5 und älter als 50 Jahre.

Ätiologie und Pathogenese

- Diskutiert wird eine traumatische Genese einer zuvor bestehenden Läsion mit nachfolgenden gefäßartigen Anomalien und reparativen Vorgängen.
- AKZ-artige Veränderungen können in vielen anderen Läsionen wie Chondroblastomen, fibrösen Dysplasien, nicht ossifizierenden Fibromen, Osteosarkomen, Riesenzelltumoren vorkommen.

Lokalisation

- Bevorzugt sind die Metaphysen befallen. 53 % lange Röhrenknochen, 15 % Wirbelsäule, knapp 15 % Beckenskelett.

Klinik

- Schwellung und/oder Schmerzen.
- In 20 % pathologische Frakturen.
- In Abhängigkeit von der Lokalisation auch ggf. Bewegungseinschränkung.

Diagnostik

- Nativ-Röntgenbild.
- MRT.
- Biopsie.

Differenzialdiagnose

- Osteosarkom.
- Riesenzelltumor.
- Fibröse Dysplasie.
- Osteoblastom.

Operative Therapie

- In Abhängigkeit von der Lokalisation und Größe sorfältigste Kürettage, Nachfräsen, adjuvante Therapie mit Phenol und Spongiosaplastik oder Zementplombe. Gegebenenfalls zusätzliche osteosynthetische Stabilisierung.
- Bei gelenknahen oder das Gelenk zerstörenden Läsionen kann ein prothetischer Ersatz notwendig werden. Bei anderen großen Läsionen können Resektionen des betroffenen tumortragenden Knochens mit rekonstruktiven Maßnahmen wie Knochentransplantationen und Osteosynthesen erforderlich sein.
- Die AKZ verhält sich lokal aggressiv und neigt zu Rezidiven.

17.5.4 Intraossäres Ganglion

Definition

Zystische Veränderung im Knochen.

Synonyme

Ganglion mit Knochenbeteiligung, subchondrale Knochenzyste. Keine Prädilektion.

Epidemiologie

Sehr selten. 0,16 % der biopsierten Knochentumoren.

Ätiologie und Pathogenese

Beteiligung des Knochens durch ein extraossäres Ganglion, primär intraossär. Evtl. traumatischer Genese.

Lokalisation

Lange Röhrenknochen mit Bevorzugung der proximalen und distalen Tibia. Juxtakortikal.

Klinik

Mäßiggradige Schmerzen, evtl. Druckschmerz, keine Schwellung.

Diagnostik

- Nativ-Röntgenbild.
- Ggf. MRT.

Differenzialdiagnose

- Osteoidosteom, Osteoblastom, aneurysmatische Knochenzyste, Osteomyelitis, Zyste bei Arthrose.

Konservative Therapie

Nur bei sehr kleinen Läsionen.

Operative Therapie

Kürettage, autologe Spongiosaplastik.

17.5.5 Pigmentierte villonoduläre Synovialitis

Definition

Tumorartige, in der Gelenkkapsel beginnende Proliferation, die sekundär den Knochen zerstören kann.

Synonyme

Riesenzelltumor der Sehnenscheiden, lokalisierte und diffuse pigmentierte villonoduläre Synovitis.

Epidemiologie

- Sehr selten.
- 10.–40. Lebensjahr.

Ätiologie und Pathogenese

Reaktive Veränderung.

Lokalisation

Bevorzugt Knie- und Hüftgelenk, aber auch Sprung-, Hand- und Fingergelenke.

Klinik

In Abhängigkeit von der Lokalisation frühes oder späteres Auftreten von Schmerzen und Schwellungen. Beschwerden durch Gelenkdestruktion stehen im Vordergrund.

Diagnostik

- Nativ-Röntgen, CT und MRT.

Differenzialdiagnose

- Riesenzelltumor.
- Brauner Tumor.
- Evtl. Osteosarkom.
- Malignes fibröses Histiozytom.
- Synovialsarkom.

Operative Therapie

Frühzeitige komplette Synovektomie. Bei Gelenkdestruktion Endoprothetik und komplette Synovektomie. Bei unvollständiger Synovektomie ist mit Rezidiven zu rechnen.

17.5.6 Andere tumorähnliche Knochenläsionen

17.5.6.1 Langerhanszellhistiozytose – eosinophiles Granulom

Definition

Pathologische Proliferation von Histiozyten mit Knochendestruktion. Bei der Histiozytosis X werden drei klinisch unterschiedliche Erkrankungen unterschieden: eosinophiles Granulom, Hand-Schüller-Christian-Krankheit, Abt-Letterer-Siwe-Krankheit.

Synonym

Solitäres eosinophiles Granulom.

Epidemiologie

- 0,2 % der primären Knochentumoren und tumorähnlichen Läsionen.
- 1. und 2. Dekade.
- Jungen häufiger betroffen als Mädchen.

Ätiologie und Pathogenese

Ungeklärt.

Lokalisation

Becken, Wirbelsäule, Femur, Schädel, Kieferknochen. 75 % monostotisch.

Klinik

Bei größeren Läsionen belastungsabhängige Schmerzen, je nach Lokalisation auch Druckschmerz. Vertebra plana macht kaum neurologische Ausfälle.

Diagnostik

- Nativ-Röntgenbild, ggf. MRT.

Differenzialdiagnose

- Ewing-Sarkom.
- Osteosarkom.
- Lymphom.
- Metastase.
- Osteomyelitis.

Konservative Therapie

- Spontanheilungstendenz.
- Biopsie zur Diagnosesicherung mit Cortisoninstallation bei kleineren Läsionen.
- Läsionen sind strahlensensibel, sodass eine Radiatio bei schwer zugänglichen Läsionen indiziert ist.
- Chemotherapie und systemische Cortisongabe bei multiplen Herden und Organbeteiligung.

Operative Therapie

- Nur bei größeren Läsionen mit Stabilitätsgefährdung Ausräumung und Spongiosaplastik, ggf. Stabilisierung.

17.6 Maligne Weichteiltumoren und Synovialsarkom

17.6.1 Maligne Weichteiltumoren

Definition

Heterogene Gruppe maligner Tumoren, die von verschiedenen Strukturen des Weichteilgewebes ausgehen.

Epidemiologie

1 % unter allen bösartigen Tumoren.

Ätiologie und Pathogenese

Unbekannt.

Klassifikation nach Enzinger (1995)

- Fibröse Tumoren.

- Fibrohistiozytäre Tumoren.
- Fettgewebstumoren.
- Tumoren der glatten Muskulatur.
- Tumoren der Skelettmuskulatur.
- Tumoren der Blut- und Lymphgefäße.
- Perivaskuläre Tumoren.
- Synoviale Tumoren.
- Mesotheliale Tumoren.
- Neurogene Tumoren.
- Tumoren der Paraganglien.
- Extraskelettale kartilaginäre und ossäre Tumoren.
- Pluripotente mesenchymale Tumoren.
- Gemischte Tumoren.
- Unklassifizierte Tumoren.

Klinik

- Schwellung und Schmerzen.

Diagnostik

- Klinische Untersuchung.
- MRT steht im Vordergrund.
- Zunächst Biopsie.
- Bei nachgewiesenem Weichteilsarkom folgt das Staging mit Thorax-CT, Abdomensonographie, Knochenszintigraphie.

Operative Therapie

- Weite oder radikale Resektion.
- Weichteilsarkome neigen zu vielen kleinen Skip-Läsionen und Ausbreitung entlang bindegewebiger Septen, sodass eine radikale chirurgische Behandlung angestrebt werden sollte. Auch bei weiten Resektionen liegt die Rezidivrate bei 30 %. Bei intramuskulären Tumoren ist eine radikale Resektion in der Regel möglich. Nicht so bei epifaszial oder im Bereich der Gefäß-Nerven-Scheide gelegener Tumoren. Bei weiten Resektionen sollte deshalb immer eine postoperative Nachbestrahlung erfolgen.
- Bei Amputationen muss unter Berücksichtigung des tumortragenden Kompartments bei 2-gelenkigen Muskeln eine Mitresektion erfolgen. Liegt der Tumor dem Knochen an, so ist eine Knochenschuppe zu resezieren. Ist die Kontaktzone größer als die halbe Knochenzirkumferenz, so muss der Knochen reseziert werden.
- Die postoperative Radiatio von mindestens 55 Gy muss in ihrer Ausdehnung dem tumortragenden Kompartment entsprechen. Eine weitere Bestrahlungsmöglichkeit ist die Overloding-Technik, die vor allem bei Rezidiven und nicht adäquat zu operierenden Tumoren eingesetzt wird. Hier werden am Ende der Operation Schläuche eingesetzt, über die postoperativ Strahlenstäbe eingeführt werden. Eine andere Möglichkeit ist die IORT (intraoperative Radiatio). Intraoperativ wird nach Tumorresektion das Tumorbett bestrahlt und eine postoperative, fraktionierte Bestrahlung angeschlossen. Bezüglich des Einsatzes einer Chemotherapie gibt es keine einheitlichen Richtlinien. Es gibt jedoch ein Protokoll für Weichteilsarkome im Erwachsenenalter:

Tabelle 17.3 CWSS-92-Schema (Cooperative Weichteil-Sarkom-Studie)

Gruppe	Grad	Stadium	Therapie	Chemotherapie	Radiatio
Gruppe A	1	jede Tumorgröße, keine Metastasen	weit/marginal radikal	– –	+ –
Gruppe B	2	< 5 cm intra- bzw. extracomp., keine Metastasen	weit/marginal radikal	– –	+ –
Gruppe C	2, 3	> 5 cm extracomp., keine Metastasen,	weit/marginal	+	+
		alle Größen	radikal	+	–
Gruppe D	2, 3	lokoreg., inoperabel, ± Metastasen intraläs. Resektion	PE	+	+

- 80 % der Lokalrezidive innerhalb der ersten 5 Jahre. Bei Rezidiven ohne Fernmetastasen ist das weitere Vorgehen chirurgisch. Nach Möglichkeit adjuvante, postoperative Chemotherapie. Bei Rezidiven mit Fernmetastasen (Prädilektonsort Lunge) sollte neben der chirurgischen Behandlung eine Chemotherapie erfolgen sowie eine präoperative Radiatio.
- Einsatz der ICP bei primär nicht resektablen Sarkomen an den Extremitäten. Dann Resektion.

17.6.2 Synovialsarkom

Definition

- Maligner Tumor, der von Bursen, Gelenkkapseln und Sehnen ausgeht.
- Verschiedene Typen: monophasisch, spindelzellig (häufigster Typ), biphasisch, gering differenziert, monophasisch-epithelial (extrem selten).

Synonyme

Tendosynoviales Sarkom, Synovialzellsarkom.

Epidemiologie

Ca. 6 % aller Weichteilsarkome. Häufung zwischen dem 15. und 30. Lebensjahr.

Ätiologie und Pathogenese

Die Herkunft von präformiertem synovialem Gewebe wurde nie vollständig erhärtet.

Lokalisation

60 % im Bereich der unteren Extremitäten, besonders Knieregion.

Klinik

Meist tief gelegene Schwellung, in 50 % schmerzhaft. Evtl. Gelenkserguss.

Diagnostik

- Klinische Untersuchung.
- MRT.
- Biopsie
- und bei Diagnosebestätigung Staging (s.o.).

Differenzialdiagnose

- Epitheliodes Sarkom.
- Malignes Schwannom.
- Fibrosarkom.
- Klarzellsarkom.

Konservative Therapie

Keine. Inoperable Fälle Therapieschema (s. o.).

Operative Therapie

Je nach Lokalisation weite oder radikale Therapie (s. Therapieschema oben).

17.7 Maligne sekundäre Knochentumoren (Metastasen)

- 80 % der Knochenmetastasen sind Absiedlungen vom Mamma-, Prostata-, Lungen-, Schilddrüsen- und Nierenkarzinom. Metastasen machen den größten Teil der malignen Knochentumoren aus.
- Die Ausbreitung erfolgt direkt oder hämatogen. Lymphogene Ausbreitung ist untypisch. Der venösen Metastasierung kommt eine entscheidende Bedeutung zu, insbesondere bezüglich des vertebralen Venenplexus.
- Der Knochen kann je nach Primärtumor destruiert werden, oder es kommt zu einer Knochenneubildung. Es kann auch eine osteolytisch-osteoblastische Metastase vorliegen. Durch die Störung des Mineralmetabolismus kann es zu einer Hyperkalzämie kommen. Hämatogene maligne Erkrankungen (z. B. Lymphome, Myelome) aktivieren einen osteoklastenaktivierenden Faktor. Auch bei Karzinomen sind tumorale Faktoren beteiligt. Später kommt es zu einem Knochenabbau durch die Tumorzellen selbst.
- Ursachen für die Knochenneubildung sind die reaktive Knochenneubildung und Ossifikation von Bindegewebe.

Tabelle 17.**4**

Osteolytische Metastasen	Gemischte Metastasen	Osteoblastische Metastasen
Schilddrüse	Brust	Prostata
Niere, Nebenniere	Lunge	Magen
Uterus	Zervix	Karzinoid
Gastrointestinaltrakt, Leber	Ovar	Nasopharynx
Melanom	Hoden	Medulloblastom
Ewing-Sarkom		Neuroblastom
Phäochromozytom		
Wilms-Tumor		

Ein Weichteiltumor ist eher bei einem primären Knochentumor als bei einer Metastase zu finden. In 10–20 % ist eine pathologische Fraktur die Erstmanifestation einer Knochenmetastase bzw. einer Tumorerkrankung. Am häufigsten treten pathologische Frakturen an den langen Röhrenknochen und der Wirbelsäule auf.

Wirbelsäulenmetastasen

Die Metastase findet sich am häufigsten im Wirbelkörper. Die Brustwirbelsäule ist am häufigsten betroffen, nachfolgend LWS, Sakrum und HWS. Schmerzen mit und ohne neurologische Ausfällen können Folge sein. Häufigkeit einer Rückenmarkskompression bei Wirbelsäulenmetastasen beträgt ca. 5 %.

Häufigkeit von Primärtumoren bei Wirbelsäulenmetastasen

Tabelle 17.**5**

Mamma	21 %	Niere	7 %
Bronchus	14 %	Prostata	7 %
Lymphom/Sarkom	13 %	Genitalorgane	6 %
unbekannt	13 %	Gastrointestinaltrakt	5 %

Metastasen im Os sacrum sind nativröntgenologisch oft schwer oder nicht zu erkennen. Auch in der Szinitigraphie kann es zu Überlagerung kommen. CT und MRT sind daher von entscheidender Bedeutung.

Lange Röhrenknochen

Am häufigsten sind die proximalen Abschnitte von Femur und Humerus und hier die Metaphysen betroffen. Die Wahrscheinlichkeit des Auftretens einer pathologischen Fraktur ist schlecht abschätzbar. Sind 50 % der Zirkumferenz des Knochens zerstört und beträgt die Länge der Metastase mehr als 2,5 cm, so besteht ein erhöhtes Frakturrisiko. Die Häufigkeit von Akrometastasen beträgt ca. 0,5 %. Die Primärtumoren liegen in absteigender Reihenfolge in der Lunge, Mamma, Niere und im Kolon. Das Hauptsymptom ist der Schmerz.

Laborparameter

Hyperkalzämie, Tumormarker, Parathormon, AP, saure Phosphatase.

Diagnostik

Anamnese, Nativröntgen, MRT, CT (besonders bei osteolytischen Prozessen), Knochenszintigraphie, Biopsie, Tumormarker, Thorax-Röntgenaufnahme, Abdomensonographie.

Therapie

- Die chirurgische Behandlung stellt eine Palliativtherapie dar und sollte vom Ausmaß her unter dem Gesichtspunkt der Lebensqualitätsverbesserung und lokalen Rezidivfreiheit durchgeführt werden. Berücksichtigt werden muss außerdem der klinische Verlauf der Krankheit. Die Lebenserwartung sollte über 3 Monate liegen, um einen operativen Eingriff zu rechtfertigen. Ausnahmen sind pathologische Frakturen und Querschnittssymptomatiken.
- Bei kleineren Metastasen erfolgt eine Tumorausräumung, Defektauffüllung mit Palacos und Osteosynthese. Insbesondere bei Metastasen, die nicht besonders strahlensensibel oder chemotherapiesensibel sind – wie das Hypernephrom –, sollte eine frühzeitige Versorgung durchgeführt werden. Die Verbundosteosynthese ist bei pathologischen Frakturen und bei drohenden Frakturen im Bereich der Meta- und/oder Diaphyse indiziert.
- Bei ausgedehnten Metastasen in Gelenknähe oder mit Gelenkbeteiligung kann ein endoprothetischer Ersatz z. B. mit modularen Prothesensystemen erforderlich werden. Beckenmetastasen werden je nach Lokalisation reseziert, kürettiert und mit Palacos aufgefüllt. Resektionen im Bereich des Azetabulums mit endoprothetischem Ersatz kommen nur in Einzelfällen im Hinblick auf Aufwand und Komplikationen in Betracht.
- Bei Wirbelsäulenmetastasen ist auch bei akuter Querschnittssymptomatik eine ventrale Metastasenausräumung sinnvoll. Eine Indikation zur chirurgischen Therapie besteht bei progredienter Symptomatik und Instabilität oder Wirbelkörperzusammenbruch mit drohender Gefährdung des Myelons. Die Dekompression bei Querschnittssymptomatik ist indiziert, wenn die Querschnittssymtomatik weniger als 36 Stunden besteht. Bei komplettem Querschnitt ist eine Erholung nur bei Dekompression innerhalb der ersten 6 Stunden zu erwarten. Bei pathologischen Frakturen am thorakolumbalen oder zervikothorakalen Übergang ist das Rückenmark durch die Kyphose besonders gefährdet, nicht zuletzt auch wegen der höheren Instabilität in diesen Bereichen. Bei der ventralen Verbundosteosynthese erfolgt eine partielle oder komplette Entfernung des Wirbelkörpers mit Dekompression des Rückenmarkes.
- *Operationstechnik:* Das ventrale Vorgehen ist der dorsalen Operation überlegen. Nach Ausräumung der Metastase erfolgt die Defektauffüllung mit einem Harms-Körbchen und/oder Knochenzementplombe und zusätzlicher Stabilisierung mit Stabsystem oder Platte. Eine alleinige dorsale Spondylodese sollte nur in Einzelfällen bei Patienten mit sehr schlechter Prognose oder bei überwiegend dorsaler Lokalisation der Metastase erfolgen bzw. bei dorsalem Rezidiv oder ventraler Inoperabilität. Neben der Dekompression ist in der Regel eine Stabilisierung indiziert. Die kombinierte dorsale und ventrale Operation ist bei Ausdehnung der Metastase bis in die Wirbelbögen nach dorsal indiziert. Bei guter Prognose und solitäter Metastase kommt in Einzelfällen auch die totale Vertebrektomie nach Tomita in Frage.

Prognose nach Auftreten von Skelettmetastasen

Tabelle 17.**6**

	Ø Überlebenszeit in Monaten	**5-Jahre-Überleben (%)**
Brust	24	20
Prostata	40	25
Myelom	20	10
Thyroidea	48	45
Niere	6	5
Melanom	5	< 5
Lunge	3	< 5

Schmerztherapie

Die Schmerztherapie sollte großzügig sein. Kombination eines peripheren und zentralen Schmerzmedikamentes.

Radiatio

Bei strahlensensiblen Metastasen (Mammakarzinom, Lymphom und Myelom) Therapie der Wahl. Bei erfolgreicher Bestrahlung kommt es zu einer Sklerosierung des Knochens. Dosis 20–30 Gy. In ca. 70 % Schmerzfreiheit bzw.-linderung.

Hormontherapie und Chemotherapie

Auf diese Behandlungen sensible Tumoren stellen das Mamma-, das Prostata- und das Bronchialkarzinom dar. Letzteres hat trotzdem eine schlechte Prognose.

Literatur

Adam G et al. Percutaneous treatment of osteoid osteomas: Combination of drill biopsy and subsequent ethanol injection. Semin Musculoscelet Radiol. 1997;1:281-4.
Amling M et al. Solitary bone cysts. Morphologic variation, site, incidence and differential diagnosis. Pathologe. 1996;17:63-7.
Bielack SS et al. Prognostic factors in high-grade osteosarcoma of the extremities or trunk: an analysis of 1,702 patients treated on neoadjuvant cooperative osteosarcoma study group protocols. J Clin Oncol. 2002; 20:776-90.
Bruns J, Elbracht M, Niggemeyer O. Chondrosarcoma of bone: an oncological and functional follow-up study. Ann Oncol. 2001;12:859-64.
Delling G, Werner M. Pathomorphology of parosteal osteosarcoma. Experience with 125 cases in the Hamburg Register of Bone Tumors. Orthopäde. 2003;32:74-81.
Durr HR et al. Chondromyxoid fibroma of bone. Arch Orthop Trauma Surg. 2000;120:42-7.
Enneking WF, Spanier SS, Goodman MA. A system for the surgical staging of musculoskeletal sarcoma. Clin Orthop. 1980;106-20.
Enzinger FM, Weiss SW. Soft tissue tumors. 3rd ed. St. Louis: Mosby; 1995.
Erlemann R. Benign cartilaginous tumors. Radiologe. 2001;41:548-59.
Forest M, De Pinieux G. Chondroblastoma and its differential diagnosis. Ann Pathol. 2001; 21:468-78.
Glockenberg A, Sobel E, Noel JF. Nonossifying fibroma. Four cases and review of the literature. J Am Pediatr Med Ass. 1997; 87:66-9.
Harousseau JL. Management of multiple myeloma. Rev Clin Exp Hematol. 2002;6:253-75.
Ippolito E et al. Natural history and treatment of fibrous dysplasia of bone: a multicenter clinicopathologic study promoted by the Europaen Pediatric Orthopaedic Society. J Pediatr Orthop B. 2003;12:155-77.
Jantunen E. Biphosphonate therapy in multiple myeloma: past, present, future. Eur J Haematol. 2002;69: 257-64.
Kaufmann A, Schwer EH, Weber M. Intraläsionale Kallusdistraktion bei Enchondromatose erzeugt tumorfreies Kallusregenerat. Z Orthop. 2001;139:38.
Kostuik JP, Weinstein JN. Differential diagnosis and surgical treatment of metastatic spine tumors. In: Frymoyen JW (Hrsg.). The Adult Spine: Principles and Practice. New York: 1991:861-88.
Mirra JM et al. A new histologic approach to the differentiation of enchondroma and chondrosarcoma of the bones. A clinicopathologic analysis of 51 cases. Clin Orthop. 1985;214-37.
Mirra JM. Bone tumors. Philadelphia: Lea and Febiger; 1989.
Neel MD, Enneking WF. Surgical management of extremity soft tissue sarcomas. Cancer Control. 1994;1: 586-91.
Pinto CH et al. Technical considerations in CT-guided radiofrequency thermal ablation of osteoma: tricks of the trade. AJR Am J Roentgenol. 2002;179:1633-42.
Ritschl P, Wiesauer H, Krepler P. Fibrous metaphyseal defects. Orthopäde. 1995;24:44-9.
Sluga M et al. Osteosarcoma and Ewing's sarcoma: the most frequent malignant bone tumors in children: therapy and outcome. Z Orthop Grenzgeb. 2002;140:652-5.
Tomita K et al. Total en bloc spondylectomy for solitary spinal metastases. Int Orthop. 1994;18:291-8.
Trieb K et al. Giant-cell tumors of lang bones. J Bone Jt Surg Am. 2000;82:1360-1.
Unni KK. Cartilaginous lesions of bone. J Orthop Sci. 2001;6:457-72.
Van Delm I, Fabry G. Osteofibrous dysplasia of the tibia: case report and review of the literature. J Pediatr Orthop B. 1999;8:50-3.
Vergel De Dios AM et al. Aneurysmal bone cyst. A clinicopathologic study of 238 cases. Cancer. 1992;69: 2921-31.
Weber M. Neurovaskulär gestieltes calcaneo-cutanes Transplantat zur Stumpfkappenplastik bei Osteosarkom-bedingter Unterschenkelamputation. Z Orthop. 2002;140:172.
Weber M, Rödl R, Niethard FU, Winkelmann W. Segmenttransport mittels Kabelrollentechnik nach Tumorresektion. Z Orthop. 2002;140:117.

Welkerling H, Dreyer T, Delling G. Morphological typing of chondrosarcoma: a study of 94 cases. Virchows Arch Pathol Anat Histopathol. 1991;418:419-25.
Welkerling H, Werner M, Delling G. Histologic grading of chondrosarcoma. A qualitative and quantitative analysis of 74 cases of the Hamburg Bone Tumor Register. Pathologe. 1996;17:18-25.
Wu CT et al. Chondromyxoid fibroma of bone: a clinicopathologic review of 278 cases. Hum Pathol. 1998; 29:438-46.

18 Infektionen von Knochen und Gelenken

18.1 Knocheninfektionen

Definition

Exogene, meist posttraumatische (vorwiegend bei Erwachsenen) oder hämatogene (Kinder) Keimbesiedlung des Knochens mit nachfolgender akuter oder chronischer Entzündung von Periost, Knochen und Weichteilen.

Synonyme

Osteitis, Osteomyelitis.

Epidemiologie

- Verhältnis hämatogener : exogener Osteomyelitis = ca. 4 : 1.
- Männlich : weiblich = ca. 7 : 3.

18.1.1 Akute hämatogene Säuglingsosteomyelitis

Ätiologie und Pathogenese

- Durch Bakteriämie bedingte Festsetzung der Keime, meist im Bereich der Metaphyse, nahe der Epiphysenfuge.
- In der Regel kein Überschreiten der Epiphysenfuge aufgrund der Besonderheiten der Blutversorgung.
- Häufig zentrifugale Ausdehnung des Herdes in der Metaphyse mit Durchdringung der Kortikalis und nachfolgendem Gelenkempyem (bzw. Kortikalissequester).

Klinik

- Fieber, evtl. Schüttelfrost.
- Schonhaltung der betroffenen Gliedmaße.
- Typische klinische Entzündungszeichen wie Rötung, Schwellung und Überwärmung (bei der Hüfte wegen des dicken Weichteilmantels häufig nicht sichtbar).

Diagnostik

- Infektanamnese.
- Klinische Untersuchung (Schonhaltung? Bewegungsschmerz? lokale Entzündungszeichen?).
- Sonographie, falls Gelenkerguss Punktion und mikrobiologische Untersuchung.
- Röntgennativaufnahme in 2 Ebenen, häufig erst nach ca. 7 Tagen ist der metaphysäre Herd sichtbar.

- Kernspintomographie.
- Szintigraphie bei Säuglingen wegen der hohen Aktivität der Epiphysenfugen häufig nicht aussagefähig.
- Labor: CRP, BSG, Leukozytenzahl.

Differenzialdiagnose

- Infekt anderer Lokalisation bei unabhängig anlagebedingter Hüftdysplasie kann klinisch eine Säuglingsosteomyelitis vortäuschen.

Konservative Therapie

- Bei fehlender Abszess-, Erguss- und Sequesterbildung gewichtsadaptierte Antibiotikatherapie für 6 Wochen (nach Antibiogramm, falls vorhanden).
- Ruhigstellung in Schiene oder Gips.

Operative Therapie

- Bei Empyem:
  - Arthrotomie mit längs verlaufender Gelenkkapselinzision, Abstrich, intensives Spülen des Gelenkes.
  - Drainage für mindestens 48 Stunden.
  - Langzeitantibiose (6 Wochen).
- Bei intraossärem bzw. subperiostalem Abszess:
  - Periostspaltung, Sequesterektomie, Ausräumung des Herdes bzw. Sequesters (*Cave:* Epiphysenfuge), Spülen der Höhle.
  - Drainage für 48 Stunden.
  - Langzeitantibiose, Ruhigstellung.
- Verlaufskontrolle durch CRP und BSG.

18.1.2 Akute hämatogene Osteomyelitis im Kindesalter

Ätiologie und Pathogenese

- Durch Bakteriämie (z. B. Angina tonsillaris) bedingte Keimbesiedlung, meist der Metaphysen.
- Multilokuläre Herde möglich.

Klinik

- Infektanamnese.
- Fieber, evtl. Schüttelfrost.
- Rötung, Schwellung, Überwärmung, lokale Schmerzen.

Diagnostik

- Klinische Untersuchung (Schonhaltung? Bewegungsschmerz? lokale Entzündungszeichen?).
- Sonographie, falls Gelenkerguss Punktion und mikrobiologische Untersuchung.
- Röntgennativaufnahme, häufig erst nach ca. 7 Tagen ist der metaphysäre Herd sichtbar.
- Kernspintomographie.
- Szintigraphie (bei Säuglingen und Kleinkindern wegen der hohen Aktivität der Epiphysenfugen häufig nicht aussagefähig).
- Labor: CRP, BSG, Leukozytenzahl.

Differenzialdiagnose

- Ewing-Sarkom!

Konservative Therapie

- Bei fehlender Abszess-, Erguss- und Sequesterbildung gewichtsadaptierte Antibiotika-Therapie (nach Antibiogramm, falls vorhanden).
- Ruhigstellung in Schiene oder Gips.
- Langzeitantibiose mindestens 6 Wochen.

18.1.3 Hämatogene Osteomyelitis des Erwachsenen

Ätiologie und Pathogenese

- (Seltener als exogene Osteomyelitis) Bakteriämie (häufig unbekannter Ursache).
- Immer – besonders bei multilokulärem Auftreten – an Tuberkulose denken.

Klinik

- Rötung, Schwellung, Überwärmung.
- Ruhe- und/oder Belastungsschmerz lokal im Bereich der befallenen Extremität, evtl. Druck- und Klopfschmerz.
- Fieber möglich.

Diagnostik

- Röntgennativaufnahme: Verschwommene Knochenstruktur, evtl. Osteolysen; bei abgegrenztem sklerotischem Herd mit umgebender fehlender Knochenstruktur (= Totenlade = Sequester).
- Szintigraphie zur Frage der Aktivität und Multilokularität.
- MR zur Frage der Ausdehnung und intramedullären Abszessbildung.
- Evtl. zusätzlich Computertomographie zur Bestimmung von Sequesterlage und -ausdehnung. CT-gesteuerte Punktion zur Keimgewinnung (Tuberkulose?).
- Labor: CRP, BSG erhöht (Sputum, Magensaft, Urin auf säurefeste Stäbchen).

Differenzialdiagnose

- Morbus Sudeck.
- Knochentumoren.
- Tuberkulöse Osteomyelitis.

Konservative Therapie

- Bei fehlender Abszess- und Sequesterbildung: Ruhigstellung der Extremität, Langzeitantibiose, zunächst parenteral, später oral nach Antibiogramm.
- Bei Tbc: Tuberkulostatika Dreifachkombination für 6 Monate, anschließend Zweifachkombination für weitere 6 Monate.
- Bei Therapieresistenz: operative Ausräumung (s. u.).

Operative Therapie

- Bei Abszess- und/oder Sequesterbildung:
  - Knochenfensterung, Sequestrektomie, Entfernen allen nekrotischen Weichteil- und Knochengewebes (bis eine Pünktelung auf dem Knochen als Zeichen für ausreichende Durchblutung sichtbar wird); evtl. Segmentresektion und externe Stabilisierung.
  - Lokale Antibiotikatherapie (z. B. Gentamycin PMMA-Ketten für 14 Tage), systemische Antibiose nach Antibiogramm.

- Nach 14 Tagen: Kettenentfernung und evtl. autologe Spongiosaplastik bei Infektfreiheit; bei persistierendem Infekt erneutes Débridement und lokale Antibiose.
  Ruhigstellung.
- Histologische Untersuchung des entnommenen Gewebes.

• Bei Hautdefekten oder schlechten Weichteilverhältnissen:
- Soweit möglich gestieltes Haut-Muskel-Transplantat; sonst freier myokutaner Lappen (z. B. M. latissimus dorsi).

18.1.4 Posttraumatische Osteomyelitis

Ätiologie und Pathogenese

- Exogene Keimbesiedlung des Knochens nach offenen (selten geschlossenen) Frakturen und Knochenoperationen mit lokaler Entzündungsausbreitung.
- Begünstigt durch traumatisch nekrotisiertes Gewebe (Denudierung, Wundhöhlen, Trümmerzonen, Immundefekte) oder lokal offene Wunden (s. offene Frakturen).

Klinik

- Postoperativ über den 3.–4. Tag fortbestehende oder zunehmende lokale Schwellung mit teigiger Haut, Rötung, Überwärmung, evtl. Wundsekretion (Abstrich!), fortbestehende Schmerzen.
- Kann Monate bis Jahre nach Knochenoperation oder -verletzung auftreten.

Diagnostik

- CRP bleibt postoperativ hoch oder steigt (wieder) an.
- Röntgenaufnahme und Szintigraphie sind postoperativ noch nicht aussagefähig; weitere bildgebende Verfahren (Computertomographie, Kernspintomographie, Sonographie) wegen noch möglichem postoperativem Hämatom nicht aussagekräftig.
- Bei Infekt*verdacht:* Eröffnung. Abstrich (mikrobiologische Untersuchung). Nekroseentfernung.
- Bei Auftreten nach Zeitintervall von Monaten: Nativröntgen, evtl. Szintigraphie:
  - ohne liegendes Implantat: MR und Computertomographie möglich
  - mit liegendem Implantat: Probefreilegung

Differenzialdiagnose

- Thrombose.
- Instabilität.

Operative Therapie

- Bei positivem Keimnachweis komplette Wunderöffnung, Débridement, Entfernung evtl. eingebrachter Osteosynthesematerialien und Fixateur-externe-Anlage.
- Lokale Antibiose, z. B. Gentamycin-PMMA-Ketten, Ruhigstellung, Hochlagerung, systemische Antibiose. Nach ca. 14 Tagen Kettenentfernung, erneutes Débridement und Wundverschluss. Alternativ: offene Wundbehandlung, Revision nach 48 Stunden; evtl. wiederholen bis Infektfreiheit. Granulationsförderung z. B. mit Vacoseal.
- Orale Antibiotika weiter für insgesamt 6 Wochen. Bei Auftreten nach Zeitintervall von Monaten: wie akute Osteomyelitis.

18.1.5 Chronische Osteomyelitis

Ätiologie und Pathogenese

Die chronische Osteomyelitis kommt in 2 Erscheinungsformen vor:

- *Primär chronische Osteomyelitis* (z. B. Brodie-Abszess, sklerosierende Osteomyelitis): Sie entsteht vermutlich bei geringer Virulenz der Erreger und guter Abwehrlage des Körpers.
- *Sekundär chronische Osteomyelitis:* Sie entsteht aus einer akuten Osteomyelitis und kann schubweise verlaufen oder als „Low-Grade-Infect", z. B. als unterschwelliger Infekt nach Operationen (z. B. Hüfttotalendoprothesen) mit unterschiedlichem Zeitintervall.
  - Die sekundär chronische Osteomyelitis kann aus einer akuten hämatogenen oder posttraumatischen Osteomyelitis hervorgehen.
  - Ursachen sind z. B. ungenügende (zu geringe Dosis, falsches Antibiotikum, zu kurze Applikationszeit) oder unzureichende Primärtherapie (fehlendes Débridement, fortbestehende Instabilität, zu ausgedehnte Denudierung des Knochens).
  - Der Low-Grade-Infekt tritt meist postoperativ mit anhaltenden Beschwerden ohne akute klinische Entzündungen auf.

Klinik

- Selten akute Entzündungszeichen.
- Unklare, diffuse Schmerzen, Überlastungs- und Ruheschmerz; lokale Klopfschmerzhaftigkeit möglich.
- Zeitweise anamnestisch Fieber.
- Evtl. Fistelung, Narbendehiszenz.
- Alle Zeichen von leichtem Belastungs- oder Ruheschmerz bis zur Spontanperforation eines Abszesses möglich.
- Labor: CRP gering bis mäßig, BSG erhöht.

Diagnostik

- Anamnese: Knochenoperation oder -verletzung.
- Röntgennativaufnahme: Sklerosesaum als Zeichen für langsam progredienten Knochenumbauprozess, evtl. Kortikalisverdickung; nach längerem Verlauf Sequesterbildung.
- Mehrphasenskelettszintigraphie.
- Kernspintomographie (Artefakte durch Metallabrieb möglich).
- Bei Fistelung: Fisteldarstellung mit Kontrastmittel.
- Keimgewinnung:
  - Häufigste Keime sind Staphylococcus aureus (40–70 %);
  - Superinfektionen mit gramnegativen Keimen sind möglich (Pseudomonas aeruginosa, Proteus, Klebsiellen), z. B. bei Spül-Saug-Drainagen.

Differenzialdiagnose

- Osteoidosteom.
- Bei dehiszenter Narbe: Fadengranulom.
- Knochentumor.
- Thrombose.
- Pseudarthrose.

Operative Therapie

- In der Regel operativ; die Keime können in der schlecht durchbluteten Kortikalis persistieren und jederzeit zu einem Rezidiv führen.
- Resektion des befallenen Segmentes mit ausgedehntem Débridement, externe Stabilisierung, lokale Gentamycin-PMMA-Ketten.
- Nach Infektberuhigung autologe Spongiosaplastik. Auch hier ist eine gute Weichteildeckung Grundlage für den Behandlungserfolg.
- Bei Fistelung: Fistelexzision; Knochenrevision (jede Fistel hat eine Ursache in der Tiefe).
- Bei Sequesterbildung: Sequesterektomie, Entfernung des nekrotischen bzw. schlecht durchbluteten Knochen, evtl. äußere Stabilisierung.
- Für das Gelingen der Operation ist eine gute Weichteildeckung des Knochen erforderlich. Parenterale Antibiose nach Antibiogramm.
- *Operationstechnik:* Standardzugang (evtl. Fistelexzision bis auf den Knochen); Weichteildébridement. Resektion aller nekrotischen Knochenanteile (gute Knochendurchblutung ist an der Bluttüpfelung bei tangentialer Schuppenabmeißelung sichtbar). Eingeben lokaler Antibiotikaträger, Überlaufdrainage, externe Stabilisierung. Versuch der optimalen Weichteildeckung (evtl. Muskellappen). Schichtweiser Wundverschluss. Nach Infektberuhigung über gleichen Zugang nochmals Entfernung nekrotischen Gewebes, Belassen des externen Stabilisators, Entfernung des Antibiotikaträgers und autologe Spongiosaplastik. Erneute optimale Weichteildeckung.
- Rezidive häufig; Ursache sind meist Verbleib von infiziertem Knochenmaterial und/oder schlechte Weichteilverhältnisse, Begleiterkrankungen, z. B. Diabetes mellitus.
- Bei Infekt- und/oder Defektsituation länger als 3 cm → Segmenttransport nach Weber mittels Kabelrollentechnik im Ringfixateur.
- *Operationstechnik:*
  - Resektion des infizierten Segmentes im Gesunden (bei akuter Entzündung Einlage von Gentamycinketten in einer Interimsphase von ca. 4–6 Wochen).
  - Anschlingen des Transportsegmentes in Bunell-artiger Technik mittels flexiblem Draht.
  - Ausleiten der Drähte über Umlenkrollen zu den Distraktoren.
  - Kortikotomie des zu transportierenden Segmentes.
  - Nach ca. 10 Tagen Beginn mit der Kallusdistraktion (ca. 1 mm/Tag).
  - Nach Docking der Knochenenden Anfrischen derselben und autologe Spongiosaplastik nach Entfernung des Drahtes und Integration des Transportsegmentes mittels Drähten oder Schrauben in die Ringfixateurmontage.
  - Nach Kallusreifung und Dynamisierung erfolgt die Materialentfernung.

18.2 Sonderformen der Osteomyelitis

18.2.1 Typhus-Osteomyelitis

Klinik

- Selten.
- Befall von Rippen (Knorpel-Knochen-Grenze), Brustbein, langen Röhrenknochen und Wirbelsäule.
- Subakuter bis chronischer Verlauf.

- Auftreten meist in der Rekonvaleszenzphase bis zu Jahren nach einem unerkannten Typhus. Bei unbekannter Typhuserkrankung schwierig.
- Bei ungewöhnlicher Lokalisation, sezernierenden Fisteln auch ohne entsprechende Anamnese muss man an diese Form denken.
- Diagnose aus dem Wundsekret stellen.

Therapie

- Wie hämatogene Osteomyelitis.
- Oft abszedierend, daher meist operativ.
- Antibiose nach Antibiogramm.

18.2.2 Brucellenosteomyelitis

Klinik

- In Deutschland extrem selten, vorwiegend im Mittelmeerraum, in Nord- und Südamerika sowie Südostasien, in landwirtschaftlichen Gegenden.
- Meist Erwachsene.
- Bei der chronischen Brucellose werden neben Leber, Myokard und Genitale auch erst Monate nach der akuten Phase Knochen befallen, meist BWS und LWS (= brucellöse Spondylitis), Kreuzbein und große Gelenke.
- Selten Sequesterbildung.

Diagnose

- Durch Berufsanamnese: Kontakt mit Vieh, Tiergeburten?
- Röntgennativaufnahme: Zeichen der Spondylodiszitis, vorwiegend lokalisiert untere Brust- und Lendenwirbelsäule.

Differenzialdiagnose

- Tuberkulöse Spondylitis.
- Osteomyelitis.

Therapie

- Wie bei hämatogener Osteomyelitis.

18.2.3 Virusosteomyelitiden

- Osteomyelitis variolosa und postvakzinöse Osteomyelitiden (Anamnese).
- Der Knochen wird meist erst in der Rekonvalenszenz (eintrocknende Krusten) befallen.
- Subakuter bis chronischer Verlauf, selten foudroyant.
- Nur geringe lokale Schmerzhaftigkeit, gewöhnlich symmetrischer Befall, oft vorhergehende Arthralgie.
- Radiologisch Destruktion des Knochens, unregelmäßige knöcherne Neubildung der Diaphysen, wie periostale Reaktionen, Deformitäten und Wachstumsstörungen bei vorzeitiger Belastung.

18.2.4 Osteomyelitis luica

- Vorwiegend bei der konnatalen Lues in Form einer Osteochondritits oder Osteomyelitis.
- Besonders an den langen Röhrenknochen und am Schädel, beim Säugling und Schulkind.

18.2.5 Actinomyces-Osteomyelitis

- Meist per continuitatem vom Weichteilprozess auf den Knochen übergehend.
- Besonders betroffen Unterkiefer und Rippen.
- Kann persistierende Fisteln verursachen.
- Therapie: Herdausräumung und Antibiose.

18.2.6 Mykotische Osteomyelitiden

- Prädisponierend sind Corticosteroidbehandlung, Immunsuppressiva. Immunabwehrschwächen fördern metastatische Absiedlungen bei Systemmykosen (z. B. Kandidiasis).
- Hämatogene metastatische Form seltener als posttraumatische (sekundär-chronische Form).
- Die Behandlung ist operativ und systemische Antimykotika nach Erregernachweis.

18.2.7 Echinokokkenosteomyelitis

- Im Rahmen einer Echinokokkenerkrankung werden vorwiegend Wirbelsäule und Becken, seltener Röhrenknochen befallen.
- Radiologisch zystisch-wabige Kortikalisauftreibungen.
- Die Therapie ist chirurgisch.

18.2.8 Tuberkulöse Osteomyelitis

Ätiologie und Pathogenese

- Meist hämatogene oder per continitatem Absiedlung.
- Bevorzugte Lokalisation LWS und BWS. Meldepflichtig!

Klinik

- Bewegungs- und Belastungsschmerz,.
- Subfebrile Temperaturen, evtl. Gewichtsverlust.
- Trotz geringer Beschwerden kann das Röntgenbild ausgedehnte Knochendestruktionen zeigen.

Diagnostik

- Tuberkulöse Anamnese.
- Subakuter bis chronischer, selten akuter Verlauf.
- Röntgennativaufnahme: Osteolysen, meist ohne begrenzenden Sklerosesaum.
- Röntgen Lunge: tuberkulöse Herde?
- Szintigraphie: zur Frage der Multilokularität.

- Sputum und Urin auf Mykobakterien untersuchen.
- Sonographie: Abszessbildung? (Senkungsabszess?).
- MR.
- Computertomographie und Punktion zur Keimgewinnung.
- Labor: CRP und BSG meist weniger erhöht als bei bakterieller Osteomyelitis.

Differenzialdiagnose

- Tumor.
- Metastasen.
- Lues.
- Actinomyces-Osteomyelitis.
- Echinokokkose.

Konservative Therapie

Bei fehlender Abszessbildung, Tuberkulostatika über ein Jahr, für 6 Monate Dreifachkombination – dann 6 Monate Zweifachkombination.

Operative Therapie

Herdausräumung, evtl. Stabilisierung, Tuberkulostatika.

19 Neurogene Erkrankungen

19.1 Haltung und Bewegung des Menschen

- Die aufrechte Körperhaltung gegen die Schwerkraft setzt intakte mechanische Verhältnisse der Bewegungsorgane und ein funktionierendes neuromuskuläres System voraus. Die Interaktion eines Menschen mit seiner Umwelt wird wesentlich durch seine Körperhaltung bestimmt, aus der heraus individuelle Bewegungsformen ausgelöst werden. Sie sind auch Teil der nonverbalen Kommunikation und ebenso Ausdrucksmittel wie die sich ständig ändernde Körperhaltung. Die uneingeschränkte Kontrolle über Körperhaltung (Stützmotorik) und Bewegung (Zielmotorik) ermöglicht die zielgerichtete und reflektorische Anpassung des Körpers an die Bedingungen seiner Umwelt und limitiert dieselben bei Behinderungen, die die neuromotorische Kontrolle beeinträchtigen. Eine intakte Sensorik, Tiefensensibilität sowie zentralnervöse Regelungsmechanismen ermöglichen die willkürliche und die unwillkürliche Auslösung neuer und präformierter Bewegungsmuster, die zentralen und spinalen Regelmechanismen unterworfen sind.
- Eine Vielzahl verschiedener komplexer Reflexe bestimmt die Stellung und Lage des menschlichen Körpers im Raum und schafft die Voraussetzungen für eine zielgerichtete Motorik. Stehreflexe kontrollieren die Körperhaltung, Stellreflexe bestimmen die Lage des Körpers im Raum, und Bewegungsreflexe überwachen vor allem phasische sich häufig wiederholende motorische Aufgaben.

Der menschliche Gang

- Die bipedale Fortbewegung zielt auf ein Zurücklegen einer Wegstrecke mit minimalem Energieaufwand ab. Der menschliche Gang stellt eine individuell sehr wiederholbare hohe motorische Funktion dar. Den Zyklus der Schrittabwicklung kann man für jedes Bein in eine Stand- und eine Schwungphase unterteilen. Die Standphase gliedert sich in 2 Phasen der Doppelunterstützung und eine Phase der Einzelunterstützung. An den initialen Bodenkontakt schließt sich der Zeitraum der Gewichtsübernahme an. Die dann folgende mittlere Standphase geht schließlich in eine Vor-Schwungphase und im Weiteren in die Schwungphase über.
- In der klinischen Untersuchung hat sich ein grobes Befundschema bewährt, das dem Untersucher hilft, sich rasch einen Überblick zu verschaffen, ohne sich in Details zu verlieren:
  - Stabilität in der Standphase
  - Bodenfreiheit in der Schwungphase
  - Einzelschrittlänge
  - Vorbereitung des Beins zum initialen Bodenkontakt
  - Energieaufwand
- Nach diesem Grobbefund sollten die großen Gelenke der unteren Extremität bei der Schrittabwicklung beobachtet, die Becken-, Rumpf- und Kopfposition im Raum beurteilt und der Armschwung beschrieben werden. Die Schuhtragespuren geben Hinweise auf pathologische oder asymmetrische Abrollmechanismen.

Instrumentelle Ganganalysen

- Die Gangfunktion ist eine der wenigen motorischen Funktionen des Menschen, die sich ausreichend quantifizieren lässt. Meist videogestützte Computersysteme erlauben kinematische Größen wie die Gelenkswinkel der großen Gelenke der Beine beim Gehen 3-dimensional zu vermessen.
- Durch in den Boden eines Ganganalyse-Labors eingelassene Kraftmessplatten können Bodenreaktionskräfte 3-dimensional bestimmt und mit ihnen kinetische Parameter wie Gelenksmomente und Gelenksleistungen errechnet werden. Somit können neben der Bewegung auch die zur Bewegung führenden Kräfte beschrieben werden.
- Zusätzlich können Leistungsparameter wie der Sauerstoffverbrauch beim Gehen sowie Muskelaktivitätsmuster bei der Schrittabwicklung erfasst werden.

19.2 Klassifikation und Diagnose neurogener Erkrankungen

- Neurogene Störungen, die die Muskelaktivität beeinflussen, können das 1. oder das 2. Neuron betreffen und unterscheiden sich wesentlich durch die Ausdehnung (periphere Nervenläsion, Monoplegie, Hemiplegie, Diplegie, Tetraplegie, Paraplegie) und Vollständigkeit auftretender Lähmungen (Plegie, Parese).
- Neurogene Störungen des sensiblen Systems können das periphere Neuron betreffen und Anästhesien verursachen. Sie können aber auch bei Schädigung des zentralen Neurons zur Störung der Verarbeitung der afferenten Information führen (z. B. taktile Apraxie).
- Im Vordergrund der Diagnostik steht die klinisch-neurologisch-orthopädische Untersuchung. Bewegungsumfänge der großen Gelenke, die Muskelkraft, der Muskeltonus, pathologische Muskelreaktionen, Reflexstatus und eine Prüfung der sensiblen Dermatome lassen meist eine weitgehende Eingrenzung des vorliegenden neurologischen Krankheitsbildes zu.
- Die apparative Diagnostik besteht in der Elektromyographie, der Elektroneurographie, der Liquordiagnostik, der Nerven- und Muskelbiopsie, den evozierten Potentialen und bildgebenden Verfahren wie Ultraschall, Röntgen, Szintigraphie, CT und MR.

19.3 Infantile Zerebralparese (ICP)

Definition

Die infantile Zerebralparese ist der Folgezustand eines prä- oder peripartal entstandenen Hirnschadens.

Synonyme

Morbus Little, CP (Cerebral Palsy).

Epidemiologie

- Etwa 2–5/1000 lebend geborene Kinder.
- Die Fortschritte auf dem Gebiet der Neonatologie und der Geburtshilfe führten zu keiner wesentlichen Änderung in der Inzidenz, da viele geringe Läsionen vermieden werden können, schwere, in früheren Jahren wahrscheinlich letal verlaufende Schäden heute aber therapiert und verringert werden können.

Ätiologie

- *Pränatale Faktoren:* Frühgeburtlichkeit, Infektionen, Sauerstoffmangelzustände durch vorzeitige Wehen, Rhesusunverträglichkeit und Schädigung durch Noxen stellen die häufigsten Ursachen in der Pränatalperiode dar.
- *Perinatale Faktoren:* physikalische Traumen, Hypoxien oder Blutungen des ZNS.
- *Postnatale Faktoren:* Enzephalitiden, Meningitiden, Verletzungen.

Pathogenese

- Störungen kortikaler motorischer Zentren und subkortikaler Regelsysteme.

Klinik

- *Hemiparese:* Die Lähmung einer Körperhälfte mit fast normalen motorischen Meilensteinen (Kopfkontrolle, Lagewechsel im Liegen, Unterarm- und Handstütz, Vierfüßler, Sitzen, Stehen, Gehen) führt immer zur freien Gehfähigkeit.
  - Die Intelligenz ist trotz häufiger Teilleistungsschwächen meist ungestört.
- *Diparese:*
  - Die Lähmung, die vor allem die Beine betrifft, zeigt verzögerte motorische Meilensteine.
  - Kinder, die bis zum 4. Lebensjahr zur Vertikalisierung kommen, haben eine gute Prognose hinsichtlich selbständiger Mobilität.
  - 80 % der Kinder erreichen eine freie Gehfähigkeit.
  - Die Intelligenz ist meist ungestört.
- *Tetraparese:*
  - Die generalisierte Lähmung des Bewegungsapparates ist mit einer geistigen Retardierung verbunden.
  - Nur 10 % der Kinder erreichen eine Gehfähigkeit.
- Wesentlich für die klinische Erscheinung ist die Störung des Muskeltonus, das Vorliegen einer Spastik, Athetose oder einer Ataxie sowie der Status der Sensibilität, Sensorik und die Intelligenz. Spastische Lähmungen zeigen eine reflektorisch übersteigerte Muskelaktivität auf

passive Muskeldehnung und sind bei der ICP immer mit einer Störung der Willkürmotorik kombiniert. Pathologische Kokontraktionen antagonistischer Muskelgruppen erschweren jeden Bewegungsablauf und lassen ihn eckig und ungeschickt erscheinen. Das Vorherrschen einer Bewegungsrichtung an den großen Gelenken führt oft zu erheblichen Kontrakturen. Die langsamen unwillkürlichen und häufig assoziierten Bewegungen bei athetotischen Lähmungen führen zur erheblichen Behinderung zielgesteuerter Motorik. Durch das Fehlen einer Hauptbewegungsrichtung werden die Gelenke frei gehalten und Kontrakturen entwickeln sich selten. Bei Schädigung des Kleinhirns kann es zu ataktischen Koordinations- und Gleichgewichtsstörungen kommen, die bei gleichzeitiger spastische Lähmung eine selbständige Vertikalisierung oder Fortbewegung erschweren und oft unmöglich machen. Der sensorische Status und die geistige Entwicklung bestimmen neben den motorischen Störungen die Rehabilitation und soziale Integration.

Diagnostik

- Da die ersten postnatalen Monate für die Therapie auf neurophysiologischer Basis entscheidend wichtig sind, ist eine Frühdiagnostik von Bedeutung:
  - *qualitativ:* Bestimmung der Form der Behinderung
  - *quantitativ:* Feststellung des Ausmaßes der vorliegenden Entwicklungsverzögerung (funktionelle Diagnostik nach Vojta, Bobath, Collis, Piper u. Isbert, Verlauf der motorischen Meilensteine)

Differenzialdiagnostik

- Friedreich-Ataxie, Diastematomyelie, familiäre Paraplegie, hereditäre sensomotorische Neuropathie, idiopathische Zehengeher, Folgezustände von Schädel-Hirn-Traumen im Kindesalter können in der Regel durch Anamnese, neuroorthopädischen Status und EMG/EEG und Schädel- bzw. LWS-MR/-CT von der ICP gut abgegrenzt werden.

Konservative Therapie

- Förderung der motorischen Entwicklung und Nachreifung durch gezielte Krankengymnastik auf neurophysiologischer Basis (Methoden nach Bobath oder Vojta) in den ersten Lebensmonaten.
- Vermeidung von Kontrakturen.
- Unterstützung der Vertikalisierung.
- Verbesserung der Mobilität nach Art der Behinderung.
- Pathologischem Muskelzug und fehlender Muskelansteuerung kann mit gezieltem individuellem Einsatz von Schienen, Lagerungsbehelfen, Stehgeräten und Rollstuhlversorgungen begegnet werden.
- Die passive Dehnung spastischer Wadenmuskulatur lässt sich mit redressierenden Gipsen erreichen, die in Abständen von 6–12 Monaten wiederholt werden. Durch die Anwendung von Botulinum-Toxin lassen sich neuromuskuläre Dysbalancen behandeln. Hier wird die therapeutische reversible motorische Lähmung zur Schaffung von Muskelgleichgewichten an Gelenken genützt.
- *Therapieziele Hemiparese:* Verbesserung der Handfunktion, Ausgleich erheblicher Beinlängendifferenzen, Behandlung der Hüftdysplasie, Kosmetik.
- *Therapieziele Diparese:* Freie Gehfähigkeit, Vermeidung von Kontrakturen der Hüften, Knie und Sprunggelenke, Vermeidung von Hüftluxationen.
- *Therapieziele Tetraparese:* Schmerzfreiheit, Sitzfähigkeit, Vermeidung von Hüftluxationen und ausgeprägten Skoliosen.

Operative Therapie

- In den ersten Lebensjahren Erhalt von zentrierten Hüftgelenken: Da die Entwicklung einer Hüfte wesentlich durch ihre achsengerechte zentrale Belastung bestimmt wird, wird die Indikation zur operativen Therapie von Hüftgelenkssubluxationen oder Luxationen bei

potentiell steh- und gehfähigen Kindern relativ großzügig gestellt (Migrationsindex nach Reimers von mehr als 30°).
- Eine operative Skoliosetherapie ist bei ausgeprägten Wirbelsäulenverkrümmungen angezeigt, die eine Sitz- oder Lagerungsversorgung erschweren oder unmöglich machen.
- Im Übrigen sind operative Eingriffe immer individuell an die funktionellen Bedürfnisse der Patienten anzupassen. Die anatomische Form spielt dabei kaum eine Rolle. Das Repertoire der operativen Eingriffe reicht von singulären aponeurotischen Muskelverlängerungen, Muskel- und Sehnentransfers, Sehenverlängerungen, Umstellungsosteotomien und Arthrodesen bis zu sogenannten „einzeitigen Mehretageneingriffen". Dabei werden dynamische und statische Kontrakturen sowie knöcherne Fehlstellungen an einer oder mehreren Extremitäten in einer Operationssitzung behoben. Funktionelle Probleme, die benachbarte Gelenke betreffen können, werden gleichzeitig gebessert. Die Rehabilitationsdauer wird durch das Vermeiden multipler Operationen minimiert.

19.4 Angeborene Querschnittslähmung (Myelodysplasie)

Definition

Häufigste angeborene Fehlbildung des Rückenmarks mit unvollständigem Schluss des Neuralrohrs und Querschnittslähmung. Die Wirbelbögen können offen, der Duralsack und das Rückenmark können ausgestülpt sein.

Synonyme

Spina bifida aperta, spinale Dysraphie.

Epidemiologie

Zwischen 0,1–0,55/1000 Geburten.

Ätiologie

- Die Ursache des ausbleibenden Neuralrohrschlusses, der bis zum 28. Schwangerschaftstag erreicht sein sollte, ist unbekannt.
- Mitwirkung von Vitamin B: perikonzeptionelle Folsäuregabe senkt die Erkrankungshäufigkeit.
- Die Pathologie wird durch den Grad der Myelodysplasie und die spinale Dysraphie bestimmt. Eine Wirbelsäulenfehlbildung ist obligatorisch. Die Ausstülpung des Duralsackes erzeugt das Bild der Meningozele, bei zusätzlicher Ausstülpung des Rückenmarkes spricht man von einer Meningomyelozele, das Vorliegen freiliegender Muskulatur und Rückenmarks wird Rachischisis genannt.
- Die häufigsten Lokalisationen sind thorakolumbal (21 %), lumbal (41 %) und lumbosakral (23 %).
- Eine gestörte Liquorproduktion und -zirkulation führt häufig zu einem therapiepflichtigen Hydrozephalus.

- Da sich die Läsion vom Canalis centralis nach dorsal erstreckt, sind sensible Funktionen meist stärker betroffen als motorische. Die Sensibilitätsstörungen führen jedoch zu Schwierigkeiten bei der Bewegungskoordination, sodass die motorischen Potentiale oft unterschätzt werden.
- Sehr häufig tritt eine Arnold-Chiari-Malformation mit der Myelodysplasie assoziiert auf. Dabei kommt es zum Eintritt der Medulla oblongata, manchmal auch von Anteilen des Zerebellums, in den zervikalen Spinalkanal.

Pathogenese

- Früher hohe Mortalität bei offenen Zelen durch aufsteigende Infekte. Durch frühe neurochirurgische Deckung konnte die Mortalität deutlich gesenkt werden.
- Durch das Wachstum und den damit verbundenen Deszensus des Rückenmarks können Verwachsungen des Rückenmarks auf Höhe der ursprünglichen Läsion oder ein lumbaler knöcherner Sporn im Spinalkanal zu einer Progredienz führen (Tethered Cord, Diastematomyelie).

Klinik

- Durch das Lähmungsniveau vorgegebene, schlaffe motorische Parese.
- Sensibilitätsstörung.
- Gestörte Trophik.
- Blasen- und Mastdarmlähmung.
- Hydrozephalus.
- Bei tief lumbalen Lähmungen ist mit einer Gehfähigkeit zu rechnen (L3: 34 %, L4: 67 %, L5: 80 %). Hier sollte auf eine symmetrische Hüftsituation Wert gelegt werden. Asymmetrische Lähmungsformen können zu erheblichen Kontrakturen (Klumpfüße, Hackenfüße, Kniebeuge- und Hüftbeugekontrakturen) und knöchernen Fehlstellungen (Rotationsfehlstellungen an Hüften und Knien, ausgeprägte Skoliosen, Kyphosen, Lordosen) führen, die oft früher operativer Intervention bedürfen.
- Durch die reduzierte Belastung kommt es zur Inaktivitätsosteoporose mit der Gefahr von Spontanfrakturen.
- Die gestörte Trophik kann zusammen mit Kontrakturen zu erheblichen Schuhkonflikten und Ulzerationen im Fußbereich führen.
- Eine assoziierte Arnold-Chiari-Malformation kann bei intrakraniellen Druckerhöhungen (z. B. bei Shuntkrisen) zu lebensbedrohlichen Einklemmungen der Medulla oblongata führen.
- Die Intelligenz der Patienten ist häufig reduziert. So haben nur 30 % der Patienten ohne Hydrozephalus und nur 20 % jener mit Hydrozephalus einen Intelligenzquotient größer als 100.

Diagnostik

- *Pränatal:* Amniozentese → Erhöhung von AFP im Fruchtwasser, sonographische Untersuchungen.
- *Postnatal:* MR-Untersuchungen geben Aufschluss über die Situation im Läsionsbereich.
- Kontrollen eines geshunteten Hydrozephalus erfolgen sonographisch, durch Schädelröntgen und Abdomenröntgen (bei ventrikulo-peritonealem Shunt) und durch CT zur Diagnostik der Weite der Liquorräume.
- Urologische Diagnostik durch Kontrastmittelbildgebung und Uroflowmessungen.
- Im Übrigen stützt sich die Diagnostik auf den neurologisch-orthopädischen Status und konventionelle Röntgenuntersuchungen.

Differenzialdiagnostik

- Die Differenzialdiagnostik beschränkt sich im Wesentlichen auf die häufig assoziierten Fehlbildungen wie Hernien, Rippen- und WS-Anomalien und Fußdeformitäten.

Konservative Therapie

- Ziel der orthopädischen Therapie ist die Vertikalisierung der Patienten sowie die Förderung ihrer Mobilität und Selbständigkeit.
- Früh einsetzende krankengymnastische Therapie.
- Kompensation bestehender motorischer Defizite durch Orthesen und Hilfsmittel.
- Wachstumslenkung bei Deformitäten durch Schalen und Orthesen.

Operative Therapie

- Interdisziplinäre Betreuung: Shunt-Operationen, urologische Operationen sowie orthopädische Eingriffe.
- Die operative orthopädische Therapie zielt auf eine Apparatefähigkeit und Rollstuhlfähigkeit ab. Sie umfasst Muskel- und Sehneneingriffe sowie Korrekturosteotomien.

19.5 Erworbene Querschnittslähmung

Definition

Zentrale Lähmung durch Rückenmarksschädigung.

Epidemiologie

- Jährliche Inzidenz in Deutschland von etwa 1000.
- Männer sind 3-mal häufiger betroffen als Frauen.
- Kinder stellen im Krankengut nur einen geringen Prozentsatz dar.

Ätiologie

- Mehr als 80 % der erworbenen Querschnittslähmungen traumatisch (Arbeits- und Haushaltsunfälle).
- Seltener sind chronische Schäden des Rückenmarks (Tumoren, multiple Sklerose, chronische Blutungsübel).
- Weitere akute Formen durch Thrombosen, Bandscheibenvorfälle, entzündliche Prozesse oder iatrogen verursacht.
- Die Lähmungen können komplett oder inkomplett sein und werden je nach Höhe der Läsion in Paraplegien (Lähmung der Beine) und Tetraplegien (Lähmung von Armen und Beinen) unterteilt.
- Sonderformen stellen das Brown-Séquard-Syndrom (ipsilaterale Lähmung und Störung der Tiefen- und Berührungssensibilität, kontralaterale Störung des Schmerz- und Temperaturempfindens) und das Spinalis-anterior-Syndrom dar, bei dem eine Durchblutungsstörung der A. spinalis anterior zur Lähmung und zur Störung des Schmerz- und Temperaturempfindens führt.

Pathogenese

- Im akuten Stadium spinaler Schock mit schlaffer Lähmung und vegetativen Dysregulationen (Störungen der Blasen- und Mastdarmfunktion, paralytischer Ileus, Kreislaufdysregulationen, Störungen der Temperatur und Atemregulation).
- Dann Übergang der schlaffen in eine spastische Lähmung.

Klinik

- Internistische Komplikationen, rezidivierende Infektionen der Harnwege. (Bei Lähmungen unterhalb S1 kann eine Miktion erreicht werden. Bei höherem Lähmungsniveau entsteht eine autonome Blase, deren Entleerung trainiert werden kann, oder es ist die regelmäßige Katheterisierung erforderlich.)
- Durch die schlaffe Lähmung, den damit verbundenen eingeschränkten Lagewechsel, die gestörte Trophik und die Störung der Sensibilität kommt es häufig zu Druckstellen. Bei erfolgloser oder inkonsequenter Therapie derselben können chronische Osteomyelitiden erhebliche Schwierigkeiten bereiten.
- Durch Kontrakturen und periartikuläre Verkalkungen kann es zu Einschränkungen der passiven Beweglichkeit kommen, die – wie auch eine nicht beherrschbare Spastik – eine Versorgung mit orthopädischen Hilfsmitteln und Orthesen erschweren.
- Chronische Schmerzzustände erfordern vor allem physikalische Therapien.

Diagnostik

- Die Feststellung des Niveaus und die Unterscheidung zwischen kompletter und inkompletter Lähmung erfolgt durch einen exakten neurologischen Status, bei dem das letzte nicht beeinträchtigte Segment das Läsionsniveau festlegt.
- Eingesetzte bildgebende Verfahren umfassen Röntgen, CT, MR und Myelographie.

Konservative Therapie

- Nach der Primärversorgung rasche Mobilisierung durch krankengymnastische Übungsbehandlung und Erhalten eines hohen Grads der Selbständigkeit (Ergotherapie).
- Je nach Lähmungsniveau erfolgt die Versorgung mit Rollstuhl und orthopädischen Hilfsmitteln sowie die Schienenanpassung.

Operative Therapie

- Bei instabilen Wirbelsäulenverletzungen, Progredienz oder bei Vorliegen eines lokal entzündlichen oder tumorösen Geschehens ist die operative Therapie mit lokaler Sanierung bzw. Stabilisation angezeigt.
- Die Operation behebt die neurologischen Ausfälle in aller Regel nicht!

19.6 Poliomyelitis

Definition

Virusinfektion, die durch Zerstörung der alphamotorischen Vorderhornzellen des Rückenmarks zu schlaffen Lähmungen führt. Weitere Befallsorte können die Medulla, das Kleinhirn und das Mittelhirn sein.

Synonyme

Spinale Kinderlähmung, Poliomyelitis anterior acuta (Heine-Medin).

Epidemiologie

Seit der Einführung deckender Schutzimpfungen mit 10-jährlichen Auffrischungsimpfungen in den Industrienationen selten gewordene Erkrankung. Eine Reinfektion ist durch fehlende Cross-Immunität bei unterschiedlichen Virenstämmen möglich.

Ätiologie

Die Übertragung des neurotropen Virus erfolgt durch Schmutz- oder Schmierinfektion auf oropharyngealem Weg.

Pathogenese

- Anfänglich Zerstörung der motorische Vorderhornzellen mit anschließender Waller-Degeneration der motorischen Nerven und perifokalem Ödem, das zu initial ausgedehnteren Lähmungen führt. Das Lumbalmark ist etwa doppelt so häufig betroffen als das Zervikalmark. Ein rein proximales Befallsmuster ist sehr selten.
- Der stadienhafte Verlauf beginnt mit dem Prodromalstadium, das durch einen fieberhaften Infekt gekennzeichnet ist.
- Nach einer Inkubationszeit von 6–20 Tagen folgt das Paralysestadium, bei dem schlaffe, spinale oder bulbäre, asymmetrisch verteilte Lähmungen auftreten.
- Nach etwa 4 Monaten kann in den Vorderhörnern des Rückenmarks bei Zerstörung und Schädigung von Ganglienzellen eine Gliose festgestellt werden.
- Im anschließenden Reparationsstadium können sich die aufgetretenen Lähmungen in Abhängigkeit vom Ausmaß der Zerstörung bzw. Reparation der Ganglienzellen in einem Zeitraum bis zu 2 Jahren rückbilden. Muskeln, die über einen Zeitraum von 6 Monaten keine Aktivität zeigen, bleiben meist gelähmt, solche die nach 3 Monaten einen Funktionsgrad von 80 % erreichen, erholen sich in weiterer Folge meist vollständig.
- Im Spätstadium schließlich kommt es durch Kontrakturen und knöcherne Deformitäten zu orthopädischen Problemen.

Klinik

- Die asymmetrische Lähmungsverteilung führt zu muskulären Dysbalancen und zu ausgeprägten Kontrakturen. Bei langem Bestehen derselben kommt es am wachsenden Skelett zur ossären Adaptation und zum Auftreten knöcherner Deformitäten. Hüftluxationen, Genu recurvatum, Klump- und Spitzfüße sowie Skoliosen erfordern häufig orthopädische Therapie.

Diagnostik

- Phasenhafter Verlauf.
- Schlaffe Lähmung mit Reflexabschwächung.
- Direkter Nachweis des Erregers in einem frühen Stadium durch Rachen- und Stuhlabstriche, Liquordiagnostik oder serologische Untersuchungen.

Differenzialdiagnostik

- Banale respiratorische Infekte.
- Guillain-Barré-Syndrom: distale Parästhesien und aufsteigende Lähmungen.

Konservative Therapie

- Vermeidung von Kontrakturen und die Mobilitätsförderung durch krankengymnastische Übungsbehandlung. Vor allem in den ersten Krankheitswochen entstehen Kontrakturen sehr rasch. Hier ist auf eine entsprechende Lagerung und passive Prophylaxe zu achten.
- Orthesen, orthopädische Schuhe und Rollstuhlversorgungen.
- Aktives Gangtraining.
- Engmaschige Kontrolle der Versorgung mit technischen Hilfsmitteln und Orthesen bis zum Wachstumsabschluss.

Operative Therapie

- Lösung ausgeprägter Kontrakturen mit Funktionseinschränkung, luxierte Hüftgelenke, dekompensierte Skoliosen und Fußdeformitäten, die zu Schuhkonflikt oder zur Behinderung des Gehens und Stehens führen: Arthrolysen, Muskel- und Sehnenverlängerungen und Muskeltransfers und Umstellungsosteotomien.

19.7 Arthrogryposis multiplex congenita (AMC)

Definition

Angeborene Gelenkskontrakturen mit unterschiedlicher Ausprägung an den Extremitäten und der Wirbelsäule. Wahrscheinlich nicht erbliches Krankheitsbild mit bimeler oder häufiger mit tetrameler Form, das am wachsenden Skelett zu erheblichen Deformitäten führen kann.

Epidemiologie

In westlichen Industrieländern 1/3000 Lebendgeborene.

Ätiologie

- Unklar.
- *Neuropathische Form:* der primär pathologische Prozess betrifft die motorischen Vorderhornzellen.
- *Myopathische Form:* metabolische Veränderungen in der Zelle der quergestreiften Muskulatur.

Pathogenese

- Die Erkrankung fällt meist schon zur Geburt auf, da die Extremitäten in Beuge- oder Streckstellung teilfixiert sind. Geburtstraumen sind häufig.
- Die Entwicklung der Kontrakturen korreliert nicht immer mit den vorliegenden muskulären Dysbalancen. Am wachsenden Skelett kommt es durch die Wachstumsstörung zu erheblichen Deformitäten der Extremitäten und der Wirbelsäule. Ein Sitzen kann fast immer erreicht werden. Die überwiegende Mehrheit der Patienten kann Stehen, und etwa 30 % erreichen eine selbständige bipedale Fortbewegung.

Klinik

- Die Form der Extremitäten mit Gelenksteifigkeit, Muskelatrophie und reduzierter Fältelung der Haut über den Gelenken, Füßen und Händen ist typisch.
- Schwere rigide Klumpfüße, teratogene Hüftgelenksluxationen, Patellaluxationen und Handdeformitäten verschiedenster Ausprägung und Form. Skoliosen entwickeln sich meist in den ersten Lebensjahren.
- Für das spätere Erreichen eines hohen Maßes an Selbständigkeit ist vor allem die Mobilität der Füße, Knie, Ellbögen und Schultergelenke von entscheidender Bedeutung.

Diagnostik

- Typischer klinischer Befund.
- EMG-Untersuchungen zeigen Fibrillationen.
- Elektroneurographisch und in der serologischen Diagnostik bietet sich häufig ein unauffälliger Befund.

Differenzialdiagnostik

- Angeborene Ankylosen.

Konservative Therapie

- Beginn der krankengymnastischen Übungsbehandlung bereits in den ersten Lebenstagen. Dabei sollte neben der Freihaltung und Mobilisierung der Gelenke die Krankengymnastik auf neurophysiologischer Basis (nach Vojta) erfolgen. Ziel ist die Vorbereitung der unteren Extremitäten auf eine spätere Steh- und Gehfähigkeit und das Schaffen von Voraussetzungen zur optimalen Nutzung der oberen Extremitäten. Hier wird meist eine obere Extremität für die Bewegung zu Kopf, Gesicht und Schultergürtel und die zweite für die Bewegung zur Beckenebene vorbereitet.

Operative Therapie

- Operationsindikationen bestehen bei Klumpfüßen, die ein Stehen behindern oder zu Schuhkonflikt führen, in luxierten Hüftgelenken und in schweren Kontrakturen der Ellbogen. Operationen, die ein Stehen ermöglichen sollen, sollten bis zum Abschluss des 2. Lebensjahres durchgeführt werden.

19.8 Periphere Nervenläsionen

(Siehe eigene Kapitel unter obere und untere Extremität.)

Sachverzeichnis

A

B